康复工程学概论

主　编　喻洪流
副主编　孟巧玲　李素姣

东南大学出版社
SOUTHEAST UNIVERSITY PRESS
·南京·

图书在版编目(CIP)数据

康复工程学概论 / 喻洪流主编. —南京：东南大
学出版社,2022.11

(康复工程系列精品丛书)

ISBN 978-7-5766-0331-6

Ⅰ.①康… Ⅱ.①喻… Ⅲ.①康复医学—医学工程
—概论 Ⅳ.①R496

中国版本图书馆 CIP 数据核字(2022)第 207871 号

责任编辑：丁志星　　责任校对：韩小亮　　封面设计：余武莉　　责任印刷：周荣虎

康复工程学概论

主　　编：喻洪流
出版发行：东南大学出版社
社　　址：南京四牌楼 2 号　　邮　　编：210096　　电　　话：025－83793330
网　　址：http://www.seupress.com
电子邮件：press@seupress.com
经　　销：全国各地新华书店
印　　刷：南京工大印务有限公司
开　　本：787mm×1092mm　1/16
印　　张：30.75
字　　数：730 千字
版　　次：2022 年 11 月第 1 版
印　　次：2022 年 11 月第 1 次印刷
书　　号：ISBN 978-7-5766-0331-6
定　　价：95.00 元

编委会

前　言

康复工程学是一门现代工程技术与康复医学结合的新兴医工交叉学科。1910 年，美国首先将现代意义上的"康复"一词正式应用于功能障碍者。第二次世界大战后，假肢矫形器技术的兴起构成了康复工程学的雏形。"康复工程"一词最早出现在 20 世纪 60 年代后期的美国，以 Bennett Wilson 和 James Reswick 等人为代表的一批美国康复工程运动先驱最早提出了康复工程研究中心的概念。1979 年，北美康复工程学会（Rehabilitation Engineering Society of North America，RESNA）在美国成立。自那时起，康复工程作为一门学科在国际上得到快速发展。至 21 世纪初，一些发达国家相继成立了全国性康复工程学会，如日本康复工程学会（Rehabilitation Engineering Society of Japan，RESJA）和韩国康复工程学会（Rehabilitation Engineering Society of Korea，RESKO）等。2015 年，由新加坡、中国、泰国、日本、韩国等国家和地区的专家在新加坡共同发起成立了"亚洲康复工程与辅助技术联盟"（Coalition of Rehabilitation Engineering and Assistive Technology of Asia，CREATe Asia）。

国际上最早的康复工程培训与教育起步于 20 世纪 70 年代的美国，尤其是 1979 年 RESNA 成立之后。至 21 世纪初，美国陆续有十多所大学开展康复工程的培训和康复工程研究方向的研究生培养，然而康复工程的本科专业教育在美国一直没有开展起来，只在生物医学工程、电气工程和机械工程等相关专业中设置了康复工程课程。直到 2015 年以后，美国才有两所大学设置了"生物力学与康复工程"本科辅修专业方向（Minor），且偏重生物力学在康复工程中的应用，并非真正意义上的康复工程本科专业方向，更不是康复工程本科专业。国际上其他发达国家的康复工程学科发展相对美国较晚，也一直没有康复工程的正规本科专业教育。

中国的康复工程研究开始于 20 世纪 80 年代，且在少数几所高校开始了康复工程方向的研究生人才培养。2006 年，上海理工大学设立了国际上首个康复工程本科专业方向，并在当时所管理的上海医疗器械高等专科学校（后并入上海健康医学院）设立了国内第一个康复工程技术专业。至 2020 年，上海理工大学申报的国际上首个康复工程本科专业获教育部正式批准。世界康复工程历经半个世纪的风雨历程，康复工程教育历经数十载的艰辛探索之路，今天终于迎来了正规专业教育的时代。2011 年开始，上海理工大学康复工程团队基于长期以来在康复工程领域科研与教学的成果积累，与东南大学出版社合作打造"康复工程系列精品丛书"工程。近年来，团队已经陆续出版了多本相关著作或教材，但作为该系列丛书最重要的《康复工程学概论》却一直未能付印，因为我们希望对如此重要的一本著作做更多深入的思考和资料准备。然而，随着康复工程事业的发展，行业缺少足够的参考书，加之康复工程新本科专业教学急需合适的教材，而国内外可参考的书籍及资料非常有限，目前国际上几乎还没有比较系统全面地介绍康复工程基础理论与应用专业知识的著作，因此一本综合介绍康复工程基本知识的书籍就显得非常迫切而意义重大。鉴于此,我们觉得编写本书已是时不我待了。

康复工程研究的目的是为功能障碍者设计开发康复器械产品,因此除了介绍康复工程的基础理论知识,康复工程产品及应用的康复器械的基本概念与原理也是本书的重要内容。本书以基础知识与康复器械的主要分类为主线框架展开章节,同时,还用单独章节重点介绍了康复机器人、远程康复、人工智能、虚拟现实以及 3D 打印等康复工程新兴技术。

本书是在上海理工大学康复工程团队多位老师的协作与支持下完成的,由主编喻洪流负责内容体系的框架设计与统稿。全书共分为十一章,各章节参编者的分工如下:喻洪流负责编写第一章,第三章,第四章第一节的部分内容,第七章第一节,第九章第一、二、六节,第十章,第十一章第二、三节;孟巧玲负责编写第二章第五节的部分内容,第四章第二节,第五章第四、五、六、七、八节,第七章第五节,第八章第一、二节的部分内容、第九章第四节及第三、五节的部分内容;李素姣负责编写第二章第三节,第六章第一、二、三、四节,第十一章第一节;石萍负责编写第二章第五、六节,第七章第三节;王多琚负责编写第二章第二节的部分内容,第五章第一、二、三节;胡冰山负责编写第四章第三节,第七章第二节,第九章第七节;贺晨负责编写第二章第一节;崔海坡负责编写第二章第四节;王殊轶负责第二章第二节的部分内容;陈卓铭负责编写第六章第五节的部分内容,第七章第四节的部分内容;欧阳超平负责编写第七章第四节的部分内容;孟青云负责编写第八章第一、二节的部分内容;王亚刚和李菲菲分别参与了第九章第三节、第十一章第三节部分内容的编写。在此对上述参编者的辛勤付出与支持表示衷心感谢!

此外,还有上海理工大学康复工程团队的多位研究生参与了本书的资料整理工作:汪晓铭、罗胜利、许朋、胡杰、郑金钰、李平、李新伟、刘飞、许蓉娜、钱玉、吴伟铭、陆盛、程科、陈新宇、唐源敏、方开心、朱玉迪、焦宗琪、孟利国、曾庆鑫、刘晓瑾、戴玥、姜明鹏、陈立宇、岳一鸣、孔博磊、朱越、朱纯煜等,在此一并对这些老师及同学的辛勤劳动深表谢意。

任何一个学科的发展如果没有专业作为基础,很难形成系统的理论与知识体系,因此康复工程本科教育不仅是为该新兴行业培养人才,也是使康复工程成为一门专门学科的重要推动力。本书作为康复工程专业的最核心专业课程教材,作者力图较系统地撰写,以便能为康复工程学建立尽量系统而全面的知识体系架构,这也是本书取名《康复工程学概论》而不是《康复工程概论》的主要缘由。这无疑是一个挑战,尽管我们竭尽全力,但也只是一个探索的开始,亟待后面的学者继续改进、完善,为康复工程学的形成与发展提供理论参考。

本书可以用于康复工程、假肢矫形器工程、生物医学工程、康复治疗学等相关专业的教材或教学参考书,也可以供康复器械行业企事业单位和科研机构专业人员作为参考用书。由于本书主要作为教材用,因此在讲述典型康复器械时,尽量采用了创新设计案例来阐述其工作原理与设计方法,旨在更好地培养学生的创新思维与创新能力。尽管参与编写本书的教师都在本专业方向有多年的专业课程教学经验,但由于是首次尝试构建康复工程这种专业书籍的知识体系,可查询参考的资料不多,加之编写时间有限,因此,本书难免存在不足甚至错误之处,恳请读者批评指正,期待在之后的再版中进一步修正完善。

喻洪流

2022 年 11 月于上海

目　录

第一章 绪 论

第一节 功能障碍与康复

一、功能障碍的基本概念

2001 年 5 月 22 日举行的第 54 届世界卫生大会正式通过《国际功能、残疾和健康分类》(International Classification of Functioning , Disability and Health,ICF),对个人"功能、残疾和健康"进行了定义,现在该定义在国际上已获广泛应用,成为有关残疾、健康和功能分类的国际标准。

传统医学模式认为残疾是个人问题,并将它视为由疾病、创伤或健康状态所导致,从而以个人治疗的形式提供医疗保健。而 ICF 则基于"生物-心理-社会"(biopsychosocial model)理论模式,从残疾人融入社会的角度出发,将残疾视为社会性问题,是由社会环境形成的一种复合状态,而不再仅仅是个人特性,见图 1-1-1。

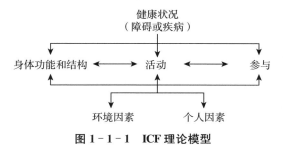

图 1-1-1 ICF 理论模型

ICF 的功能和残疾标准用于评估身体结构(body structures)、身体功能(body functions)、活动和参与(activities and participation)。其中身体功能指身体各系统的生理或心理功能,包括:① 精神功能;② 感觉功能;③ 发声、发音及言语的功能;④ 循环、血液、免疫和呼吸系统功能;⑤ 消化、代谢和内分泌系统功能;⑥ 泌尿生殖和生育功能;⑦ 神经肌肉骨骼和运动有关的功能;⑧ 皮肤和有关结构的功能。身体结构指身体的解剖部位,如器官、肢体及其组成部分,包括:① 神经系统的结构;② 眼、耳和有关结构;③涉及发声和言语的结构;④ 心血管、免疫和呼吸系统的结构;⑤ 与消化、代谢和内分泌系统有关的结构；⑥ 与泌尿和生殖系统有关的结构；⑦ 与运动有关的结构；⑧ 皮肤和有关结构。身体功能和身体结构是两个不同但又平行的部分，它们各自的特征不能相互取代。活动是由个体执行一项任务或行动。活动受限指个体在完成活动时可能遇到困难，是个体整体水平的功能障碍（如学习和应用知识的能力、完成一般任务和要求的能力、交流的能力、个体的生活自理能力等）。参与是个体参加与他人相关的社会活动（家庭生活、人际交往和联系、接受教育和工作就业等主要生活领域，参与社会、社区和公民生活的能力等）。活动和参与包括：① 学习和应用知识；② 一般任务和要求；③ 交流；④ 活动；⑤ 自理；⑥ 家庭生活；⑦ 人际交往和人际关系；⑧ 社区、社会和公民生活。

人体功能障碍可归纳为以下四大类：

1. 运动：即截肢（amputation）、脑瘫（cerebral palsy）、偏瘫（hemiplegia）、截瘫（paraplegia）、创伤性脑损伤（traumatic brain injuries）、多发性硬化症（multiple sclerosis）、肌肉萎缩（muscular dystrophy）引起的肢体活动功能障碍。在临床上常表现为耐受力低、共济失调、胳膊和腿肌力减弱、运动范围减小。

2. 认知：由先天或后天疾病导致的截肢病、脑损伤及老年性脑疾病引起的包括学习能力、记忆能力等方面的缺陷，如记忆力或判断力减弱。

3. 感官：由先天或后天疾病引起的视觉、听觉障碍，如视力或听力减弱。

4. 语言：由先天或后天疾病引起的语言能力障碍。

另外还有孤独症、自我评价低下等精神功能障碍和紊乱等。

康复中的具体功能障碍主要可以分为如下几种类型：

1. 肢体障碍：指某处或连带性的肢体不受思维控制运动，或受思维控制但不能完全按照思维控制去行动。

2. 视觉障碍：指由于先天或后天原因，导致视觉器官（眼球视觉神经、大脑视觉中心）的构造或机能发生部分或全部障碍。

3. 听觉障碍：指听觉系统中的传音、感音以及对声音的综合分析的各级神经中枢发生器质性或功能性异常，而导致听力出现不同程度的减退。

4. 心理障碍：指一个人由于生理、心理或社会原因而导致的各种异常心理过程、异常人格特征的异常行为方式。

5. 认知障碍：指与学习记忆以及思维判断有关的大脑高级智能加工过程出现异常，从而引起严重的学习、记忆障碍，同时伴有失语、失用、失认或失行等。

6. 言语障碍：指对口语、文字或手势的应用或理解的各种异常。

7. 吞咽障碍：指由多种原因引起的、发生于不同部位的吞咽困难。

8. 感觉障碍：指在反映刺激物个别属性的过程中出现困难和异常。

9. 盆底功能障碍：指盆底支持结构缺陷、损伤及功能障碍造成的疾患，主要是尿失禁、盆腔器官脱垂、性功能障碍和慢性疼痛等。

二、康复的基本概念与范畴

（一）康复的定义

世界卫生组织（WHO）对康复（rehabilitation）的最新定义是"旨在针对出现健康状况的个体,优化其在与环境相互作用过程中的功能发挥并减少其功能障碍的一系列干预措施"（a set of interventions designed to optimize functioning and reduce disability in individuals with health conditions in interaction with their environment）。简言之,康复有助于儿童、成人在日常活动中尽可能独立,并能参与教育、工作、娱乐和生活活动（如照顾家庭）。它通过解决潜在问题（如疼痛）和改善个人在日常生活中的行为方式,辅助他们克服心理、视觉、听觉、交流、进食和移动等方面的困难。

康复不仅针对疾病而且着眼于整个人,是从生理上、心理上、社会上及经济能力上全面进行,它包括医学康复、教育康复、职业康复、社会康复及工程康复,其最终目标是提高功能障碍者生活质量,恢复其独立生活、学习和工作的能力,使功能障碍者能在家庭和社会过有意义的生活。全面康复不仅涉及医学科学技术,而且涉及社会学、心理学、工程学等方面的技术和方法。其中,医学康复包括康复评定和康复治疗两大部分。

1. 康复评定

（1）运动功能评定:包括肌力评定（徒手肌力检查（MMT）、器械肌力测定）、肌张力评定、关节活动度（ROM）检查、平衡与协调能力评定、步态分析（GA）、日常生活能力测定（ADL）等。

（2）精神心理功能评定:包括智力测验、情绪评定、心理状态评定、疼痛的评定、失用症和失认症的评定、痴呆评定、认知评定、人格评定等。

（3）语言与吞咽功能评定:包括失语症评定、构音障碍评定、语言失用评定、语言错乱评定、痴呆性言语评定、言语发育迟缓的评定、吞咽功能评定、听力测定和发音功能的仪器评定等。

（4）神经肌肉功能电生理评定:包括肌电图检查、神经传导速度测定、诱发电位测试等。

（5）心肺功能及体能评定:包括心电运动试验、有氧运动能力评定等。

（6）职业评定:测定功能障碍者的作业水平和适应职业的潜在性。

（7）社会生活能力评定:包括人际交往能力、适应能力、个人社会角色的实现。

2. 康复治疗

（1）物理治疗（PT）:主要包括物理因子治疗和运动疗法。

（2）作业治疗（OT）:是应用有目的的、经过选择的作业活动,对由于身体上、精神上、发育上有功能障碍或残疾,以致不同程度地丧失生活自理和劳动能力的患者,进行评价、治疗和训练的过程,包括功能训练、心理治疗、职业训练及日常生活训练,目的是使患者能适应个人生活、家庭生活及社会生活环境。

（3）语言治疗（ST）:对失语、构音障碍及听觉障碍的患者进行训练。

（4）心理治疗：对心理、精神、情绪和行为有异常的患者进行个别或集体心理调整或治疗。

（5）康复护理：如体位处理、心理支持、膀胱护理、肠道护理、辅助器械的使用指导等，促进患者康复，预防继发性残疾。

（6）职业疗法：就业前职业咨询、就业前训练。

（7）传统康复疗法：利用传统中医的针灸、按摩、推拿等疗法促进康复。

（8）假肢矫形器治疗：应用现代工程学的原理和方法，补偿、矫正或增强残疾人已缺失的、畸形的或功能减弱的身体部分或器官，使残疾人在可能的范围内最大限度地恢复或代偿功能并独立生活的应用性技术。随着假肢矫形器学向康复工程学方向发展，范围更广的康复工程已经在替代传统的假肢矫形器治疗。如物理因子疗法是用康复工程产品（各种理疗设备）进行治疗，运动疗法除了治疗师的徒手治疗和患者自主进行治疗性运动外，越来越多地用到康复器械或康复机器人。康复评估、作业治疗、言语治疗等也都利用康复工程产品作为重要手段。对于很多永久性功能障碍者，如截肢、完全性脊髓损伤等，康复工程甚至是康复的唯一手段，具有不可替代的重要作用。

（二）康复的对象

康复的主要对象是功能障碍者，包括永久性功能障碍者（残疾人、患有慢性病及体弱的功能障碍老年人）和临时性功能障碍者。

功能障碍者又被称为失能者（person with disabilities），指由于上述功能障碍基本概念中提到的人体结构及功能的丧失或者不正常，造成全部或者部分丧失正常活动能力的人。在我国学术界，功能障碍者正在逐渐用于替代"残疾人"或"康复病人"等概念。功能障碍一般可以分为运动、认知、感官及语言四种类型。此外，我国国家标准《残疾人残疾分类和分级》（GB/T 26341—2010）将残疾划分为七种类型：视力残疾、听力残疾、言语残疾、肢体残疾、智力残疾、精神残疾及多重残疾。

（三）康复的范畴

早期康复是狭义康复的概念，主要指医疗康复，但随着现代康复理念的发展，康复逐渐发展出全面康复的概念，在国家标准《老年人、功能障碍者康复服务信息规范》（GB/T 24433—2009）中，康复手段在原有的四大康复方法的基础上扩展为五大康复，包括医学康复、教育康复、职业康复、社会康复和工程康复。

1. 医学康复：指根据功能障碍者的运动状况、康复需求及家庭条件，在康复机构、基层康复站或采取家庭病床、上门服务等形式为功能障碍者提供诊断、功能评定、康复治疗、康复护理、家庭康复病床和转诊等服务。医学康复的内容和手段包括物理治疗、作业治疗、言语治疗、辅助器具、康复护理等。

2. 教育康复：指通过教育与训练手段，提高功能障碍者的素质和能力。这些能力包括智力、日常生活能力、职业技能以及适应社会的心理能力等方面。通过学前教育、初等教育、中等教育、高等教育，使功能障碍者的身心功能得到改善，提高素质和各方面能力，获得最大程度的独立和生活能力，教育的过程就是康复的过程。

3. 职业康复：指通过咨询、评估、辅导、训练及转介等一系列服务，协助身体有伤残或精神有缺陷的人发挥就业潜力。职业康复包括职业咨询、职业评估、职业培训、职业辅导、就业辅导以及其他支持服务。

4. 社会康复：指消除社会对功能障碍者的偏见，消除影响功能障碍者日常生活工作的物理障碍（无障碍设施），改善功能障碍者的法律环境，维护功能障碍者的合法权益，创造全社会都来关心、支持功能障碍者事业的良好社会环境。

5. 工程康复：指应用工程技术的手段帮助功能障碍者增强或补偿功能，如应用康复辅助器具对永久性功能障碍者进行辅助，帮助其走向生活与社会。在《老年人、功能障碍者康复服务信息规范》（GB/T 24433—2009）中第一次把工程康复从医学康复中独立出来，作为单独的一种康复手段。实际中康复工程技术已经几乎渗透到了现代康复医学的各个方面，是康复医学的重要支撑。

（四）康复的途径

1. 机构康复：指在综合医院的康复科或专门康复机构（康复医院或康复中心），利用先进的设备和较高的专业技术，为功能障碍者开展康复医疗、功能训练、心理疏导、辅助用具服务、职业和社会适应等多方面的康复服务。

2. 社区康复：是社区建设的重要组成部分，旨在政府领导下，相关部门密切配合，社会力量广泛支持，功能障碍者及其亲友积极参与，采取社会化方式，依托机构和社区的人力、知识和技术等康复资源，使广大功能障碍者在社区得到全面康复服务，以实现功能障碍者机会均等、充分参与社会生活的目标。

3. 家庭康复：指功能障碍者按照康复医师与康复治疗师的指导在家中进行康复。家庭康复具有便利性、低成本等优势。随着信息化、网络化的发展，远程康复将越来越普及，家庭康复将成为康复的一种重要途径。

三、神经功能重塑的基础知识

（一）神经再生与功能重塑策略

在一定的条件下，中枢神经内完好的神经纤维可以发生侧支出芽，通过其形成的新终末，替换因损伤而溃变的终末，重新占领靶神经元上空出的突触位置，再建原有的突触联系，恢复原来的功能；或者建立新的突触，形成新的神经环路，以致出现与正常不同的行为表现。在这一过程中，如果利用一些有利的因素，就可以加快中枢神经可塑性的进程，在较短期间内恢复功能。这促使人们积极思考，如何利用或激发中枢神经所具备的可塑性潜能，更好地修复其结构和功能。

目前，公认的有望可以用来进行中枢神经病损后功能修复的组合性策略是：① 保护神经元和轴突免受二次损伤；② 提高损伤的 CNS 轴突内在的再生能力；③ 移植有关的细胞和黏附分子以桥接损伤形成的间隙；④ 减少胶质瘢痕的形成和硫酸软骨素蛋白聚糖的沉积；⑤ 克服 CNS 髓鞘相关抑制因子的抑制作用；⑥ 应用神经营养因子增强突触的导向性生长;⑦ 干扰蛋白激酶 C 的活性;⑧ 促使再生的神经轴突支配相应的靶细胞;⑨ 康复治疗激发神经系统的可塑性及功能恢复。

在上述九项策略中,康复治疗赫然其中,这是以往所没有的,说明人们对康复治疗促进功能再塑的认识有了进一步的深化。

(二)康复训练

神经可塑性与卒中后的肌肉运动康复有关,包括建立新的神经连接,获得新功能以及修复损伤。然而,神经可塑性受卒中侧半球的病损影响,因此,通过运动治疗促进神经可塑性,对功能丧失的补偿十分重要。卒中后的康复治疗,包括在多种环境下进行有意义的、重复的以及功能特定性的运动训练,旨在提高神经可塑性以及改善运动能力。许多卒中后恢复运动的新康复治疗技术,都是建立在神经可塑性的科学及临床研究的基础之上。然而,由于构成运动恢复的基础机制多种多样,因此,许多卒中后患者进行的康复治疗,需要择时进行,否则无效。

在对大鼠进行的实验中发现,增加环境的复杂性(即"丰富环境"),突触的密度就会增加。"丰富环境"是在饲养动物的笼具中,增加各种探究的玩具。大鼠在走迷宫学习的测验中,与对照组相比,"丰富环境"组的大鼠,其学习任务完成得更好,学得更快。但在人类中的情况并非如此。中枢神经系统损伤后发生的功能代偿机制,是"感觉替代"或"网络重组",不是神经元"增殖"或再生。近年的研究发现,成年哺乳动物海马组织的齿状回具有增生能力,并能分化成神经元的前体细胞,新增生的神经元移入颗粒细胞层并发出轴突到苔藓纤维通路以组成突触连接。有实验证实恒河猴的大脑皮质有再生过程。成年哺乳动物大脑皮质神经元的再生是向传统理论的挑战。如果成年哺乳动物脑内神经元损伤或凋亡或死亡后,可能有新的神经元产生,这些新生的神经元很可能参与了脑功能代偿的生理及病理变化。这将可能是中枢神经系统可塑性机制的研究新方向。

研究显示,基于中枢神经系统功能重塑的理论,康复训练的策略从运动(稳定、平衡、协调、姿势控制)、浅感觉、深感觉、视觉、听觉、动机等入手,容易取得良好的效果,依此而设计的康复治疗器械有着广阔的应用前景。虚拟现实技术对脑功能的强化可以起到非常重要的作用。

(三)康复训练开始的时间窗、强度及频率

康复训练的目的是促进颅脑病损后功能的恢复。究竟卒中后的什么时期是功能的自然恢复期,什么时期应该进行精确的中枢神经系统功能重建等,这些关键问题始终存在。事实上,对于许多研究来说,能够区别哪些是代偿行为,哪些是真正恢复的行为学,也就达到了目标。那么,什么时候开始行为学训练,是最安全有效的呢?有研究显示,卒中后太早开始密集的功能训练或许有害。如何确定这些外加的功能训练以及行为学重塑的强度及范围,即如何确定训练开始的时间窗、强度及频率等治疗计划是康复训练的重要问题。

人脑卒中后的自发功能恢复在脑卒中后的前几周,大多会出现一定程度的自发功能恢复。不过,恢复的程度因人而异。目前普遍认为,损伤后最大限度的自发恢复发生在

发病后的前 3 个月,3 个月以后智力的自发恢复多于运动功能的恢复,损伤较轻的卒中患者恢复得比损伤严重的患者要快;同一患者不同的神经功能区存在不同形式的自发恢复。由于不同的神经功能区恢复的速度与程度存在差异,有关卒中后急性期神经功能重建的临床研究,可能需要使用针对某一特定神经功能区的行为学方法进行评价,而非使用整体的功能评估。

每种治疗手段的特点及生物学目标不同,其时间窗也不相同。卒中后较早的几周里,脑功能水平由于自发恢复,会呈现时高时低的状态,因此康复治疗的生物学目标也随着时间而不断地发生变化。有些人将卒中后脑功能恢复水平分为以下三个阶段,它们彼此之间可能有一定程度的重叠。

(1)急性期:卒中后数小时内。

(2)修复期:卒中后第二天至数周。这个阶段是开始采取康复治疗措施的黄金时期,因为在这个时间段内,脑组织会有最大程度的行为学功能上的自发修复,大脑内部自行修复也将达到最高水平。必须注意的是,不管是药物干预还是行为学干预,都必须进行双向的评估,因为它们可能带来有效的改善,也有可能引起不良的后果。

(3)平台期:卒中后数周至数月开始进入一个稳定但仍有修复潜力的慢性期。平台期可能由两个部分组成。

第一部分是伴随着第二期治疗时间窗的结束,开始进入慢性期;第二部分是进入卒中后数月至数年的这一时间段,面临着卒中的晚期改变以及各种并发症问题,其中包括新的肌张力障碍、认知(情感)问题、痉挛(挛缩)问题等。

康复治疗的介入时机影响治疗效果。目前有限的数据表明,卒中患者过早应用高强度康复训练可能有害。即使是恢复期,如果训练过多,也会有害。中枢神经系统具有对损伤做出反应的本能。从康复医学的临床经验来看,康复治疗的早期介入对患者的恢复有着极其重要的意义,但康复介入的具体时间、种类及强度业内还未达成共识。

大量有关促进中枢神经系统修复的疗法目前正在研究之中。总之,将先进的康复疗法用于促进中枢神经系统修复,可以有效地减少脑卒中、多发性硬化、颅脑损伤、脊髓损伤及其他神经疾病带来的功能障碍。

第二节　康复工程的基本概念

一、康复工程的定义

(一)定义背景

"康复工程"一词最早出现在 20 世纪 60 年代后期的美国,被公认为美国康复工程运动先驱的 Bennett Wilson、Colin McLaurin 和 James Reswick 等人最早提倡康复工程这一概念。在以他们为代表的多位康复工程专家的推动下,1967年美国成立了国立康复工程研究所(National Institute for Rehabilitation Engineering,NIRE),1973年"康复工程"一词首次写入了美国康复法案。

20世纪80年代初,James Reswick给出了康复工程最早的定义,"将工程学和其他科学与医学相结合,以提高功能障碍者的生活质量。"国际电气与电子工程师协会医学与生物工程学分会(IEEE-EMB)于2003年也基本采用了这一定义。此后的美国公共法99-506对康复工程的定义为:"康复工程是技术、工程方法或科学原理的系统应用,以满足功能障碍者在教育、康复、就业、交通、独立生活、娱乐等方面的需要,消除他们在这些方面的障碍。"

这些最早的定义为推动康复工程学科的发展起了重要作用,但这些定义显然均未涉及其与康复医学的关系,因此无法体现康复工程作为一门专业且独立的医工交叉学科的特点。

(二) 本书定义

目前国内外对康复工程(Rehabilitation Engineering,RE)还没有标准的定义。综合国内外对康复工程的相关论述及最新的技术发展,本书把康复工程定义为:"康复工程是以康复医学理论为依据,综合地应用机械、电子、计算机等工程技术方法,设计、研发相关的康复器械(康复辅助器具),用于预防、评估、增强、替代或恢复功能障碍者功能,以提高其生活、工作和回归社会能力的一门医工交叉学科。"

二、康复工程在康复中的地位与作用

康复医学已经成为医学的第四个部分,与保健医学、预防医学和临床医学共同组成全科医学。康复工程是技术、工程方法或科学原理的系统应用,以满足功能障碍者在全面康复中的需求,因此康复工程是实现全面康复的重要手段和桥梁,是康复医学的重要技术支撑。

康复工程与康复医学有着密切的联系,两者的共同目标都是帮助功能障碍者消除功能障碍,恢复生活自理和回归社会。康复医学为康复工程提供了目标和方向指导,并能直接应用于观察康复工程产品的效果。康复工程为康复医学提供了技术和工程方法,解决了一些原来康复医学范围内无法解决的问题。在实际临床过程中,落实医工合作的理念是康复工程技术取得康复疗效的关键。康复工程是康复治疗的重要支撑,对于永久性功能障碍者,康复工程甚至是帮助其康复的唯一手段。因此,康复工程在康复中具有不可替代的重要作用。

三、康复工程、康复器械与辅助技术的关系

(一) 康复器械的基本概念

康复工程是一门专门研究、开发康复工程产品(包括软件、硬件)的学科,康复器械正

是康复工程的产品。在我国,由于历史的原因,康复器械现用的中文名称较多,如康复器具、辅助器具、辅助产品、康复辅助器具等,这些名称的实际含义都是相同的。康复器械是国家药监局的医疗器械分类目录中正式使用的名称。2006 年,原中国假肢矫形器协会正式更名为"中国康复器具协会",这是第一次使用"康复器具"一词。2016 年,国务院发布第 60 号文件《关于加快发展康复辅助器具产业的若干意见》,第一次在国家层面的正式文件中使用"康复辅助器具"一词。"辅助器具"是中国残疾人联合会一直使用的名称,"辅助产品"是从英文 assistive products 直译而来的,本书所指的康复器械等同于国际标准中的辅助产品。

在 ISO 9999—2016《Assistive Products for Persons with Disability—Classification and Terminology(失能者辅助产品——分类与术语)》中,辅助产品的定义为,特殊制作或一般可得到的,被或为功能障碍者用于如下目的的任何产品(包括器械、仪器、设备和软件):

——参与性;

——对身体功能(结构)和活动起保护、支持、训练、测量或替代作用;

——防止损伤、活动受限或参与限制。

康复器械与医疗器械的概念范畴是一种数学上的"并集"关系(图 1 - 2 - 1),即一部分康复器械属于医疗器械,而另一部分则不属于医疗器械,两者特点的区别总结为表 1 - 2 - 1。

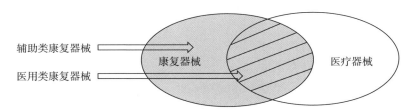

图 1 - 2 - 1　康复器械与医疗器械的关系

表 1 - 2 - 1　康复器械与医疗器械的特点比较

类别	康复器械	医疗器械
使用对象	功能障碍者	疾病患者
使用目的	功能康复	治疗疾病
服务性质	福利服务	医疗服务
使用时间	多数个人长期使用	多数短期轮流使用
设计特色	个性化或通用化	大多通用化
安装特色	体外或半体外装置	体内、体外均可
购买方式	多数为个人购买	多数为机构购买
应用方式	多数需要个性化适配或处方	直接购置使用

综上所述,我们可以对康复器械的概念小结如下:

1. 康复器械、辅助产品、康复辅助器具、辅助器具与康复辅具这五种国内常用名称的概念内涵与外延都是相同的;

2. 本书主要以"康复器械"这个名称来进行讲述,但可能涉及其他名称;

3. 康复器械实际上包括两大类,即辅助类康复器械和医用类康复器械。康复器械与医疗器械有交集,即一部分康复器械属于医疗器械,另一部分不属于医疗器械。

(二)辅助技术的基本概念

"辅助技术(Assistive Technology,AT)"一词在 1988 年由美国公共法 100-407 提出后,在 1998 年《辅助技术法案》中立法确定,并被定义为"用于辅助技术装置和辅助技术服务的设计技术",这一概念已被国际认可和采用。辅助技术装置被定义为:"任何项目、设备或产品系统,不管它是商业上直接获得,还是改制或定制,只要是用于增加、保持或改善功能障碍者的功能能力。"

美国公共法 100-407 中对辅助技术装置的定义为:"是指任何能解决功能障碍者日常生活、工作娱乐和生活自理中的问题,能给他们提供更多的选择,增加他们的参与性,使他们有更多的控制力或耐受力,获得更多的娱乐和自主能力的装置。"简单地说,辅助技术装置是可用于增加或改善功能障碍者功能的任何项目、设备或产品。可见辅助技术装置与上述提到的"辅助产品""康复器械"的概念是一致的。

辅助技术服务则指在选择、获得或应用辅助技术装置方面能直接为功能障碍者提供的服务。这些服务包括:

1. 评价个体功能障碍者的需要;

2. 提出所需辅助技术装置的要求;

3. 选择、设计、修理和制造辅助技术系统;

4. 与其他理疗和作业治疗项目合作开展服务;

5. 培训功能障碍者以及陪伴功能障碍者使用辅助技术装置等。

2011 年 WHO 和世界银行发布的《世界残疾报告》指出,康复措施主要是康复医学、治疗学和辅助技术。可见,其认为辅助技术是现代康复的三大措施之一,在康复中发挥着积极和重要作用。按照 ISO 9999—2016 中所涉及的辅助产品种类,把辅助技术主要分为增强型、代偿型、治疗型、评价型等。

1. 补偿功能——增强型辅助技术

当功能障碍者活动困难,但还残留潜能可以利用时,可通过辅助技术来补偿,增强原有功能,以实现活动和参与,如助听器、助视器、扩音器、矫形器、自助具、助行器具、沟通板、脚控鼠标等。

2. 代偿功能——替代型辅助技术

功能障碍者原有功能基本丧失,只能通过借助辅助器具来代偿,如假肢、五官假体、轮椅、人工耳蜗等。

3. 恢复功能——治疗型辅助技术

ISO 9999—2016 中有一些辅助产品是用作康复训练或物理治疗的,这类器械一般用于医疗机构对患者的康复治疗,如康复训练设备、电疗设备、医用制氧机等。这类康复器械应用的技术可以称为治疗型辅助技术。

4. 测量功能——评价型辅助技术

ISO 9999—2016 中有一些辅助产品用作人体功能检测,这类器械一般用于医疗机构对患者康复治疗的功能检测或评价,如关节活动度检测装置、肌电信号检测装置、认知测量评价系统等。这类康复器械应用的技术可以称为评价型辅助技术。

由上可知,一般认为的辅助技术是代偿型与补偿型,但从辅助产品的国际定义的类型来看,这种观点是不全面的,功能恢复与测量也是辅助技术的重要内容。这与我们前面讲述康复器械(辅助产品)包括辅助类康复器械与医用类康复器械两大类的概念是一致的。

(三)康复工程、辅助技术与康复器械的关系

康复工程的目的是充分应用现代科学技术手段克服人类由于意外事故、先天缺陷、疾病、战争和机体老化等因素产生的功能障碍或残疾,使功能障碍者原有的功能得到最大程度的恢复或代偿,实现最大限度的生活自理乃至回归社会。而康复工程的任务则是应用一切现代科学和工程技术的手段,研究"疾病"和"健全"状态之间的"边界",提取功能障碍者本身残留的控制信息,建立"功能障碍者-机器设备-社会、空间环境系统"的接口装置,为他们提供工具和环境,使他们能从事健全人所能做的一切事情。这一实际应用学科的最终成果是形成产品。康复工程产品即为康复器械,包括两大类,一类是康复治疗、理疗设备,另一类是各种生活(或功能)辅助器具。

由于康复器械的应用,特别是生活辅助器具的应用需要对功能障碍者进行个性化适配,因此需要专业人员对患者及康复器械(辅助器具)进行评估,并对康复器械进行专门的设计、改装及配置,这个过程即为辅助技术服务。一般来说辅助技术包括辅助技术装置和辅助技术服务两个方面。康复工程、康复器械与辅助技术的关系见图1-2-2。

康复对工程技术的基本要求可归纳为以下几点:①提供功能障碍者功能测量、分析、评价的工程技术方法及仪器设备;② 提供功能障碍者躯体功能重建的工程技术措施,如假肢、矫形器和助听器等;③ 提供功能障碍者功能恢复的治疗用工程技术方法及设施;④ 提供功能障碍者护理及生活自理的工程技术方法及辅助技术设施;⑤ 建立适合功能障碍者生存和发展的无障碍环境的方法及工程技术。

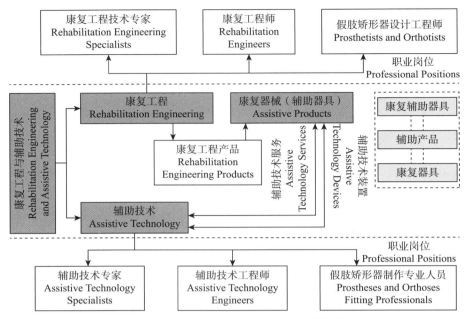

图 1-2-2　康复工程、康复器械与辅助技术的关系

四、ICF 的健康状态因素与康复器械

（一）ICF 的健康状态因素

《国际功能、残疾和健康分类》（ICF）提供了统一和标准地反映所有与人体健康有关的功能和失能的状态分类，并作为一个重要的健康指标，广泛应用于卫生保健、预防、人口调查、保险、社会安全、劳动、教育、经济、社会政策和一般法律的制定等方面。

ICF 中健康状态由两大部分因素决定，第一部分是个体的功能和残疾因素，包括身体功能（以字母"b"表示）、身体结构（以字母"s"表示）、活动和参与（以字母"d"表示）；第二部分是背景性因素，主要指环境因素（以字母"e"表示），包括物理环境与社会环境（教育、职业、文化、人际等环境）。ICF 运用了一种字母数字编码系统，因而可以广泛的对有关健康的信息进行编码（如诊断、功能和残疾状态等），为临床提供一种统一和标准的语言和框架来描述患者的健康状况和与健康有关的状况。运用这种标准化的通用语言可以使全世界不同学科和领域能够相互进行交流。

ICF 提出以活动和参与的 d1～d9 为主线来察看健康状况，要使对应的 9 类背景性或环境因素实现无障碍，这是现代康复的综合指标。活动和参与的康复效果反映在以下 9 个领域。

1. 生活自理

根据 ICF 的 d5 自理，主要有七类（共 16 项生活活动）：① 自己清洗和擦干身体；② 护理身体各部；③ 如厕；④ 穿脱；⑤ 进食；⑥ 喝水；⑦ 照顾个人健康。

2. 行动自由

根据 ICF 的 d4 行动,可以归纳为十类(共 42 项行动活动):① 维持和改变身体姿势;② 移动自身;③ 举起和搬运物体;④ 用下肢移动物体;⑤ 精密的手的使用;⑥ 手和手臂的使用;⑦ 步行和四处移动;⑧ 使用器具移动;⑨ 乘坐交通工具;⑩ 驾驶车辆。

3. 交流自如

根据 ICF 的 d3 交流,主要有三类(共 13 项交流活动):①交流—接收;②交流—生成;③交谈和使用交流设备及技术。

4. 学龄功能障碍者就学

根据 ICF 的教育内容,主要有四类(共 21 项教育活动):① 有目的的感觉体验;② 基本学习;③ 应用知识;④ 教育活动。

5. 成年功能障碍者就业

根据 ICF 的就业内容,主要有三类(共 8 项就业活动):① 准备就业,如学徒工作;② 得到、维持和终止工作;③ 就业活动。

6. 参加文体活动

根据 ICF 的娱乐和休闲,主要有六类(共 21 项文体活动):① 游戏;② 运动;③ 艺术和文化;④ 工艺;⑤ 业余爱好;⑥ 交际。

7. 参加宗教活动

ICF 的宗教活动,包括有组织的宗教活动,如佛教、道教、伊斯兰教、基督教,以及宗教以外的精神性活动。

8. 进行居家活动

根据 ICF 的 d6 居家活动,主要有三类(共 11 项活动):① 准备膳食;② 做家务;③ 照管居室物品。

9. 参加公共活动

根据 ICF 的公共活动,主要有三类:① 非正式社团活动;② 正式社团活动;③ 典礼。

以上 9 大领域的现代康复,显然都离不开康复器械(辅助产品)这一重要环境因素来帮助功能障碍者。

(二) 健康状态因素与康复器械的干预

《世界残疾报告》中提到"人的功能障碍是由环境因素和他们的身体所造成的"。由此可见,功能障碍(或残疾)是个体功能与环境相互作用的结果,也是随着个人功能与环境变化而动态变化的。如一个下肢运动功能丧失的患者,如果给他适配轮椅这种辅助器具环境及提供适应轮椅使用的场地环境,则他的功能障碍就可以得以代偿,就可能正常回归社会与生活。因此,环境对功能障碍者具有不可替代的重要作用。

《世界残疾报告》还指出"康复一词涵盖了这两类干预",即个体干预和环境干预都是康复。康复器械对这两类干预都具有重要意义:① 对于个体的干预,可通过康复治疗与辅助技术支持两个方面来实现,而这两方面的干预都需要康复器械。如对脑卒中引起的肢体障碍,一方面可以通过康复治疗进行功能恢复或部分恢复,这需要用到物理因子治疗、康复训练等康复器械；另一方面，对于无法恢复的肢体功能障碍后遗症或永久性功能障碍，可以通过配置轮椅、助行器、护理床等辅助器具来代偿或增强其功能。② 对于环境干预，可采用改造公共环境及居家环境的辅助器具来实现。如除了建筑、道路进行无障碍设计之外，还需要诸如公共无障碍电梯、居家无障碍环境改造辅助器具、工作与就业辅助器具、公共场所的休闲与娱乐辅助器具等。

可见，对于功能障碍者的康复，无论是个体因素（活动和参与因素）的干预还是环境因素（背景因素）的干预，康复器械（辅助器具）都是不可或缺的手段。

第三节　康复工程的发展历程

一、康复工程的起源与发展历史

（一）康复工程的起源

康复工程的形成与康复医学的诞生密切相关。1910 年，美国首先将"康复"一词正式应用于功能障碍者，使现代康复的概念不同于人们头脑中旧有的疾病康复概念，而指功能障碍的康复。

第二次世界大战期间，在美国著名医学专家 Howard A. Rusk 等人的推动下，康复医学得到系统的发展。二战后，出现了大批截肢者，促使假肢制作在许多国家都成为一个行业。美国军医署长召开了假肢会议，讨论假肢技术和开发，随后成立了美国矫形器和假肢协会（AOPA）。AOPA 负责改善假肢护理、组织美国假肢技师，以及研究和开发假肢。这期间，矫形器技术也得到很大发展，特别在 20 世纪 40 年代，布兰特和斯密特医生发明了密尔沃基颈胸腰骶矫形器（milwaukee brace CTLSO），首次作为非手术方法代替脊柱融合术后的石膏模型，并随后用于脊柱侧弯和后凸的治疗。1945 年，美国退伍军人管理部（Veterans Administration，VA）在巴尔的摩建立了康复研究和开发服务所（Rehabilitation Research&Development Service），组织工程师和医生、运动疗法师、作业疗法师、假肢技师一起工作，还成立了假肢研究开发委员会。这些措施对第二次世界大战后的假肢学和截肢者康复工作起到了重要的推动作用。1946 年，康复工程领域最主要的进步是在假肢附件的制作方面，加利福尼亚大学发明了吸附式大腿假肢接受腔，并出现了带有关节功能的骨骼式假肢。

20 世纪 50 年代后，由假肢带动的辅助产品开始被研究和开发。当时，由于许多孕妇服用"反应停"治疗妊娠早期呕吐，导致数千名婴儿头脑正常但四肢畸形、残缺，手脚直接长在躯干上，样子像海豹，被称为"海豹肢畸形"。这些残疾儿童长大后要生活、学习、工作和娱乐，除装配假肢外，还需要许多特殊器具的帮助。为此，日本、加拿大等发达国家由政府出资成立了康复工程研究所。著名的加拿大麦克米兰康复中心和日本神奈川康复中心等都是在这时期相继成立的。又如日本在1967年成立了劳灾义肢中心,开发了动力上肢假肢;1969年将动力假手实用化;1971年成立了东京都补装具研究所,开发了动力矫形器。

（二）康复工程的发展

20世纪后期,随着科学技术的进步和社会的发展,康复工程得到迅速发展。但康复工程作为一门学科则形成较晚,是1970年由被称为现代康复工程奠基人和先驱者的美国人Jim Reswick等提出来的,得到美国社会康复服务部、卫生部、教育部等许多部门的支持,随后在美国陆续建立起许多康复工程研究中心（Rehabilitation Engineering Research Center,RERC）,由此产生了康复工程学。

1967年,美国成立了国立康复工程研究所（National Institute of Rehabilitation Engineering,NIRE）。1972年,建立了康复服务部（Rehabilitation Service Administration,RSA）。1973年,康复工程中心计划被写进美国康复法。1976年,美国国家健康与康复研究院资助田纳西大学成立康复工程教育研究组。1979年,北美康复工程学会（Rehabilitation Enginering Society of North America,RESNA）成立。1991年,美国功能障碍者法（ADA）的颁布标志着功能障碍者康复事业进入了成熟发展的新阶段,极大地促进了康复工程的发展。20世纪80年代以后,世界其他国家康复工程的发展也很迅速,日本、英国、法国、德国、荷兰和瑞典等国的医保均为康复医疗支付必需的康复辅助技术费用。

我国在20世纪80年代,建成了集康复临床医学、基础医学、康复工程研究和专业人才培训于一体的“中国康复研究中心”,并于2006年成立了“国家康复辅具研究中心”。同年,上海理工大学最先开始了国内康复工程专业方向本科人才的培养,并于2019年获批国内第一个康复工程本科专业。

随着经济增长和科技发展,各国都相继成立了康复工程研究所,开展康复工程研究,促进了康复工程学发展。特别是随着全面康复被认可,辅助产品被不断开发和更新。如环境控制系统、康复机器人,以及视觉、听觉康复和重度残疾人护理等,促使康复工程学飞速发展。此外,自1960年在罗马举办第一届残疾人奥运会后,残疾人竞技运动得到各界人士的关注和支持,促使竞技辅助产品如运动假肢和运动轮椅技术飞速发展。

我国于20世纪60年代初在中科院自动化研究所和清华大学等高等院校开始研制肌电假手,此后一些高等院校、民政系统、卫生系统、残联系统都开展了辅助产品的研究和开发。20世纪80年代后,在我国康复器械（辅助产品）得到快速发展,并且逐渐形成了一个行业。随着材料科学、生物电技术、计算机技术的迅速发展,出现了很多高科技辅助产品,如碳纤维假肢、肌电假肢、微电脑控制假肢和仿生臂等。新兴的智能康复产业被业界公认为“朝阳中的朝阳”,发展前景无限。特别是随着人口老龄化,许多老年人在视力、听力、语言、肢体、智力等方面都或多或少存在问题,需要器具帮助提高生活质量,所以单纯认为其是“残疾人辅助器具”已不足以描述这一行业特点。为此,1998年在东京举办了“老年人和残疾人辅助技术研讨会”,在会上,欧共体代表提出的辅助技术的定义为"用来帮助残疾人、老年人进行功能代偿以促进其独立生活并充分发挥他们潜力的多种技术、服务和系统",其得到与会专家的认可。可见辅助技术的内涵有三方面:技术——硬件(器具)、软件(方法);服务——适配服务和供应服务;系统——研发、生产、供应、服务和管理。残疾人和老年人辅助技术的研究已成为当今康复工程学的重要方向,而且各类残疾人的辅助产品日新月异,发展飞速。国际标准化组织(ISO)于1977年成立了TC 168假肢和矫形器技术委员会,1978年成立了TC 173残疾人技术装置和辅助器具技术委员会。TC 173在WHO于1980年发布《国际残损、残疾和残障分类》后的第2年成立了分技术委员会SC 2和专家工作组WG 10,着手制定辅助器具的国际标准ISO 9999,历时12年,于1992年发布了第1版辅助器具国际标准ISO 9999—1992《Technical aids for disabled persons—Classification》。我国于1996年发布了等同于该国际标准的国家标准GB/T 16432—1996《残疾人辅助器具分类》。目前,TC 173于2016年发布了ISO 9999的第6版《残疾人辅助产品—分类和术语》(Assistive Products for Personswith Disability—Classification and Terminology)。

20世纪下半叶以来,机电一体化、计算机、人工智能及各种新材料技术突飞猛进地发展,使一大批高科技康复工程产品不断问世,如神经康复与护理机器人、外骨骼助行机器人、智能轮椅及智能假肢等。随着社会老龄化愈加严峻,我国康复服务需求呈现爆炸式增长。康复工程及产品是康复服务的重要支撑,新兴的智能康复产业被业界公认为"朝阳中的朝阳",发展前景无限。

(三)康复工程教育的发展

尽管康复工程已经经历了近一个世纪的发展,但康复工程的专业教育与人才培养历史较短。国际上的康复工程教育是从假肢矫形器专业开始的。1953年,德国设立了国际上第一所假肢矫形器学院,此后西方发达国家相继在大学设立假肢矫形器专业,但大多数以专科为主,并且主要是培养假肢和矫形器的临床配置人才,以医学为主。我国的假肢矫形器教育始于20世纪90年代。康复工程研究生教育20世纪70年代起于美国,我国20世纪80年代在少数高校的相关专业下开始培养康复工程方向的研究生。真正的康复工程本、专科专业教育在国际上起步比较晚,根据查找到的资料,截至2020年,国际上只有美国两所大学设置了"生物力学与康复工程"本科辅修专业方向(Minor),且偏重于生物力学在康复工程中的应用。

国际上第一个完全意义上的康复工程本科及专科专业都是中国最早开始设置的。2006年,上海理工大学所属的上海医疗器械高等专科学校设置了国际上首个康复工程技术专科专业,同年上海理工大学在医疗器械工程专业下设置了首个康复工程本科专业方向;2019年上海理工大学又成功申报获批了"康复工程"本科新专业,成为国际上首个康复工程本科专业,开启了我国康复工程人才培养的新篇章。上海理工大学的康复工程专业具有一支有较强科研基础的康复工程研究与教学团队,图1-3-1为该团队研发的上肢康复机器人。

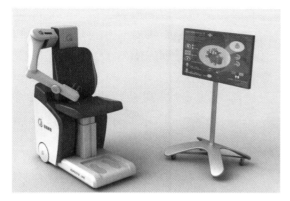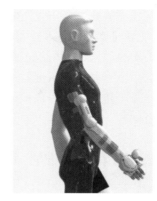

图 1-3-1 上海理工大学研发的上肢康复机器人

康复工程专业主要培养工程技术与康复医学医工交叉的高级专门人才,其设计、研发及应用相关的现代康复器械,帮助失能老人、残疾人及伤病人等功能障碍者恢复独立生活、学习、工作、回归和参与社会的能力。康复工程专业学生主要具备医学基础、机电一体化、计算机及生物力学相关的基本理论,以及康复医学与工程技术相结合的基本技能,是能在临床康复工程领域从事现代康复器械设计、临床应用与管理的高级专门人才。康复工程核心专业基础课程包括人体生物力学、功能解剖学、康复医学、人机工程学、生物医学信号检测和机电一体化等,如图 1-3-2。随着现代康复工程学的发展,该学科融合了许多新兴学科,包括人工智能、工业设计等,这也已成为该专业新的相关专业基础课程或课程中的重要内容。

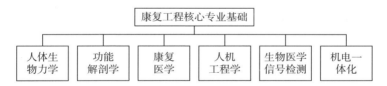

图 1-3-2 康复工程核心专业基础

纵观近百年来康复工程的发展史,不难发现三个重要特点:① 康复工程的发展总是与功能障碍者康复事业的发展息息相关,它需要社会、经济、公共政策、文化的进步和发展的支撑和支持;② 康复是一个网络体系,而康复工程在整个康复体系中扮演着十分重要的角色;③ 康复工程技术的介入给康复领域注入了新的活力,是整个康复事业发展的根本出路和必然趋势。

(四)康复工程师资格认证

1979 年,北美康复工程学会(Rehabilitation Enginering Society of North America,RESNA)成立。此后,康复工程师的资格认证一直是康复工程领域内的一个关键讨论议题。1994 年,RESNA 董事会成立了辅助技术和康复工程专业标准委员会,最初的想法是实现康复工程认证,后来转变为康复工程技术专家认证,需要通过 ATP(辅助技术专业人员)认证、RET(康复工程技术专家)认证的考试,并证明具有康复工程经验。这种认证的转变是基于需要包括康复工程和康复科学领域更广泛的专业人员。2002 年进行了第一次 RET 认证考试,48 人获得了认证。鉴于人数较少,该认证于 2010 年被搁置,以解决目前认证的严格性,并制定康复工程师未来认证计划。RESNA 董事会于 2013 年召集设立了一个康复工程认证特设委员会,以直接解决未来康复工程认证的问题。随着国内外康复医学与康复工程事业的蓬勃发展,康复工程师职业或执业资格认证必将是未来发展的趋势。

二、康复工程技术进展

为应对人口老龄化和满足全民健康需求,北美、欧洲、日本等发达国家和地区的康复辅助器具产业发展起步较早,产业链条体系成熟,创新研发投入持续加大,核心技术先进,产品应用领先。经过多年发展,发达国家康复辅助器具产业发展较为活跃,产业规模和产品种类增长迅速,在智能假肢、医疗康复机器人、护理机器人、高端轮椅等领域占据了行业顶端位置,产业向多类别、智能化、个性化方向发展,与智能制造、高端服务业、新一代信息技术医疗健康及养老事业有密切的联系。

目前中国康复辅助器具产业整体呈现出发展迅速的良好态势,然而如同 20 年前的医疗器械产业,中国的康复辅助器具产业依然存在进口产品占据主流市场、价格昂贵、康复工程领域研究薄弱的问题,不利于国家大健康和养老事业的发展。与发达国家相比,我国康复辅助器具产业存在创新能力不够强、产业体系不健全、产品供给不丰富等问题,无法满足残障群体日益增长的健康需求,集中表现为辅具科技含量不高、关键部件主要依赖进口、高端产品市场基本被国外企业垄断。加快康复辅助器具产业发展,开展智能感知与柔性传感、多模态量化评估、多模态干预、人机共融与柔性交互、康复生物力学、康复人机工效学等方面研究,促进康复辅助器具与大数据、虚拟现实、可穿戴传感、神经与脑科学、人工智能、3D 打印、新材料等技术有机融合,可以实现功能障碍者和老年人群健康智能防护和机能增强,显著提高其生活质量。此外,中国在辅助器具领域还存在诸如政策支持不足、产业体系不健全、自主创新能力不够强、服务模式待突破、标准化体系不完备、市场秩序不规范、服务质量不优质、专业技能人才严重不足、学科体系建设相对滞后等问题,对行业的快速发展产生了严重制约。

下面从康复工程作为一种康复治疗方法的角度,简要介绍康复工程主要相关技术和代表性研究成果,具体情况详见第十一章。

(一)智能假肢

多自由度的上肢假肢和步态可控的下肢假肢是现代假肢技术的标志性成果。

在有动力的上肢假肢技术发展中,动作自然准确、像人手一样灵活并随人意志控制是人们追求的主要目标之一。其控制方式目前有:肌电控制、语音或语言控制、脑电控制、神经接口控制、肌音控制、肌肉压电控制、超声肌肉形变控制等。这些控制方式各有优缺点,简单归纳如下:肌电信号控制假手,由于可与人的意念相一致而受到人们的重视,在单自由度假肢中得到广泛应用。在多自由度假肢控制中,准确率不高是一直困扰康复工作者的一个问题。多自由度假肢适用于高位截肢者,但高位截肢者由于相关肌肉被截去,无法提取与特定动作相关的肌肉的电信号,从而减少了可利用的信息源。语音或语言控制虽易检测、识别效果较好,甚至可以进行人机交互,但实际使用时,不利于隐蔽,过于暴露,患者接受程度不高。而肌音控制和脑电控制在实际生活环境中易受干扰,误动作超出可接受范围。肌肉压电和超声肌肉形变控制则会随着肌肉萎缩或变化而产生误差,控制困难且不准确。目前真正实用化的控制方式仍是肌电控制。

神经接口技术的产生和发展为肌电模式识别技术的研究工作带来了曙光。2008年,美国芝加哥康复研究院的 Dr Todd Kuiken 成功开发了一种新的神经-机器接口方法:目标肌肉神经分布重建(targeted muscle reinnervation,TMR)。TMR 将残肢或接近残肢的比较少的残存优质肌肉分割和隔离,将不同神经(手、腕、肘等)植入经分割的同一块肌肉,好比将一路信号变成了多路信号,达到实时控制多路动作,在动作的多样性、准确性、实时性方面都有优势。使多自由度假肢可以在多路肌电信号源控制下动作,甚至可以完成实时多自由度同时协调动作,显得更加仿生和高效,在世界上第一次实现了多自由度机器人手臂的直觉控制。此项技术的实现不仅对多自由度假肢的控制具有重要意义,而且有望用于其他功能的康复,具有长远意义。

作为智能下肢假肢系统的重要执行部件,智能膝关节要能够根据路况自适应调整步态,同时又要能保证使用者的安全(即在支撑期有较好的稳定性,在摆动期有较好的灵活性),这是当今下肢假肢设计的难点。根据能否产生膝关节主动力矩,智能膝关节假肢可分为主动型和被动型,近年来也有少量学者开始研究主被动混合型膝关节假肢。

被动型膝关节假肢是使用者通过大腿残肢带动假肢小腿摆动,并利用气压、液压、磁流变及电流变等阻尼器产生阻尼力矩来实现行走,由于其无法对使用者提供主动力矩而对使用者的残肢状态具有较高的要求,会使穿戴者在行走过程中出现能耗高的现象,此外,行走中由于假肢要接受被动信号,故存在人-机-环境信息传递延迟等现象。主动型膝关节则是通过电机、气动肌肉、液压泵、气压泵、串联弹性驱动器等产生主动力矩,能够代替腿部肌肉提供力矩,使膝关节主动弯曲、伸展。然而其有电机自重大、能量转化率低、功耗高、运行时噪声大、电池容量小、体积重量大、续航短等缺点,并且膝关节的主动力矩与患者髋关节自身提供的动力还无法进行实时耦合与协调,使主动型假肢还很难满足使用要求。

在假肢接受腔制作技术方面,20 世纪 90 年代开发的接受腔计算机辅助设计与制造(CAD/CAM)系统已得到进一步应用。CAD/CAM 技术应用于假肢接受腔领域,被认为是一项既可以提高接受腔设计效率又可以提高接受腔产品稳定性的技术方法。该方法不仅可以克服传统接受腔制作的诸多弊端,而且可以把经验丰富的假肢制作师长期积累的经验通过计算机设计模型保存在电脑中,大大提高假肢接受腔的一次制作成功率,确保产品质量,大大降低接受腔设计和制作成本。同时,计算机还能将每个假肢患者适配的接受腔形状存储起来,方便进行多次精确修改,确保以后更换假肢时能达到适配最佳。更主要的是,它从根本上改变了过去依靠手工设计、测量、取型等落后的生产模式,迈入了自动化的工业生产体系,还可以利用网络技术建立中心工作站和分站的交互网络,使得假肢可以进行异地和远距离装配,降低装配的间接费用,实现资源共享。

（二）康复机器人

比尔·盖茨曾预测："机器人即将重复个人电脑崛起的道路，点燃机器人普及的'导火索'，这场革命必将与个人电脑一样，彻底改变这个时代的生活方式。"实际上，作为服务机器人之一的康复机器人已是 21 世纪发展最迅速的康复设备之一。

1. 康复训练机器人

神经康复机器人的应用旨在利用机器人原理，辅助或者替代患者的功能运动，或者用于康复训练，以实现千万次标准化的重复动作，促进神经功能重塑，从而恢复患者的运动及运动控制能力。近年来，发达国家在脑卒中等神经功能障碍康复机器人领域已投入巨资进行基础和产品化研究工作，陆续推出了多款商业化的上肢、下肢神经康复机器人。其中较有代表性的上肢康复机器人有：瑞士苏黎世大学和苏黎世联邦理工学院联合开发的 Armin 系列上肢康复机器人，意大利圣安娜高等学校和比萨大学联合研制的上肢康复机器人 L-EXOS，英国纽卡斯尔大学和敦提大学共同设计的名为 MULOS 的 5 自由度上肢康复机器人，美国华盛顿大学根据人体上肢七自由度模型研制的 CADEN-7 上肢康复机器人，日本佐贺大学 Kiguchi 等人研发的 SUEFUL-7 七自由度上肢康复机器人。瑞典 Hocma 公司推出的 Armeo Power 动力多自由度上肢康复机器人，是世界上第一款带外动力的多自由度的商业化上肢康复机器人。

目前，国外许多下肢康复机器人也实现了商业化，如瑞士 Hocoma AG 研发的最早用于临床的悬挂式康复机器人 Lokomat，SWORTEC 公司研发的最先进的躺椅式康复机器人 Motion Maker，德国 Loko Help 公司研发的自动肌电步态训练机器人等。这些机器人呈现出多自由度、智能自适应、多训练模式等特点。

2. 截瘫辅助行走机器人

康复机器人的另一个重要研究方向是辅助下肢功能障碍者，特别是截瘫患者行走的穿戴式外骨骼机器人。由于其潜在的市场与军事价值，近年来几乎所有发达国家都在这一方向展开了科技竞争。美国 Argo Medical 公司推出的新一代下肢辅助行走机器人 ReWalk 具备了重心控制系统，它是由电动腿部支架、身体平衡感应器和一个背包组成，背包内有一个计算机控制盒以及可充电的蓄电池。它可以模仿自然行走的步态，并能根据实际情况控制步行速度。日本多个机构也开展了这一领域的研究，筑波大学研制成功了世界著名的 RobotSuit HAL 外骨骼穿戴式机械服，其中下肢机械服已经在多家医院用于截瘫患者的临床试验。以色列、德国、英国等国家也研发出了下肢外骨骼辅助行走机器人。近年来，我国截瘫辅助外骨骼机器人技术与产业发展迅猛，目前已有近 20 家企业推出了相关产品，与国外相比，呈现后来居上之势。

3. 家庭护理机器人

国外护理机器人研究起步较早，日本、德国、美国、法国等国家在康复护理机器人技术领域起着主导作用，并已经成功将机器人应用到医疗护理及福利领域。如日本的物理与化学研究所（RIKEN）实验室研制的机器人护士"Ri-Man"可以和人一样托起患者并保持身体平衡，完成看护患者的任务。日本最大的安全服务公司塞科姆开发的饮食辅助机器人"My Spoon"能够用"手"挑选食物，并将其准确无误地送入人的嘴里。美国飞跃公司研制的"好帮手"护理机器人能在医院里为患者送药送饭,这种机器人靠电脑中储存的地图在一定环境内自由行走,并通过身上的视觉感测器保证其不会碰撞障碍物。它会叫电梯、上下楼,还可以与患者进行沟通,为患者说笑话、讲故事,很受患者欢迎。英国 Mike Topping 公司开发的 Handy 1 康复机器人是目前世界上最成功的一种低价康复机器人,它可以实现为使用者洗脸、刷牙、刮脸和喂饭的生活辅助功能,还可以辅助患者进行诸如绘画的娱乐活动,丰富患者的生活。除了这些产品,还有德国的 Care-o-Bot 3 和 Casero 家庭护理机器人、韩国的银色伙伴等智能护理机器人产品。总体来说,国外护理机器人整体发展较好,发展势头迅猛,相关产品不断出现。

高端智能的护理床也是一种护理机器人,典型的相关企业有美国的 Stryker Medical、波兰的 ArjoHuntleigh、日本的八乐梦等,这些产品大多融入智能控制、人机交互、生理信息检测、防褥疮等技术,但售价较高,每张床达到数万美元。

(三)智能轮椅

智能轮椅是将智能机器人技术应用于电动轮椅并融合了多个领域研究技术的产品,其包括机器视觉、机器人导航和定位、模式识别、多传感器融合及用户接口等,涉及机械、控制、传感器、人工智能等技术,也称智能轮椅式移动机器人。自 1986 年英国开始研制第一台智能轮椅以来,许多国家投入较多资金研究智能轮椅。在高性能的智能轮椅开发研制方面,欧美发达国家占主导地位,研制的智能轮椅技术相对比较成熟,功能各异,科技含量高,有一些产品已投入市场使用。由于各个实验室的目标及研究方法不尽相同,每种轮椅解决的问题及达到的能力也不同。西班牙 SIAMO 公司研发的智能轮椅系统包括一个完整的环境感知及综合子系统、一个高级决策导航与控制子系统和人机界面 3 个部分,有 5 种交互方式:呼吸驱动、用户独有语音识别、头部运动、眼电法及智能操作杆。美国麻省理工智能实验室的智能轮椅 Wheelesely 为半自主式轮椅机器人,包括微电脑控制的电动轮椅本体和一个用于人机界面交互的 Macintosh 笔记本电脑。澳大利亚大学的 Alex Zelinsky 教授在该机器人的基础上引入眼睛跟踪仪,系统通过探测用户面部角度和瞳孔方向来控制轮椅,使其可以沿着用户目视的方向运动,且当用户向下看时轮椅减速,眼睛抬起时轮椅加速。2012 年,上海理工大学与上海互邦医疗器械有限公司合作,推出了国际上首个声控多姿态智能轮椅产品。

(四)功能性电刺激

自从发现利用可控制的电流刺激能恢复人体的某些功能以来,功能性电刺激(FES)已广泛用于运动功能恢复、排泄控制、刺激呼吸以及癫痫发作和帕金森病震颤控制等。功能性电刺激可引起肌肉的生理、生化改变和骨密度的变化。近几年功能性电刺激在以下几方面有所发展。

1. 带有反馈控制的功能性电刺激

反馈的方法和作用各不相同,例如在截瘫助行器中,将 FES 与活动矫形相结合,可使截瘫患者站立并实现交替步态运动。1996 年,Jaspers 等报道了一种与电刺激相结合的半动力式步行器,在第一代装置中,FES 采用开环控制;新一代装置将 FES 与智能矫形器结合起来,利用智能矫形器的足底压力和运动测量传感器,由微型计算机对信号进行实时处理,用于控制 FES 系统。其所采用的分析软件可预报运动状况,当得到膝关节弯曲信号时,启动 FES,既可防止摔倒,又能避免肌肉疲劳。此外,在用于机能恢复的 FES 系统中也采用了各种反馈控制。例如,肌电信号反馈控制用于上肢康复训练等。实验证明,这种训练方案对于恢复神经-肌肉的控制能力和防止疲劳有重要作用。

2. FES 与微型技术结合实现神经-肌肉系统康复

微传感器、微电极和高密度电路的发展及其与医学的结合将为神经系统的康复带来革命性变化。这些微系统可提供直接与受损神经精确连接的接口,直接接受由周围神经甚至中枢神经传出的信号,利用这些信号控制 FES 系统,可使神经肌肉系统功能的恢复达到更高的层次。如美国 Case Western Reserve 大学研制出可接受膀胱充满时神经传出的信号的微系统,将其与 FES 系统连接,可用于控制膀胱的活动。他们还研究了用于手运动控制的神经替代物,利用植入式传感器和刺激器,使高位截瘫者的腕部动作转换成手部的协调动作,实现手的抓取。

(五) 3D 打印技术

3D 打印技术又称增材制造(Additive Manufacturing,AM),是 20 世纪 80 年代末期开始兴起的高新制造技术,以计算机、数控技术、激光技术、材料科学、微电子技术等作为基础。它是利用材料堆积法快速制造产品的一项先进技术,在成型过程中将计算机存储的任意三维形体信息传递给 3D 打印机,通过材料叠加法直接制造出来。3D 打印技术制作模型的一个突出优点就是有较高的结构可控性,可对结构复杂的模型直接成型。另外,3D 打印技术具有较高的精确度,耗时短,可大批量定制,且节省材料。

通过 3D 打印技术,加强残疾人辅助器具的适配,是最好的实现个性化适配的手段,很好地满足了个体化、精准化医疗康复的需求。Medola 等使用 3D 打印技术开发了一种新型的轮椅推杆,大大提高了运动的便利性,受到了患者的高度认可。伦敦的设计工作室 Layer 将 3D 打印技术与生物识别技术相结合,打造了世界首款 3D 打印轮椅。在 21 世纪之初,助听器也开始使用 3D 打印技术设计定制化、精确化的外壳。据报道,西门子公司使用 3D 打印技术生产的助听器已成为产品的主流。

(六) 人工智能

人工智能(artificial intelligence,AI)是计算机科学的一个重要分支,包含了如机器学习、机器视觉等多个领域。AI 在全球迅速崛起,已经极大的影响了我们的生活。在医学这一复杂领域,AI 技术也已经开始运用,医学人工智能(Artificial Intelligence in Medicine,AIM)已经有了一定的研究成果。影像学领域融入了神经网络、机器学习;诊断治疗领域建立了更加先进的专家诊断系统。而在康复医学领域,随着人们对疾病临床恢复后进一步康复的极大需求,人工智能开始崭露头角。

21 世纪头 20 年,人工智能开始在康复工程中得到较多的应用。尽管人工智能在康复工程中的应用大多集中在康复机器人领域,但需要注意的是并非康复机器人都具有智能,实际上目前市场上大多数康复机器人都没有采用人工智能技术,因此并不是智能康复机器人。AI在康复工程中的应用在5G时代将迎来更大的突破。AI在康复工程中的应用可以归纳为如下八个方面。

1. 智能交互：由于康复设备应用的对象是功能障碍者，这些人不具备与设备的正常交互能力，因此需要通过传感器采集他们的弱残余功能信息并进行运动意图识别，这在很多时候需要利用AI技术进行信号的模式识别。康复工程中的智能交互实际上是一种无障碍人机交互。

2. 智能导航：现代康复工程中有很多智能导航的应用，例如智能导航盲杖、智能导航轮椅等。上海理工大学于2016年研发出一款床椅分离式多功能智能护理床，护理床由中间的轮椅与床体两部分组成，轮椅车带有基于视觉传感的自动导航系统，并能在床体中自动进出。对接算法能实现多传感器融合与路径规划，实现床椅全自动对接。日本为2020年奥运会研发出一款用于机场的无人驾驶轮椅，可以接送旅客前往指定的机场目的地并自动返回。

3. 智能控制：康复工程中的智能控制主要是为了适应康复工程产品个性化的特点。例如用于智能大腿假肢的假肢膝关节就是一个典型的智能控制在康复工程产品中的应用，因为智能假肢需要适应截肢者、步速及路况的变化。

4. 智能评估：康复评估一直是康复治疗前不可或缺的一步，但是现有的评估方式大多是通过医生对患者进行提问或者是医生通过观察患者临床表现而得出的结果，在准确性和客观性上存在偏差，利用AI进行功能评估显得更为客观和精准。2019年H. Tran等人研究通过Kinct 3D体感摄像机对小脑性共济失调运动功能进行评分，与人工评分的相关性高达86.7%。此外，康复机器人测量所得的人体功能数据也被大量用于患者功能评估。

5. 智能处方：目前，我国康复医师和治疗师严重缺乏，有经验的康复专业人员更是缺乏，智能处方可以替代医生给出康复治疗方案，将成为未来康复工程发展的重要方向之一。康复领域的智能处方主要包括两个方面，即康复治疗处方和康复辅助器具个性化适配处方。康复智能处方一般是基于患者功能评估及治疗或康复辅助器具适配的知识库等相关大数据，通过AI技术来建立处方模型，从而实现患者治疗与康复辅助器具适配处方的自动生成。

6. 智能陪护：随着老龄化社会的日益加剧，独居老人或失能老人数量愈发巨大，智能情感陪护及生活护理的需求日益增长。智能陪护包括"陪伴"和"护理"两个方面。陪伴机器人主要是与人进行情感交互，通过语音、语义及语调的识别，机器人可以理解人说话的含义、情绪及情感，这需要强人工智能技术的支撑，但目前的陪伴机器人还处于弱人工智能阶段。智能护理包括实现功能障碍者饮食、洗浴、二便、移位、取物等方面的需要。

7. 智能沟通：言语、认知功能障碍者或孤独症患者等普遍存在沟通交流的困难，因此需要应用AI技术开发智能沟通系统，实现其与人的日常交流。实际上这种应用也可以归为一种无障碍智能交互的应用。

8. 智能视听：针对视觉障碍患者，可以利用AI技术开发人工电子眼及智能眼镜来进行视觉辅助，例如对低视力障碍者建立一套特别的物体图像大数据集来构建复杂的人工智能系统，以便帮助其识别物体。针对听觉障碍患者，可以开发智能助听装置来进行听觉辅助优化,例如采用 AI 技术的助听器可以实现对不同环境声音的自动增益调节,以便听觉障碍者获得最佳的听觉效果。

目前,尽管我国高校、企业等机构对 AI 在康复机器人中的应用有一些研究和探索,但在康复机器人中的实际应用还比较少,只在上肢肌电仿生手、机器人无障碍人机交互、陪护机器人、智能导航等产品中有少量运用,在康复机器人智能评估、智能处方方面还处于研究的初期阶段。

人工智能技术及在康复中应用的具体介绍详见第十一章第三节。

(七)虚拟现实技术

虚拟现实(Virtual Reality,VR)作为一种高科技技术,随着计算机技术的飞速发展正逐渐显示出强大的生命力。有人预言它将成为 21 世纪的十大热门技术之一。虚拟现实技术已经被广泛应用于康复治疗的各个方面,在注意力缺陷、空间感知障碍、记忆障碍等认知康复,焦虑、抑郁、恐怖等情绪障碍和其他精神疾患的康复,运动不能(运动发动困难)、平衡协调性差和舞蹈症等运动障碍康复等领域都取得了很好的康复疗效。

康复训练设备中的虚拟现实技术主要依据运动控制神经通道重塑及运动再生学理论,通过提供视、听、触觉等多感官反馈,充分刺激大脑的感觉运动中枢,促进神经细胞的再生与修复,并结合临床康复理论,以设定功能性动作为目标,调动训练者主动训练意图,促进其运动功能的恢复。目前,康复训练机器人设备中大多集成了虚拟现实技术,这种设备不但会具有更好的康复效果,而且设备本身具有高附加值。虚拟现实技术的具体介绍详见第十一章第二节。

(八)物联网在康复工程中的应用

物联网是通过传感设备,按约定的协议,把任何物品与互联网连接起来,进行信息交换和通信,以实现智能化识别、定位、跟踪、监控和管理的一种网络。

物联网把新一代 IT 技术充分运用到康复治疗中,具体地说,就是把感应器嵌入和装备到康复设备中,然后将物联网与互联网整合起来,实现患者治疗与康复系统的整合,在这个整合的网络当中,存在能力超级强大的中心计算机群,能够对整合网络内的人员、机器、设备和基础设施实施实时的管理和控制。

美国是推动物联网在医疗、康复领域应用的主要国家。自 1999 年首次提出物联网的概念以来,美国就不遗余力地大力推动这一技术的发展。近年来,基于物联网的居家健康与老人安全监测系统应用已取得了令人鼓舞的成果,如巴塞罗那医院与 Telefonica 公司合作开发了膝盖支撑与运动传感器,使医生能够在患者出院后,远程监控患者的康复过程。美国电信开展了从短信提醒患者按时吃药到远程监控卧床在家患者饮食起居的服务。运营商甚至推出了一种可食用的电脑芯片,该芯片可以发送信号,把居家患者的生理信息发送到医生的电脑或手机上,这些信息可以帮助医生远程监控患者是否对药物产生了不良反应。

康复物联网技术的具体概念与介绍详见第十章的相关内容。

综上所述,近几年康复工程又开拓了一些新的领域,目前虽然尚未取得重大突破,但随着康复工程学与现代康复医学的紧密结合,具有划时代意义的研究成果将不断涌现。

三、康复工程未来展望

康复工程未来将向物联网化、智能化、机器人化方向发展,并将以康复机器人为重点,集成 5G、大数据、新型材料、3D 打印、传感与控制、柔性可穿戴设备及仿生学等技术,将进一步加速向以人机融合为特征的新一代智能康复机器人方向的发展,康复智能化将成为未来发展的主旋律。这里对未来康复机器人技术进行远景展望。

(一)"机器人治疗师"——未来康复治疗场上的主力军

个性化动态适应的机器学习、智能交互、自主导航等技术将更多地应用到康复领域,新型仿生学设计、刚柔耦合机器人以及多自由度冗余复杂系统智能控制技术也将获得突破,这将大幅度提高康复机器人智能化与仿人化水平,使康复治疗机器人能完全模拟或近似模拟人类治疗师运动治疗的复杂手法。一方面,各类人型"康复机器人治疗师"或将成为在医院、社区和家庭辅助患者完成康复训练与治疗的主要劳动力。另一方面,治疗师人体增强或辅助用协作机器人技术也将实现真正的"人机共融",诞生"半机器人治疗师",可以自适应协作或辅助人类康复治疗师进行治疗,以减轻治疗师的工作量。

(二)"机器人康复医师"——替代人类医生给出治疗处方

随着人工智能、云计算、大数据及物联网康复等技术发展,一个"康复机器人医师"将掌握当前世界最先进的康复理念,并不断在人类的指导下升级临床康复诊疗知识库,实现极具针对性的个性化智能评估。尽管这种评估仍需借助各种评估设备进行数据采集,但基于大数据的医生专家知识库可以对测量结果进行智能判断,自动给出评估结果,评估准确性将可能超越人类康复医师。机器人将对患者步态、肌力、肌张力、活动范围、平衡、认知能力等进行自动与定量的评估,并基于大数据临床知识库与智能推理机自动地给出个性化康复处方。

(三)"网联康复"——足不出户与医生"面对面"

远程康复将使更多患者从医院转向家庭治疗,并且可以实现一名康复医师或治疗师同时诊疗多名患者的拓扑关系网络,优化康复治疗资源配置。"网联康复"是一种基于物联网的康复诊疗手段,这一新的技术将大大拓展远程康复概念。随着 5G、6G 等新兴超高速、大宽带通信技术的进步,居家康复机器人物联网数据的实时传送与实时控制成为可能,医生或治疗师可以"远程指挥"居家患者周围的康复评估、治疗及功能辅助等各种机器人工作,也可以实时掌握这些机器人上传的患者评估、治疗、辅助等相关数据,同时各种康复机器人还可以实时协同工作。例如,新冠肺炎患者的 ICU 康复在未来将可以由康复治疗师远程操控进行物联康复机器人治疗或功能辅助,包括理疗、康复训练、生活辅助等。新的通信技术也将显著提高远程交互康复的使用体验,沉浸式远程增强现实交互将使患者和治疗师在真实感增强的虚拟环境中进行互动并实现反馈。这种交互物联康复模式能大大提高处在不同空间的医生、治疗师与患者的沟通效率。

(四)"心灵相通"——真情实感的"机器人亲属"温暖老人生活

人工智能将有可能在未来50年获得从弱智能到强智能的突破,康复陪护机器人将改变现有弱人工智能机器人的缺陷,具备通过多通道数据识别受照料者情绪及情感的"智慧",可完全或接近模拟亲属来陪伴孤单的老年人,耐心且全方位的照顾老年人和功能障碍者的身心,提高他们的生活质量。"机器人亲属"可以模拟老人真实世界的任何亲属的语调、性格及情感,自如地转换各种角色,让孤独的老人身边有"亲人"陪伴,内心充满温情。"机器人亲属"还将随时随地为患者提供各种日常资讯、语音求助等功能,智能地筛查健康指标,预防及跟踪威胁人类的各种慢性病进程,提供暖心的康复医疗指导服务,为健康保驾护航。

(五)"人机合一"——"意念控制"从科幻走向现实

神经接口是指植入人体体内或佩戴在体外的、可以记录或刺激大脑和周围神经系统活动的设备。神经接口可以创造一个像人类肢体一样灵活的、与大脑融为一体的智能假肢,可以让像渐冻症患者那样的重度肢体障碍者用想象控制康复辅助机器人,真正实现"意念控制"。现有的脑控技术仍是基于体外脑电或植入式电极来获取人体意图,但非侵入式的脑电信号不稳定,植入电极的手术又具有较大的风险,故现阶段的脑控技术离实际应用距离遥远,无法做到"随心所欲"的控制。新型神经接口技术将为日常生活护理、助行、训练等康复机器人的发展和应用提供一个崭新途径。随着新型无创脑电传感技术的突破,未来脑机神经接口技术将日趋成熟,能够让机械假肢直接感知到大脑或脊髓运动神经元发出的电信号,即只需在脑海中想象运动的动作,假肢便能完成所想即所得的动作。与此同时,假肢对于环境感知的信号也可以在闭环神经接口回路中反馈给大脑,作为生成下一个运动信号的参考量。

(六)"机器感觉"——重新感受世界"温度"

人体的运动控制离不开感觉器官的反馈信息,如视觉、听觉、触觉和本体感觉等。感觉正常的人可以通过皮肤的感受与外界交互,感觉功能障碍的患者则无法获取触觉信息,影响到人机交互的效果。"机器感觉"可以通过感觉神经刺激实现对人体感觉反馈通路的干预,通过机器人传感单元将触觉信息传递到感觉神经或者通过刺激大脑来模拟触觉感受。未来的假肢将会像正常肢体一样有感觉功能。瑞典的一名手截肢患者成为骨神经肌肉植入物的第一个受体,专家将钛植入物放置在桡骨和尺骨,提取神经和肌肉信号来控制机械手并提供触觉反馈,用于控制手部假肢。康复机器人实现的多模态的人体感觉反馈,将能使感觉功能障碍患者重新触摸世界的"温度"。

(七)"智能骨骼"——"钢铁侠"机器人为人类助力

外骨骼机器人相当于人类在体外安装具有代偿功能的"新骨骼"。外骨骼机器人技术经历了近20年的发展,已经可以帮助严重肢体功能障碍的老年人、偏瘫及脊髓损伤患者正常行走。但目前国内外下肢外骨骼机器人普遍存在价格昂贵、体积大、重量重、无自平衡功能、控制智能及仿生性不足等问题。市场上只有新西兰的 Rex 下肢外骨骼机器人具有自平衡功能,但重量达 38 kg,步行速度极慢,售价昂贵,仅能作为训练使用,尚不具备实际辅助步行的作用。新材料、新能源、智能控制及新驱动技术的突破,将出现具有自平衡功能的轻便型穿戴式下肢动力外骨骼,高功率密度驱动单元及电池、人机共融控制等技术将使其在轻便性及顺应性上超越"钢铁侠",即使是四肢瘫痪的患者也可以重新获得"行走自如"的能力,实现真正的社会回归。穿戴式"智能骨骼"将实现模块化设计,可针对患者的局部肢体功能障碍选择相应的穿戴模块。这种轻型自平衡外骨骼还可用于正常人的力量增强,帮助人类成为"超人"。

(八)"柔性机械服"——实现"蜘蛛侠"的超能力

相比"钢铁侠",柔性外骨骼"机械服"具有更好的可穿戴性、人机耦合性、轻量化、运动柔顺性等优点,适用于具有站立稳定性及一定行走能力的肢体功能障碍者。穿上柔性外骨骼"机械服"可拥有"蜘蛛侠"的身体机能、运动能力、"蜘蛛能量"等。哈佛大学 Walsh 团队设计了一款轻便型柔性外骨骼,采用电机与套索的传动方式,通过腰部电机驱动将力量沿着由特殊材料编织而成的柔性外衣传递到足跟,但目前这种柔性外骨骼的驱动效率仍很低。未来优化组织结构的柔性外衣的材料将使柔性外骨骼具有更高刚度、力量传递效率和响应特性,并将模拟人体肌肉在运动中的特性,根据不同身材的穿戴者自适应智能调整尺寸。

(九)"老有所托"——"机器人护士"提升养老品质

随着我国社会老龄化与少子化程度加剧,越来越多的失能老人面临护理困境。智能护理机器人的出现将为社会提供无数"机器人护士",用于助力老年人生命质量的提升。具有高度智能与运动仿生的"机器人护士"将为失能老人提供助浴、助食、助穿、移位、二便处理等全面的日常生活辅助与照护。这种"机器人护士"既可以自主学习、自主工作,也可以通过物联网由亲属或护理人员进行远程"遥控"。未来将可以向有生活辅助需求的老年人个性化定制随身机器人"护士",为老年人生活保驾护航,让每个人都能实现"老有所托"的幸福晚年。

(十)"再生康复"——"半机器人"重启人体功能

广义的康复工程也包括应用工程技术对人体内部器官功能的康复。"再生康复"通过机器人替代或增强生物体的部分,这种用以代替人体部分器官的生物融合机器人也称"半机器人"。生物拥有的适应能力不只是通过大脑的信息处理系统实现的,还需通过神经系统与身体和环境之间巧妙的相互作用。因此,研究生物与机器人融合系统中脑部、身体与环境的相互作用,对解开生物适应能力之谜的意义重大。

伴随仿生学和生物学的发展,假肢和器官假体会从外形、功能甚至组织结构上更接近于人的肢体和器官。现今人造骨骼、人工肌肉和人造组织等的研究已相当深入,人工神经及接口已初步得到应用。未来,人类将来会为截肢者和器官假体需求者提供个性化

"智能假体克隆"服务,不可逆的创伤将不再是患者重回社会的拦路虎。而随着人工心脏、人工肾、人工肺、脑起搏器、人工假肢等机器人器官技术的成熟,"半机器人"将实现修复人体功能,让功能障碍者重获新生的理想未来。

随着通信、物联网、人工智能、新型材料、机器人仿生、神经接口、柔性穿戴等技术的快速发展,预计康复机器人的研究将在未来 10～50 年迎来新的突破,"机器人治疗师""机器人康复医师""网联康复""机器人亲属""意念控制""机器感觉""智能骨骼""柔性机械服""机器人护士"和"半机器人"等十大方向有望成为康复工程的未来。

第二章　康复工程基础知识

　　康复工程是一门工程技术与康复医学交叉形成的学科,其涉及的工程技术包括机械、电子、计算机、生物力学、人因工程、医学电子、生物材料、人机交互等。本章节重点介绍康复工程中最为常用的基础知识,包括生物力学、人因工程、人体生理电信号、生物材料及人机交互等基础知识。

第一节　康复工程中的生物力学

一、生物力学的基本概念

　　生物力学(biomechanics)是应用力学原理和方法对生物体中的力学问题定量研究的生物物理学分支,按研究对象的不同可分为生物流体力学、生物固体力学和运动生物力学等。

　　生物力学是康复工程的重要技术基础之一。由于康复工程产品主要是与人的肌骨系统发生力学作用,因此以生物固体力学和运动生物力学的应用更为广泛。

　　个体肢体康复的主要目的是最大限度地恢复失去的肢体支撑及运动功能。因此,了解力在体内及身体与支撑之间的传递非常重要。通过生物力学的研究,可以优化设计出康复辅具及训练方案。对于假肢、矫形器、轮椅等辅具的设计,人体支撑界面的影响是重要因素。如下肢假肢、下肢矫形器设计或临床适配时,需要对下肢行走的运动学、动力学进行测量与分析,以便优化假肢及矫形器的设计;又如长时间动、静态载荷可能导致缺氧以造成压疮等,这就需要采用实验或者计算的方法对辅具作用下支撑界面的应力分布进行分析,以及对软组织的损伤机制进行生物力学研究。在脑瘫、截瘫、偏瘫等患者的康复或功能辅助中,关节、软组织、运动控制等的特征及相关影响因素也需要从生物力学角度进行描述和测量。此外,肌骨系统在矫形器或助力系统作用下,可能发生适应性的重塑,基于生物力学研究对这些改变的结果进行预测,将有助于辅具的优化设计和新型辅具的研发。以上这些典型的康复工程领域的问题,都需要从生物力学的角度对其作用机制进行深入的分析。

　　生物力学相关研究将为设计出符合人体生物力学特性的康复辅助、训练器具及训练方案提供依据。目前的研究重点包括功能障碍者人体组织的生物力学特性及其响应特征、人体运动及功能障碍的生物力学机制及评价方法、康复辅具与人体相互作用的原理等。客观、定量的人体生物力学特性在人体测量技术、康复辅具个性化定制的生物力学评价技术、基于生物力学的人-辅具-环境相互作用的人因工程评价技术等中都是重点研究方向。

二、人体上下肢的运动学基础

(一) 上肢关节运动自由度

1. 肩关节

肩关节的运动主要有三个自由度,包括绕冠状轴作前屈/后伸运动,绕矢状轴作内收/外展运动,绕垂直轴作内旋/外旋或水平屈曲/伸展运动(如图 2-1-1A 所示)。另外,肩关节还可以做三个自由度的复合环转运动。肩(盂肱)关节是一个典型的球窝关

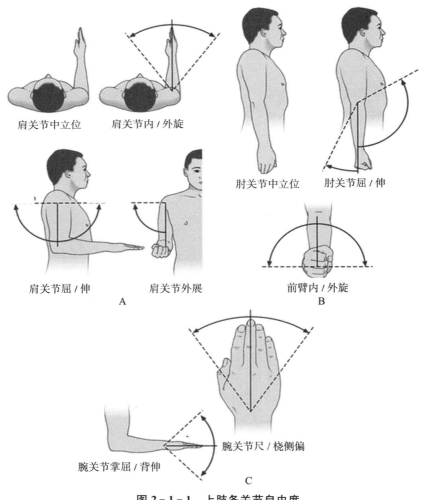

图 2-1-1　上肢各关节自由度

节,也是人体关节中活动范围最大的关节。肩部的锁骨与肩胛骨是肩带部分,它们与胸骨形成了胸锁关节、肩锁关节及肩胛-胸壁关节。胸锁关节与肩锁关节属于微动部分,它们的联合运动增大了肩关节的运动范围,而肩胛-胸壁关节既有限制肩胛骨运动的作用,也能增加肩关节的运动范围。各关节及其周围的肌肉和韧带相互作用,保证了肩关节复合体运动的稳定性,其运动范围为外展 $0°\sim180°$,内收 $0°\sim50°$,前屈 $0°\sim180°$,后伸 $0°\sim60°$,内旋 $0°\sim90°$,外旋 $0°\sim45°$,水平伸展 $0°\sim45°$,水平屈曲 $0°\sim135°$。

2. 肘关节

肘关节的运动只有一个自由度,即屈曲/伸展运动,也可以把前臂的旋前/旋后运动作为肘关节的另一个自由度(如图 2-1-1B 所示)。前臂的旋转运动由桡尺近端关节与远端关节联合共同完成。肘关节的屈伸运动轴横贯肱骨滑车和肱骨小头中心,此轴与肱骨长轴呈 $83°\sim85°$ 的外侧夹角,屈曲可达 $145°$,肘关节过伸角度可达 $5°$。前臂的桡尺关节联合运动范围,在前臂处于中间位时,旋前可达 $90°$,旋后达 $110°$。

3. 腕关节

腕关节的运动主要有两个自由度,包括掌屈/背伸、尺/桡侧偏和复合的环转运动(如图 2-1-1C 所示)。腕关节囊松弛,关节的前后和两侧均有韧带加强。手向掌侧屈曲的范围是 $0°\sim90°$,背伸的范围是 $0°\sim80°$。

(二)下肢关节运动自由度

1. 髋关节

髋关节的运动主要有三个自由度,包括绕冠状轴作前屈/后伸运动,绕矢状轴作内收/外展运动,绕垂直轴作内旋/外旋。另外,髋关节还可以做三个自由度的复合环转运动(如图 2-1-2A 所示)。髋关节屈曲 $0°\sim125°$,伸展范围 $0°\sim15°$。髋关节的内收范围 $0°\sim45°$,外展范围 $0°\sim45°$。屈髋时,运动范围可增加。此外,经过训练可以增加外展的范围,如劈叉时髋关节可以外展达到 $180°$。髋关节内外旋范围均为 $0°\sim45°$,外旋运动范围略大于内旋运动范围。需要注意的是,髋关节的活动受到膝关节的影响,如屈膝时,屈髋角度可达 $114°$,伸膝时屈髋角度只有 $80°\sim90°$。

2. 膝关节

膝关节的运动主要有一个自由度,即绕冠状轴作前屈/后伸运动(如图 2-1-2B)。虽也可以绕矢状轴做内收/外展运动,在屈膝状态下绕垂直轴做内/外旋运动,以及前后位的水平移动,但以上三种活动幅度非常有限,和体位有一定关系。膝关节屈曲范围是 $0°\sim135°$,过伸可达 $5°\sim10°$。膝关节伸直时不能旋转,在屈曲 $90°$ 的坐立位时,可绕垂直轴做旋内和旋外运动,内旋 $40°$,外旋 $30°$,因此膝关节的旋转与膝关节的屈伸状态有关联。

膝关节内收/外展活动范围有限,在完全伸直时约 $2°$,在屈曲时约 $8°$。膝关节的前后活动范围也较小,屈曲 $45°$ 时大约 3 mm,屈曲接近 $90°$ 时则会更小。需要注意的是,膝关节的活动受到髋关节的影响,主动活动和被动活动的范围也不同。

3. 踝关节

踝关节的运动有两个自由度,即绕冠状轴的跖屈/背伸运动和绕矢状轴的内翻/外翻

（如图 2-1-2C 所示）。正常的踝关节跖屈 0°~50°，背伸 0°~20°。踝关节与距下关节联合运动时，足可完成内翻和外翻。足内翻常伴有膝关节外旋，足外翻常伴有膝关节内旋。

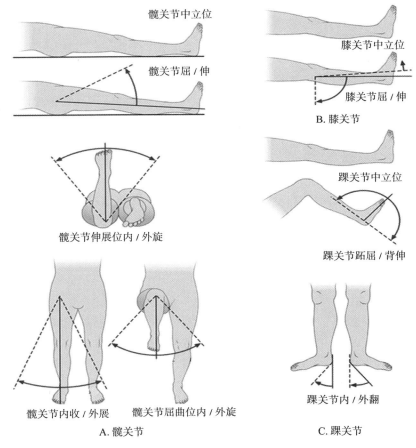

图 2-1-2　下肢各关节自由度

三、人体步态生物力学基础

（一）步态的基本概念

1. 步态

步行是在保证支撑稳定性的同时，利用一系列重复的肢体动作使身体移动的动作。步态（gait）是人类步行的行为特征，是步行运动状态的统称。正常步态是指健康人用自我感觉最自然、最舒适的姿态行进时的步态，具有稳定性、周期性、节律性、方向性、协调性以及个体差异性。包括合理的步幅、步宽、步速、步频，身体重心的转换，躯干、骨盆的有效控制及下肢肌肉、关节的协调运动等特征。

2. 步态周期

步态周期(gait cycle,GC)指的是从一侧足跟着地到该侧足跟再次着地所经历的时间。在一个步态周期中,每侧下肢都要经历一个离地腾空并向前迈步的摆动相(迈步相)和一个与地面接触并负重的站立相(支撑相)。从时间配比上来看,站立阶段约占步态周期的62%,摆动阶段约占步态周期的38%。初次双支撑阶段(0%到12%步态周期)的作用是加载体重,把体重从一条腿传递到另一条腿上去;单支撑阶段(12%到50%步态周期)的作用是支撑身体使其向前运动,此时另一只腿处于摆动状态;二次双支撑阶段(50%到62%步态周期)的作用是下肢准备摆动;摆动阶段(62%—100%步态周期)的作用是下肢摆越到前面,准备体重的再一次转移。

3. 步态时相

步态的八个阶段:初始着地(initial contact，IC),承重反应期(loading response,LR),支撑相中期(mid stance，MSt),支撑相末期(terminal stance，TSt),摆动前期(pre-swing,PSw),摆动相早期(initial swing,ISw),摆动相中期(mid swing,MSw),摆动相末期(terminal swing,TSw)(如图2-1-3所示)。初始着地为一个步态周期开始的时刻,这个瞬间通常被看作0%步态周期,此后的七个步态阶段,每个阶段占一个步态周期的12%～19%不等,共同构成了一个完整的100%步态周期。

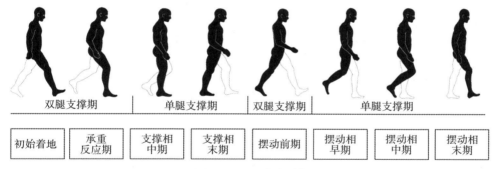

图 2-1-3　步态时相

步行过程中,双足与地面的接触和离开被定义为四个时刻:足跟着地、足尖离地、对侧足跟着地和对侧足尖离地。

（二）步态的相关参数

1. 时间参数

足跟着地:摆动腿足跟着地的瞬间。

足底着地:整个足底着地的瞬间。

足跟离地:足跟离开支撑面的瞬间。

足尖离地:全足离开支撑面的瞬间。

2. 距离参数

步幅:同侧下肢连续的两个初始着地之间的距离(即右侧下肢的初始着地到该侧下肢下一次的初始着地)。

步长：双足的初始着地之间的距离（即右侧的初始着地到左侧的初始着地）。

步宽：双足足中线之间的距离。

足偏角：足中心线与同侧步行线之间的夹角。

3. 速度参数

步速，即在单位时间内行走的距离，用 m/s 或 m/min 计，正常人平均自然步速约为 1.2 m/s。步频指的是每分钟的行走步数。在临床上，一般让测试对象以平常的速度步行 10 m 的距离，测量所需要的时间，来计算步行速度。步态参数受诸多因素的影响，即使是正常人，由于年龄、性别、体重、身高、行走习惯等不同，个体差异也较大。

虽然走路姿势人各有异，但正常步态相对来说区别不是很大，有其共性。步态分析可以找出人行走的共性，研究病理步态和正常步态的差异。

（三）步行中各关节的运动学、动力学分析

1. 髋关节

（1）髋关节的运动学

在一个正常的步态周期中，髋关节运动主要包括支撑相的伸髋和摆动相的屈髋。伸髋和屈髋交替进行。初始着地时，大腿相对于垂直位屈曲 15～20°（图 2-1-4）；在承重反应期，大腿位置相对稳定，屈曲角度会减少 2°～3°。随着支撑相中期开始，髋关节逐步伸展，在 27% 步态周期时达到中立位。

在支撑相末期，大腿继续伸展直至 20°左右，此时对侧足着地（50% 步态周期）。这个体位是在支撑相末期结束时，髋关节和骨盆相互作用产生的：髋关节伸展约 20°；骨盆前倾增加 3°～7°，旋后约 5°。

在摆动相前期，髋关节开始屈曲，在该阶段结束时大腿伸展角度减少至 10°。在摆动相早期，髋关节屈曲达到最大范围一半以上，此时大腿屈曲达到 15°左右。到摆动相中期结束时，屈曲角度继续增加 10°，达到屈曲 25°左右的最大值。在摆动相末期，大腿轻微回缩（大腿屈曲向后运动），这有利于在初始着地前大腿屈曲 20°体位的形成。

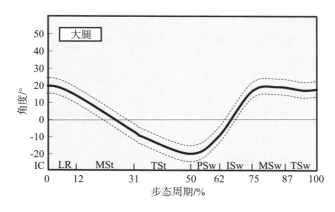

图 2-1-4　自由步行时矢状面大腿运动（大腿相对于直立位）的正常范围
（黑线＝平均值，虚线＝一个标准差范围，横坐标表示步态阶段的划分）

（2）髋关节的动力学

随着躯干向前越过支撑足，重力线在矢状面和冠状面上与髋关节的关系改变。这两种模式产生的力矩具有重要功能（图2-1-5）。

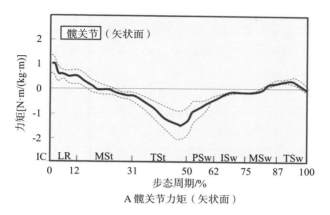

A 髋关节力矩（矢状面）

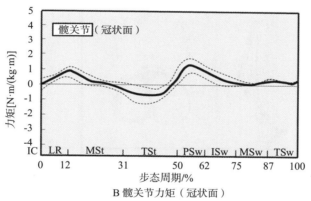

B 髋关节力矩（冠状面）

图2-1-5 髋关节力矩

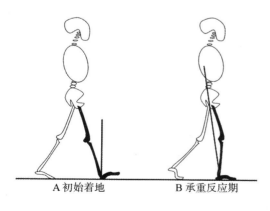

A 初始着地　　　B 承重反应期

图2-1-6 支撑相早期髋关节力线（垂直线）

初始着地时髋关节屈曲约20°，重力线位于髋关节中心的前方（图2-1-6）。当体重迅速落到足部产生冲击时，需要一个瞬时的最大伸肌力矩。当初始惯性被正在增加的剪切力取代时，力线会迅速重新调整，身体的重心也随之调整，并移向髋关节后方。虽然在承重反应期的剩余阶段，力臂长度在减小，但快速上升的地面反作用力可以提供承重反应期的伸肌力矩。到承重反应期结束时，伸肌力矩约为之前最大值的一半。从承重反应期过渡到支撑相中期时，第一次达到功率最大值，这有助于后续的伸髋动作。

在支撑相中期,大腿逐渐伸展时,髋关节中心逐渐移动到重力线前面,形成屈曲力矩。在支撑相中期和末期,韧带产生的被动阻力提供了屈肌力矩并在整个支撑相末期呈上升趋势,在摆动相前期开始时达到最大。当体重转移到对侧下肢时,屈肌力矩迅速下降,并产生了第二次功率最大值,这源于髋关节的迅速屈曲运动。在摆动相中期的后半段和摆动相末期,较小的伸展力矩可以控制大腿伸展的速度和幅度,这个力矩是随着腘绳肌活动的开始而出现的。

2. 膝关节

步行过程中,膝关节在矢状面有很大的运动范围,冠状面有小角度运动并在水平面略有移动(图2-1-7)。矢状面运动(屈曲和伸展)是为了实现支撑相的前进,促使下肢抬离地面以及摆动向前。冠状面的运动有利于下肢的纵向平衡,特别是在单下肢支撑期间。水平面旋转是为了适应力线的改变。当下肢摆动时,除非关节活动病理改变明显,一般肉眼只能观察到矢状面的运动,其他方向的运动需要借助精密的仪器才能测量到。

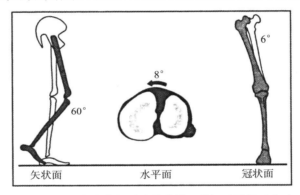

图2-1-7 自由步行时膝关节的三维运动及运动角度
矢状面屈曲(60°),水平面旋转(4°~8°),冠状面运动(外展4°,内收2°)。

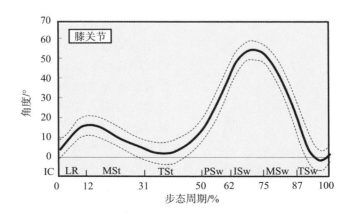

图2-1-8 矢状面的膝关节运动
自由步行时一个步态周期中膝关节的正常范围
(黑线=平均值,虚线=一个标准差,横坐标表示步态阶段划分)

（1）膝关节的运动学

正常步行周期中,膝关节会产生一个较小的和一个较大的屈曲动作(图2-1-8),范围在0°～60°。一个较小的屈曲动作,在承重反应期和支撑相中期的过渡阶段达到最大值(屈曲约20°),有助于吸收震荡。随后,一个较大的屈曲动作,在摆动相早期达到最大值(屈曲60°),有助于足廓清(即足离开地面以保证肢体向前行进)。在不同的研究中,由于步行速度、受试者个体差异及下肢节段位置标记点的不同,膝关节屈曲和伸展角度的范围略有不同。

足跟着地时,膝关节屈曲约5°(一般0°～10°)。初始着地时,步行速度越快,膝关节屈曲角度越大。

承重反应期开始之后,膝关节快速屈曲,屈曲速度(300(°)/s)几乎等于摆动相的屈曲速度。在12%步态周期时,前足着地,足部绕足跟轴滚动阶段结束。此时,支撑相膝关节处于屈曲约20°状态,且关节负重达到最大。

随着支撑相中期的开始,膝关节立即开始伸展,但是运动速度是之前屈曲运动速度的一半。

在支撑相末期的前半段,膝关节继续伸展。支撑相膝关节最小屈曲角度(平均5°)大约出现在支撑相末期的中段(约39%步态周期),仅持续较短的时间,随后膝关节开始再次缓慢屈曲。当对侧足着地时,膝关节屈曲10°左右,支撑相末期结束。

在摆动相前期,单下肢支撑开始后,膝关节屈曲角度迅速增加。在该阶段结束时(约62%步态周期),膝关节处于屈曲40°左右的位置。这个动作发生在下肢转动向前越过前足前缘(足趾轴)的时刻。

在整个摆动相早期,膝关节同样以较快速度继续屈曲,直到摆动侧下肢位于支撑足的上方。此时,膝关节达到最大屈曲角度约60°。为了在有限时间内(摆动前期和摆动相早期两个阶段)达到这一位置,膝关节的屈曲速度要达到350(°)/s。

在摆动相中期,当摆动侧下肢前进到支撑侧下肢之前,足廓清所需的膝关节屈曲角度减小。经过短暂的停顿,膝关节开始快速伸展,其速度与之前阶段中的屈曲速度相同,角度恢复到最大伸展角度的一半。当摆动相中期结束时,足与地面平行,胫骨与地面垂直。

然后膝关节以相同的速度继续伸展,直到摆动相结束前(95%步态周期)达到完全伸展。随后膝关节趋向轻度屈曲状态,在摆动相结束时,膝关节平均屈曲角度约5°。

（2）膝关节的动力学

初始着地时的脚跟与地面的撞击会产生位于膝关节前方的垂直方向的力矩。此时短促、较小的屈曲力矩可以防止膝过伸。当膝关节在承重反应期迅速屈曲时,伸肌力矩确保了膝关节的稳定,这个能量因股四头肌的离心运动而被吸收。在支撑相中期的较早阶段,膝关节产生的能量增加了伸展角度。随后伸肌力矩迅速下降,到支撑相中期结束时,产生一个较小的屈肌力矩,并持续整个支撑相末期。

在摆动前期和摆动相早期,伸肌力矩可以调节膝关节快速屈曲的速度,膝关节能量吸收的最大值就出现在这个阶段。当膝关节在摆动相末期伸展时,屈肌力矩再次增加,当腘绳肌离心收缩控制膝关节伸展速度时,能量被吸收,见图2-1-9。

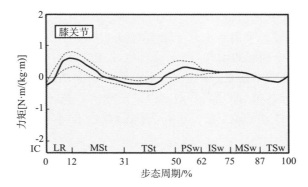

A 膝关节力矩:步行时矢状面力线引起的正常负重模式有 5 个波峰,
三个屈肌力矩(一)和穿插在中间的伸肌力矩(+)。

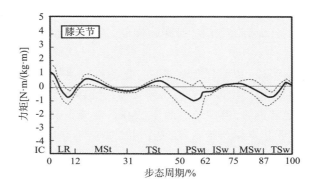

B 膝关节做功的能量吸收(一)和能量生成(+)阶段

图 2-1-9 膝关节的受力情况

3. 踝关节

(1)踝关节的运动学

踝关节的主要运动是背屈和跖屈。踝关节轴(胫距关节轴)既不是真正的横向的,也不是水平方向的,而是在冠状面上向下倾斜 10°,水平轴的外侧端下方(水平面上内侧端后方 20°)。踝关节轴的双倾角使得踝关节的运动形成了双平面运动:跖屈伴随轻微内翻,背屈伴随轻微外翻。

在一个步态周期中,踝关节的运动经过 4 段运动弧度(图 2-1-10),交替进行跖屈和背屈。前三个运动弧度发生在支撑相(跖屈、背屈、跖屈),虽然运动幅度不大,但对前进和减震至关重要。第四个弧度(背屈)发生在摆动相,起足廓清作用。在每个步幅中,踝关节运动范围约为 25°。

踝关节第一个运动弧度开始于

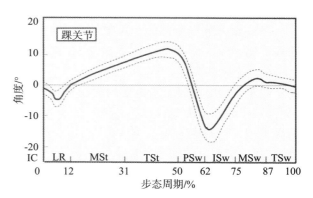

图 2-1-10 踝关节运动步态周期中踝关节的正常范围(黑线=平均值,虚线=一个标准差,横坐标表示步态阶段的分界线)

足跟应对初始着地时突然的地面冲击的反应。当踝关节处于中立位、背屈且下肢向前方伸展时,初始着地的部位是足跟,这使得地面反作用力力线位于踝关节后方。重力突然移至足跟,会引起踝关节的快速跖屈。承重反应期约一半的跖屈在步态周期的前2%就已经完成了。足跖屈并不会造成前足触地,但快速运动可以通过减小地面冲击的速度,来吸收震荡和使胫骨前进减速。足跟仍是足部支撑的支点。

足跟着地引发的跖屈持续至承重反应期的前半段,到达5°左右的最大值,然后立即转为背屈动作。在该阶段结束时,踝关节再次恢复中立位。

在支撑相中期,当胫骨前移超过足部时,踝关节有5°的背屈,足跟与前足都接触地面,这就是单足支撑相的第一个阶段。到该阶段结束时,重力力线已经移到前足,足跟开始抬起。

在支撑相末期,踝关节继续缓慢背屈,在45%步态周期时达到约10°的背屈最大值,并保持背屈位直至支撑相末期的最后5%时期。同时,足跟抬高约3.5 cm。因此,在支撑相末期,胫骨前移的动力更多地源自足跟抬起,而不是踝关节背屈。踝关节背屈15°会持续承重反应期、支撑相中期及支撑相末期三个阶段。

对侧足的初始着地标志着摆动前期和双支撑相的开始,随即体重快速转移到前方的下肢,后方下肢的承重相对减少,促使踝关节跖屈。在整个摆动前期,当足向前滚动超过足拇趾时,踝关节从背屈10°变为跖屈15°,在12%步态周期完成跖屈25°,同时该侧下肢开始处于后伸体位。

在摆动相早期开始时,踝关节快速背屈使足部抬离地面完成足廓清。在摆动相早期,踝关节还没达到完全中立背屈位(在75%步态周期时跖屈5°),摆动侧下肢经过支撑侧下肢时可以避免发生足拖拽。

在摆动相中期的较早阶段,踝关节处于中立背屈位(步态周期的79%),随后背屈角度略增加(背屈2°),可观察到胫骨垂直而足位于水平轴。

在摆动相末期,当下肢前移完成全部步长时,踝关节位于中立位,也可能伴随轻微下落而处于跖屈状态(100%步态周期时跖屈2°),这可视为进入支撑相前的准备。

（2）踝关节的动力学

支撑相的三个运动弧度,是因踝关节功能需求而产生的,包括下肢负重、身体力线和运动速度。摆动相主要是足的重量和运动速度对踝关节的力量产生影响。

在整个支撑相,身体重量沿着足的长轴,从足跟向跖趾关节再向近节趾骨移动,产生两个与踝关节轴相关的身体力线。

在初始着地时,身体重量落在足跟。这使得重力力线位于踝关节后方,同时该阶段早期需要一个背屈力矩来控制足放平于地面(图2-1-11),踝关节通过背屈肌离心运动实现足放平时的快速反应,产生了一个吸收力的即时峰值。随着下肢持续承重,身体重心迅速前移,到承重反应期结束时(12%步态周期),重力力线通过踝关节并到达前方,此时踝关节背屈力矩降为零。胫骨前部的肌群收缩,产生牵拉胫骨前移的力。

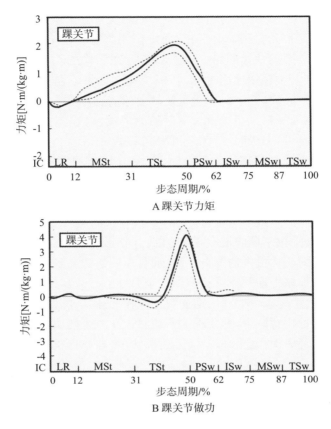

图 2－1－11　踝关节的受力情况

从上一阶段过渡到单下肢支撑期,随着跖屈力矩的增加,压力中心逐渐移动到踝关节前方,并保持相同的速度持续到支撑相末期接近结束,在对侧足着地之前,跖屈力矩达到峰值。这个内在力矩限制踝关节背屈至 10°左右。然直到支撑相末期的后半段,能量吸收依然占主导地位。这反映了在单下肢支撑的大部分时间里,跖屈肌发挥着拮抗肌的作用。

在摆动相前期,位于后方的下肢的承重迅速减少,对侧足触地时,腓肠肌和比目鱼肌肌腱的紧张状态得到放松,而到支撑相末期相关肌肉又被拉紧。被拉伸的肌肉利用弹性反冲产生的较大爆发力正向做功,引起踝关节快速跖屈,从而引导下肢向前摆动。

在摆动相开始时产生微小的背屈力矩,使足在摆动相抬离地面,完成足廓清。

四、骨肌生物力学及建模方法

(一) 人体骨肌系统基础

人体可按不同的方向、平面、轴定义解剖位。解剖站立位即直立、两脚并拢、手臂位于两侧、掌心朝前。矢状面将人体分为左、右两部分;冠状面或额状面把身体分为前部

(腹侧)和后部(背侧);横断面把身体分成上部(头侧)和下部(尾侧)。内侧指从身体的中线向内延伸;外侧指的是从身体的中线向外延伸。表层指的是靠近表皮层;深层指的是远离表皮层。近端指的是靠近连接肢体的关节;远端指的是远离肢体的关节。屈曲运动指使连接关节的两个环节角度减小;伸展运动与屈曲运动相反。

关节的活动度可能受到韧带、关节囊、肌肉收缩、关节结构、梭肌机制等的影响。柔韧度(活动度的常见同义词)不是一个通用的因素,基本上是针对每个关节而言的。需要注意的是,柔韧度更多的是指关节,弹性更多的是指肌肉以及肌肉的肌动蛋白-肌球蛋白肌丝相互作用的收缩性。随着年龄的增长,关节的柔韧度和肌肉的弹性都会下降。

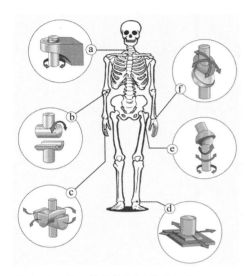

图 2 - 1 - 12　关节的不同连接方式
a. 车轴关节-颈椎关节 b. 铰链关节-肘关节
c. 鞍状关节-掌指关节 d. 平面关节-踝关节
e. 球窝状关节-髋关节 f. 椭球关节-腕关节

在生物力学中提到骨,我们常常把它和关节及肌肉结合起来。骨与骨之间的连接处为关节,如图 2 - 1 - 12 显示了关节的不同连接方式。100～150 个肌细胞/纤维由肌束膜包裹组成的单元称为肌纤维束。几个肌纤维束结合在一起形成一个更大的单元。这些单元被外膜包裹,形成附着肌肉。附着肌肉的中间部分叫做肌腹。附着肌肉基本上是"起源型"或"插入型"。起源型以稳定为特征,更靠近骨头,它通常靠近两端附着点。插入型通常附着在远端,肌腱较长。肌腱附着点的位置通常标记为粗结节,腱膜在其附着处形成骨骼线或脊。

无论是肌肉近端还是远端,都是力施加于骨骼的部位。肌肉通常附着在离关节一定距离处的骨头上(例如,肱二头肌的远端附着在肱二头肌粗隆处),而阻力(如手上的重量)通常施加在离关节轴更远的地方。支点在动力和阻力之间的,称为第一杠杆,例如保持头部直立的颈后肌的作用(图 2 - 1 - 13A);支点和动力分别在阻力两边的,称为第二杠杆,例如足跖屈时小腿的三头肌的作用(图 2 - 1 - 14B);支点和阻力分别在动力两边的,称为第三杠杆,例如肘关节屈曲时肱二头肌的作用(图 2 - 1 - 13C)。

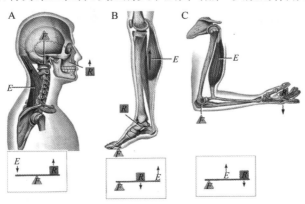

图 2 - 1 - 13　人体中的杠杆(图中 *E* 为动力,*F* 为支点,*R* 为阻力)

（二）骨肌系统建模方法

近年来，随着数值模拟技术在生物力学中的应用，越来越多的研究者利用有限元方法对康复辅具进行设计，包括康复辅具的结构优化、人体和辅具之间的力学关系以及康复辅具的生物力学评价等。完成骨肌系统建模与仿真力学分析主要需要以下几个步骤。

1. 骨肌系统影像学图像的获取

利用临床的成像设备，如 CT、MRI 等获取受试者的数据，将这些数据以图像序列的方式保存并提供重建入口。

2. 骨肌系统几何学建模

常用的医学图像处理、组织分割及三维表面轮廓提取的软件有 MIMICS、3D-doctor、Amira 等，面和体重建常用的软件有 Geomagic、PRO/E、UG、MasterCAM、Solid-Works。MIMICS 是 Materialise 公司的交互式医学影像控制系统。它是模块化结构的软件，可以根据不用需求采用不同的搭配。MIMICS 可以导入多种扫描的医学图像数据，如 CT、MRI 等。通过面绘制方法对数据进行三维重建和编辑，然后输出为通用的 CAD（计算机辅助设计）、FEA（有限元分析）、RP（快速成型）格式。MIMICS 基础模块如下。

图像导入，支持大多数图像格式的导入（图 2 - 1 - 14）。

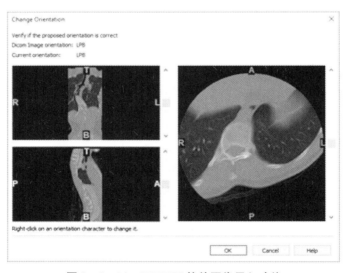

图 2 - 1 - 14　MIMICS 软件图像导入功能

图像分割，提供灰度阈值、区域生长、形态学操作、布尔操作、动态区域生长、多层编辑等分割工具，辅助突出感兴趣区域（图 2 - 1 - 15）。

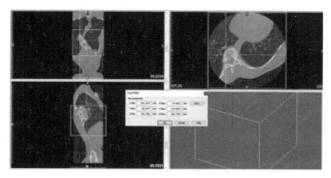

图 2-1-15 MIMICS 软件阈值分割功能

图像可视化,提供原始数据的轴状、冠状和矢状视图;提供根据感兴趣区域重建得到的三维视图,并可以进行三维视图的平移、缩放和旋转。能够剪裁三维模型。

图像配准,提供图像配准、点配准和 STL 配准功能。

图像测量,提供点对点测量、轮廓线测量、灰度值测量和密度测量。

3. 骨肌系统模型精细化

经过 MIMICS 重建的模型理论上可以直接进行有限元分析。但是考虑到模型的精确性和有限元分析的特殊性,生成的初步模型还需要进行重建,使模型成为规则的几何实体(图 2-1-16)。重建过程包括去除复杂边界、完善模型结构等,可以使用 Rapid-Form 和 Geomagic 等软件实现。

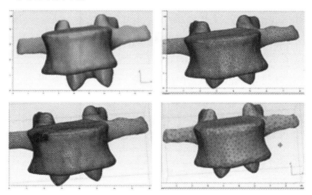

图 2-1-16 模型重建及网格划分

4. 骨肌系统有限元建模与分析

骨肌系统的生物力学问题主要集中在建立和求解生物组织的平衡方程、几何方程以及本构方程,最终得到生物组织的应力应变状态。但由于目前求解出这些方程的解析解难度较大,因此,人们在最小势能原理的基础上,结合离散化求解的手段,发展出了有限元方法,以便在误差范围内,求解出应力应变状态的近似解。有限元的分析一般涉及以下三个过程。

(1)前处理:对需要分析的对象建立合理的有限元分析模型。这个阶段通常是整个过程中最耗时的阶段,尤其是进行分析模型的网格离散。

（2）有限元分析：对有限元模型进行单元特性分析、有限元单元组装、有限元系统求解和有限元结果生成。

（3）后处理：根据研究目标，对有限元分析结果进行检查和分析，并以数据或图形的方式给出，以判断计算结果的合理性。

第二节 康复工程中的人因工程学

一、人因工程学基本概念

（一）人因工程学的命名及定义

人因工程学（Human Factors Engineering）是研究人-机-环境三者之间相互关系的一门应用学科。该学科在发展过程中有机地融合了生理学、心理学、医学、卫生学、人体测量学、劳动科学、系统工程学、社会学和管理学等学科的知识和成果，形成自己的理论体系、研究方法、标准和规范，研究和应用范围广泛并具有综合性。该学科的研究目的在于设计和改进人-机-环境系统，使系统获得较高的效率和效益，同时保证人的安全、健康和舒适。

人因工程学是康复工程的重要技术基础。如图 2-2-1 所示，康复工程是实现康复的手段和桥梁，其目的是充分利用现代科学技术解决人类的功能障碍或残疾，使功能障碍者原有的功能得到最大程度的恢复或代偿，实现最大限度的生活自理乃至回归社会。康复工程的最终成果是形成产品或技术，而人因工程恰好是以设计为导向的学科。运用人因工程的方法对康复产品或技术进行设计，从而服务于患者的康复措施，使他们的康复过程更有效、更安全、更舒适，这是康复工程与人因工程追求的共同目的。

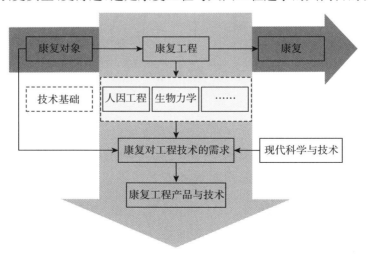

图 2-2-1 人因工程与康复工程的关系

为了实现人、机、环境之间的最佳匹配,人因工程学把人的工作优化问题作为追求的重要目标,使处于不同条件下的人能高效、安全、健康、舒适地工作和生活。高效是指在保证高质量的同时,具有较高的工作效率;安全是指减少或消除差错和事故;健康是指设计和创造有利于人体健康的环境因素;舒适是指作业者对工作环境有满意感或舒适感,它也关系到工作效率和安全,是对工作优化的更高要求。

(二) 人因工程学的研究内容

人因工程学的研究包括理论和应用两个方面,但学科研究的总趋势还是侧重应用。虽然各国工业基础及学科发展程度不同,学科研究的主体方向及侧重点也不同,但根本研究方向都是通过揭示人、机、环境之间相互关系的规律,确保人-机-环境系统总体的最优化。其主要内容可概括为以下几个方面。

1. 人的生理与心理特性

人的生理、心理特性和能力限度,是人-机-环境系统优化的基础。人因工程学从学科的研究对象和目标出发,系统地研究人体特性,如人的感知特性、信息加工能力、传递反应特性、工作负荷与效能、人体尺寸、人体生物力学、人体活动范围、决策过程、影响效率和人为失误的因素等。这些研究为人-机-环境系统设计和改善,以及制定有关标准提供了科学依据,使设计的工作系统及机器、作业、环境都更好地适应于人,创造高效、安全、健康和舒适的工作条件。

2. 人机系统总体设计

人机系统的效能取决于它的总体设计。系统设计的基本问题是人与机器之间的分工以及人与机器之间如何有效地进行信息交流等问题。从人与机器的分工上考虑,要研究系统中人与机器的特点和能力限度,在系统设计时,应考虑充分发挥各自的特长,合理分配人与机器的功能,使其相互补充、有机结合,以保证系统的整体功能最优。从人与机器的信息交流考虑,要研究人在特定系统中的作用,使设计的机器、环境等要素适应人的特性。同时,还要考虑使用者个体与培训方式的差异,以提高人的身心素质和技能,这样整体效率才能充分发挥。另外,手控、机控和监控的人机系统特点不同,人的作用也不一样。自动化降低了人的工作负荷,导致人的唤醒水平降低,会影响到系统的安全性。因此,无论自动化程度多高的系统,都必须适当配置人员对系统进行监控和管理。

3. 人机界面设计

在人机系统中,人与机相互作用的过程,就是利用显示器与控制器实现人与机信息交换的过程。显示器是向人传递信息的装置,控制器则接收人发出去的信息。显示器研究包括视觉、听觉、触觉等各种类型显示器的设计,以及显示器的布置和组合问题,使其与人的感觉器官特性相适应。控制器设计研究包括各种操纵装置的形状、大小、位置以及作用力等在人体解剖学、生物力学和心理学等方面的问题,使其与人的运动器官特性相适应。保证人与机之间的信息交换迅速、准确,从而实现系统优化。

开发研制任何供人使用的产品(包括硬件和软件),都存在着人机界面设计问题。研究人机界面的组成并使其匹配优化,产品就会在功能、质量、可靠性、造型及外观等方面得到改进和提高,也会增加产品的技术含量和附加值。

4. 工作场所设计和改善

工作场所设计的合理性，对人的工作效率有直接影响。工作场所设计包括工作场所总体布置、工作台或操纵台与座椅设计、工作条件设计等。研究设计工作场所时，应从生理学、心理学、生物力学、人体测量学和社会学等方面保证符合人的特性和要求，使人的工作条件合理，工作范围适宜，工作姿势正确，达到工作时不易疲劳、方便舒适、安全可靠和提高效率的目的。研究工作场所设计也是保护和有效利用人力资源，发挥人的潜能的需要。

5. 工作环境及其改善

任何人机系统都处于一定的环境之中，因此人机系统的功能会受到环境因素影响，人与机相比，受影响的程度更大。作业环境包括常规工作环境，如照明、颜色、噪声、振动、温度、湿度、空气粉尘和有害气体等，也包括高空、深水、地下、加速、减速、高温、低温及辐射等特殊工作环境。人因工程学主要研究各种环境下人的生理、心理反应，对工作和生活的影响，研究以人为中心的环境质量评价准则，研究控制、改善和预防不良环境的措施，使之适应人的要求。其目的是为人创造安全、健康、舒适的作业环境，提高人的工作、生活质量，保证人-机-环境系统的高效率。除以上物理环境因素外，还要注意研究社会环境因素对人工作效率的影响。

6. 作业方法及其改善

作业是人机关系的主要表现形式，也是人机系统的工作过程，只有通过作业才能产生系统的成果。人因工程学主要研究从事体力作业、技能作业和脑力作业时，人的生理与心理反应、工作能力及信息处理特点，研究作业时合理的负荷及能量消耗、工作与休息制度、作业条件、作业程序和方法，研究适宜作业的人机界面。除硬件机器外，还包括软件，如规则、标准、程序、说明书、图样、网页等，都要与作业者的特性相适应。软件设计除要考虑生理、心理因素外，还要重视管理、文化、价值体系、经验和组织行为等因素的影响。以上研究的目的是寻求经济、省力、安全、有效的作业方法，消除无效劳动，减轻疲劳，合理利用人力和设备，提高系统效率。

7. 系统的安全性和可靠性

人机系统已向高度精密、复杂和快速化的方向发展。因此系统失效将可能产生重大损失和严重后果。实践表明，系统的事故绝大多数是由人为失误造成的，而人为失误则是由人的注意力不集中引起的。因此，人因工程要研究人为失误的特征和规律、人的可靠性和安全性，找出导致人为失误的各种因素，改进人-机-环境系统，通过主观和客观因素的相互补充和协调，克服不安全因素，搞好系统安全管理工作。

二、康复产品的人因工程学设计基础

康复产品与人的交互方式多种多样，有的需要患者通过穿戴的方式来辅助进行活动，有的则辅助使用者达到预定的运动目标，也有的通过图形交互界面来设定康复任务，在这里，我们简要介绍用于康复产品人因工程学设计的主要基础知识。

（一）人体测量学

人体测量学是通过测量人体各部位尺寸来确定个体之间和群体之间在人体尺寸上的差别，用以研究人的形态特征，从而为康复产品设计提供人体测量数据。这些数据参数对作业空间设计、机器、设备设计以及操纵装置设计等具有重要意义，并直接关系到合理地布置工作地，保证合理的工作姿势，使操作者能安全、舒适、准确地工作，减少疲劳和提高工作效率。

人体测量学是康复产品人因工程设计的重要组成部分。为了使各种与人体尺寸有关的设计能符合人的生理特点，使人在使用时处于舒适的状态和适宜的环境之中，必须在设计中充分考虑人体尺寸，因此要求设计者掌握人体测量学方面的基本知识，熟悉人体测量方法及人体测量数据的性质、应用方法和使用条件。

1989 年 7 月 1 日开始实施的《中国成年人人体尺寸》(GB 10000—1988)，根据人因工程学要求提供了我国成年人人体尺寸的基础数据，它适用于工业产品设计、建筑设计、军事工业以及工业技术改造、设备更新及劳动安全保护。标准中提供了七类共 47 项人体尺寸基础数据。其中将工业生产中法定成年人年龄范围分为三段：18～25 岁（男、女）、26～35 岁（男、女）、36～60 岁（男）和 36～55 岁（女），分别给出这些年龄段的各项人体尺寸数值。为了应用方便，各类数据表中的各项人体尺寸数值均列出其相应的百分位数。

GB 10000—1988 标准中只提供了成年人人体结构尺寸的基础数据，并没有给出有功能作用的成年人的尺寸数据，但在设计中常需要一些人体功能尺寸。动态人体测量是指对手、上肢、下肢、脚所及的范围以及各关节能达到的距离和能转动的角度进行的测量。《工作空间人体尺寸》(GB/T 13547—1992)标准提供了我国成年人立、坐、跪、卧、爬等常用姿势功能尺寸。

（二）康复作业空间设计

1. 康复作业空间设计应考虑的因素

（1）作业特点：人们所从事的康复活动内容和性质可以有很大差别。性质和内容不同的康复活动，对作业空间的要求自然会有所不同。例如，体力作业比脑力作业的作业空间大；动态作业比静态作业的作业空间大。总之，作业空间的大小尺寸与构成特点，要与康复活动内容相适应。

（2）人体尺寸：在很多康复活动中，作业空间设计需要参照人体尺寸数据。特别是在一些空间受限制的作业环境中，人体尺寸更是作业空间的设计依据。作业空间设计中，有的要按照使用者总体的第 5 百分位数的人体尺寸为依据，例如楼梯踏级宽度；有的作业空间要以使用者总体的第 50 百分位数或平均人体尺寸为依据，例如工作面高低；有的作业空间以使用者的第 95 百分位数的人体尺寸为依据，例如坐位宽度的设计；有的作业空间则必须参照功能人体尺寸来设计；有些特殊作业空间，还需根据特定人体尺寸来设计。

人体尺寸一般在不着衣或只穿单衣条件下测量。而人们在有的康复环境中如户外往往需要穿上厚衣服，这种情况在作业空间设计时必须予以考虑。

（3）作业姿势：人们在康复活动中，通常采用的姿势有三种，即坐姿、立姿和坐立交替结合姿势。某些特殊情况下可能需要用到多种姿势结合来进行，显然，采用不同的姿势需要占用的空间不同。因而在设计作业空间时，必须对操作者的作业姿势有所考虑。

（4）个体因素：设计作业空间还应考虑使用者的性别、年龄、人种、体型因素。男性身体尺寸一般大于女性。专供女性使用的作业空间可比男性专用或男女通用的作业空间设计得小一点。不同年龄阶段使用的作业空间应有不同要求。人种和体型也是设计作业空间要考虑的因素。

（5）维修活动：在许多人机系统中，需要定期检修或更换机器部件。设计操作工位的作业空间时，必须考虑到维修活动对作业空间的需要。维修活动空间是根据维修中的位置来考虑的。需维修的部件可能在机器的内部，也可能在机器的外部或后侧部。工位设计和机器布置时应为维修机器的各种部件留出维修活动所必需的活动空间。

2. 康复作业场所布置原则

康复作业场所的布置是在限定的作业空间内，设定合适的作业面，并进行显示器与控制器（或其他作业设备、元件）的定位与安排。任何设施都可有其最佳位置，这取决于人的感受特性、人体测量学与生物力学特性以及作业性质。对于一个康复作业场所而言，由于设施众多，不可能每一设施都处于其本身理想的位置，这时必须依据一定的原则来安排。从人机系统整体来看，最重要的是保证方便、准确操作，据此可确定下列康复作业场所布置的总体原则：

（1）重要性原则：根据机器与人之间所交换信息的重要程度布置机器。将最重要的机器布置在离操作者最近或最方便的位置。因为对这类机器的误观察和误操作，可能会带来人身伤害或巨大的经济损失。

（2）使用频率原则：根据人、机之间信息交换频率布置机器。将信息交换频率高的机器布置在操作者近处，便于操作者观察和操作。

（3）功能原则：根据机器的功能进行布置，把具有相同功能的机器布置在一起，以便于操作者记忆和管理。

（4）使用顺序原则：根据人操作机器或观察显示器的顺序规律布置机器，可使操作者作业方便、高效。

在进行系统中各元件布置时，不可能只遵循一种原则。通常重要性和频率原则主要用于康复作业场所内设备的区域定位阶段，而使用顺序和功能原则侧重于某一区域内各设备的布置。

总之，康复作业空间设计时应结合操作任务要求，以人为主体进行设计。也就是首先考虑人的需要，为操作者提供舒适的作业条件，再把相关的设施进行合理的排列布置。

（三）人机界面设计

在人机系统中，存在着一个人与机相互作用的"面"，所有的人机信息交流都发生在这个面上，通常称为人机界面。

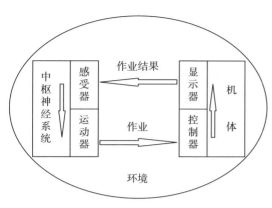

图 2-2-2 人机界面三要素基本模型

在人机界面上,向人表示机械运转状态的仪表或器件叫显示器,供人操纵机械运转的装置或器件叫控制器。对机械来说,控制器执行的功能是输入,显示器执行的功能是输出。对人来说,通过感受器接受机械的输出效应(如显示器所显示的数值)是输入;通过运动器操纵控制器,执行人的意图和指令则是输出。如果把感受器、中枢神经系统和运动器作为人的三个要素,而把机械的显示器、机体和控制器作为机械的三个要素,并将各要素之间的关系用图表示出来,叫作人机界面三要素基本模型,如图 2-2-2 所示。

人机界面设计主要是指针对显示器、控制器以及它们之间关系的设计,应使人机界面符合人机信息交流的规律和特性。由于机器的物理要素具有行为意义上的刺激性质,必然存在最有利于人的反应刺激形式,所以,人机界面的设计依据始终是系统中的人。

三、通用设计与无障碍设计基本知识

(一)通用设计

通用设计(universal design)是经久不衰的设计方法,其基础是相信人的能力通常相差不大。它解决了功能障碍者、老年人、儿童和其他设计过程通常会被忽略的群体所面临的障碍,并可减少因不良设计带来的不适感,使所有用户受益。

通用设计不是无障碍的同义词。无障碍通常是指最低限度地遵守功能障碍者使用的规范和标准,而通用设计是基于性能,为所有能力级别的人解决可用性问题。

1. 定义与概述

通用设计被定义为所有人都可以在最大程度上使用的产品和环境的设计,无需适应或专门设计。就电子系统而言,是指任何基于电子技术的产品、服务或系统的设计过程,以便任何人都可以使用这些产品、服务或系统。

通用设计应该包含两个层次的方法。

(1)用户感知设计:突破"主流"产品、服务和环境的界限,让尽可能多的人加入。

(2)可定制设计:将特定用户的适应困难降到最低。

2. 通用设计的原则

通用设计的 7 条原则是由北卡罗来纳州立大学 Ronald Mace 领导的一个由建筑师、产品设计师、工程师和环境设计研究人员组成的工作组于 1997 年提出的。这些原则的目的是指导环境、产品和通信的设计。根据北卡罗来纳州立大学通用设计中心的说法,这些原则可以用于评估现有的设计和指导设计过程,具体内容如下。

（1）公平使用原则。是指这个设计对不同能力的人来说都是有用的和有市场的，包括：① 为所有用户提供相同的使用方法；② 避免产生使任何用户误解等不良影响；③ 对隐私、安全的规定应该一视同仁；④ 让设计吸引所有用户。

（2）灵活使用原则。是指该设计针对广泛的用户群体，吸纳了使用者的个人喜好和习惯等，包括：① 提供使用方法的选择；② 同时适应右利手和左利手的访问和使用；③ 保证用户读数时的准确性和精确度；④ 适应用户的节奏。

（3）简单直观的使用原则。是指无论用户的经验、知识、语言技能或当前的专注程度如何，设计的使用都很容易理解，包括：① 消除不必要的复杂性；② 符合用户的期望和直觉；③ 支持多种语言和图像语言；④ 根据重要程度安排信息；⑤ 在任务完成期间和之后提供有效的提示和反馈。

（4）信息可感知原则。是指无论环境条件或用户的感官能力如何，设计都能有效地向用户传达必要的信息，包括：① 使用不同的模式（图像、语言、触觉）来重复呈现基本信息；② 在基本信息与周围环境之间提供足够的对比；③ 最大化基本信息的"可读性"；④ 以可描述的方式区分元素（即便于提示说明或者指示）；⑤ 提供与感官受限者使用的各种技术或设备的兼容性。

（5）容错原则。是指该设计将意外或意外行为的危害和不利后果降到最低，包括：① 布置元素以尽量减少危险和错误，最常用的元素应最容易触及，消除、隔离或屏蔽危险性元素；② 提供危险和错误的警告；③ 提供故障—安全功能；④ 在需要警惕的任务中阻止无意识的行为。

（6）使用省力原则。是指该设计可以高效、舒适地使用，并且使疲劳程度降到最低，包括：① 允许使用者保持中性的身体姿势；② 使用合理的操作力量；③ 减少重复动作；④ 尽量减少持续的体力劳动。

（7）接近和使用的尺寸空间原则。无论使用者的体型、姿势或活动性如何，都为接近、伸展、操作和使用提供了适当的尺寸和空间，包括：① 为任何坐着或站着的用户提供重要元素的清晰视线；② 使坐着或站着的用户都能舒适地接触所有组件；③ 使握把适应手的尺寸；④ 为辅助设备的使用或个人协助提供足够的空间。

（二）无障碍设计

无障碍设计这个概念始见于 1974 年，是联合国组织提出的设计新主张。无障碍设计强调在科学技术高度发展的现代社会，一切有关人类衣食住行的公共空间环境以及各类建筑设施、设备的规划设计，都必须充分考虑具有不同程度生理伤残缺陷者和正常活动能力衰退者（如功能障碍者、老年人）的使用需求，配备能够应答、满足这些需求的服务功能与装置，营造一个充满爱与关怀，切实保障人类安全、方便、舒适的现代生活环境。

无障碍设计首先在都市建筑、交通、公共环境设施设备以及指示系统中得以体现，例如步行道上为盲人铺设的走道、触觉指示地图，为乘坐轮椅者专设的卫生间、公用电话、兼有视听双重操作向导的银行自助存取款机等，进而扩展到工作、生活、娱乐中的各种器具。20 余年来，这一设计主张从关爱弱势人群的角度出发，以更高层次的理想目标推动着设计的发展与进步，使人类创造的产品更趋于合理、亲切、人性化。

　　无障碍设计关注、重视功能障碍者、老年人的特殊需求,但它并非只专为功能障碍者、老年人群体设计。它着力于开发人类"共用"的产品,也即能够满足所有使用者需求的产品。

　　无障碍设计的理想目标是"无障碍"。其基本思想基于对人类行为、意识与动作反应的深入研究,优化一切为人所用的物与环境的设计,在使用操作界面上清除那些让使用者感到困惑的"障碍",为使用者提供最大可能的方便。

四、康复器械人因工程设计案例

　　对于康复工程产品(康复器械)的人因工程学设计,除了前面章节所提到的产品通用设计七大标准和基本要求外,在不同方面也有自身特色,下面用以用户为中心的可穿戴下肢外骨骼康复系统设计作为案例进行讨论。

(一) 以用户为中心的设计

　　在设计和开发产品,特别是康复辅助设备时,人因工程学要求充分了解各级各类用户,包括初级用户和专业用户等,这样有助于确保用户的个人期望得到满足,从而使用户对产品接受的可能性最大化。为了制定一个明确的结合人因工程学的设计概要,需要探索和理解用户的个人因素和习惯等,还可以综合运用观察性设计研究、人种学研究、临床评估和共同设计等方法。

　　在设计的早期阶段,以用户为中心的方法确保在开发"产品"和"产品服务系统"的技术规范的同时,倾听和采纳用户的声音。以用户为中心设计的关键是识别用户的真实需求,设计开发过程中出现的微小遗漏或疏忽在产品上市时可能会给初级和次级用户造成巨大问题和挑战。实践证明,在设计过程开始时运用人因工程方法,遵循以用户为中心的设计方法是非常有益的,避免了需要在开发后期阶段对产品重新设计这种代价昂贵的错误。

　　在原型的发展迭代阶段也建议使用以用户为中心的人因工程方法。可以通过广泛的调查原型设计是否符合在项目开始时制定的用户需求,确定用户需求的满足情况来验证研发产品的准确性和可靠性。这种方法使得开发人员可识别后续迭代周期的优先等级。用户测试、反馈和对早期原型的相应调整极大地提高了产品和产品服务系统在市场中脱颖而出的机会。

(二) 识别下肢外骨骼康复系统的目标用户分析

　　在以用户为中心的下肢外骨骼康复系统设计中,明确目标用户特征和需求是至关重要的。其目的是设计一种功能可靠、实用又易被接受的外骨骼,为了确保这一点,设计时应从多个渠道来源收集各种数据,例如目标用户群体的人口数据、用户对设计特征的意见、用户的人体测量学数据和步态参数等。

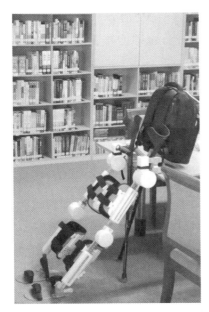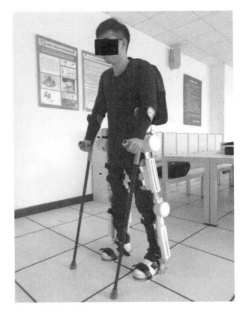

图 2-2-3 下肢外骨骼康复机器人系统

外骨骼康复产品的使用者可根据医疗器械的人因工程设计准则分为一级用户、二级用户和三级用户。下面以使用外骨骼康复设备的目标用户作为示例,如图 2-2-3,对外骨骼的功能(例如提供肢体协助、对性能进行监视和反馈)、设计(例如上身、下肢、单或多关节)及使用环境(例如临床、康复运动场合)等结合医疗器械人因工程进行讨论。

1. 一级用户

在下肢外骨骼康复机器人系统的运用过程中,一级用户是实际使用并直接获益的群体。通过大数据筛查了解外骨骼康复设备的特定使用群体,再通过流行病学数据识别全球潜在的市场规模,表明下肢外骨骼康复机器人系统的应用主要集中于一类初级使用者中:

(1)脊髓损伤的截瘫患者:低位脊柱损伤会引起下肢功能障碍的截瘫,截瘫根据病因分为完全性和非完全性,两种类型损伤都会带来运动和感觉上的障碍,因此可穿戴的外骨骼康复装置对这部分患者,特别是完全性截瘫患者是刚性需求,对帮助这类患者康复具有极大的潜力。

(2)中风患者:2010 年,全世界共有 3 300 万例脑卒中,其中有 1 690 万例为首次中风。中风带来的损伤性质和程度因人而异,运动障碍是卒中后最常见的损伤,通常表现为身体一侧的机能受影响(偏瘫),约 72% 的人中风后经历过下肢运动障碍。

(3)轻中度运动障碍的老年人:全球人口正在迅速老龄化,世界人口 60 岁以上的比例预计 2000—2050 年将从 11% 上升到 21%,这意味着世界范围内的老年人将从 6 亿500 万增加到 20 亿。年龄增长带来的一个显著相关功能衰退就是移动障碍。美国健康和退休研究所的数据显示,8.5% 的 65 岁及以上的成年人正经历移动障碍,以至于他们难以移动到另一个房间。残疾问题在高收入国家的老年人中也越来越普遍。鉴于老年人的移动障碍和全球人口老龄化的流行趋势,在未来几年中,辅助康复市场需求将随着初级用户数量的上涨而持续增加。

2. 二级用户

二级用户有着专业和非专业之分。非专业的二级用户通常是指那些日常直接接触初级用户的群体,如医疗保健专业人员、正式或非正式的护工、配偶、家庭成员和朋友等。专业的二级用户包括拥有多学科背景的医疗专业人员,如医生、护士、职业理疗师、职业医学护理者等。专业的二级用户相较于非专业者,其对下肢外骨骼辅助康复系统的功能期望具有定性的指标考量,如表2-2-1。

表2-2-1 专业二级用户对下肢外骨骼康复系统的功能期望和相关成功指标实例

功能期望	成功指标
设备的安全性	装置符合其预期目的,不良偶然性事件发生率低,并有证据表明装置的安全性和有效性
装置效能	一级用户在使用过程中显现出良好的临床效果,减轻了护理的负担,较好的保证了一级用户的独立性
设备的使用对一级用户生活质量的影响	除健康状况外,对其余影响整体生活质量的因素均有积极影响
与专业标准对标	该装置的使用符合有关医疗保健行业及其相关专业机构/监管机构在某一管辖范围内的行为守则

3. 三级用户

三级用户指的是不直接与下肢外骨骼康复系统设备发生交互的个人或组织,主要负责设备的审核、管理和运营等问题,例如制定一些管理框架和财务条款等。因此,在开发新的康复器械时,三级用户通常并不被认为是焦点用户群体,他们通常被认为是利益相关者。对于下肢外骨骼康复系统,三级用户通常关注的样本因素如下。

设备安全性:从三级用户的角度来看,投放市场的设备必须达到安全使用的标准,并且其使用受益必须大于任何潜在的风险。对于下肢外骨骼康复系统而言,必须获得合规的认证、注册,并符合所有的监管要求。

设备成本:三级用户除了考虑设备制造等直接成本外,还着重考虑部分与直接利益相关的成本。

设备使用带来的额外健康护理费用:在设备使用后出现需要额外资金投入的情况时,三级用户需要一个非常具有说服力的情况说明。

设备使用带来的生活质量影响:三级用户主要关注在对于全体使用设备的一级用户生活质量上的影响,而不是从个体水平上。

愿意支付设备费用的一级用户在总群体中的占比:这个问题是否被关注取决于国家社会和健康保障系统的运作,在社会参与度高的国家,通常需要参照政治决策进行成本效益分析。

三级用户可能不直接参与设备的设计和开发,然而在设计过程中,涉及三级用户利益的问题是需要向他们咨询后才能施行的。例如在测试新设备时,必须考虑三级用户的利益,以确保研制出的设备成功且符合多方利益。

（三）移动式可穿戴外骨骼装置的设计要求

表2-2-2总结了一级用户和二级用户针对可穿戴下肢外骨骼康复设备来辅助移动性的主要设计要求。根据被引频次和重要性，将设计特征分为"必须具有"和"择优具有"。

表2-2-2　下肢外骨骼康复系统潜在使用者的设计要求

	一级用户	二级用户
必须具有的设计特点	有效性	提高一级用户使用时的安全性和稳定性，防止在步态移动过程中摔倒
	拥有更好的质量，更安全，省力且步行迅捷	提高用户的独立性
	在有其他设备干扰存在的情况下安全使用	适用于不同环境（家庭、诊所、社区等）
	使用过程中可解放双手	适用于不同的用户和多元化需求
	根据用户需求，对关节、下肢等部位进行有效支撑	易于使用（尤其针对有认知障碍方面问题的一级用户）
	有利于协调步态（针对发生中风的一级用户）	易于穿戴（针对有上肢功能障碍的一级用户）
	易于穿戴	尺寸可调节
	可穿戴于正常衣着中	使用前不需要特定的指导和训练
	舒适性	可针对不同用户提供个性化指引
	轻量化	轻量化
	易清洁	易清洁
	不应限制用户自身的运动	与普通鞋类和服装兼容
	易于使用	稳定可靠
	与用户喜爱的着装类型兼容	私人定制的方案要低成本或易于报销
	穿着起来不笨重	
	低成本或零成本	
择优具有的设计特点	可对弯曲等行为提供支持和帮助	提升用户训练过程中的自信心
	选用材质可靠	一级用户可实现自由穿戴
	体积小，易存储	可穿戴于用户衣服中
	有患者独立使用的可能性	不笨重，尤其是在家庭环境中使用

下肢外骨骼可穿戴辅助装置是一个典型的人体与机器直接交互的协作式人机系统。在一级用户使用此系统装置辅助行走时，与周边环境一起组成一个人-机-环境系统。在康复装置系统设计过程中，人体骨骼肌肉系统组成的生物力学体系是决定行走步态和用户体验的重要因素。人体下肢生物系统复杂，下肢外骨骼的设计核心就在于使用集成机

电系统和机械装置与人体达成随动性,模拟还原正常步态行走过程。考虑到患者感受,以用户为中心的人因工程学概念设计的下肢外骨骼康复系统能够提高装置辅助康复的安全性和舒适性;基于智能模块控制的步态调整可以减轻患者的体力消耗,提高康复训练效果。结合设计要求,可以建立一种以人体生物力学为核心的下肢外骨骼人因工程学(Ergonomics for Lower Limb Exoskeleton,ELLE)方法的分析模型,如图2-2-4所示。

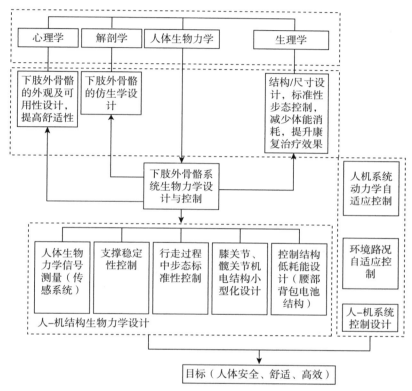

图2-2-4 基于人体生物力学的ELLE分析模型

(四)下肢外骨骼康复系统设计带来的用户需求启示

前面的研究揭示了多级用户和各类利益相关者对于下肢外骨骼康复系统的相关需求信息及独特的见解,给予我们用户需求方面的启示。

1. 功能要求

在研发一款康复设备之前,开发人员有必要结合人因工程学清楚地了解用户的实际需求,因为设备的有效性是与用户的预期功能和目标直接相关的。对于一级用户来说,一款有效的康复装置能够对身体移动性能的总体改善提供显著的支持和帮助,使患者可以以更轻松和独立的方式开展日常活动。而二级用户更加注重强调的是用户使用时的安全性。这也从侧面反映了轮椅使用者和保健专业人员曾经对外骨骼技术的看法。

考虑到近些年来新兴外骨骼技术发展伴随而来的临床指南和政策转化等,医疗保健专业人员对于预防跌倒和风险最小化管控变得越来越重视。显然,在确保稳定性和安全性的前提下为用户提供足够的帮助是关键性的功能要求。

2. 美学设计

美学设计是大多数产品工业设计的重要内容。研究中发现,大多数用户的一个显著追求是尽可能的在正常衣着下穿戴设备,显然当前的外骨骼产品并不能较好的满足这一用户需求。在家庭和社区的环境背景下,辅助设备的存在和使用可能会让用户产生心理上的障碍,这种情况与在临床环境中是完全不一样的,这也正是很多二级用户不断强调的问题。这就为开发专门用于家庭和社区环境的轻量级外骨骼康复设备提供了一个独特的机会,因此需要不断的减少刚性外骨骼的大小、重量和噪声,以期最大限度地提高它们在用户使用过程中的可靠性。

与下肢外骨骼设计相关的舒适性和易穿戴性是各类用户们始终都在关注的问题,最新的下肢外骨骼技术融入了柔性外骨骼单元,提供了将传感器和驱动系统集成到适合日常生活的舒适轻质服装上的机会,使得外骨骼辅助装置可实现轻松穿戴。

3. 用户群体使用设备的意愿

研究表明,大多数的普通一级用户和二级用户对于下肢外骨骼康复系统持肯定的态度,表示只要它符合功能和设计要求,愿意使用这样的辅助装置。而针对老年的一级用户而言,让他们短时间内接受康复辅助器具的前景最不乐观。这类用户相较于其他一级用户,年龄更大,病症更多,功能障碍程度高,社会参与程度更低。这些因素叠加起来会降低老年一级用户群体对辅助设备有效性和可靠性的感知。例如,如果一位老年一级患者身体状况很差,认为自身身体移动机能不太可能恢复,也并不值得去做康复训练,那么他肯定不会将使用康复器械来辅助自身恢复作为优先考虑的事项。

成本也是一级用户和二级用户共同关注的焦点,这也是影响人们选择使用下肢外骨骼康复系统意愿的一个不可忽视的因素。目前成熟的外骨骼技术市场价格依然较为高昂,可以寻求潜在的途径来促进整个市场的发展,例如提供租赁服务、创新循环经济产业链等。

4. 可供用户选择的多类型辅助装置

任何针对中风和脊髓损伤患者的新型外骨骼产品都将面临来自现有针对这些用户群体的外骨骼产品的竞争。处在这样的竞争空间中的外骨骼设计者们必须努力创造出与现有产品相比更新的或改进过的系统。目前可用的设备主要局限在用于治疗中度及严重运动损伤个体的刚性外骨骼,并且主要面向用户提供全方面的帮助和支持。因此,对于辅助治疗低水平损伤的设施、提供适应性支持和可用于家庭或社区环境的设备的机会是存在的。此外,考虑到使用者的舒适性和可穿戴性要求,目前的刚性外骨骼不太容易被出于日常生活活动目的的低水平及中度损伤的一级患者所接受。因此,提供具可适应性支持的柔性外骨骼是一个不错的人因工程学方案,它为用户提供了独特和创新的解决方法,增大了用户的接受概率。

第三节 人体生物电信号及检测

一、人体生物信号及检测的基本概念

(一)人体生物信号的类型

人体生物的电学、化学和力学活动会产生各种各样可以测量和分析的信号,这些在时间、空间或者时空上的记录信号包括很多有用的信息,不但可以用于了解特定生物现象和生物系统的生理机理,而且可以用于医学诊断和辅助器具控制。从信号产生的性质特点来讲,生物信号主要分为生物电信号、生物磁信号、生物力学信号、生物声信号、生物光信号和生物化学信号等。

生物电信号由神经细胞和肌细胞的动作电位所引起,动作电位的产生和叠加效应可以在生物体表检测得到主要包括:肌电信号(electromyography,EMG)、脑电信号(electroencephalography,EEG)、心电信号(electrocardiography,ECG)、眼电信号(electrooculography,EOG)和胃电信号(electrogastrography,EGG)等。生物磁信号是由心脏、大脑和肺等各种器官产生的微弱磁场,可通过磁场传感器测量得到,主要包括:脑磁信号(magnetoencephalography,MEG)、神经磁信号(magnetoneurography,MNG)和心磁信号(magnetcardiography,MCG)。生物力学信号主要包括生物系统的力学参量,如运动、位移、张力、压强和流量等。生物声信号是涉及振动的一种特殊生物力学信号,人体的很多生物现象会产生声音,包括心脏瓣膜、呼吸系统、关节和肌肉等的运动,这些信号可以经过生物组织传播到表皮,经由声音传感器检测,用来判断相关组织和系统功能是否正常。生物光信号则是生物系统的光学特性或者光诱导特性,通过测量相应体液、组织或者检测皮肤等对光的吸收率来精确测量组织的功能水平。生物化学信号反映了体内各种化学物质浓度变化的信息,用来检查和检测各种生理系统的状况,如细胞内钙、钾离子浓度,呼吸系统或者血液中的氧和二氧化碳等参量。

(二)常用人体电信号

由于人体电信号便于采集和处理,已成为康复辅助器具用于检测和辅助控制的常用信号。上述人体生物电信号中,脑电信号、肌电信号和眼电信号作为康复工程中最常用的电信号源得到广泛应用,下面重点介绍这三类常用的人体电信号。

1. 脑电信号

大脑是利用锋电位进行信息传递的,当神经元通过突触连接收到从其他神经元传送来的足够的输入电流时,就会产生锋电位,大脑神经元的锋电位导致神经突触释放神经递质,进而接收输入的神经树突中产生突触后电位。在最早使用的记录大脑活动的技术中，就有基于检测神经元的电位变化（基于电极的侵入式技术）和神经元集群的电位变化（非侵入式技术，如 EEG）的技术。目前，基于脑电信号的分析与处理已经广泛应用于康复工程、康复医学、心理学和临床精神科等相关的学科领域。

2. 肌电信号

肌电信号是神经肌肉活动时伴随的生物电信号，人体肌肉在收缩过程中运动神经元的活动会在各肌肉纤维上引起电位变化。各肌纤维在检测点间产生电位的总和构成运动单元的动作电位（Motor Unit Action Potential，MUAP）。肌电信号包含丰富的生理运动信息，这些信息包含着人的运动意图。根据电极引导方法不同，EMG 进一步可以分为针电极肌电信号（Needle electromyography，nEMG）和表面电极肌电信号（surface electromyography，sEMG）两种类型，sEMG 又分为常规电极 sEMG 和阵列式电极 sEMG（array sEMG）。表面肌电信号是利用电极片检测到肌肉神经活动电信号在皮肤表面的综合效应，是人体肌肉自主和被动收缩时产生的电信号，与肌肉的收缩状态有关，易获取、无创伤通常可以采集单一或多块肌肉的信号，并可能对肌肉活动时的电信号进行记录和定性、定量分析。作为一种常用的功能电信号，肌电评估、肌力测试、运动分析与预测是检测与评估人体神经肌肉功能的主要手段与方法，广泛应用于康复工程、康复医学、体育科学与临床医学等领域。

3. 眼电信号

当眼球运动时，在视网膜和角膜之间会形成一个微弱的磁场，磁场的大小与眼球运动幅度有关。一般情况下，角膜上的电势比视网膜上的电势高，因此会在两者之间产生由角膜流向视网膜的电流。眼电图（EOG）是眼运动引起的电位变化的记录。在测量时，将一对电极附着在眼睛的两近侧处，当眼睛的位置在固定参考点时，眼电图的电位定义为零；眼球水平移动时，眼电图的电位变化。眼电图受到眼睛的取向、角速度、角加速度的影响，可作为研究药物对眼运动的影响，以及睡眠和视角搜查时眼运动的手段。眼电信号也经常作为辅助设备控制的一种手段。

（三）生物医学信号主要特征

由于人体的整个生命过程中都在不断地实现着物理的、化学的及生物的变化，所产生的信息是极其复杂的，因此，生物医学信号具有明显自身特性，主要包括以下特点。

1. 信号弱

人体生理信号属于弱电信号，反映生理变化的信号和参量大多是微弱的，这便要求测量系统的灵敏性高、分辨力强、抗干扰能力强，在处理各种生理信号之前还要配置各种高性能的放大器。常用的生物医学信号的大小如下：母体腹部取到的胎儿心电信号为 $10 \sim 50~\mu V$；脑干听觉诱发响应信号小于 $1~\mu V$；自发脑电信号为 $5 \sim 150~\mu V$；体表心电信号相对较大，最大也仅达 $5~mV$；肌电信号幅值范围一般为 $10~\mu V \sim 100~mV$。

2. 噪声强

测量某一种生物医学信号时，常常另一种生物医学信号或一些外部信号也被记录，第一种信号为有用信号，第二种信号即是噪声，所以在生物医学信号的提取时要采用有效的去除噪声算法。比如，心电信号、脑电信号一般采集于病房或者心电图室，外界环境较为复杂,所受干扰也较多。另外人体是一个十分复杂的个体,机体内的很多器官都会产生一些噪声,或者在一定程度上增加了噪声干扰的强度。此外,信号的噪声强度还会受到一些检测设备的影响。

3. 频率范围低

除了声音信号频率较高外,生物医学信号的频率范围一般较低。经频谱分析可知,肌电信号主要频率成分小于 100 Hz、心电的频谱为 0.01~35 Hz、脑电的频谱分布主要在 1~30 Hz。因此,在生物电信号的获取、放大、处理时要充分考虑对信号的频率响应特性。

4. 随机性强

生物医学信号是随机信号,无法用确定的数学函数来描述。它的规律主要从大量的统计结果中呈现出来,需要借助统计处理技术来检测、辨识并估计它的特征。生物医学信号常常是非平稳信号,即信号的统计特征(如均值、方差等)随时间的变化而改变。这给生物医学信号的处理带来了困难。因此在信号处理时往往进行响应的理想化和简化。当信号非平稳性变化不太快时,可以把它作为分段平稳的准平稳信号来处理。如果信号具有周期重复的节律性,只是周期和各周期的波形有一定程度的随机变异,则可以作为周期平稳的中重复性信号来处理。更一般性的方法是采用自适应处理技术,使处理的参数自动跟随信号的非平稳性而改变。正是因为生物医学信号的这些特点,使得生物医学信号处理成为当代信号处理技术极其重要的领域。

二、脑电信号检测与分析方法

(一) 大脑组织、解剖学结构和功能

脑机接口(Brain Computer Interface, BCI)的脑电信号采集通常会涉及大脑功能区的选择,本节对大脑的组织和解剖学结构进行简要介绍。

人类的神经系统大致可分为中枢神经系统(Central Nervous System, CNS)和外周神经系统(Peripheral Nervous System, PNS)。CNS 由大脑和脊髓构成,脊髓是由大脑向全身的肌肉传达运动控制信号,以及肌肉、皮肤向大脑反馈感知信息的主要通道。除了从大脑接收信息并向大脑发送信息以外,脊髓中的神经也是局部反馈环上的一部分,参与控制条件反射。例如,当你的手指突然碰到烫的东西时就会迅速缩回来。PNS 包括躯体感觉神经系统(连接骨骼肌、皮肤和感觉器官的神经)和自主神经系统(能控制诸如心脏泵血、呼吸等内脏功能的神经)。

大脑由不同的神经核和分区组成,图 2-3-1 给出了人脑的主要脑区:丘脑、大脑皮层、松果体、下丘脑、大脑脚、中脑顶盖、小脑、脑桥、髓质。髓质、脑桥和中脑共同组成了脑干,负责向身体传达大部分的大脑信息。髓质和脑桥参与基本的调节功能,如呼吸、肌肉张力、血压、睡觉和觉醒。中脑顶盖参与眼球运动的控制以及视觉、听觉反射。大脑底部是小脑,属于高度结构化的神经元网络,负责运动的协调。小脑往上是间脑,包括丘脑和下丘脑。丘脑不但传达感觉器官信息到大脑皮层,而且还参与皮层-丘脑反馈连接,参

与构建主动反馈环。下丘脑负责调节机体的基本需求，如进食、打架、逃跑等。大脑脚盖位于中脑区域，它由网状结构及其他神经核组成，能调节肌肉反射、疼痛感知、呼吸等功能。

两个大脑半球由大脑皮层、基底神经节、杏仁核及海马体等组成。基底神经节在运动控制和行为选择上起着重要作用，杏仁核参与情绪的调节，海马体则是负责记忆、学习、空间认知的关键结构。

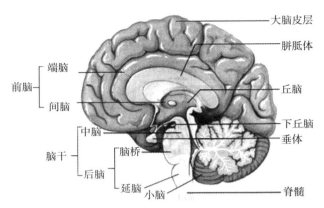

图 2-3-1　人脑的主要脑区

大脑皮层是位于大脑顶部，具有复杂沟回的区域（图 2-3-1），皮层的每个区域都负责特定的功能（图 2-3-2）。在头部后侧的枕叶区专门负责基本的视觉信息处理；头顶部的顶叶区则专门负责进行空间推理和运动信息处理；头部两侧的颞叶区负责视觉与听觉的识别；额叶区则与计划以及更高级的认知能力有关。

图 2-3-2 为大脑皮质的主要分区和功能划分，图中展示了大脑皮质的不同区域如何专门实现感觉、运动以及更高级的功能"联络"，主要的感觉区域是视觉皮质、躯体感觉皮质、听皮质以及味觉皮质，主要的运动区域包括初级运动皮质、运动前区皮质以及辅助运动区皮质。位于下叶皮质和前额叶皮质的联络区域与诸如人脸识别、语言和计划等认知功能。

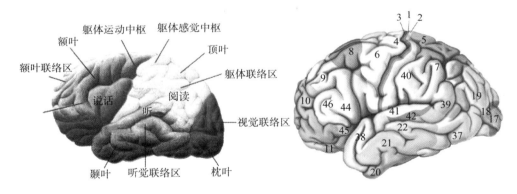

图 2-3-2　大脑皮层功能区示意图

初级运动皮质（4 区）、辅助运动区（8 区）、躯体感觉皮质（1、2、3 区）、运动前区（6 区）、后顶叶皮质（5、7 区）、视觉皮质（17、18、19 区）、前额叶皮质、下叶皮质（20、21、37 区）、运动区、听觉皮质（41、42 区）、感觉区、联想区味觉皮质（43 区）

（二）大脑电信号检测

在大脑信号的记录方式中，有基于神经元的电位变化（基于电极的侵入式）和基于神经元集群的电位变化（非侵入技术）的检测。较新的技术有通过测量一个区域中增加的神经电活动所引起的血氧变化的功能性磁共振成像（Functional Magnetic Resonance

Imaging,fMRI)、测量神经活动引起的血氧水平变化的光学技术功能性近红外成像（Functional Near Infrared,fNIR),或是通过测量由神经活动在颅骨周围引起的很小的磁场变化(MEG)。大脑电信号是检测大脑功能状态最主要的电生理技术。它是通过在大脑的各相应区域（在头皮、硬膜下等）安放电极，描记大脑神经细胞活动所产生的生物电活动。下面对 EEG 信号检测方式做简要介绍。

1. 侵入式技术

侵入式技术是借助一定形式的外科手术,检测大脑的单个或者多个神经元的信号技术。其过程为移除一部分颅骨,在大脑中植入电极等治疗物体,再将移除的颅骨放回原处。侵入式技术的优点为可以记录毫秒级的动作电位。康复工程中常用的侵入式技术包括多电极阵列和皮质脑电图技术。

(1) 多电极阵列

为了记录更多数量的神经元,将多个微电极排成网状结构,该方法广泛应用于体外和体内的记录。多电极阵列越来越多应用柔性微电极。多电极阵列具有较高的空间分辨率和时间分辨率,能同时记录几十个神经元的能电活动,使得提取复杂信息成为可能,比如提取多神经元信号用于控制假肢设备的位置和速度。

(2) 皮质脑电图

皮质脑电图(electrocorticography,ECoG)是一种将电极放置在大脑皮层表面来记录大脑信号的技术。该技术需要在颅骨上开一个手术切口以将电极植入大脑皮层表面,通常 ECoG 电极有足够的柔性来适应大脑的正常活动。目前 ECoG 常应用于临床检测癫痫患者癫痫发作的脑电信号异常。ECoG 电极与多电极阵列不同,它能够记录神经元集群(几万神经元)一致性活动引起的电位波动,其记录到的信号与大脑皮层上的输入电流信号直接相关。ECoG 作为侵入式和非侵入之间的技术,可以不穿透血脑屏障,比植入式大脑内部的多电极阵列更为安全,也具有更高的分辨率,目前已经受到 BCI 研究团队的广泛关注。

2. 非侵入技术

脑电图是一种流行的非侵入技术,EEG 反映了放射状地面向头皮的上千个神经元产生的突触后电位的总和,是脑神经在大脑皮层中的叠加效应。EEG 主要采集大脑皮质中的电活动。脑电信号具有较好的时间分辨率(1 ms 范围内),但是空间分辨率不够好(在 1 cm^2 范围内)。EEG 测量中,信号源与安置于头皮上的电极之间夹着不同的分层组织,影响着 EEG 的空间分辨率。大脑信号的微弱的振幅容易受到肌肉活动的干扰,也被附近的电气设备干扰。

（三）脑电信号检测方法

脑电信号是通过放置在头皮上的电极来记录大脑信号,头皮电极测量的是大脑外层皮质细胞所产生的生物电随时间和空间变化出现的电势差。

这些测量方法简单,但由于电极位于头皮表面,存在伪差干扰,测量到的信号幅度较弱,需要高性能的采集、滤波与放大处理电路。

头皮脑电是大脑神经电活动产生的电场经容积导体（由皮层、颅骨、脑膜及头皮构成)传导后在头皮上的电位分布。头皮脑电测量有严格的脑电极放置位置要求,现在绝大多数实验室和医院都是采用国际标准导联 10—20 系统电极放置法(10—20 electrode system),是规定头皮上标准化电极放置位置的一种约定,如乳突参考电极位置在每只耳朵后面(图 2 - 3 - 3)。其他参考电极位置有鼻根(位于鼻子顶部,与眼睛平齐)以及枕外隆突尖(位于后脑勺中线上,颅骨底部)等。在这些点所在的横截面上测量颅骨周长,将周长分成 10% 和 20% 的间隔,以此来决定电极的位置。实际使用中的电极数从几个到 32/64/128/256 个密度阵列不等,称为某导联数的脑电设备。

国际标准导联 10—20 系统一般放置在脑部 16 个或 19 个特定的位置,如图 2 - 3 - 3 所示。除中间的 3 个电极(F_z、C_z、P_z)外,其余 16 个电极的放置位置都是对称的,左右两侧的电极都以同侧耳垂(A_1、A_2)作为参考电极。国际标准导联 10 - 20 系统标准电极放置法如下:

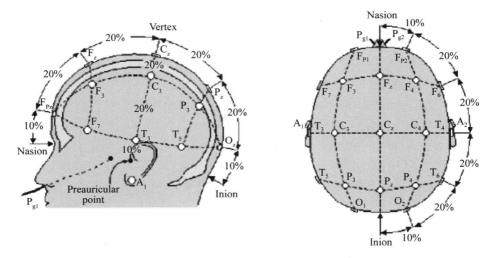

图 2 - 3 - 3　国际标准导联 10 - 20 系统电极放置法

F_{P_1}、F_{P_2}:前额;F_3、F_4:额;C_3、C_4:中央;P_3、P_4:顶; O_1、O_2:枕;F_7、F_8:前颞;

T_3、T_4:中颞;T_5、T_6:后颞;F_z:额中线;C_z:中央头顶;P_z:顶中线;A_1、A_2:耳

1. 首先在头皮表面确定两条基线,一条以鼻根至枕外粗隆的前后连线为 100%,另一条以双耳前凹之间的左右连线为 100%。二者在头顶的交点为 C_z 电极的位置。

2. 从鼻根向后 10% 处为 F_{Pz}(额极中线),从 F_{Pz} 向后每 20% 处为一个电极的位置,依次为 F_z(额中线)、C_z(中央中线)、P_z(顶中线)及 O_z(枕中线)。O_z 与枕外粗隆的间距为 10%。

3. 双耳前凹连线距左耳前凹 10% 处为 T3(左中颞)电极位置,向右每 20% 处放置一个电极,依次为 C_3(左中央)、C_z(中央中线)、C_4(右中央)和 T_4(右中颞),T_4 与右耳前凹间距为 10%。

4. 从 F_{Pz} 通过 T_3 至 O_z 的连线为左颞连线,从 F_{Pz} 向左 10% 为 F_{P1}(左额极),沿左外侧向后每 20% 处放置一个电极,依次为 F_7(左前颞)、T_3(左中颞)、T_5(左后颞)及 O_1

（左枕），T_3 为此线与双耳前凹连线的交点，O_1 距 O_z 为 10%。F_{P2} 沿右外侧向后的连线与此相对应，从前向后依次为 F_{P2}（右额极）、F_8（右前颞）、T_4（右中颞）、T_6（右后颞）及 O_2（右枕）。

5. 从 F_{P1} 至 O_1 和从 F_{P2} 至 O_2 各作一连线，为左、右矢状旁连线，从 F_{P1} 和 F_{P2} 向后每 20% 处为一个电极位点，左侧依次为 F_3（左额）、C_3（左中央）、P_3（左顶）和 O_1（左枕），右侧依次为 F_4（右额）、C_4（右中央）、P_4（右顶）和 O_2（右枕）。在 $10-20$ 系统中，F_{Pz} 和 O_z 不包括在 19 个记录位点内。

EEG 信号的测量可采用双极和单极方式。双极测量方式是测量一对电极的电位差，单极测量方式则是将各个电极的电位与一个中性电极或者所有电极的平均值（共同参考平均）进行比较。BCI 系统典型的采样频率为 256 Hz～1 kHz。采集后通常由一个 1～50 Hz 的带通滤波器和一个工频陷波器去除过低、过高频率的噪声和动作伪迹，以及供电干扰所带来噪声干扰。EEG 记录非常适合于捕捉震荡的大脑活动或多种频率的"脑电波"。这些脑电波的频率范围和空间分布有各自的特征，它们往往与大脑的不同功能状态相关联。在临床上通常依据脑电波的频率高低来对脑电波进行分类。人类的脑电波频率一般在 0.5～30 Hz，主要脑电波分类如下。

δ 波（$\leqslant 4$ Hz）：通常出现在熟睡、婴儿及严重器质性脑病患者中。单个的和非局限性的小于 20 μV 的 δ 波是正常的，局限性的 δ 波则为异常脑电波。

θ 波（4～7 Hz）：振幅为 10～40 μV。主要发生在儿童的顶部和颞部。健康成人脑电图中仅出现少量 θ 波，但成年人在感情压抑、特别失望和遇到挫折时，也可能出现近 20 s 的 θ 波。疲劳状态或入睡后 θ 波将增多。在老年期和病理状态下，θ 波是很常见的波形。若有暴发性 θ 节律出现，属于异常或病变现象。

α 波（8～13 Hz）：健康成人的 α 波的平均振幅在 30～50 μV，主要分布于顶枕区，一般呈正弦波样。大多数健康成人的脑电波以 α 波为主要成分，在觉醒的安静闭眼状态时出现的数量最多且振幅也最高。当进入睡眠时，α 波完全消失。清醒睁眼或注意力集中时其幅值降低，并由较高频率的 β 波代替。α 波随大脑发育成熟或年龄的变化而变化。可见 α 波的频率、振幅和空域分布是反映大脑机能的重要指标。

β 波（14～30 Hz）：振幅一般为 5～30 μV，它遍及整个大脑，主要分布于前半球及颞区。约有 6% 的健康成人的脑电图以 β 波活动为主。β 波可能与性别、心理、个性及年龄有关。一般女性较男性 β 波多见，老年人较中青年 β 波多。情绪不稳、应用镇静催眠剂等药物时 β 波常会增多，振幅增高。一般认为，β 波是大脑皮层兴奋时出现的主要波形。

根据大脑对特定刺激是否有反应，可以将脑电信号分为自发脑电和诱发脑电两种。自发脑电，又称自发电位，是在安静的、没有特殊刺激条件下，或者在连续恒定负荷的条件（如阅读状态）下，稳定变化的脑电活动。当出现刺激或者输入有变化时，大脑电场会产生与刺激相应的变化，即电反应，这个反应隐藏在自发脑电中，这种与刺激相应的电反应就是诱发脑电，又称为诱发电位或事件相关电位。自发脑电和诱发脑电两者的区别如下：

（1）相较于诱发电位，自发电位会因条件变化而有所变化，它是非时间锁定的，是一种整体活动或者背景活动的变化，常将平稳随机过程作为数据处理的数学模型。而诱发脑电具有潜伏期恒定和波形恒定两个特点。诱发脑电与外界对大脑的刺激或人体的思维精神状态密切相关,脑电的节律会随变化而产生相应的变化,在自发脑电的背景下,表现为大脑的突发、特定状态,通常将非平稳随机过程作为数据处理的数学模型。

(2)正常的自发脑电一般处于几微伏到 $75\ \mu V$ 之间;而由心理活动所引起的脑电比自发脑电更弱,一般只有 $2\sim10\ \mu V$,通常淹埋在自发电位中。自发脑电是脑神经系统生理活动在大脑皮层或头皮表面的总体反映,只要人的生命存在,不管有没有主动的思维或被动的诱发,它都永不停息地运行着。其产生机理复杂,是一个时变的非平稳有色"噪声",其信号幅度比诱发电位高出 $2\sim5$ 倍,有时可高达 $100\ \mu V$ 左右。

(3)自发脑电的频域范围基本涵盖了诱发脑电的频域范围,传统的低通滤波器只能滤除高频信号,例如肌电、心电伪迹、白噪声或其他干扰信号中的一些高频成分,对于低频的脑电信号,低通滤波无法起作用。

(四)脑电信号的处理与分析

脑电图是脑神经细胞电生理活动在大脑皮层或头皮表面的总体反映。脑电信号中包含了大量的生理与疾病信息,在临床医学方面,脑电信号处理不仅可为某些脑疾病提供诊断依据,而且还为某些脑疾病提供了有效的治疗手段。在工程应用方面,人们尝试利用脑电信号实现脑机接口,利用人对不同的感觉、运动或认知活动的脑电的不同,通过对脑电信号的有效的提取和分类达到某种控制目的。同一感觉刺激在大脑的不同部位造成的电活动强烈程度不同,不同类型的感觉刺激在脑部形成的模式也不同。由于脑电信号自身非平稳随机信号的特点,提取脑电信号中的有用信息成为虽有难度但非常有前景的研究方向,现也开发了一系列脑电信号预处理和分析方法,包括预处理、时域分析、频域分析和时频域分析等方法。下面对常用脑电信号处理方法进行逐一介绍。

1. 预处理

脑电信号的干扰源大体可以分为两类:体外干扰和体内干扰。来自体外的噪声包括测量仪器本身的干扰(如头皮电阻的变化等),或者交流电源产生的电磁干扰。这类干扰一般可以通过遵守实验的操作准则来尽可能避免,比如测量仪器一定要接地,保持电极和头皮的良好接触,要在电磁屏蔽空间来进行实验等。而由体内干扰源造成的噪声,如眼电噪声、肌电噪声、脉搏噪声等,是很难在信号采集时直接抑制或去除的,尤其是眼电噪声,幅值很大且频率范围与脑电信号相近,是脑电信号中噪声的主要部分,需要一些预处理方法去除噪声干扰。下面介绍脑电信号预处理常用的几种方法。

(1)伪迹减法

伪迹减法(artifact subtraction)是用被测量信号直接减去噪声信号的方法,也是一种应用较早的去除脑电噪声的方法,其优点是简单直观,有明确的物理意义;缺点是算法过于粗糙,去噪效果不理想。这种方法的预设条件有三个:① 假设已经提取到的脑电信号是被试者的脑电信号与噪声信号的线性相加信号;② 脑电信号与噪声信号没有相关性;③ 噪声信号可以被测量。在实际脑电信号预处理过程中,由于眼动噪声与脑电信号幅值差异较大且可以被直接测量得到,所以利用伪迹减法去除眼电噪声可以达到良好的去噪效果。

（2）阈值法

阈值法是一种依靠阈值自动舍弃伪迹的方法。若记录的 EOG 和 EMG 信号的幅度或者其他特征量超过了预先设定的阈值,那么就认定在这一时段内容采集的信号受到了污染而应予以舍弃。假设已经事先确定了合适的阈值,例如让受试者进行多次眼睛或者身体的运动以获得校正阈值,这种情况下相似的阈值技术可直接用于大脑信号。考虑到可能的伪迹多样性以及生物信号的非平稳性,阈值法的主要缺点并不是所有受污染的数据都能被舍弃。

一种伪迹处理的改进方法是,当检测到有伪迹存在时,并不舍弃污染的所有数据,而是仅仅去除伪迹并保留有用的神经信号。这种伪迹去除方法的目标是从数据中识别和分离伪迹,但仍然保留对 BCI 有用的神经信号。

（3）带阻和陷波滤波器

带阻滤波器是使信号中特定频带的分量得到衰减,而使得其余分量通过。使用带阻滤波器时,首先将信号变换到频域,滤除选择的频带,再用快速傅里叶反变换（fast fourier transform,FFT）将信号变回时域,其阻带设定为 49～51 Hz（在中国）。另一种带阻滤波器的阻带设为较低的频段（如 1～4 Hz）,将其用于消除 EEG 的 EOG 伪迹。低通滤波器有时也用于消除 EMG 伪迹。然而,只有当感兴趣的大脑信号的频带与伪迹信号所处频带不同时,上述方法才比较适用。如,低通滤波器可以去除 EMG 伪迹,但是如果BCI 适用信号的高频分量,则有用的信号分量也会被除去。

（4）线性模型

假设伪迹对记录的大脑信号是简单叠加造成的。采用线性模型的方式进行建模。假设 EEG 表示在 t 时刻从电极 i 记录到 EEG 信号,则可以用下面模型表示信号的建模：

$$EEG_i(t) = EEG_i^{true}(t) + K \cdot EOG(t) \tag{2-3-1}$$

式中,$EEG_i^{true}(t)$ 是在 t 时刻从电极 i 记录到的不包含噪声的（"真实的"）EEG 信号,$EOG(t)$ 是在 t 时刻记录的 EOG 信号,K 是一个常数,可利用最小二乘法对数据进行估计得到。若给定 K 的估计值,可以由下式获得对真实 EEG 信号的估计：

$$EEG_i^{true}(t) = EEG_i(t) - K \cdot EOG(t) \tag{2-3-2}$$

线性建模参数估计的常用方法有如下几种：主成分分析（Principle Component Analysis,PCA）属于线性建模参数估计的常用方法,这个方法是使用正交原理将原来相关的一组变量转换成相互独立的变量,这些相互独立的变量就是主成分,然后再选择主成分中的重要成分作为自变量,舍弃一部分不重要的自变量,最后再利用最小二乘法对被选取的主成分进行参数估计。主成分分析法的优点是将信号分解成无相关性的独立成分,然后舍弃不需要的噪声,再对信号进行重构,从而达到降噪的作用。但是该方法也存在局限性,比如不能完全去除与脑电信号波形相似的噪声信号等。

独立分量分析(Independent Component Analysis,ICA)属于盲信源分离方法,是近些年发展起来的一种脑电信号预处理方法,其起步可以追溯到20世纪80年代初。该方法最初用来解决鸡尾酒会问题,如今已经在生物医学信号处理、语音信号处理和图像去噪等方面均取得了良好的应用效果。ICA的理论根据源于中心极限定理,即如果一组随机变量的均值和方差在同一数量级,那么他们共同作用的结果必定接近于高斯分布。根据这一定理,对独立信源线性组合产生的混合信号做分离并进行非高斯性度量,非高斯性越大,混合型号分离结果越佳。取非高斯性最大时的分离结果,就视为最佳分离结果。

2. 频域分析

EEG的非侵入式方法是基于能反应数千个神经元活动的信号。记录的信号能捕捉到大量神经元相互关联的活动,比如振荡活动。举例来说,明显的运动和想象的运动都能激活运动前区和主要运动感觉区,引起EEG/ECoG中μ节律(8~12 Hz)、β节律(13~30 Hz)和γ节律($>$30 Hz)幅值和功率的变化。这些振荡活动的存在使得对信号进行频域分析(如傅里叶分析)特别有用。频域分析是脑电研究及临床应用中的主要分析方法,研究者们在这个领域进行了大量的工作,有些已日臻成熟。

(1) 傅里叶分析

傅里叶分析的基本思想是将一个信号分解成不同频率的正弦和余弦波的加权和。将一个定义在区间$t=-T/2$到$t=T/2$内的时变信号$s(t)$分解为一系列不同频率的正弦波和余弦波的加权和:

$$s(t) = \frac{a_0}{2} + a_1\cos(\omega t) + a_2\cos(2\omega t) + \cdots + b_1\sin(\omega t) + b_2\sin(2\omega t) + \cdots$$

$$= \frac{a_0}{2} + \sum_{n=1}^{\infty} a_n\cos(n\omega t) + \sum_{n=1}^{\infty} b_n\sin(n\omega t)$$

$$= \frac{a_0}{2} + \sum_{n=1}^{\infty} a_n\cos(2\pi nft) + \sum_{n=1}^{\infty} b_n\sin(2\pi nft) \qquad (2-3-3)$$

对于给定的输入信号$s(t)$,其正弦和余弦系数能由输入信号计算得到,称之为对给定信号的"分析"。信号分析计算出的幅值可以展示信号的主要频率成分。信号分解建议进行基于频率的多种类型的滤波处理。如EEG信号常受到50 Hz的"工频噪声"的干扰。利用陷波滤波器可以有效避免这一噪声。将信号分解为频率幅值的傅里叶分解能有效地从频域而不是时域来表示信号。

(2) 离散傅里叶变换

BCI应用中,通常是在离散时间间隔对大脑信号进行采集的,上文中讨论的傅里叶级数经修改后也可以用于离散采样信号。输入时间序列$s(t)$只在时间点$t=0,\cdots,T-1$有采样值,将该序列转换成复数形式的傅里叶级数,成为离散傅里叶变换(discrete fourier transform,DFT):

$$C(n) = \frac{1}{T}\sum_{t=0}^{T-1} S(t)e^{-jn\omega t} \quad n=0,\cdots,T-1 \qquad (2-3-4)$$

类似的,离散傅里叶反变换(inverse discrete fourier transform IDFT)定义如下:

$$S(t) = \sum_{n=0}^{T-1} C(n)e^{jn\omega t} \quad n = 0, \cdots, T-1 \tag{2-3-5}$$

傅里叶复系数 $C(n)$ 包含了第 n 个正弦分量的幅值和相位信息,幅值和相位可由复系数的极坐标形式表示为:

$$\text{幅值 } A(n) = \sqrt{\text{Re}(C(n))^2 + \text{Im}(C(n))^2} \tag{2-3-6}$$

$$\text{相位 } \varphi(n) = \arctan(\text{Im}(C(n)), \text{Re}(C(n))) \tag{2-3-7}$$

式中 $\text{Re}(x)$ 和 $\text{Im}(x)$ 是 x 的实部和虚部。$n = 0, \cdots, T-1$ 时的幅值 $A(n)$ 定义为信号的幅度谱,$\varphi(n)$ 定义为相位谱。在典型的 BCI 应用中,我们感兴趣的是任务过程中不同频率分量的幅值变化,尽管幅度谱可以用来实现这一目的,但更为普遍的做法是计算幅值的平方,使用信号的功率谱:

$$\text{Power} P(n) = A(n)^2 = \text{Re}(C(n))^2 + \text{Im}(C(n))^2 \tag{2-3-8}$$

(3)快速傅里叶变换

计算 DFT 可以根据前面的定义来完成,但对于一个 T 点信号,需要 T^2 次算数运算。因而,运算的执行时间是信号长度 T 的平方。当 T 非常大时,运算会十分缓慢。

快速傅里叶变换(FFT)是计算 DFT 的一种更有效率的方式,他的运算时间大约是 TlogT,当 T 很大时可以大大缩短运算时间。最通用的 FFT 算法是 Cooley-Tukey FFT 算法,该算法采用了"分而治之"的策略,用递归的方法将一个 DFT 分成许多更小型的 DFT。

(4)功率谱估计

功率谱估计是频域分析的主要手段。它的意义在于把幅度随时间变化的脑电波变换为脑电功率随频率变化的谱图,从而可直观地观察到脑电节律的分布与变化情况。

谱估计法一般可分为经典方法与现代方法。经典的谱估计方法也是直接按定义用有限长的数据来估计。主要有两条途径:

① 先估计相关函数,再经傅氏变换得到功率谱估计(根据维纳-辛钦定理)。

② 把功率谱和幅频特性的平方联系起来,即功率谱是幅频特性平方的总体均值与持续时间之比,是在持续时间趋于无限时的极限值。这两种方法存在的共同问题是估计的方差特性不好,而且估计值沿频率轴的起伏甚剧,数据越长,这一现象越严重。

为了避免经典谱估计存在的缺点,近年来发展了各种现代谱估计技术,参数模型法是其中应用最为广泛的一种方法,在 EEG 信号处理中应用也较为普遍。参数模型法的优点是频率分辨率高,特别适用于短数据处理,有利于参数的自动提取和定量分析,因此适合于对 EEG 做动态分析。目前在 EEG 分析中应用较多的是自回归模型(autoregressive model,AR)谱估计技术。由于脑电是非平稳性比较突出的信号,估计时一般要分段处理,而 AR 谱估计更适用于短数据处理,因此就更适合于对脑电作分段谱估计。但这种方法对被处理信号的线性平稳性及信噪比要求较高,因此不适合对较长数据的 EEG 信号进行分析处理。

谱分析要求信号具有平稳的特性,而 EEG 是典型的非平稳型号,因此 EEG 的谱分析必须建立在信号准平稳分段的基础之上。谱分析具有平均谱特性,对瞬态信号如发作波通常无能为力,也难以反映突发的低幅信号。

（5）小波分析

傅里叶变换是用"基函数"集来表示一个信号,这些"基函数"是不同频率的正弦和余弦函数,而正弦和余弦函数的时域范围是无限长,因此傅里叶变换用于表示有限长的非周期函数或者不连续点的函数效果较差。而 EEG 信号是非平稳信号,不满足傅里叶分析的平稳性假设。短时傅里叶变换作为解决这一问题的方法,但是短时傅里叶变换存在选择窗口的问题,窄窗口的时间分辨率高,而频率分辨率低;宽窗口的频率分辨率高,但是实际分辨率低。小波变换则试图在时间分辨率和频率分辨率之间寻找最佳平衡点。

小波变换基于有限长的小波函数,小波函数由有限长母小波通过伸缩和平移得到。小波变换通过使用不同尺度的基函数实现对信号的多分辨率解析,较大尺度的基函数展示输入信号较为粗糙的特征,较小尺度的基函数展示更精细的特征。此外,小波函数有限的长度使其可以用来表示非周期信号或是有陡变不连续点的信号。

小波变换同样用小波基函数的线性组合来表示原有信号。小波变换用相应的小波系数来分析信号。当前大部分的信号处理包都包含小波变换选项,且提供了多种可选的母小波。

（6）频域特征

许多 BCI 系统从一段时间内大脑信号的功率谱中提取特征。首先利用 FFT 计算功率谱,然后将特定频带的能量作为进一步分析(如分类)的频谱特征。如考虑实际运动和运动想象均能引起 μ 频带(8～12 Hz)能量的减小,因此可以将 μ 频带的能量作为 BCI 的特征,以实现让受试者按要求进行运动想象来移动光标。另一种常用的方法是通过运动筛选找到受试者特有的频带:受试者按要求进行多种运动,将运动过程中发生较强能量变化的频带作为后续的 BCI 运动想象实验中。更复杂的办法是机器学习算法,从一堆频谱特征中自动选择适合的特征,以增加测试数据的分类正确率。

3. 时域分析

（1）Hjorth 参数

B. Hjorth 于 1970 年提出了 Hjorth 参数,为计算时变信号的三个重要特征提供了快速的方法,三个特征分别为:平均功率、均方根频率以及均方根频率展开。这些参数可以由信号的一阶导数和二阶导数求得,所以也称为"归一化斜率描述符"。三个 Hjorth 参数称为"活动性""移动性""复杂性",三者的数学定义为:

$$A = a_0 \qquad (2-3-9)$$

$$M = \sqrt{\frac{a_2}{a_0}} \qquad (2-3-10)$$

$$C = \sqrt{\frac{a_4}{a_0}} \qquad (2-3-11)$$

其中,a_0 表示所测量时段内信号的方差(相当于平均功率),a_2 表示信号一阶导数的方差,a_4 表示信号二阶导数的方差。可以证明这些量分别是信号功率谱的零阶矩、二阶矩和四阶矩。

基于方差的 Hjorth 参数比其他方法拥有更快的计算速度,因而其在 EEG 分析中应用十分普遍,该方法适用于需要快速获得时变信号特征的应用场合。

（2）自回归模型

自回归（AR）模型是建立在如下假设基础上:自然信号在时间（或空间等其他维度）上有着相关联的趋势。因此常常能够利用之前的一些测量值来预测下一个测量值。传统的 AR 模型是基于之前的测量值并利用一维数组系数 a_i 来预测当前的信号值 x_i:

$$x_i = \sum_{i=1}^{p} a_i x_{t-i} + \varepsilon \qquad (2-3-12)$$

式中, ε 是零均值的白噪声,表示原信号与它的线性加权和近似值之间的差值。参数 p 称为 AR 模型的阶数,它决定了使用多少之前的输入来预测当前的输入。参数 p 可以通过交叉验证等优化过程来选择,或者用一个较小的任意数作为先验值。

传统的 AR 模型假设信号的统计特征是平稳的,以便可以使用单一的一组系统 a_i。然而大脑信号是非平稳的,因而需要一组时变的系数 $a_{i,t}$。这样就产生了自适应自回归（AAR）模型:

$$x_i = \sum_{i=1}^{p} a_{i,t} x_{t-i} + \varepsilon_i \qquad (2-3-13)$$

用递归最小二乘法可以实时更新时变系数 $a_{i,t}$。由于系数 $a_{i,t}$ 随时间而变化,它包含了信号的局部统计结构,在 BCI 中可以用做进一步分类处理的特征。

（3）分形维数

一般来说,如果一个信号表现自相似性,则认为它是分形的,信号的一部分与整个信号具有相似性,并且这种相似性以递归的方式重复。分形维数是对这种相似性的定量测量。测量一个输入数据序列的自相似性,可以仅考虑数据的子序列。给定一个时变信号的 N 点离散样本序列 $X(1), X(2), \cdots, X(N)$,Higuchi 的方法通过改变样本间的时间间隔 k,构造出子序列:

$$X_k^m : X(m), X(m+k), X(m+2k), \cdots \qquad (2-3-14)$$

对应于起始时间 $m = 1, \cdots, k$。

其目的是计算在不同时间间隔 k 的情况下输入信号的"长度" $L(k)$,并由下式描述的关系估计分形维数 $D:L(k) \propto k^{-D}$。

对于某个 X_k^m 的长度估计如下:

$$L_m(k) = \frac{1}{k} \left(\sum_{i=1}^{M} |X(m+ik) - X(m+(i-1)k|) \right) \left(\frac{N-1}{Mk} \right) \quad (2-3-15)$$

式中,M 是不大于 $(N-m)/k$ 的最大整数。对于每个间隔 k,计算平均长度 $\langle L(k) \rangle$,并在双对数坐标中绘出以 k 为自变量的函数波形。若输入数据满足 $\langle L(k) \rangle \approx k^{-D}$,则绘出的双对数坐标应近似为一条斜率为 $-D$ 的直线。因此,可以用标准最小二乘拟合法找到的最合适拟合直线的斜率重新获得分形维数 D。这种方法产生的分形维数在 1～2 之间,对于简单的曲线(例如平坦的线),$D \approx 1$,对于遍布整个二维平面的高度不规则曲线,D 接近于 2。一般 EEG 信号的分形维数 D 在 1.4～1.7 之间,值越大表明发生了高峰电位的活动,例如癫痫。在典型的 BCI 系统应用中,使用滑窗(如宽度为 100 ms)计算 D 值,并将其用于描绘时变信号"复杂度"的局部特征。

除了以上大脑信号的处理方法外,还有基于贝叶斯定理发展而来的贝叶斯滤波方法、卡尔曼滤波和粒子滤波等。其主要作用为针对信号及其不确定性估计的统计学方法,可以实现对决策前考虑估计的不确定性,以避免因错误估计可能导致的灾难性时间的发生或者对疾病的预测管理。而粒子滤波则是适用于分析非线性高斯过程,在隐藏状态下对后验概率分布进行估计的新研究方法。

(4)空间滤波

空间滤波是将不同位置(或称"通道",channel)记录的大脑信号通过几种方式进行信号转化,可能的目的是包括增加局部活动、减弱各个通道中的共同噪声、降低数据维数、识别隐含的源、找到能最大程度区分不同类型的投影等。常见的空间滤波方法有双极、拉普拉斯和共同平均参考等。

三、肌电信号检测与分析方法

(一) 肌电信号的测量

表面肌电信号反映了骨骼肌运动时产生的电信号,如图 2-3-4 所示。表面肌电信号通过肌电电极从人体皮肤表面或者皮下肌肉进行拾取,经由放大器后对信号放大,被送入模数转化器,而转换后的数字信号被送入控制系统,最终可以实现数据显示、处理以及存储等功能。

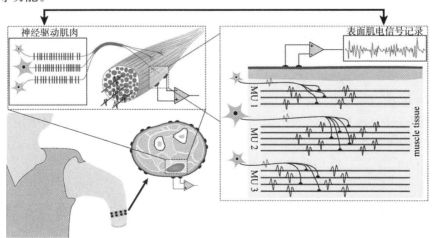

图 2-3-4　表面肌电信号的产生

1. 测量方法

表面肌电信号采集通常会受到表面电极结构以及相对于目标肌肉位置的影响。表面电极结构包括电极与皮肤接触面积、形状及电极间的距离等。表面双电极测量方法规定电极为直径 1 cm 的圆形时,电极间距为 2 cm;两个电极放置位置为目标肌的肌腹正中部位,但是实际操作中,该位置的定位多通过肉眼对解剖学体表标记的辨别而定。

肌电信号的幅度和频率的检测很大程度上取决于电极测量位置的放置。正确的电极放置可以检测出更有效的肌电信号,电极放置位置又取决于目标肌纤维走向及神经支配的相对位置。因此想要将电极放置在合适的位置,主要有以下要点:

① 确定目标肌肉。首先,需要确定所研究的肌肉,然后再放置表面电极。当电极放置位置偏离目标肌肉而靠近附近的肌肉时,不同肌肉的动作电位信号将会混杂进入目标肌肉的肌电信号中,使得采集到的肌电信号受到干扰。另外,不应将电极放在肌腱上,否则将会检测到无法反映肌肉活动的低幅值肌电信号。肌肉和肌腱可以通过触诊来区别。我们通常需要稳定及可靠的肌电信号才能检测并分析躯体自发的肌肉活动。

② 判断肌肉走向。当电极放置位置走向与肌纤维走向不同时,肌电信号将受到很大影响。电极走向必须沿着肌纤维走向。理想的电极放置位置应该是一个电极检测一个运动单元运动电位(MUAP),而另一个电极检测另一个 MUAP。事实上,肌纤维走向并不总是与肌肉走向相一致。如果肌纤维走向是对角状,那么将没有足够的空间供两个采集电极放置。

③ 参考电极的贴放。为了消除杂音或者噪声,参考电极必须被牢固地贴放。参考电极应该贴在电中性的位置上,例如突出的骨头或其他合适部位。

④ 电极与神经支配区(Innervation Zone,IZ)的关系。肌电信号测量除了考虑肌肉的肌腹位置之外,还需要考虑电极贴放位置受神经支配区的影响。因为,电极靠近神经支配区的位置时,肌肉信号将很容易被影响。而神经支配区通常集中在肌腹上,因此,当检测自主肌肉收缩的肌电信号时,建议电极位置应该与神经支配区的位置有一定的距离。

⑤ 肌肉结构对电极的影响。上述对电极贴布的建议主要针对所有肌肉纤维排列成行,并且神经支配区都集中在目标肌肉的肌腹上来说的。在贴电极前,我们需要先分析好目标肌肉的解剖结构。然而,对于肌肉纤维分布不规则的肌肉,如羽状肌,我们就无法很好地确定合适的电极放置位置。当用肌电信号检测这种类型的肌肉时,需要考虑电极放置位置的限制。

2. 表面肌电的测量步骤

表面肌电信号测量主要包括以下几个步骤:

① 受试者准备,测量受试者个人特征参数,包括身高、体重、性别、测量部位等信息,确保测试环境稳定,25～28℃为宜;

② 75%酒精擦拭测量部位,脱脂和清除皮肤油脂,减少电阻,增加表面电极与皮肤之间的导电性;

③ 采集设备设定,采集频率大于 1 000 Hz,共模抑制比大于等于 110 dB;

④ 表面电极的放置,测量电极放置于肌腹中间,不要靠近肌腱、肌肉边缘,保持与肌纤维长轴平行方向。参考电极放置应尽可能远离测量电极,置于电中性位置(骨性标志

位)或测量电极 10 cm 之外。图 2-3-5 反映了不同测量位置对肌电信号的影响；

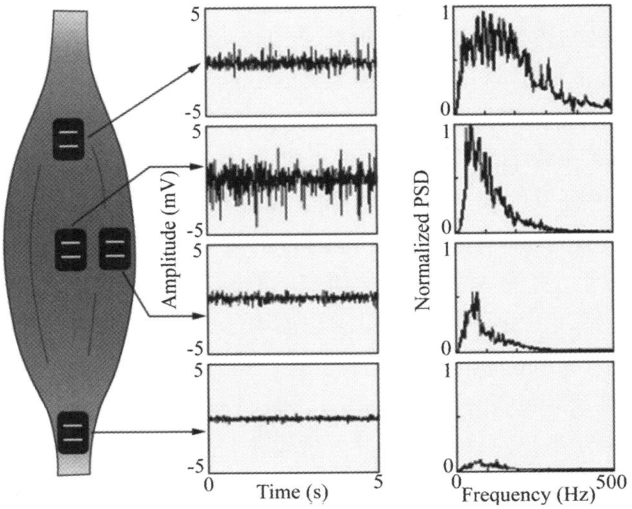

图 2-3-5 不同测量位置对肌电信号影响

⑤ 肌电信号测量，一般信号测量时首先记录静息电位，然后按照实验条件进行肌肉活动的肌电动作电位测量。

3. 表面肌电信号的影响因素

表面肌电信号是将电极放置在皮肤表面，检测相应位置内部肌肉的动作电位，它是一种无创伤、无痛苦的肌电信号检测方法。肌电信号在通过电极被采集的过程中，经过了皮下组织、真皮层、表皮层、皮肤表面。因此，采集过程肌电信号受到以下几个方面的影响：

① 解剖位置和生理。每个人的肌肉位置、走向都不完全相同，所以 sEMG 设备没有完全正确的电极贴布位置。常规做法是让受试者保持中立位，再将电极贴于测试的肌肉表面。在肌肉等长收缩时，肌肉长度不变，电极与肌肉的相对位置不变，电极之间的位置也不变，此时所采集的肌电信号稳定，干扰小，容易分析。但如果在运动过程中采样，电极与肌肉之间的相对位置、电极之间的位置会时刻发生变化。实验证明，不管是在等长收缩还是在运动过程中采样，结果都是可靠的。

② 噪声干扰。sEMG 受到的干扰主要来自电源和心电信号。电源干扰可以通过增大受试者与仪器之间的距离，避免仪器与其他仪器共接，或者在仪器中加入特定频率的陷波器来减少电源干扰。心电信号比肌电信号强，且持续存在，由于其对身体左侧的影响大，所以在正常受试者放松时常见 sEMG 信号左右不对称的现象。心电干扰可以通过缩小两个记录电极之间的距离来减少，一般两个记录电极之间的距离为 2cm。

③ 电阻影响。表皮组织相对干燥并有致密的角质层时会使 sEMG 电极的接触阻抗高达数百千欧甚至数十兆欧，皮肤表面的分泌物等也会增加皮肤的电阻，使 sEMG 信噪比下降。因此，在做 sEMG 检测时需尽量降低皮肤的电阻。常用的方法是用 75% 的酒精脱脂，让酒精挥发后再粘贴记录电极，并牢固固定，同时尽量缩短导线的长度。

④ 采集时姿势。无论是在等长收缩时采样，还是在运动过程中采样，sEMG 的结果

均会受到姿势的影响,因此采样应建立在中立位的基础上。

⑤ 脂肪组织。在肌肉放松时,脂肪组织对结果的影响较肌肉运动时大,但是不影响双侧的对称性,皮下脂肪组织越厚,sEMG 信噪比越低,且脂肪层厚度对等长收缩的影响大于对等张收缩和等速收缩的影响。

⑥ 电极。用于肌电信号采集的电极种类很多,主要可以分为两大类:表面(皮肤)电极和插入(针形)电极。针形电极将电极插入肌肉内部,对针电极周围有限范围内的运动单位进行电信号测量。针电极在提取信号时需要较高的操作技术水平并对受试者有一定的损伤。表面电极则是将电极粘贴或者附于躯体被测部位进行测量,表面肌电信号反映体内较大区域内的肌电活动的总和。该方式使用方便,对患者无损伤,属于无创测量方式。表面电极又分为湿电极和干电极,湿电极需要在电极与皮肤表面之间加入导电凝胶或者导电复合薄膜,导电膏存在导电离子,可以大大改善皮肤的导线性能,因此接触电阻较小。干电极与皮肤直接接触,常采用胶粘或绑缚的方式将电极固定于皮肤表面。干电极表面与皮肤电阻较大,导电性能要比湿电极差很多,因此容易受到运动伪迹和噪声的影响。图 2-3-6 展示了各种肌电电极。

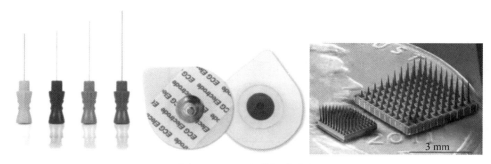

图 2-3-6 各种肌电电极

(左边为针形电极,中间为表面电极,右边为电极阵列)

⑦ 容积传导。容积传导是指在记录目标肌肉肌电波的同时记录到距离电极很远的肌肉运动所产生的肌电波。故 sEMG 检测应多点采样,测前应仔细分析与目标肌肉运动有关的其他肌肉,将原动肌、拮抗肌、协同肌作为一个运动单位来考虑,这样可以防止结果的片面性。

⑧ 其他个人因素。性别和年龄使人与人之间的生理功能不同,所记录的肌电情况也有所不同。在动态采样过程中,肌电信号的募集水平随年龄的增大而降低;但在静态采样时,这种差别则消失。肌肉放松时的肌电情况与性别有关。

(二)表面肌电信号的预处理

1. 肌电信号特征

肌电信号的个体差异性非常明显,对于同一动作而言,不同实验对象的肌肉收缩方式和程度有着很大的差异,同一个体在不同时间段的肌电信号也明显不同。这也从侧面说明肌电信号是一种时空非平稳信号。虽然肌电信号的个体差异大,但 sEMG 仍有一

些共性,具体表现在以下几个方面:

（1）肌电信号的幅值与肌肉收缩程度成正比,肌肉收缩程度越大,肌电信号的幅值也越大;

（2）信号微弱,肌电信号的幅值一般在 0～5 mV。皮肤组织对肌电有一定的衰减作用,从皮肤表层采集的表面肌电信号更加微弱;

（3）高阻抗,从皮肤表面采集肌电信号时,由于皮下组织含有的电阻和电容,导致信号的输入阻抗比较高。人体阻抗随外界环境变化,当皮肤比较干燥时人体阻抗约为 1 000～3 000 Ω,当人体皮肤比较潮湿（有汗）时,电阻会减为干燥条件下的一半;

（4）频谱特征,表面肌电信号的能量主要分布在 1 000 Hz 以下,频谱分布为 10～500 Hz,其中绝大部分集中在 20～200 Hz。图 2-3-7 为实验采集的 8 通道肌电信号及其频谱分析。

2. 肌电信号中的噪声

在表面肌电信号的采集过程中,会受到实验仪器、测量部位、受试者心理变化等诸多方面的干扰,导致表面肌电信号中掺杂着大量噪声。这些噪声不仅会降低信号的质量,而且还会影响肌电应用效果和性能。肌电信号中掺杂的噪声主要分为以下几种:① 采集系统中电子设备的噪声;② 基线漂移;③ 工频干扰;④ 背景噪声等。为减小或消除肌电信号中的噪声干扰,一般在信号采集的电极硬件中包含一些滤波器,会对信号进行一定程度的滤波,如 50 Hz 陷波器。同时,在对表面肌电信号进行预处理时,会利用各种滤波算法对信号进行滤波,以减小噪声干扰,提高信号的质量。

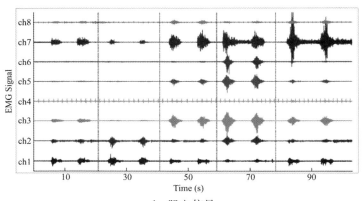

A. 肌电信号

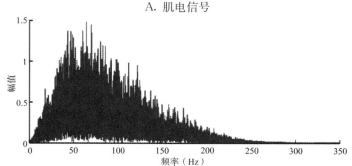

B. 肌电信号频谱

图 2-3-7　表面肌电信号的时频特性

3. 肌电信号标准化

表面肌电信号测量受电极放置位置、皮肤的状况、肌肉是否疲劳、收缩速度和强度、附近的串扰、皮下脂肪厚度以及受试者做测试动作的差异等影响,呈现一种幅度和频率可变的信号。因此,只有在信号被标准化后,才能使得各次检测之间的比较有意义,也有利于减少误差。

表面肌电信号的标准化过程是把表面肌电信号实际的电压值转化成与标准测试条件下测得的表面肌电信号的百分比。最典型的标准化是最大随意收缩(maximum voluntary contraction,MVC)标准化,此时测得的表面肌电信号转化为肌肉在此处最大等长自主收缩时的审计输出的比值。在实践应用中存在多种标准化方法。

(1) 幅度标准化

幅度标准化的具体方法视实验方法的不同而有所不同,主要包括以下几种:最大随意收缩、参考主动收缩强度归一化(Reference Voluntary Contraction,RVC)、信号最大值归一化法等。

① MVC 归一化

每次实验前先让测试目标肌肉做最大强度的等长收缩,通常需要重复最大等长收缩多次,每次动作保持 3～5 s。对多次检测的最大等长收缩信号段取包络或对信号采取低通滤波,得出多次检测的强度最大值,并计算此信号的平均值,得到的结果即是标准化的基础值。之后,将目标肌肉做动作的实验结果转换为实验结果与标准化基础值的比值,这样就完成了最大收缩强度的标准化。需要注意的是,肌肉做最大等长收缩时,根据目标肌肉的不同,应选取相应的归一化动作,而归一化动作要使得目标肌肉实现最大自主等长收缩。

MVC 不仅可以在一个长期的实验过程中,从受试者的各次最大主动收缩的数据中看出肌肉特征变化的一些趋势,也可以在很大程度上清除由于个体差异造成的信号差异,用于对比不同个体的动作差异。但做 MVC 会增加原有试验的步骤,而且在试验前要求受试者使用较大力量,可能导致后续试验由于肌肉疲劳造成数据的可信度降低。此外,测试要求受试者要有正常的主动运动能力。

② RVC 归一化

由于并不是每块肌肉都方便做最大等长收缩实验,而且也会遭受肌肉疲劳的风险。因此研究者提出 RVC 归一化,其是在标准的测试动作下,受试者做出最大限度能完成的动作,取此时测量值为后续重复测试动作的参考值。例如在站直状态下,水平伸直双臂,手上提着标准重量的重物,将在此动作下测试的表面肌电信号作为参考,用来归一化测得的数据,此后的试验信号都以此方法进行标准化处理。

③ 最大值归一化法

上面的两种标准化方法都需要在正式的试验前做一次试验,先测取标准化基础值。但在有些测试中,会有多块肌肉同时活动,为了完成上述的标准化需要多次测量,测量过程很长,而且会对后面的试验产生很大的影响。在这种情况下,研究者提出了最大值归一化法,最大值归一化法即直接做试验,试验后进行数据处理时计算当次试验的最大值或平均值,用计算出的最大值或平均值作为标准化的基准值。

（2）时间标准化

在肌电信号检测时会对某个动作做分析，比如测量某块肌肉完成某个动作的平均信号强度，并对多次动作的时序进行对比，要将多次动作的肌电信号放在一起对比，而完成的动作时间很难达到完全一致，这时就要对肌电信号进行时间标准化处理。时间标准化的具体步骤如下：确定一个标准时长 T，将其确定为1，然后将多个周期性的肌电信号所持续的时间 t 与这个标准时长相比较，如果 $T>t$，则将该周期的信号进行插值处理（插值的方式一般选取线性插值）；反之，则需要对信号进行降采样处理，将所有周期的肌电信号的时长都标准化到标准时长 T。

（3）肌电强度的平均

经过如前文所述的将幅度与时间进行标准化处理后，便可对多次试验的肌电信号曲线进行平均、叠加和比较等操作。当试验中涉及多人的重复操作时，需要将信号平均，用来表示健康人的典型值。由于经过了幅度的标准化，所以幅度上的线性平均可以被操作；又经过了时间标准化后，对应点数也一致。因此，在时间段内可进行线性平均，最终完成肌电强度的平均。

（三）表面肌电信号的处理与分析

表面肌电信号处理与分析主要围绕不同状况下所产生的肌电信号与功能特性之间的关系，如不同形式下肌肉运动的力与电信号关系，某种疾病或者随年龄变化而发生变化的肌电信号，不同动作下的肌电疲劳分析，以及在假肢和表面肌电诱发的电刺激中的肌电信号分析。表面肌电信号分析方法主要分为线性分析和非线性分析。线性分析包括时域分析、频域分析和时频分析方法。非线性分析主要包括李雅普诺夫指数、熵和分形等。

1. 时域分析

肌电信号的传统处理方法是把肌电信号的时间函数看成零均值的高斯分布随机信号，其信号强度随着信号的方法变化而变化。由于表面肌电信号的零均值特性，在分析表面肌电信号幅度时，为了方便处理，会首先对信号进行整流，即把信号在静息基线下面的部分全部"翻折"到基线以上。整流后的肌电信号叫整流肌电信号（rectified EMG）。在此基础上，以一段时间长度为 T（N 个数据点，采样间隔为 Δt）的信号，对信号进行几种幅度信号指标的计算。

在时域分析中最常用的幅度参数就是平均肌电值（average EMG，AEMG）、积分肌电值（integrated EMG，IEMG）、均方根肌电值（root mean square，RMS）和过零点数（zero cross ratio，ZCR）等。

平均肌电值：

$$AEMG = \frac{\sum_{i=0}^{N} |EMG(i)|}{N} \qquad (2-3-16)$$

平均肌电值是特定一段肌电信号最重要的指标，很大程度上表现所选肌肉在给定任务下动作的表面肌电的支配输出。

积分肌电值：

$$IEMG = \sum_{i=0}^{N} \mid EMG(i) \mid \times \Delta t \qquad (2-3-17)$$

IMEG 值代表一段肌电信号下的面积总和，代表这段时间内肌电值输出的加和量。

肌电均方根：

$$RMS = \sqrt{\frac{\sum_{i=0}^{N} EMG(i)^2}{N}} \qquad (2-3-18)$$

RMS 值跟肌电信号能量直接相关，因此在实际应用中常常被用于体现产生肌电的能量。

过零率：

$$ZCR = \frac{1}{N} \sum_{i=0}^{N-1} \mathrm{sign}(EMG(i) \times EMG(i+1)), \mathrm{sign}(x) = \begin{cases} 1, x > 1 \\ 0, \text{其他} \end{cases}$$

$$(2-3-19)$$

ZCR 代表了肌电信号振幅的变化信息，一般选取原始肌电信号进行计算，计算整体肌电信号跨越基线的频率，也有选择整流后的肌电信号进行计算，计算整体肌电信号中的穿过 AEMG 值的频率。两种方法均可表示肌电信号在一段时间内变化的快慢，反映整体肌电信号的频率信息，而频率信息与肌纤维的传导速度有一定关系。

在时域分析中还有一个重要指标，就是表面肌电信号的起止检测（onset/offset calculation）。表面肌电信号的起止检测即是确定一块肌肉开始的活动时间、持续时间和结束时间。这个指标最常用于神经传导速度的检测，还可以用于多个通道完成一个协调性动作时，判断各个动作的启动激活顺序，通过起止时间检测可以获得完成一个动作时多块肌肉的时序间隔。例如步态分析中多块肌肉协同作用时，分析步态周期就需要用到起止检测。起止检测的阈值定义非常重要，最常用的方法是对比一段时间的肌电信号的标准差和静息状态下肌电信号的标准差，一般将一段肌电信号的标准差为静息时的 2～3 倍作为阈值，并且达到一段时间——一般选择 20 ms——确定为动作的开始。

为了解决肌电信号随机性的问题，平滑信号方法被提出来，即把信号中陡峭的部分变得平缓，把信号的线性包络（linear envelope）提取出来。

提取线性包络有以下 3 种方法：

滑动窗口法。使用者根据实际的情况选择合适的窗口长度，信号会根据此长度的整流肌电信号做滑动平均，窗口长度越长表明其信号越光滑。滑动窗口提取线性包络能更加简单明了地展示实际的信号，代表所选的时间窗的肌电信息。

均方根值法。也是根据给定的窗口长度计算平均功率值的方法，由于均方根值的物理意义，这种方法使用比较多。

Butterworth 滤波器法。采用滤波器的方式，把信号从低频成分提取出来，根据实际要提取的信号内容以及给定的截止频率和滤波器阶数，即可得到信号包络。

前两种方法都需要一个给定的时间窗,时间窗的长度根据实际需要来确定。大部分人体运动检测中时间窗典型长度是 20～500 ms,一般情况下选择 50～100 m 即可满足大部分需求。

2. 频域分析

通过分析表面肌电信号的频率信息可以获得其他表面信号的特征信息。最常用的频率参数是平均功率频率(mean frequency,MNF)和中位频率(median frequency,MDF)。对表面肌电信号做傅里叶变换可以得到信号的频率信息。

平均功率频率代表信号频率重心。计算方法为取一段信号,对其进行傅里叶变换即可得到对应频率范围的功率谱,该频率为所有频率成分功率的平均值对应的频率。

$$MNF = \frac{\int_{i=0}^{f_{s}/2} fS(f)\mathrm{d}f}{\int_{i=0}^{f_{s}/2} S(f)\mathrm{d}f} \qquad (2-3-20)$$

中位频率代表了其小于 MDF 部分的总功率与大于 MDF 部分的总功率相等,也就是在 MDF 频率线左右两边的面积相等,计算方法为:

$$\int_{0}^{f_{P}} S(f)\mathrm{d}f = 0.5 \times \int_{0}^{f_{s}/2} S(f)\mathrm{d}f, MDF = f_{P} \qquad (2-3-21)$$

3. 时频分析

目前常用的表面肌电信号时频分析方法主要有时频联合分析法(joint analysis of EMG spectrum and amplitude,JASA)和小波变换(wavelet transform)等。

在很多应用场合中,被测肌肉没有达到标准的等长和等速收缩的实验情况下,肌肉活动中可能存在运动、恢复的现象。在这种情况下分析肌肉疲劳或者激活等信息,所得时域和频域指标均会受到肌肉运动和恢复的影响,此时,则需要采用时频联合分析方法进行分析,如图 2-3-8 所示。

通过对肌电值的幅度和频域指标的 MDF 分析可以看出:① 肌力增加(幅度和 MDF 都上升,处于第一象限);② 肌肉疲劳(幅度上升,MDF 下降,处于第二象限);③ 肌力下降(幅度和 MDF 都下降,处于第三象限);④ 肌力恢复(幅度下降,MDF 上升,处于第四象限)。

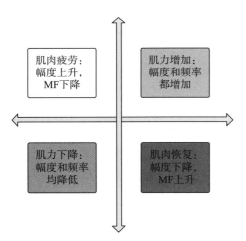

图 2-3-8 时频联合分析方法

在时频分析中,小波变换是傅里叶变换的新发展。传统的傅里叶变换不能反映局部特性,而小波变换却能给出局部性能的丰富信息,且能在时、频两域中都有局部性质。小波变换中的正交函数是在选择适当的小波基函数后,通过不断平移和尺度变化来产生小波。小波分析具有放大、缩小和平移的功能,其作用相当于一组带宽相等、中心频率可变的带通滤波器。小波变换在频率较高时使用短时窗口,频率较低时使用宽时窗口,充分展现了相对带宽频率分析和自适应频率分析的优点。因而,小波变换既能在整体上提供信号的全部信息,又能提供在任意局部时段内信号变换的剧烈程度。

4. 非线性分析

由于运动神经系统是一种高度复杂的非线性系统,因而肌电信号本身也是一种非线性的时序信号。传统的线性分析方法阐明肌电信号的本质时存在一定的局限,通过非线性分析能更好地提取 sEMG 的特征分析,因此,非线性分析在临床和生物医学、运动学、康复工程等方面具有很好的应用。目前,表面肌电信号的关联维数、李雅普诺夫指数和熵等非线性方法常用于肌肉收缩和舒张及病理诊断研究。

四、眼动信号检测与分析方法

(一)眼动信号的发现和产生机理

生物电的发现拉开了生物电信号研究的序幕,眼动信号的研究也在这基础上逐渐发展。1849 年,人们发现在眼球运动时,眼球周围神经会根据眼球运动幅度的不同产生不同的电势差,后经过医学家的证实,在人眼内部的视网膜和外部的角膜之间会产生电势差。研究发现眼球电场电势大小在 0.4～10 mV 之间,频率在 0～100 Hz 之间,主要频率在 0～10 Hz 之间。

研究发现,当眼球运动时,在视网膜和角膜之间会形成一个微弱的磁场,磁场的大小与眼球运动幅度有关。一般情况下,角膜上的电势比视网膜上的电势高,因此会在两者之间产生由角膜流向视网膜的电流,角膜端属于电流的正极,而视网膜属于电流的负极,这类眼动信号通常由眼球的扫视运动、跟踪运动等所产生。20 世纪 80 年代,Stern 和 Oster 根据已有的研究成果,并综合各个方面的研究论点,总结出了视网膜和角膜之间电势变化与眼球转动的角度存在很大的联系。当偏转角度在 0～30°范围内时,视网膜和角膜之间的电势差与眼球转动角度满足线性关系;当转动角度在 30°～60°之间时,视网膜和角膜之间的电势差和眼球转动角度的关系类似与正余弦曲线关系,如图 2－3－10 所示。第二类是由于眼部运动所引起的眼部周围肌肉颤动,所引起的电势差,这一类眼动信号类似肌电信号,可以称之为眼部肌电信号。

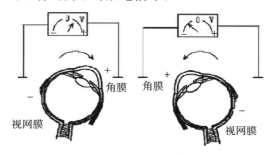

图 2－3－10　眼动信号产生原理

眼动信号和其他生物电信号一样非常的微弱。现在的实验条件还无法直接从角膜和视网膜上进行测量。一般是在眼睛外侧的皮肤上间接的进行测量。将生物电极放置在眼睛上、下、左、右,当眼球左、右运动时,在眼睛左、右侧的电极可以采集到电势的变化,当眼球上、下运动时,在眼睛上、下的电极可以采集到电势的变化。人们将采集到的信号称为眼动信号,而眼动图(EOG)就是由采集到的信号在时域上表示出来得到的。

(二)眼动信号检测

眼动测量始于1898年,迄今已有一百多年的历史。最初,人们仅凭借肉眼进行观察测量。在记纹器(kymograph)发展之后,研究者才开始采用机械记录的方式对眼动进行客观意义上的测量。近年来,针对机械记录复杂且准确性低的缺点,人们不断开发出更加方便、更加精确的测量眼动信号的新方法,目前主要包含以下几种技术。

1. 脑电图法

脑电图法是通过对脑电波的检测,然后通过分析脑电波间接地分析出眼动信号。由于人的大脑非常复杂,要从脑电信号中分离出眼动信号对技术的要求非常高,且不能确保精度。

2. 接触目镜法

该方法是在角膜或者虹膜上固定一块反射镜,根据光反射的原理,当眼球运动时,光线会被反射镜反射到不同的位置,根据反射光线可以分析出眼动信息。接触目镜法的优点在于测量方法容易实现且具有较高的精度。缺点是不符合人的正常用眼习惯,在采集过程中,眼睛会感到不自然,并且对人的影响较大。

3. 探测线圈法

探测线圈法的原理是通过眼部周围磁场的变化来判别眼动方向。具体地说,分别在人眼的水平方向和垂直方向上布置两个交变磁场,然后将一个很细的线圈固定在眼角膜的边缘,当眼球运动向各个方向运动时,线圈都会产生不同的信号,分析线圈产生的不同信号就可以实现对眼动的测量。

4. 红外光电反射法

红外光电反射法的原理是眼球朝不同方向运动时,反射在虹膜上的红外线会产生一定的变化,虹膜向哪一个方向运动,那么在此方向上所反射的红外线会减少,反方向上反射的红外线会增多。根据这一特性,可以在眼球周围放置红外光敏管,通过光敏管接收红外线的多少来判别眼动的方向。不过,这种方法的误差较大,而且在垂直方向上效率较低。

5. 眼动电图法

眼动电图法是根据眼动信号产生原理所设计的一种采集方法。视网膜的代谢较快,因此在角膜和视网膜上产生不同的电势,角膜的电势高于视网膜的电势,因此角膜为电势的正极,视网膜为电势的负极。当眼球运动时,电势会随着眼球转动方向的不同而产生一系列的变化。因此,将电极放置眼睛的周围皮肤上,就可以测量眼球运动的位置信息。该方法有以下优点:(1)对光线、照明等客观条件敏感度低,因此可以忽略光线对采集信号的影响;(2)电极贴于眼部四周,因此头部运动对信息的采集干扰小;(3)由于不受光学特性下采集设备的限制,可以长时间采集和处理数据;(4)可以采集更大范围内的眼动信号;(5) 20°～30°的偏转角范围。

(三)眼动信号处理与分析

1. 预处理

眼动信号和其他生物信号一样,具有信号弱、噪声强、频率范围低、非平稳等特点,在采集过程中很容易受到周围环境以及实验设备精度等诸多因素的影响。因此在研究眼动信号之前对信号进行降噪处理是必不可缺的环节。

(1)软件滤波

眼动信号的频率范围介于 0～38 Hz,其主要信息包含在 0～10 Hz 范围内。虽然信号经过了硬件电路的滤波,但仍然包含了一些干扰,如人体 EMG 信号、ECG 信号、电磁噪声、工频干扰以及静电干扰等。通常需要设置各种滤波器采集信号进行进一步滤波处理,常用数字滤波器有 Butterworth 滤波器、Chebyshev 滤波器、Bessel 滤波器等。

(2)归一化处理

归一化处理是为了之后的分类识别做准备,经过归一化处理之后所有的信号幅值都将转化范围在(0,1)内。这样做的目的是各维数之间所存在的数量级差别可以不被考虑,防止在预测过程中由于误差引入的风险。数据归一化的途径主要有下述两种:

最大最小归一化法,计算方法如公式(2-3-22)所示。

$$x_k = (x_k - X_{min})/(X_{max} - X_{min}) \qquad (2-3-22)$$

式中,X_{min} 是信号幅值序列中的最小值,X_{max} 是信号幅值系列的最大值。又称离差标准化,主要对原始数据进行线性变化,使得结果可以映射到[0,1]之间。

平均数方差标准化法,函数形式如下:

$$x_k = (x_k - x_{mean})/x_{var} \qquad (2-3-23)$$

式中,x_{mean} 为信号幅值序列中的最小值,x_{var} 为数据的方差。

该方法主要针对原始数据的均值及标准差进行数据的标准化处理,使经过处理的数据得以符合标准正态分布。

2. 提取有效眼动信号

(1)眼动信号的分帧和加窗

眼动信号同样具有生物电信号非平稳的特点,对信号进行进一步处理前需要分别进行"短时分析",即将整段信号分为一段一段的来研究每一段的特性。"短时分析"主要通过对信号进行分帧和加窗来实现。首先通过一个固定长度数学函数来截取不同帧数的信号,每次只观察"窗"内的信号特征,这个窗函数的长度称为"帧长"。当一帧信号观察完毕,再将窗函数向后移动一固定距离,继续研究下一部分信号,我们将移动的距离称为"帧移"。"帧长"一般按照经验取值,而"帧移"一般取帧长的 1/2 或 1/3,即每一帧之间会有重叠的部分,这样可以使帧与帧之间平滑的过渡,保持短时信号之间有较好的连续性。

(2)端点检测

端点检测的作用是把眼动状态与静止状态的眼动信号区别开来。端点检测方法不仅应用在眼动信号的识别中,还应用于各种生物电信号、声音信号等各种信号的识别,在信号处理领域占据了非常重要的位置。在眼动信号的端点检测中,常用的方法有基于短时能量的端点检测、基于阈值的端点检测、基于谱熵的端点检测。

常用于眼动信号的提取方法还有变换域参数法、时域参数法、距离和失真测度方法、基于信息论的方法、模型匹配法等。

第四节　康复工程材料学基础

一、康复器械对材料的基本要求

众所周知,任何器械或产品的开发都离不开材料。对于康复器械而言,其常用的材料包括铝合金、钛合金、镁合金等金属材料,以及塑料、纤维增强复合材料、皮革、木材、石膏等非金属材料。由于康复器械一般考虑安全性、便携性、生物相容性等,因此对其制作材料的总体要求是质量轻、强度高,对于与患者皮肤直接接触的材料,还要求其具有较好的生物相容性。

一般情况下,康复器械都会承受一定的载荷,因此需对其制作材料的力学性能进行评价。材料的力学性能是指材料在外力(载荷)作用下所表现出来的抵抗变形和破坏的能力,又称为材料的机械性能。材料主要的力学参数包括强度、硬度、塑性、韧性、疲劳强度等。

1. 强度

强度是指材料在外力(载荷)作用下所表现出的抵抗永久变形和断裂的能力。根据不同的载荷作用方式,可分为抗拉强度、抗弯强度、抗压强度和抗剪强度等。通常以抗拉强度作为材料的基本强度指标。

2. 硬度

硬度是指材料抵抗局部变形,特别是塑性变形、压痕、划痕或磨损的能力。硬度值还是检验材料或热处理等加工工艺是否合格的一项重要指标。常用的硬度指标有布氏硬度(HB)、洛氏硬度(HR)、维氏硬度(HV)等几种,这几种硬度指标之间没有任何换算关系,其应用范围各有区别。

3. 塑性

塑性是指材料断裂前发生不可逆永久变形的能力,一般通过拉伸试验来测定。衡量材料塑性的常用指标是断后伸长率和断面收缩率。

（1）断后伸长率：又叫延伸率，是指试样被拉断时标距长度的伸长量与原始标距的百分比。

（2）断面收缩率：是指试样被拉断时，缩颈处横截面面积的最大缩减量与原始横截面面积的百分比。

4. 韧性

韧性是指材料由于塑性变形而能吸收能量的性质，介于柔性和脆性之间。常用的韧性指标有冲击韧度和断裂韧性两种。

（1）冲击韧度（动载荷条件）

冲击韧度是指在冲击载荷作用下，材料冲击试样缺口底部单位横截面面积上的冲击吸收功，表现的是材料抵抗作用时间极短的外力即冲击载荷而不破坏的能力。

试验方法：计算一定重力的摆锤从高度绕转轴落下冲断试样后上摆到高度过程中减少的势能与试样截面积的比值。也就是测试受冲击破坏时单位面积消耗的功。

（2）断裂韧性

断裂韧性是指在断裂力学基础上建立起来的材料抵抗裂纹扩展断裂的韧性性能。广义的断裂韧性表征的是材料的断裂特性。断裂韧性与其他韧性性能一样，综合反映了材料的强度和塑性。在防止低应力脆断选用材料时，根据材料的断裂韧性指标，可以对构件允许的工作应力和裂纹尺寸进行定量计算。因此，断裂韧性是断裂力学认为能反映材料抵抗裂纹失稳扩展能力的性能指标，对构件的强度设计具有十分重要的意义。

5. 疲劳强度（动载荷条件）

疲劳断裂是指材料在循环应力和应变作用下，在一处或几处产生局部永久性累积损伤，经一定循环次数后产生裂纹或突然发生完全断裂的过程。疲劳强度是指材料在指定循环基数下不产生疲劳断裂所能承受的最大应力。

二、康复器械常用金属材料

康复工程领域常用的金属材料包括碳素钢、合金钢、铝合金、钛合金以及镁合金等，这些金属材料一般都作为主要的受力构件得以应用。

（一）碳素钢、合金钢

1. 碳素钢

碳素钢（简称碳钢）是指含碳量低于2.11%的铁碳合金。实际使用的碳素钢其含碳量低于1.5%，其中还含有少量硅、锰、磷、硫等杂质元素。

碳素钢有以下三种分类方法：

（1）按钢的含碳量可分为：低碳钢，含碳量≤0.25%；中碳钢，含碳量（0.25～0.6）%；高碳钢，含碳量＞0.6%。

（2）按钢的质量（以钢中有害杂质S、P的多少为标准）可分为：普通钢，S≤0.055%，P≤0.045%；优质钢，S、P均≤0.04%；高级优质钢，S、P均≤0.03%。

（3）按用途可分为：碳素结构钢，用于制造工程结构（如桥梁、船舶、建筑、高压容器等）和机械零件（如齿轮、轴、螺钉、螺母、连杆等），这类钢一般为低、中碳钢；碳素工具钢，用于制造各种工具（如刃具、模具和量具等），这类钢一般为高碳钢。

2. 合金钢

合金钢是指钢中除含硅和锰作为合金元素或脱氧元素外，还含有其他合金元素（如铬、镍、钼、钒、钛、铜、钨、铝、钴、铌、锆等），有的还含有某些非金属元素（如硼、氮等）的钢。根据钢中合金元素含量的多少，又可分为低合金钢、中合金钢和高合金钢。在各类合金钢中，以不锈钢的应用最多。

（二）铝合金

铝合金是指在纯铝中加入其他的元素的合金，如硅、铜、镁、锰等。根据铝合金的成分及生产工艺特点，可将铝合金分为形变铝合金和铸造铝合金两类。形变铝合金还可按照其主要性能特点分为防锈铝、硬铝、超硬铝及锻铝等。铸造铝合金可按照其中主要合金元素的不同分为：Al—Si、Al—Cu、Al—Mg、Al—Zn 系等。铝合金的性能及用途见表 2-4-1。

铝合金的特点是可以锻造加工，具有价格低、加工性能好、强度大、比重轻、有光泽、塑性好、耐腐蚀等特点。在假肢中常用于组件式大腿假肢的支撑管、关节体和连接件等。

表 2-4-1　铝合金的性能及用途

分类		牌号	性能	用途
形变铝合金	防锈铝合金	防锈铝牌号用"铝防"汉语拼音字首"LF"加顺序号表示。	抗腐蚀性能好，塑性好，但不能通过热处理来强化。	主要用于载荷不大的压延、焊接，或耐蚀结构件，如油箱、导管、线材、轻载荷骨架以及各种生活器具等。
	硬铝合金	硬铝牌号用"铝硬"汉语拼音字首"LY"加顺序号，如 LY1（铆钉硬铝）、LY11（标准硬铝）及 LY12（高强度硬铝）等。	硬铝塑性好，比强度高，且可以进行时效强化，但抗蚀性差。	主要用于制作铆钉、轧材、锻材、冲压件、螺旋桨叶片以及重要的销和轴等零件。
	超硬铝合金	超硬铝合金的牌号用"铝超"汉语拼音字首"LC"加顺序号表示。	是 Al-Cu-Mg-Zn 合金。这类合金是目前强度最高的铝合金，比强度更高，故称超硬铝。缺点是抗蚀性很差，可提高人工时效温度或包铝。	多用于制造受力大的重要构件，例如飞机大梁、起落架等。
	锻铝合金	锻铝合金的牌号用"铝锻"汉语拼音字首"LD"加顺序号表示。	是 Al-Cu-Mg-Si 系合金，合金元素的种类多，每种元素的含量较少，具有良好的热塑性及耐蚀性。淬火时效后均可提高强度。	主要用于承受重载荷的锻件和模锻件。

分类	牌号	性能	用途
铸造铝合金	铸造铝合金的牌号由"铸"字的汉语拼音字首"Z"＋Al＋其他主要元素符号及百分含量来表示。例如：ZAlSi12 表示含 12％Si 的铸造 Al-Si 合金。 合金的代号用"铸铝"的汉语拼音字首"ZL"加三位数字表示。第一位数字表示合金类别，（1 为硅铝系，2 为铝铜系，3 为镁铝系，4 为铝锌系）第二、三位则表示合金的顺序号。例如：ZL102 表示 2 号 Al-Si 系铸造铝合金。	铸造铝合金具有低熔点共晶组织，流动性好，适于铸造，但不适于压力加工。	铸造铝合金一般用于制作质轻、耐蚀、形状复杂及有一定机械性能的零件。

（三）钛合金

钛合金是以钛为基体加入其他元素组成的合金。目前世界钛合金加工材年产量已达 4 万余吨，钛合金牌号近 30 种。使用最广泛的钛合金是 Ti-6Al-4V（TC4），Ti-5Al-2.5Sn（TA7）和工业纯钛（TA1、TA2 和 TA3）。钛合金的研制始于宇航结构材料开发，主要用于航空、造船、耐蚀化工设备及机械零件，随后转入医学应用，现广泛用于假肢矫形领域。

钛有两种同质异晶体，882℃ 以下为密排六方结构 α 钛，882℃ 以上为体心立方的 β 钛。故根据相的组成，钛合金可分为三类：α 合金、（α＋β）合金及 β 合金，分别以 TA、TC、TB 表示。

与其他金属材料相比，钛合金有下列优点：① 比强度（抗拉强度/密度）高，抗拉强度可达 $100 \sim 140 \ kgf/mm^2$，而密度为 $4.5 \ g/cm^3$，仅为钢的 60％。② 中温强度好，使用温度比铝合金高几百摄氏度，在中等温度下仍能保持所要求的强度，可在 450~500℃ 的温度下长期工作。③ 耐蚀性好，在大气中钛表面立即形成一层均匀致密的氧化膜，有抵抗多种介质侵蚀的能力。通常钛在氧化性和中性介质中具有良好的耐蚀性，在海水、湿氯气和氯化物溶液中的耐蚀性能更为优异。但在还原性介质，如盐酸等溶液中，钛的耐蚀性能较差。④ 低温性能好，间隙元素极低的钛合金，如 TA7，在 −253℃ 下还能保持一定的塑性。⑤ 弹性模量低，热导率小，无铁磁性。由于上述特点，钛合金成为制作关节、连接件的理想材料。目前国际上假肢高档产品的金属构件大量采用钛合金制造，是假肢实现高性能的重要材料。

（四）镁合金

镁是最轻的金属结构材料，其密度小（$1.74 \ g/cm^3$），仅为铝的 2/3，钢的 1/4。由它制成的镁合金具有下述特点：

1. 高强度、高刚性

镁合金的比重虽然比塑料重，但是，单位重量的强度和弹性率比塑料高，所以，在同样的强度零部件的情况下，镁合金的零部件能做得比塑料的薄而且轻。另外，由于镁合金的比强度也比铝合金和铁高，因此，在不减少零部件的强度下，可减轻铝或铁的零部件的重量。

2. 传热性好

虽然镁合金的导热系数不及铝合金，但是比塑料高出数十倍，因此，镁合金用于电器产品上，可有效地将内部的热散发到外面。

3. 电磁波屏蔽性好

镁合金的电磁波屏蔽性能比在塑料上电镀屏蔽膜的效果好，因此，使用镁合金可省去电磁波屏蔽膜的电镀工序。

4. 机械加工性能好

镁合金比其他金属的切削阻力小，在机械加工时，可以以较快的速度加工。

5. 对振动和冲击的吸收性高

由于镁合金对振动能量的吸收性能好，使用在驱动和传动的部件上可减少振动，从而使其在许多应用中具有降低振动和噪音的能力。另外，冲击能量吸收性能好，比铝合金具有更好的延伸率的镁合金，受到冲击后，能吸收冲击能量而不会产生断裂。

6. 抗蠕变性能好

镁随着时间和温度的变化在尺寸上蠕变少。

由于上述特点，镁合金被誉为 21 世纪绿色工程金属结构材料，在航空航天、汽车制造、康复工程等领域都得到了应用。

镁合金的分类一般按三种方式，包括化学成分、成形工艺和是否含变质剂锆。其中，根据化学成分，以五个主要合金元素锰、铝、锌、锆和稀土为基础，组成合金系：Mg-Mn，Mg-Al-Mn，Mg-Al-Zn-Mn，Mg-Zr，Mg-Zn-Zr，Mg-Re-Zr，Mg-Ag-Re-Zr，Mg-Y-Re-Zr。根据成形工艺，镁合金可分为铸造镁合金和变形镁合金两大类。两者在成分、组织性能上存在很大的差异，铸造镁合金多用压铸工艺生产，其特点是生产效率高、精度高、铸件表面质量好、铸态组织优良、可生产薄壁及复杂形状的构件。变形镁合金指可用挤压、轧制、锻造和冲压等塑性成形方法加工的镁合金。与铸造镁合金相比，变形镁合金具有更高的强度、更好的塑性和更多样式的规格。锆对镁合金具有强烈的细化晶粒作用，根据是否含变质剂锆，镁合金可划分为无锆镁合金和含锆镁合金两类。

三、康复器械常用非金属材料

塑料是以合成树脂为基体的一种高分子合成材料，其在假肢制作中的应用与发展日新月异，各种不同性能的塑料相继问世，这些材料的特点是轻便、美观、卫生。

塑料可以分为热塑性材料与热固性材料这两大类。热塑性材料中分子链都是线型或支链的结构，分子链之间无化学键产生，加热时软化流动，冷却变硬，这种过程是物理变化且是可逆的，即可以反复进行的过程。热固性材料又称为树脂，具有体型结构，其在第一次加热时可以软化流动,加热到一定温度,分子间产生化学交联固化而变硬,这种变化是不可逆的,此后再次加热时,已不能再变软流动了。

(一) 热塑性材料

在假肢矫形器领域,热塑性材料的应用十分广泛,可以做假肢接受腔、试验用透明接受腔、各种矫形器等,而且种类也比较多,主要有聚乙烯(polyethylene,PE)、聚丙烯(polypropylene,PP)、改性聚酯(polyethylene terephthalate glycolate,PETG)、碳酸酯以及透明高温塑料等,分别用于不同的方面。

1. PE

乙烯单体经聚合得到 PE。采用不同聚合工艺得到的 PE 的性能也不同。高压法得到的 PE 分子支链较多而且长,结晶度、密度和强度较低,但柔韧性较好,因此称为低密度聚乙烯(Low Density Polyethylene,LDPE)。低密度聚乙烯半透明,耐低温,抗腐蚀,易加工,其硬度、加工性能均优于普通聚乙烯板材。与 LDPE 相反,低压法得到的 PE 支链较少而且短,结晶度、密度和强度较高,称为高密度聚乙烯(High Density Polyethylene,HDPE)。

PE,特别是 LDPE,由于有良好的加工性能、较低的密度以及优良的韧性,因而是矫形技术领域很多产品的首选材料。卫生部近年制定的有关康复医学科设置与建设的条例中,要求作为三级医院一般科室的康复医学科,在作业治疗中,设置畸形矫形的治疗工作主要是聚乙烯热塑矫形器的应用和制作。PE 可以用来制作各种矫形器,如脊柱矫形器、上肢矫形器、下肢矫形器以及假肢的临时接受腔等,LDPE 还可以用来制作假肢柔性接受腔。

另外,聚乙烯(PE)泡沫塑料还广泛用于小腿假肢中内衬套的制作,由于其加热后可以直接套在修磨好的石膏阳形上成型,故为残肢提供了一个减振面,使患者穿着更舒适。

2. PP

PP 是以丙烯单体为主要组分聚合而成的,其无毒、无味,热变形性能好,在 135℃ 100 h 的蒸汽中消毒不被破坏,机械性能好,耐腐蚀,常见的酸、碱有机溶剂对它几乎不起作用。PP 的熔点、强度、刚性以及抗弯曲疲劳强度都比 PE 高,但其脆性特别是低温脆性比 PE 大得多。

按照参加聚合的单体组成,PP 分为均聚级和共聚级两种。均聚级聚丙烯(Polypropylene Homopolymer,PP-H)由单一丙烯单体聚合而成,具有较高的结晶度,较高的机械强度和耐热性。共聚级聚丙烯(Polypropylene Copolymer,PP-C)是在聚合时掺入少量乙烯单体共聚合而成。虽然共聚聚丙烯的强度与刚性均不如均聚聚丙烯,但可使 PP 脆性大的缺点得到很大改善,建议在温度较低的环境中使用 PP-C。

PP 由于具有更大的柔韧性,故可用于制作假肢接受腔以及各种矫形器,特别是长期穿戴行走的下肢矫形器。患者穿戴矫形器行走时,矫形器的踝部和前足部位不停地受到弯曲载荷的作用,PP 的抗弯曲疲劳强度比 PE 高很多,因此,用 PP 制作的下肢矫形器使用寿命比 PE 下肢矫形器的长。

3. PETG

聚对苯二甲酸乙二醇酯（Polyethylene Terephthalate，PET）是常见的一种聚酯树脂，多用于制造纤维、薄膜以及工程塑料等。这种树脂有一定的结晶性，由于结晶的存在，降低了制品的透明性。对树脂进行改性，使其丧失结晶性，可使得到的制品有较好的透明性。可将 PET 用环己二醇改性得到非结晶性的 PETG。PETG 具有较好的透明性，近几年来被越来越多地用于假肢矫形领域，主要是制作试验用透明假肢接受腔，以及烧伤患者的压力治疗面具等。

LDPE、HDPE、PP-H、PP-C 以及 PETG 的性能比较见表 2-4-2。

表 2-4-2 常用热塑板材性能比较

参数	LDPE	HDPE	PP-H	PP-C	PETG
密度（g/cm³）	<0.93	>0.94	20.91	20.91	1.27
结晶熔化温度（℃）	211.0	214.0	216.5	216.5	注[1]
拉伸强度（MPa）	213	222	230	226	252
弹性模量（MPa）	2 300	2 800	21 000	21 000	22 000
缺口冲击强度（kJ/m²）	>60	212	24	>20	210
肖氏硬度（D）	254	260	270	267	276

注[1]：非结晶材料，热成型温度>135℃。

（二）低温热塑材料

如前所述，塑料板材在矫形器领域得到广泛应用，但使用普通塑料板材制作矫形器必须经过取石膏阴型、灌石膏阴型、修整石膏阳型、热塑成型、制品修整与成品制作等工序，十分繁杂。应用低温热塑材料则可以直接在患者身上成型，经过修整之后就可直接使用，大大减少了工序，缩短了时间。

所谓低温热塑材料就是软化温度比较低，在 55℃～75℃ 人体皮肤可以承受的温度范围进行塑型的塑料。低温热塑板材的性质是随温度的变化而变化，在正常室温（20～30℃）的情况下，板材处于固态，质地坚硬。如果把板材放入 55～80℃ 的环境中，2～3 min 后被激活，变得柔软可塑，并且可以直接在患肢上塑型。这是它区别于其他材料的重要特性。加热板材的工具有恒温水槽、热烘枪、平板加热器等。在临床上通常选用恒温水槽。

目前主要的低温热塑材料有聚 ε-己内酯（polycaprolactone，PCL）和反式聚异戊二烯（Trans-Polyisoprene，TPI）。

1. PCL

PCL 是 ε-己内酯在催化剂的作用下，通过开环聚合方式合成的一种半结晶的聚合物，结晶熔点约 60℃，玻璃化转变温度为 -60℃，其力学性能与聚烯烃相当，拉伸强度 13～30 MPa，断裂伸长率 300%～600%。

2. TPI

天然橡胶是顺式的聚异戊二烯，TPI 的化学组成和天然橡胶是完全相同的，仅构型与天然橡胶不同。反式结构的聚异戊二烯分子链的规整性好,易规则堆积而结晶,但结晶聚集状态使其在室温附近的温度区间内失去了弹性,能够当作塑料使用。TPI 的熔点较低,约 64℃,一旦受热至熔点以上,便软化呈现黏流态。

PCL、TPI 、LDPE 以及 HDPE 的性能比较见表 2-4-3。

表 2-4-3　PCL、TPI、LDPE 及 HDPE 的性能比较

参数	PCL	TPI	LDPE	HDPE
密度(g/cm³)	1.145	0.96	0.92—0.93	0.941—0.964
玻璃化转变温度(℃)	260	266	212.5	/
熔点(℃)	58—61	64	104—113	138—145
肖氏硬度 D(室温)	50—55	50	42—50	62—69
拉伸模量(MPa)	386—470	190—215	100—260	400—1 200
弯曲模量(MPa)	410—75	390—616	/	/
强度(MPa)	26—41	29	10—17	20—35

由于 PCL、TPI 熔点较低,可应用于人体等温度要求比较低的场合,通过加热软化后可直接在人体上成型制作矫形器,经过修整之后就可直接使用,大大减少了工序,缩短了时间。使用低温热塑板材制作矫形器时,一般事先根据矫形器的形状、大小先做纸样,然后根据纸样下料,下料时可以用曲线锯、剪刀剪裁,裁剪好的板材可放入热水中或者使用热风枪加热,只要软化即可,温度不要太高,否则成型时易导致烫伤。成型时最好在患者需要成型的部位套上袜套以起到保护作用。成型之后,可以从人体上取下来趁其尚未完全冷却用剪刀将矫形器的边缘修剪整齐。

(三) 热固性塑料

1. 聚氨酯(PU)

包括软质聚氨酯泡沫塑料和硬质聚氨酯泡沫塑料,可用于制造假脚外壳、假肢硬质发泡材料、接受腔软质发泡内衬套、假肢外形海绵等。聚氨酯泡沫是用途广泛的热固性材料,主要用于装饰性外表和衬垫。

2. 环氧树脂(EP)

环氧树脂强度高,绝缘性好,黏结性好,是接受腔的基体材料,并可用于黏结剂的制作。

3. 不饱和聚酯树脂(UP)

不饱和聚酯树脂的机械性能好,能够常压成型,可作为接受腔基体材料。

4. 甲基丙烯酸甲酯(MMA)

甲基丙烯酸甲酯无毒,刺激性小,可作为接受腔基体材料。因其固化后得到的产物是热塑性的,故加热后可以对制品进行修改。

实际上,在康复工程领域使用的高分子材料远不止上述这些。比如硅橡胶,其耐高温(300℃)及低温(-100℃),绝缘性能优良,与皮肤有良好的生物相容性,在假肢中可做

内衬套、美容性手指、假手、假肢手套、功能性半足等。制作假手皮肤，手形、肤色和表面纹理都可按真手设计和制作。

目前，研究人员又开发出很多新型的高分子材料，如抗菌高分子材料、纳米高分子材料以及形状记忆高分子材料等。相信随着时间的推移和技术的发展，会有更多的高分子材料应用在康复工程领域，造福于各类功能障碍者。

（四）纤维增强复合材料

所谓复合材料是指由两种或两种以上的单一材料，用物理的或化学的方法经人工复合而成的一种固体材料。复合材料主要组分是增强材料和基体材料，属于多相材料范畴。在微观构造上它是一种不均匀材料，具有明显的界面，各种组分材料在界面上存在着力的相互作用。

复合材料按增强体的类型，可分为颗粒增强和纤维增强两类，其中纤维增强复合材料是以纤维为增强体而形成的一类复合材料，作为增强体的纤维有碳纤维和其他陶瓷纤维、玻璃纤维、金属纤维和高分子纤维，基体材料主要是环氧树脂（EP）、不饱和聚酯树脂（UP）、甲基丙烯酸甲酯（MMA）等高分子材料。纤维在基体中起组成成分和骨架作用，基体起黏结纤维和传递力的作用，纤维的性能、纤维在基体中的含量和分布以及与基体材料的界面结合情况对复合材料的力学性能影响较大。

在纤维增强复合材料中，纤维比较均匀地分散在基体之中，在纤维方向增强基体，起最主要的承载作用。基体的作用是把纤维粘结成一个整体，保持纤维间的相对位置，使纤维能协同作用，保护纤维免受化学腐蚀和机械损伤，并减少环境的不利影响，传递和承受剪应力，在垂直于纤维的方向承受拉、压应力等。

传统的结构材料如钢、铝合金等，不论在任何方向上，强度和弹性模量几乎都是相同的，称为各向同性材料，而纤维增强复合材料一般有很强的方向性，例如沿纤维方向具有最大的拉伸强度和模量，沿其他方向具有较低的强度和模量，垂直于纤维方向具有最低的强度和模量。因此，纤维增强复合材料属于各向异性材料。

1. 纤维增强复合材料的分类

纤维增强复合材料按不同的成型结构，可分为单向复合材料、叠层复合材料和编织复合材料等，各种复合材料都有其特点和最适用的范围。

（1）单向复合材料

单向复合材料板是由多根纤维同向排列于基体中形成的，其中纤维的排列方向与基体长度方向之间的夹角称为铺设角。对于单向复合材料板，沿纤维方向具有最大的拉伸强度和模量，而垂直于纤维方向具有最低的强度和模量，同时由于纤维增强复合材料主要应用于结构复合材料，因此，为了获得理想的增强效果，研制出了叠层复合材料。

（2）叠层复合材料

叠层复合材料是以具有不同铺设角的单向复合材料层片为基本构造单位，然后每层叠合而成的。由于复合材料结构的受力主要是由纤维承受的，因此，通过改变每个单向复合材料板的铺设角，叠层复合材料即可较大幅度地提高基体的平面内拉伸、压缩以及剪切强度,叠层复合材料由于铺层方向的不同,沿厚度方向上增加了一重不均匀性,这就是呈层性。当其沿厚度方向承受拉伸应力时,由于沿叠层复合材料的法向并没有纤维增强,故容易导致复合材料结构在层间发生开裂,即所谓的分层损伤现象。叠层复合材料的层间拉伸强度和层间剪切强度很低,这已成为其致命的弱点。为了克服上述缺点,又开发出了编织复合材料。

(3)编织复合材料

采用编织的方法,可提高纤维增强复合材料层间强度(包括层间拉伸强度和层间剪切强度),从而可以克服复合材料的一些弱点,使复合材料的优点得到充分的发挥,能满足航空航天尖端领域、医疗器械领域、建筑工程领域以及其他一些具有特殊要求的领域。生产这种三维整体结构复合材料预制件的三维织物,由于结构的多样性、性能的综合性、形态的可设计性而受到广泛的重视。

2.纤维增强复合材料的特点

与其他材料相比,纤维增强复合材料具有下述特点:

(1)比强度、比模量高

单位质量的强度和模量,称为比强度和比模量,是在质量相等的前提下衡量材料承载能力和刚度特性的一种指标。纤维复合材料特别是常用的碳纤维增强复合材料,其突出优点是比强度、比模量高。比强度高的材料能承受较高的应力,而比模量高则说明材料轻而且刚性大。表2-4-4中列举了几种常见树脂基复合材料与金属材料的性能比较。从表中可以看出,与其他几种材料相比,无论是比强度还是比模量,碳纤维复合材料都是最高的。

表2-4-4　几种材料的性能比较

材料类别	铝合金	钛合金	钢	玻纤复合材料	碳纤维复合材料
拉伸强度(MPa)	350	800	1 100	720	900
弹性模量(GPa)	75	110	210	30	88
密度(g/cm³)	2.8	4.5	7.8	2.1	1.5
比强度	125	178	141	343	600
比刚度	27	24	27	14	59

(2)抗疲劳性能好

疲劳破坏是指材料在交变载荷作用下,由于裂纹的形成和扩展而造成的低应力破坏。复合材料在纤维方向受拉时的疲劳特性要比金属好得多,金属材料的疲劳破坏是由里向外经过渐变然后突然扩展的。在渐变阶段,疲劳裂纹和损伤尺寸甚少且甚小,不易检测到,裂纹一旦达到临界尺寸,就突然断裂,因此在发生疲劳破坏之前,常感到没有明显的预兆。而纤维增强复合材料的基体,是断裂应变较大的韧性材料,即使结构中出现了裂纹,基体的塑性形变也能使裂纹尖端锐化,从而减缓其扩展。另外,在基体中和界面上,固化后常有裂纹和缺陷存在,而纤维和基体间的界面常常能阻止裂纹的扩展或者改变裂纹扩展的方向。因此其疲劳破坏总是从纤维或基体的薄弱环节开始,逐步扩展到结合面上,损伤较多且尺寸较大,破坏前有明显的预兆,能够及时发现和采取措施。

（3）破损安全性能好

单向纤维增强复合材料,是成千上万根纤维在同一方向由基体黏合而成的。纤维中不可避免地存在着缺陷。若没有基体在传递剪应力,则在拉伸过程中必定有一些纤维由于应力过大或缺陷较大而首先断裂,不再参与承载。于是各纤维的受力状态发生变化,又有一些应力过大或缺陷较大的纤维再次发生断裂,并使断裂的过程加速发展,直至全部的纤维断裂为止。各根纤维所承受的应力和应变非常悬殊,很不均匀,而全部纤维的平均应力和应变则很低,纤维束几乎没有抗压和抗弯的能力,因而纤维束不能单独作为结构材料使用。在纤维增强复合材料中,出于基体的作用,在沿纤维方向受拉时,各纤维的应变基本相同。

已断裂的纤维由于基体传递应力的结果,除断口处不发挥作用和在断口附近一小段部分不发挥作用外,其余绝大部分纤维依旧发挥作用。断裂了的纤维周围的邻接纤维,除在局部需多承受一些由断裂纤维通过基体传递过来的应力而使应力略有升高外,各纤维在宏观意义上说几乎同等受力,各纤维间应力的不均匀程度大大降低了,其平均应力将大大高于没有基体的纤维束的平均应力,因而增大了平均应变。这样,个别纤维的断裂就不会引起连锁反应和灾难性的急剧破坏,因而破损安全件能很好。

除上述优点外,复合材料还具有可设计性强、减振性能好、耐磨和自润滑性能优良、热稳定性好、耐腐蚀、成型工艺简便灵活,材料、结构具有可设计性等特点。

基于上述优势,使得纤维增强复合材料在康复工程领域得到广泛的应用,如制作假脚和小腿（图2-4-1）、膝关节外框（图2-4-2）、大腿接受腔（图2-4-3）等。

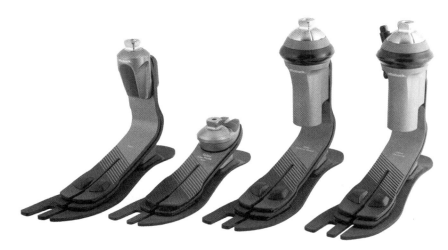

图2-4-1　飞毛腿假肢系列中的假脚

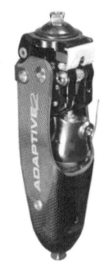

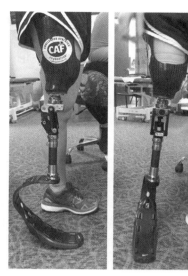

图 2－4－2　用碳纤维复合材料制作的膝关节外框　　　图 2－4－3　假肢大腿接受腔

四、康复工程中的功能材料

（一）电致伸缩材料

电致伸缩材料因其出色的物理、化学和机械性能在机器人、人工肌肉等领域有广泛的潜在应用。这类材料能够在通电的条件下产生形变,其应变量与电场强度的二次项成正比,并将电能转化为机械能,从而实现能量的转换。电致伸缩材料在电刺激下产生形变的方式多样,主要有以下几类:(1)通过正负离子的移动来产生形变;(2)通过材料本身的电偶合效应的改变实现应变;(3)凭借分子内作用力的变化或化学键的变化而变化。

目前,研究较多的电致伸缩材料主要有三类:弛豫铁电体、介电弹性体和导电聚合物。

1. 弛豫铁电体

弛豫铁电体是一种有多个能在电场中发生可变的自发极化的并呈现出短程有序、长程无序的电致伸缩材料。弛豫铁电体分为聚合物与氧化物陶瓷两大类,其中弛豫铁电聚合物具有刚性与截面应力较高、工作密度高(约为肌肉的 25 倍)等优点,而弛豫铁电体氧化物陶瓷具有无剩余极化和无老化特性等优点,成为近些年研究的热点。目前,研究者主要通过改变弛豫铁电体在极性纳米微区(PNR)的弥散介电相变来调整弛豫铁电体的性质,从而优化其性能。

2. 介电弹性体

介电弹性体是一种利用逆压电效应将机械能转化为电能的装置。它具有转化效率高、电致形变大、响应速度快等特点,因而在人工肌肉、航空航天等领域有广泛的应用前景。介电弹性体通过正负电荷向两极板的移动产生形变,并通过分子间氢键的重排来放大这种形变,因而具有更大的应变。研究人员通过优化氟硅橡胶的硫化工艺使其耐热性和介电性能有了显著提高,而且展示出较好的低电压电致伸缩性能,即在 32 kV/mm 时能产生 15% 的电致形变。此外,经过 TiO_2 复合和预拉伸处理后,使其性能再次提高了 10 倍左右。有研究表明,通过向原有的介电弹性体的表面或中心加入石墨烯等填料进行复合可以使原使介电弹性体的功能充分发挥出来。

3. 导电聚合物

导电聚合物是一种能够导电的多功能聚合物。它的导电性可以通过压力的大小在一定的范围内变化。南京航空航天大学的周树伟利用 IPDI 交联剂进行交联的同时接枝上酞菁铜齐聚物制成(HyPR-PCL)-g-CuPc。当 CuPc 含量为 8wt% 时,击穿电场强度为 28.5 MV/m。介电常数有显著的提高,使其能在较强的电场下获得较大的电致应变。王东兴用 TPU/IL 作电解质层热压制备了 M-PEDOT:PSS 复合电极驱动器。它在 2.5 V 和 0.1 Hz 的方波电压下具有 0.64% 的应变和 8.83% 的应变速率。此外,驱动器的电机械转化效率也从纯 PEDOT:PSS 的 0.019% 提高到 1.04%。这些研究者通过不同的工艺或手段在已有或自建的模型下对各参数进行不同的调整、改造,从而使材料具有更好的电学和力学性能。

电致伸缩材料具有良好的光学、力学和机械等性能,与此同时它还对电、机、热、声、光具有很高的敏感性,因此在诸多电力转换领域有潜在的用途。但是,目前研究的电致伸缩材料主要存在有弹性系数低、介电常数小、使用寿命短、易失效、材料易被击穿等问题,因此极大的限制了该类材料的广泛应用。

(二) 磁致伸缩材料

磁性材料由于磁场的改变,其尺寸大小在各方向发生变化,磁场消失以后,又恢复原来的尺寸大小,这种现象被称为磁致伸缩效应。具有磁致伸缩效应的磁致伸缩材料可以将电磁信息转化为机械位移信息或声信息,也可以反向转换。这样一来,就可以实现许多换能工作。由于磁致伸缩材料具有机械能与电能之间转换的特点,所以在机电方面非常有优势,可以实现高稳定性、高效率的能量转换。

1842 年焦耳发现超磁致伸缩现象,20 世纪 40 年代,Ni 和 Co 的多晶磁致伸缩材料进入应用。1988 年,材料的制备与应用研究进入快速发展阶段。磁致伸缩效应可分为线磁致伸缩和体积磁致伸缩,其中长度的变化称为线性磁致伸缩,体积的变化称为体积磁致伸缩。在绝大部分磁性体中,体积磁致伸缩很小,实际的用途也很少,因此大量的研究工作和磁致伸缩材料的应用主要集中在线磁致伸缩领域,因而通常讨论的磁致伸缩是指线磁致伸缩,其特征参数是饱和磁致伸缩系数 λ_s、饱和磁化强度 M_s、机电耦合系数 K。磁致伸缩材料可作为智能驱动器、应力(应变)传感器得以应用。而具有高灵敏度特性则是驱动器、传感器的必备条件。比一般磁致伸缩材料的磁致伸缩系数(效应)高一个数量级,具有更大应变或更宽适用温度范围的磁致伸缩材料如 Terfenol-D(Tb0.27Dy0.73Fe2),即称为超(大)磁致伸缩材料,其 $\lambda_s = 30 \times 10^{-6}$。与传统磁致伸缩材料及压电陶瓷的性能相比,稀土超磁致伸缩材料具有磁致伸缩应变及推力大、能量转换效率高、稳定性好和可靠性高等特点。非稀土合金材料的磁致伸缩值很小,大约为亿分之一到万分之一毫米。但添加稀土改性后,其磁致伸缩值可达到前者 100～1000 倍。因此也称超磁致伸缩材料,其特点是随磁场的变化产生精确的长度变化。这些基本特征应用于计算机打印器、磁带录像机跟踪、机器人用的功能器件、超精密机械加工控制等。

国内外磁致伸缩材料主要有以下三大类:(1) 金属与合金磁致伸缩材料,如 Ni 金属、Ni-Co 合金、Ni-Co-Cr 合金等镍和镍基合金、Fe-Ni 合金、Fe-Al 合金、Fe-Co-V 合金等铁基合金。(2) 铁氧体磁致伸缩材料,如 Ni-Co 和 Ni-Co-Cu 等铁氧体材料。(3) 稀土金属间化合物磁致伸缩材料,因其磁致伸缩系数是传统的磁致伸缩材料的近百倍,所以被称为稀土超磁致伸缩材料。其中以稀土超磁致伸缩材料的研制开发最为成功,特别是铽镝铁磁致伸缩合金(Terfenol-D)的研制成功,更是开辟了磁致伸缩材料的新时代,成为稀土磁功能材料继稀土永磁材料之后的第二次重要突破。目前,稀土超磁致伸缩材料已被广泛应用于各种尖端技术和军事技术中,对传统产业的现代化产生了重要的作用。近几年来,国外发达国家在这方面的工艺研究和应用研究已基本完成,开始向商品化的阶段过渡,已开发出近千种应用器件,仅美国申请的相关专利就有一百多项。我国在稀土超磁致伸缩材料上的研究始于 20 世纪 90 年代,至今已取得一定成果,理论研究已达到或接近国外先进水平,但在规模化生产、产品应用与开发等方面与国外仍有明显差距。

(三) 磁流变材料

磁流变材料是一种新型的智能材料,这种材料在外加磁场的作用下,可实现在液态和固态之间的快速(ms 级)、可逆的转换。1948 年,美国国家标准局的研究人员首次发现并研制了磁流变液及其应用装置。但是磁流变液中分散相粒子与载液之间存在较大的密度差,由此引起的磁性颗粒的沉降困扰限制了磁流变液的发展,加之励磁装置设计方面的困难,磁流变液在研究初期的进展非常缓慢。直到 20 世纪 90 年代,由于材料科学的迅猛发展,以及与电流变液相比具有更好的可操作性,磁流变液才得以重焕生机。磁流变液是最早发展起来的一类磁流变材料,随着材料学的发展,磁流变材料的种类越来越多,目前,磁流变材料主要包括磁流变液、磁流变弹性体、磁流变胶等。

1. **磁流变液**(Magnetorheological Fluids, MRFs)

磁流变液主要由三部分组成:磁性颗粒、非磁性载液和添加剂,它是由微米级的磁性颗粒均匀分散于非磁性的载液中形成的悬浮体系。在没有外加磁场的时候,磁性颗粒随机均匀分散在载液中,类似于牛顿流体,一旦施加磁场,体系中的磁性颗粒在外磁场的作用下发生极化,产生偶极-偶极相互作用,磁性颗粒沿外加磁场方向排列成链甚至成柱,磁流变液瞬间由液态变为类固态。在这一过程中,磁流变液的流变性能发生了显著的变化,黏度显著增大并产生屈服应力。撤去外加磁场后,磁流变液又迅速恢复原状,这一过程仅需要毫秒时间,而且几乎是可逆的,磁流变液的这种特殊变化称为磁流变效应。

2. **磁流变弹性体**(Magnetorheological Elastomers, MREs)

磁流变弹性体是磁流变材料的一个重要分支。1995 年,日本的 Shiga 等将聚硅氧烷和铁粉混合,制备出具有磁控性能的材料,成为磁流变弹性体的雏形。磁流变弹性体主要是由高分子聚合物基体和磁性颗粒组成,通常是在制备过程中通过施加磁场,使磁性颗粒沿磁场方向有序排列,进而被固化在基体中,形成各向异性的黏弹性材料。因为磁性颗粒被固化在基体中,MREs 的流变性能和力学性能就不能像磁流变液那样随磁场发生巨大的变化,而主要是在材料屈服前阶段,通过外加磁场改变其模量及阻尼等性能进行调控和应用。

制备磁流变弹性体所用的基体,常用的有硅橡胶和天然橡胶两种,使用硅橡胶制备的弹性体较软,而天然橡胶基弹性体较硬。制备过程中有无外加磁场会极大地影响磁流变弹性体的性能。如混合有磁性颗粒的基体在无磁场情况下固化,颗粒在基体中均匀分布,材料呈各向同性;如固化过程在外磁场中进行,由于磁性颗粒沿磁场方向有序排列,这种有序结构被固定在基体中,材料呈各向异性。与 MRFs 相比,MREs 不但具有可逆性优良、响应快的磁场可控性,还具有稳定性好、结构简单、制备成本低等优点。正因为兼具了磁流变液和弹性体的双重优势,磁流变弹性体成为磁流变材料的一大研究热点。

磁流变弹性体常用基体,如硅橡胶等机械性能不高、易老化,限制了其在高强度环境下的应用。选择和制备性能完备的基体材料成为磁流变弹性体研究的重点。

3. 磁流变胶(Magnetorheological Gels, MRGs)

磁流变胶是除磁流变液、磁流变弹性体外另一新型的磁流变材料,它是将磁性颗粒均匀分散到非磁性的凝胶基体中形成的。从物理形态上看,磁流变胶是介于磁流变液和磁流变弹性体之间的新型磁流变材料。磁流变胶的概念最早也是由日本 Shiga 等人于1995 年提出的,他们将磁性颗粒分散在硅树脂中得到胶状的磁流变材料,并分析了其磁致压缩模量等磁流变性能。磁流变胶以高黏度的溶胶或凝胶作为分散介质,具有较好的沉降稳定性,但与 MREs 相比,MRGs 的沉降稳定性还不是非常理想。

尽管磁流变胶和磁流变液在很多方面具有相似之处,但与传统的 MRFs 相比,MRGs 也有其独特之处。例如,它的黏度与 MRFs 有很大的不同,可以满足一些特定场合的应用需求。高黏度不仅使得颗粒沉降缓慢,而且在磁场失效的情况下还可以起到一定的自动防护作用。聚合反应可以在混合入磁性颗粒之前发生,也可以在其后发生,这对于磁流变胶的性能具有较大的影响。在磁性颗粒存在时发生反应能够使聚合物包裹在颗粒表面,增强颗粒与介质的相亲性,但同时也减弱了磁性颗粒之间的磁相互作用,因此,需要在提高屈服应力和改善材料的稳定性之间寻求平衡。磁流变胶和磁流变液二者磁流变性质的相似性使其与 MRFs 具有相似的应用领域,但在一些特殊设备(如阻尼器等)的设计过程中,磁流变胶具有更强的适用性和灵活性。

4. 磁流变泡沫(MR foams)

磁流变泡沫实质上并非一种磁流变材料,而是磁流变液的一种特殊的使用形式,它是将 MRFs 通过毛细管吸附作用吸附在海绵、开孔泡沫塑料、毡或者纤维织物等基质上而成。在施加外磁场时,这些具有吸附作用的基质可以使 MRFs 保持在设备的有效活动区域。通常将吸附有 MRFs 的基质置于需要施加磁场的两极之间,工作时,外加磁场使其中的 MRFs 产生应力,抵抗剪切运动。使用磁流变泡沫的设备不需要大量的磁流变液,并且无需盛装容器和密封装置,对机械加工精度要求不高,成本较低。磁流变泡沫中磁流变液吸附在固态基质上,不存在沉降问题,可以部分取代磁流变液应用在旋转式制动器和直线式阻尼器等设备中。

5. 磁流变塑性体(MR plastomers)

磁流变塑性体是将微米级的软磁性颗粒均匀分散在塑性高聚物基体中制备而成的新型磁流变材料。这种材料在无加磁场的情况下类似于橡皮泥,可任意改变其形状,而施加外磁场后,材料内部的磁性颗粒在磁场作用下沿磁场方向取向排列,形成稳定的链状或柱状结构,而且在撤去磁场后,这种结构可继续保持。磁流变塑性体彻底解决了磁流变液的颗粒沉降问题,同时兼具磁流变液和磁流变弹性体的优点,是一种非常具有应用和发展前景的新型材料。

磁流变材料在机器人、生物医学、机械密封等方面具有一定的应用前景。利用磁流变材料制作的活动关节与传统的电-液控制关节相比,无磨损、体积更小、响应更快、动作更灵活。美国 Lord 公司和德国 Biedermann Motech 公司都在假肢的设计上使用了磁流变阻尼器,可以更加灵活地控制活动关节的运动。部分康复设备能依靠自身产生阻尼力来抵抗人体施加的作用力,达到锻炼人员四肢力量的器械,已被广泛应用于医疗、大众健身等领域,其核心部件为产生可控阻尼力的阻尼器。传统康复设备的阻尼部件绝大部分为机械摩擦式,其寿命短、噪音大,且只能手动离散调整阻尼力大小。磁流变阻尼器是利用磁流变液做介质进行工作的一种智能阻尼器,它具有重量轻、响应快和能耗低等突出特点。将此阻尼器用于康复训练设备的阻尼部件,能降低噪音、减少污染,延长使用寿命,并能实现阻尼力的连续可控调节。

(四)柔性导电材料

机器人的驱动能以电能居多,大量导电材料被用于传导能量与信号。与传统机器人相比,仿生机器人外表更加柔软,动作也更加灵活。在仿生机器人电子皮肤、人造肌肉等领域,可弯曲或伸缩的柔性导电材料具有极大的应用前景,成为研究的热点之一。

金属是最常用的导电材料,广泛用于制备电极和导线,但其在弯曲或伸缩时易发生断裂而失效,同样的问题也存在于大部分无机导电材料如石墨、氧化铟锡(ITO)中。聚合物导电材料可承受的应变高于无机导电材料,但仍处于较低水平,且其老化问题难以解决,影响实际应用。目前,柔性导电材料主要分为波纹导电材料与导电弹性体复合材料两大类。

1. 波纹导电材料

波纹导电材料是指导电材料在弹性体基底材料中呈波纹状排列的材料,其一般制备过程为,首先将导电材料与预拉伸的弹性体基底材料以某种方式紧密结合,然后撤去弹性体基底材料的拉伸应力,待其形变回复,导电材料即在基底中被挤压成波纹状。由于基底的柔性以及导电材料在基底中波纹状的排列方式,波纹导电材料在弯曲或拉伸时可承受较高的应变而不发生损坏。研究人员利用化学气相沉积法(CVD)在石英基底上制备了平行排列的单臂碳纳米管(SWNT)直径 $1\sim4$ nm,并将其转移至预拉伸的聚二甲基硅氧烷(PDMS)基底上,撤去拉伸应力后,SWNT 被挤压成波纹状,其周期间距为 $100\sim300$ nm,可用于实现纳米级别的柔性连接。当波纹导电材料的波纹周期间距较大时,也可直接将导电材料弯折成波纹状,再与弹性体基底相结合。

2. 导电弹性体复合材料

导电弹性体复合材料是将导电材料如导电聚合物、碳纳米管(CNT)、金属颗粒、石墨烯、液体金属等作为填料与弹性体复合所制备的材料。研究人员将聚 3,4-乙烯二氧噻吩:对甲苯磺酸(PEDOT)作为导电填料,与聚氨酯弹性体共混制备了高弹性导电复合材料,其电导率在 100% 拉伸应变时可达 100 S/cm。Sekitani 等将 SWNT 分散在离子液体中,与偏氟乙烯-六氟丙烯共聚物共混制备复合导电薄膜,并将此薄膜涂覆在 PDMS 基底上以增加其拉伸弹性。在拉伸应变为 38% 时,薄膜的电导率由 57 S/cm 降至约 6 S/cm,仍高于以炭黑为填料的导电橡胶。Chun 等使用银纳米颗粒修饰多壁碳纳米管(MWNT),并与微米级银片一同作为导电填料与聚偏氟乙烯超声共混,制备了可印刷的导电复合材料,也可称为导电墨水材料,其固化后 140% 拉伸应变时的电导率为 20 S/cm。为了解决墨水中固体粒子易聚集的问题,Tai 等使用硝酸银溶液制备导电墨水材料,稳定性好,在聚酰亚胺薄膜上书写并热处理后,电阻率可降至 6.6 $\mu\Omega \cdot cm$。使用石墨烯作为导电填料可制得透明导电薄膜。Bae 等在铜表面用 CVD 的方法制备了大尺寸(76.2 cm)石墨烯薄膜,其薄层电阻率低至 30 Ω/sq,透过率达 90%,并可通过卷对卷工艺转移至任意基底。使用此薄膜与聚对苯二甲酸乙二醇酯(PET)基底复合制备的柔性触摸屏可承受 6% 的拉伸应变。液体金属如共晶镓-铟(EGaIn)也可用作导电填料与弹性体基底复合制备导电复合材料,且具有自愈合能力。

国内有研究人员利用共溶法制备了导电弹性体,其导电性能稳定,将这种导电弹性体作为柔性导电电极与含有介电组分的 SEBS 制成的介电弹性体中间层组合成"三明治"式大形变拉伸电容型传感器,随着伸长率的变化其电容信号呈规律性变化。以这种电容传感器为基础,设计上肢或下肢康复训练系统,可以用于受伤肢体康复训练的辅助设施。肢体康复训练时,随着肢体动作产生的形变和受力情况,产生相应形变电容信号和受力状态信号。将信号数据导入数据处理系统,与健康机体的相应数值进行比较,可以对动作训练状态和效果进行评价,并可以为后续的训练计划提供参考依据。

(五)生物医用纺织材料

生物医用纺织材料是和生物系统相作用,用以诊断、治疗、修复或替换人体的组织、器官,或增进其功能,且以纤维为基础、纺织技术为依托的材料。随着纺织科学与工程及康复科学与技术的快速发展,纺织材料在医学领域的应用得到迅速发展,尤其在康复工程领域的应用日益广泛。典型的应用可分为压力类康复器械和非压力类辅助器具。

1. 压力类纺织材料基康复辅具

按照产品的使用部位,压力类纺织材料基康复辅具包括头颈护具、护肩、压力衣、护肘、护腕、康复手套、弹力围腰、弹力护腿、护膝、压力袜、踝足护具、绷带等。

(1)护肩:护肩是对肩关节周围组织提供支持、稳定、保温和缓解疼痛作用的护具,适用于肩关节退行性病变及周围软组织损伤引起的急、慢性疼痛和炎症以及偏瘫所致的肩关节半脱位。基于护肩应该具有透气透湿性好,无致敏性,具有一定的弹性和支撑作用,目前,市面上用于护肩的材质主要有棉、毛、皮、混纺材料等。表 2-4-5 归纳了常见的护肩产品。

表 2-4-5　常见的护肩产品

产品名称	公司	材料	特点
肩部保健护套	AQ	尼龙、棉、涤纶	高弹纱四向编织使护具高度贴合整个关节
肩部固定带	ZAMST	尼龙、聚酯、聚氨酯、棉、苯乙烯	佩戴简单,轻度的固定肩部
加强型护肩	McDavid	锦纶、氨纶	配置的棉纶编织绑带,可用不同的绑法调节肩部的活动范围
OmoTrain®	Bauerfeind	双向弹性织物	透气排湿且穿戴舒适,可提供不间断的间歇性按摩

（2）压力衣:压力衣又称烧伤衣,是一种紧身的、弹性的衣服,适用于身体特定区域的压力烧伤疤痕治疗。由于其治疗效果理想,自 20 世纪 70 年代初以来一直被广泛应用。压力衣要求具有良好的弹性,能够提供一定的压力,透气透湿、亲肤无刺激等。所用材料一般由棉纤维、化学纤维及橡胶混纺而成。由于单独的压力服通常不足以给积极生长的疤痕施加足够的压力,特别是在一些不规则的部位。因此,常添加插入材料到压力服中以提供额外的压力来治疗肥厚性瘢痕。研究人员使用由聚酯、尼龙和氨纶制成的纬编间隔织物作为插入材料,该间隔织物由两层编织结构的表面层以及连接两层的单丝组成。测量压力手套和间隔织物插入物对受试者手上的压力,结果表明间隔织物比起热塑性塑料制成的插入材料,能够提供更好的舒适性和透气性,从而有效治疗疤痕。

（3）肘部护具:肘关节通常会因为施力不当而造成肌腱发炎,例如网球肘。护肘的主要作用是提供压力、减少肿胀以及限制活动。应具有超强的弹性、透气性和汲水性等基本性能,采用纺织材料来制备能够很好的满足这些性能。表 2-4-6 为常见的护肘产品。

表 2-4-6　常见的护肘产品

产品名称	公司	材料	特点
基本型肘部护套	AQ	尼龙、腈纶	双向曲线编织能包覆肘部贴合肢体
带状护肘	ZAMST	棉、尼龙	减轻肘部的负担,佩戴简单
四向高弹护肘	McDavid	锦纶、氨纶	四向拉伸高弹面料,增加压缩力和舒适度,模拟交叉绑带的针织方式,加强肘关节的稳定性

（4）护腕:护腕对手腕的挫伤、扭伤、肿胀等预防和康复有重要的意义。一般来说,护腕应具有以下性能:透气透湿、弹性好,能提供不同程度的柔韧支撑等。故护腕一般使用透气的纺织面料制成。目前市场上常见的护腕产品见表 2-4-7。

表 2-4-7　常见的护腕产品

产品名称	公司	材料	特点
手腕弹性绷带	AQ	尼龙、涤纶	透气弹性织带

产品名称	公司	材料	特点
手腕固定带	ZAMST	聚酯、聚氨酯、尼龙	双环结构可以调节压迫力,没有使用硬质材料,所以可以用于各种运动
ManuTrain®	Bauerfeind	新型的编织面料	不同的部位采用不同的编织方法,具有弹性尼龙加压绷带
可调式支撑绷带	McDavid	锦纶、氨纶	外层采用耐磨锦纶和弹性纤维氨纶混纺面料,提高舒适性和耐用性

（5）支具手套：中风、脑卒中、脊髓损伤等都有可能造成手丧失或部分丧失运动功能。康复支具手套可给患者提供一种舒适的治疗方案。支具手套常使用柔软的织物作为主体材料。有学者设计了一种完全基于织物的软康复手套,致动器完全是基于织物,并且使用没有任何弹性的材料来制造。其中弯曲致动器使用的是聚酯针织物,延展致动器使用的是尼龙织物。东华大学徐臻使用尼龙/氨纶和聚酯/氨纶包覆纱线为原料,应用螺纹和平针的编织方法,设计制作了脑卒中患者患肢康复用手功能支具手套。张娜等使用远红外涤纶变形丝与氨纶制作的远红外涤/氨包覆纱,运用针织全成型技术制成支具手套,并利用手套较强的弹性固定支具手套中的插件。此外,选用锦/氨包覆纱,采用针织全成形技术编织而成的康复支具手套,亦具有较强的回弹性能。

（6）弹力腰围：弹力围腰又称护腰带、束腰带,对于骨刺、腰痛、坐骨神经痛等疾病的康复与治疗以及腰椎手术后或腰椎间盘突出症康复有积极意义。弹力围腰的基本作用是加压、支撑、保温和塑身,故要求其具有好的弹性、抗过敏、透气性好、穿戴舒适、松紧可自由调节等特点。满足这些要求的产品,必然以纺织材料为基础。表 2-4-8 为常见的弹力围腰产品。

表 2-4-8　常见的弹力围腰产品

产品名称	公司	材料	特点
胸腰椎固定矫形器（YL-403）	普菲柯	弹性强的双面纺织面料,尼龙粘扣锁紧固定	重量轻、超薄、透气舒适、不易变形
LumboLoc® Fort	Bauerfeind	三维立体编织方法	高弹、透气、亲肤
ZW-7	ZAMST	纤维材料主要使用涤纶、尼龙、聚氨酯	能为整个腰部提供高度保护
3031SP 轻巧型护腰束腹带	AQ	主要材质为莱卡布、防霉抗菌布	透气舒适、防霉抗菌
5119 四向高弹支撑绑带护腰	McDacid	锦纶、氨纶制成四向拉伸高弹面料	压缩力、舒适度和透气性好

（7）弹力护腿：按照使用部位不同,弹力护腿又可分为大腿护套和小腿护套,常使用在腿部肌肉挫伤的康复中。例如德国 Bauerfeind 公司的用以治疗大腿肌肉损伤的护具产品 MyoTrain®,采用高弹针织面料使产品透气排湿,整体采用三维立体编织技术,使产品更加舒适贴肤。表 2-4-9 为常见的弹力护腿产品。

表 2-4-9 常见的弹力护腿产品

产品名称	公司	材料	特点
1050 基本型大腿护套	AQ	尼龙、腈纶	高弹纱双向编织,能紧密地包覆腿部曲线
1360 小腿护套	AQ	尼龙、氨纶	高弹纱四向编织,促进小腿受伤部位的愈合
HA-1 加压型	ZAMST	棉、腈纶、尼龙、聚氨酯、聚酯	分段式加压,保护小腿以及独有的编织方法,保护足弓和后跟

(8)护膝:佩戴护膝是保护人体膝关节受损的有效手段。德国 Bauerfeind 公司设计的一种稳定膝关节的多功能矫形器产品,其膝盖部位由按摩软垫和贴合人体腿部的、透气的高弹纤维针织布构成。美国 AQ 公司设计的可调式两侧强化护膝,使用的纺织材料主要包括丝光布、尼龙布和黑细网布,能够快速排汗。此外,为了使膝盖连接稳固,可在护膝的膝盖部位加入编织网孔结构。

(9)压力袜:压力袜即医用压力袜,又称弹力袜,旨在治疗下肢静脉疾病。袜筒部位压力经过精心设计,形成梯度压力,远端压力最高。压力袜通常采用弹性纱线,以纬编成型为主。常见的压力袜产品如表 2-4-10 所示。

表 2-4-10 常见的压力袜产品

产品名称	公司	材料	特点
国产医用弹力袜	弹力纤维、粗棉纤维	对下肢肿瘤及轻度静脉曲张有疗效,价格比较便宜	压力维持时间短,对深静脉血栓形成引起的水肿疗效甚微
BGT(西班牙)医用弹力袜	杜邦聚酰胺、弹力纤维	强压控制、美观、透明、适应性强、穿着舒适、质地坚固耐磨	舒张度小,对于水肿明显的患肢不宜应用
凡利斯(法国)医用弹力袜	高品质的弹力丝、高强度的聚酰胺和吸收性、透气性俱佳的棉纤维	结构精美细腻、质地柔软、弹力持久、坚固耐用、穿着舒适	价格比较昂贵

(10)踝足护具:踝关节在运动过程中很容易受伤,踝足护具对降低损伤的发生具有明显的效果。踝足护具一般使用弹性面料,这不仅能提供压力,还能使产品穿戴舒适。例如美国 AQ 公司的专业型全方位护踝,使用的纺织材料主要有三明治网布、特多龙布、菱形网布等,外层采用特殊编织透气尼龙布料,穿戴舒适。日本 ZAMST 公司设计的A2-DX 产品采用防止内翻和外翻扭伤的设计,佩戴舒适,施加固定力的同时还不影响脚部的活动。其中的纺织材料主要有尼龙、聚苯乙烯、聚酯、聚氨酯。

(11)绷带:按照加工方式不同,绷带可分为机织、针织或非织造等种类。属于轻薄针织布或稀薄机织布,以棉或粘胶材料多见,经过水洗、漂白及消毒等处理,大多用于包扎伤口。常见的绷带类型如表 2-4-11 所示。

表 2 - 4 - 11　常见的绷带类型

绷带类型	材料	特征
轻薄型绷带	聚酯纤维	用于扭伤劳损的处理
压缩绷带	聚氨酯纤维	用于肢体的溃烂、静脉血管曲张等
非织造重型外矫形垫状绷带	聚酯纤维或聚丙烯纤维与天然纤维混纺	具有一定弹性
弹性绷带	高捻度的棉纱	对人体扭伤处给以支撑

2. 非压力类纺织材料康复辅具

按照产品的使用范围，非压力类纺织材料康复辅具包括矫形鞋垫、贴身一次性用品、隔尿垫、护理垫和坐（床）垫等。

（1）矫形鞋垫：矫形鞋垫在具备吸汗防滑、缓冲减震、支撑等基本功能的同时，还可以通过矫正和改善足底压力分布，保守治疗一些足部疾病以及对其他相关病症的康复有辅助作用。为了提高矫形鞋垫的舒适度，常将纺织材料，如聚丙烯、PC 和 PA 纤维制成复合熔喷非织造布，应用在鞋垫上。

（2）贴身一次性用品：在康复过程中，常见的贴身一次性康复护理辅具，主要有一次性内衣（裤）和一次性尿布。一次性内衣（裤）和一次性尿布均要求柔软舒适，透气透湿，亲肤无刺激性。一次性内衣（裤）的材质主要有纯棉、PP 无纺布以及竹纤维等，其中竹纤维具有抑菌抗菌的优点。一次性尿布通常使用吸水性无纺布材料。

（3）隔尿垫：隔尿垫又叫防水床单，主要作用是隔离尿液，以保证下面的褥子或床垫不被尿液浸湿。市场上不同材质的隔尿垫很多，有纯棉、棉麻、竹纤维等。陈燕等设计的3D 隔尿垫由竹纤维毛圈布、聚氨酯复合材料和三明治网眼布组成，具有透气、透湿、不易起皱、回弹性好的特点。其缓冲作用对防止褥疮非常有利。

（4）护理垫：常见的护理垫有纯棉防水护理垫和超细纤维防水护理垫。纯棉四层防水护理垫的表层面料使用 100% 纯棉，吸水层使用针刺棉，防漏层使用 TPU 透气隔水层，底层使用 100% 超细纤维，防滑能力强。而超细纤维四层防水护理垫，表层和底层面料使用 100% 超细纤维，吸水层使用高压水洗棉，防漏层使用 TPU 透气隔水层。

（5）坐（床）垫：医用气垫床和轮椅坐垫等，在临床康复中目前以使用超大隔距经编间隔织物较多，因其透气性、透湿性、弹性和舒适性等较好。如用作手术台垫和病床垫时，还能调节人体周围微环境的温湿度平衡、防止褥疮、减轻截瘫病人的压痛等。此外，其坐垫还可避免人体因久坐而造成的局部发热，减少潮湿感。此外，市面上还有许多防褥疮垫或床垫由纺织材料制成。例如特高步 TacaoF 防褥疮垫，采用了抗菌、防臭的棉布。防褥疮床垫外套常使用聚酯纤维织物，经 PU 防水涂层处理，能够阻燃透气防滑。

第五节 功能康复的运动控制理论

一、功能障碍对康复器械使用的要求

(一)运动功能障碍及康复器械

人体运动以人体组织器官的结构和功能完整为基础。骨为运动支架,关节为运动枢纽,附着于骨的肌肉是产生运动的动力,在肌腱和韧带等关节附属结构的参与、心肺系统的支持、神经系统的统一控制与支配下,人体各系统协调配合,实现协调运动。任何一个运动环节或要素受损,都可导致运动功能减退或功能障碍。改善和恢复运动功能是运动康复的主要任务和目的。

1. 运动障碍分类

导致运动障碍的原因有生理发育障碍、衰老、疾病与损伤。运动障碍表现因病因和损伤部位不同而呈现多样性,主要包括以下几种:

(1)运动神经系统病损的功能障碍

神经系统由中枢神经系统和周围神经系统组成。神经系统运动区、运动神经元及其神经结构和功能的完整是运动随意、适度、协调、自然的基础。脑血管病变、感染、缺血、外伤、变性、中毒等多种原因都可导致神经系统的病损。病灶的大小、范围及对神经结构的损害程度,决定运动障碍的形式与程度,表现为肌瘫痪、肌力减退、肌肉痉挛、震颤、共济失调等运动功能障碍。

周围神经病损可产生运动障碍、感觉障碍、反射障碍和自主神经功能障碍。

(2)肌运动功能障碍

肌损伤是肌运动功能障碍的常见原因,肌萎缩、肌变性和肌挛缩是导致肌运动功能障碍的病理学基础。肌萎缩是由肌原纤维的减少导致肌纤维萎缩,出现肌纤维直径减少的原因有失用性肌萎缩、失神经性肌萎缩、缺血性肌萎缩等,可导致肌力及肌耐力减退。肌变性可表现为肌细胞空洞与节段化。肌挛缩按照产生的原因可分为先天性挛缩、纤维性肌挛缩、神经性肌挛缩和制动性肌挛缩。

肌运动异常主要表现为肌力减退和肌张力异常。肌力减退是肌肉收缩时所产生的张力减少的状态,导致肌力减退的主要因素有年龄、废用性肌萎缩、肌源性病变、神经肌接合部病变和神经源性病变。肌肉在安静时常保持一定的紧张度,这就是肌张力,肌张力与牵张反射有关,受中枢神经系统的调控。肌张力异常有两种,即肌张力增强和肌张力减退。肌张力增强的典型状态有肌痉挛及肌强直。肌张力减退时,被动运动所受牵张阻力小,关节活动范围明显增大,可有关节过伸或过屈。

（3）骨关节运动功能障碍

骨关节作为运动系统中的重要组成部分,各种原因导致关节活动范围的异常均会影响到肢体的运动功能。引起骨关节损害的原因包括外伤、炎症、发育障碍、肿瘤以及代谢性疾病等,这些疾病削弱了骨关节的运动杠杆和运动枢纽作用,从而导致相应的运动功能障碍。

常见的骨关节损伤有骨折和脱位。骨关节退行性病变也是导致运动障碍的常见原因,主要有骨质疏松症和退行性骨关节病。颈椎病和腰椎间盘突出是常见退行性病变。关节运动功能障碍还可表现为关节挛缩、关节强直和关节松弛。

2. 运动功能障碍辅助器具

移动类辅具是运动功能障碍者用于改善身体机能的主要选择,主要包括出行类辅助（如拐杖、轮椅、助行器、电动车等）、移位类辅助（如升降机、移位机、爬楼机等）和康复训练器械（如关节运动训练器械、步态训练器械等）。此外,运动功能障碍者往往还离不开一些生活自助器具来提高生活质量。对于运动功能障碍者来说,选用出行类辅具要考虑是否适合自身需求,有利于发挥残存的功能和更好地改善功能。如脊髓损伤患者若能够使用手动轮椅,则优先选用手动轮椅,这样有助于锻炼和增强上肢功能。此外,还要考虑环境对辅具选用的限制,如无障碍环境能保障运动障碍者更加自如地使用辅具。另外,也要考虑不同年龄的运动功能障碍者的需求,如老年人更多考虑辅具的安全性,儿童则以多考虑兼有训练功能的辅具。

（二）视觉障碍及康复器械

视觉障碍者是指由于各种原因导致双眼视力障碍或视野缩小,是指视力障碍、视野障碍、明适应障碍和暗适应障碍、色觉障碍。视力在 0.02 以下或两眼视力之和低于 0.2,视野小于健康人 1/2 的人统称为视觉障碍者。

视觉障碍者对外界的感知不能像正常人一样依靠视觉器官,但他们的听觉和触觉比普通人更灵敏,且通常还具有较好的记忆力。因此,在辅助器具设计时可考虑强化视觉障碍者的其他感知,如听觉、嗅觉和触觉,以利引导。视觉障碍者常用的辅助器具包括两类,一类是用于补偿视力障碍者的视力损失,包括盲杖、助视器等,这类产品在使用前需要对视觉障碍者进行专门的培训。另一类是触辨产品,通过声音、震动等方式为视觉障碍者传递信息,以方便其生活,如盲表、防溢报警器、触摸式指南针,具有触感材料铺设的地面等。触辨产品需要视觉障碍者用手不断感知,如果信息量较大的话,则需要视觉障碍者有较好的记忆力。

（三）听觉障碍及康复器械

听觉通路中每个部分（包括外耳、中耳、内耳和高级神经系统）的功能障碍都有可能引起听觉障碍。听力学临床上一般将听觉障碍分为传导性、感音神经性、混合性三类。传导性主要是外耳和中耳传导性功能障碍引起,感音神经性主要是内耳的问题。

人工听觉技术（包括助听器与人工耳蜗等）是对听觉障碍的治疗手段,得到了广泛的应用,它们可部分恢复或改善患者的听觉功能。助听器主要适用于传导性听觉障碍以及非重度的感音神经性听觉障碍，人工耳蜗适用于内耳声电转换功能的缺失。至于高级神经系统引起的听觉障碍，目前还没有有效的治疗手段。

（四）言语交流障碍及康复器械

如果在胎儿或婴幼儿时期听觉系统发生严重病变，以致听力缺失进而丧失学习语言的机会，便成为聋哑。造成言语交流障碍的主要原因还包括神经肌肉的病变、退行性病变，如肌萎缩性脊髓侧索硬化症、脑外伤、中风以及高位脊髓损伤。语言增强与交流替代系统（Augmentative and Alternative Communication system，AAC）是用于辅助交流的一类主要辅助器具，该类系统主要用于辅助言语交流障碍者说和写的能力，在充分利用了患者原有的交流能力后，进一步补偿他们的姿势、口语，甚至书写方面的交流缺陷。此外，言语交流障碍的康复治疗还需要用到言语训练与评估系统等康复训练、评估的康复器械。

（五）认知障碍及康复器械

认知障碍是指包括意识、定向、注意力、语言、空间结构、记忆、计算、推理等认知功能中的一项或多项受损。不同的认知功能受损，康复策略及辅助技术有所不同。认识训练康复器械包括记忆训练辅助器具、排序训练辅助器具、注意力训练辅助器具等用于认知技能训练的辅助器具。

二、与康复工程有关的运动控制

（一）运动控制的模型及理论

运动控制的机制即模型理论是指导中枢神经系统损伤后的运动控制障碍治疗的重要基础。治疗师在选择某种疗法时，就是有意无意地接受或认同了某一种运动控制理论，所以运动控制理论是运动障碍者康复治疗的指南。

运动控制模型分为传统运动控制模型和现代运动控制模型。前者包括反射模型、等级模型、闭环与开环控制模型；后者指系统模型。

1. 运动控制的反射模型

反射模型是经典的运动控制模型。反射是指在中枢神经系统的参与下，机体对外界刺激即感觉输入所作出的规律性的、较为固定的反应。该模型认为复杂的运动行为可用简单的反射或反射行为加以解释，强调依赖感觉输入来控制运动的反应，即运动的外周型中枢控制。该模型的核心思想是：运动的基本单位是反射，各种反射的总和或整合的结果产生不同的人体运动。

根据反射模型提出了感觉运动疗法，即感觉输入能够控制运动的输出，这种感觉运动输入-输出的关系与治疗技术相结合，运用特定的感觉刺激输入来诱发和控制特定的运动输出。如通过活动或移动位于平衡板上或治疗球上的患者来诱发平衡反应就是运用感觉输入诱发运动输出。

2. 运动控制的等级模型

该模型的观点认为，大脑皮质、脑干和脊髓按照高、中、低水平由上一级对下一级依次进行控制，较高级水平的反射抑制较低级水平的反射；较高级水平的反射发育成熟后，较低级水平的反射即原始反射不再出现。原始反射如持续存在将不但阻碍调整反应和平衡反应的发育，也干扰正常运动的发育和成熟。

中枢神经系统损伤患者也可重新出现原始反射所表现出的刻板运动，这一现象被认为是较高级反射系统受到破坏导致对原始反射系统的失控。

3. 闭环与开环控制模型

运动控制的信息加工模型分为闭环控制模型和开环控制模型。

（1）闭环控制模型的原理是系统被控对象的输出量直接或间接地反馈到输入端控制器，影响控制器的输出，形成一个或多个闭合回路。闭环控制系统通过对输出反应结果的精确跟踪与监测，将动作、状态或信息调整到最准确的水平。

人体是一个具有负反馈的闭环控制系统，人体的闭环控制系统将感觉信息作为反馈用以提高运动的效率和准确性。因此，闭环控制系统强调外周感觉反馈。当人伸手去拿东西的时候，眼睛便是感受传感器，视觉信息被不断地反馈到大脑皮质，人体系统通过不断地修正最后拿到所要取的物品。在人体的闭环控制系统中，所有激活反应的结果都要反馈到执行控制器。在此环节中，神经元以环状联系方式组织并相互影响，为进一步激活生理活动提供反馈信息，在学习和掌握新的运动技能或任务的过程中，多采用闭环控制模式进行学习。按照闭环控制模型的观点，患者在治疗过程中应扮演主动和主要的角色，积极主动地参与治疗活动，利用外周感觉反馈以获得更好的随意控制。

（2）开环控制模型在自动控制技术中，开环控制系统是指被控对象的输出（被控制量）对控制系统的输入没有影响。在人体的运动控制中引入了开环控制模型的概念，该模型系统的运动命令包括所有与产生运动有关的必要信息，神经元以链条的方式在一个方向进行单向联系，开环控制模型在概念上与等级模型相一致。如盲人取物，看不见所要拿的物品，视觉不能提供反馈信息，没有了反馈回路，也就成为一个开环控制系统。开环控制系统不依赖感觉反馈指导运动，而是按照已预先编制的固定运动模式进行。开环控制模型多见于已熟练掌握的技巧运动，预见性姿态调整和快速运动中。

大多数功能性活动任务通过开环和闭环运动模式相结合来实现，在分工上，开环控制运动系统用于产生运动，闭环控制系统则用于对运动进行调节。但是，这些信息加工的模型仅仅能部分描述和解释人体运动行为，并未完全反映感觉和运动系统多方面相互影响的复杂性。

（二）模式发生器理论

模式发生器理论的核心思想是将多组肌群以一定的时空关系组织在一起产生一种特定的运动，这种多组肌群在功能上相互配合所产生的协调运动称为协同运动。在正常的运动中，这些预先组织好的肌肉活动模式使运动控制程序得以简化。例如，行走及其步态就是多组肌群以一定的时空关系组织在一起所产生的运动。

中枢神经系统损伤时，协同的组织受到破坏，选择性运动控制出现障碍或完全消失，肢体的运动以整体模式出现,原始反射、异常协同模式出现,肢体运动完全受控于病理运动模式中,物理治疗师在康复治疗中所采取的治疗方针是努力诱发正常模式所需要的肌群活动,抑制不必要的肌群活动。

第六节　康复工程中的人机交互技术

一、康复工程人机交互的基本概念

由于康复工程产品人机相互作用的密切性,人机交互技术在康复工程中实际上可以包含两个概念,一个是指人与计算机之间的人-计算机交互(Human-Computer Interaction,HCI),即患者、医生或护理人员、家属与控制康复设备的计算机之间的信息交互,是一种信息交互;二是指人体与康复设备之间的人机物理交互(Human-Machine Interaction,HMI),即患者与设备之间基于力或其他运动信号进行交互,是一种物理交互。

由于 HMI 也是要经过计算机处理运动或运动意图信号并输出控制信号进行人机协调控制,因此,人机交互归根到底是指人与计算机之间的人机交互(HCI)技术,这里统一按照 HCI 来讲述。

HCI 主要是研究用户与计算机之间的信息交换,包括用户到计算机和计算机到用户的信息交换两部分。人们可以借助键盘、鼠标、操纵杆、数据服装、眼动跟踪器、位置跟踪器、数据手套、压力笔等设备,用手、脚、声音、姿势或身体的动作、眼睛甚至人体生理信号等向计算机传递信息;同时,计算机通过打印机、绘图仪、显示器、头盔式显示器、音箱等输出或显示设备给人提供信息。人机交互与计算机科学、人机工程学、多媒体技术和虚拟现实技术、心理学、认知科学和社会学以及人类学等诸多学科领域有密切的联系。

二、人机交互技术的发展

人机交互发展至今,大约经历了三个阶段。

1. 命令行界面

这个阶段唯一能够与电脑交流的设备就是键盘,只有输入相应的命令,才可以完成交互。电脑根据收到的命令反馈结果到显示器。用户需要记住各种命令行,非常不方便。命令行界面(Command-Line Interface,CLI)具有操作速度快,更节约计算机系统资源的优点。随着技术的发展,CLI 退出了主流普通用户的视野,更多地活跃在程序员的代码界面上。

2. 图形用户界面

世界上第一个可视化操作的计算机来自施乐(Xerox)公司的 Alto 电脑。它是第一个把计算机所有元素结合到一起的图形界面操作系统。它使用 3 键鼠标、位运算显示器、图形窗口、以太网络连接。世界上第一台图形用户界面（Graphical User Interface，GUI）的个人计算机是苹果公司推出的 LISA 电脑。我们现在使用的计算机，依旧是GUI，包括显示窗口、图标、按钮等图形。用户通过鼠标等指针设备进行不同目的的操作与选择。

3. 自然用户界面

自然用户界面（Natural User Interface，NUI）被认为是既 CLI 和 GUI 之后的下一代用户界面。不管是 CLI 还是 GUI，都需要用户学习软件开发者预设的操作，而 NUI 摆脱了键盘和鼠标，只要用户用最自然的方式，包括语音、面部表情、动作手势、身移动及头部旋转等与计算机交流（图 2 - 6 - 1）。

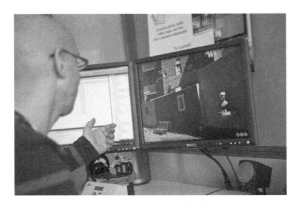

图 2 - 6 - 1　自然用户界面

三、康复工程中的人机交互技术

人机交互技术目前已经在康复评定、康复训练、功能辅助等领域有着较为成熟的应用。主要的交互技术包括语音交互、视觉交互、力觉/触觉反馈交互、基于肌电信号的交互等。

（一）人机交互的类型

上述人机交互的方式可以按照如下方法进行分类：

1. 按照是否与人体接触

可以分为接触式交互与非接触式交互。例如上述的肌电、脑电以及力交互等人机物理接触的交互方式，可以称为"接触式交互"或"物理交互"，而视觉交互（眼动、手势、姿势等）、语音交互等非物理接触的交互方式可以称为"非接触式交互"或"信息交互"。

2. 按照是否有反馈信息

可以分为闭环交互和开环交互。闭环交互是指人与计算机既有输入信息交互，也有输出信息的交互（反馈），而开环交互是指人与计算机只有输入信息交互，没有输出信息的反馈。例如，神经康复机器人一般采用闭环交互方式，肢体运动信息作为输入交互信息。

（二）语音交互

语音识别系统接收发音人的语音命令,并将语音命令转换成主控系统能识别的数字信号,目标根据系统所产生的指令做出相应动作。语音交互技术包括语音融合技术、语音辨析技术、语音评估技术和自然语言处理技术等多个方面。

语音交互技术解决计算机能听和能说两大人机交互问题。语音交互技术主要包括自动语音识别(Automatic Speech Recognition,ASR)和语音合成技术(Text to Speech,TTS)。这一交互技术支持用户通过语音与计算机交流信息。相对其他交互方式,日渐成熟的语音交互技术成为未来最被看好的人机交互方式。如今,语音交互技术广泛地应用于康复工程中,如声控轮椅、智能盲杖、无障碍环境中的电器控制(如音箱、电视机等)和信息服务、智能护理机器人、陪护机器人等。尤其对于盲人,语音交互技术是他们与辅助器具、环境及其他人无障碍沟通的桥梁。例如一个导盲机器人可以通过传感器采集周围环境,再通过语音合成技术告知盲人周围环境信息;此外,盲人还可通过语音控制盲人机器人帮助其完成预设任务,从而达到生活无障碍。

语音控制系统主要包括硬件系统与软件系统,硬件系统包括主控模块、终端设备模块、语音远程扩展模块;软件系统包括语音采集与识别、多语音识别引擎切换、模式交互控制,语音识别距离扩展等。

主控模块一般包括系统电源电路、声卡、通用串行总线集线器扩展电路、WiFi、无线通信模块(如紫峰 ZigBee)、液晶显示器(或者其他界面媒介)、复位电路、按键电路等组成。图 2-6-2 为一语音控制系统主控模块的结构图。声卡是实现声波/数字信号相互转换的一种硬件。声卡的基本功能是把通过话筒收集的原始声音信号加以转换,输出到扬声器等声响设备,成为与他人沟通的媒介。

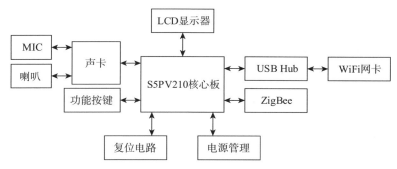

图 2-6-2 语音系统主控模块硬件结构

终端设备根据交互设备实现的功能不同其硬件机构也不同。图 2-6-3 是一种智能家居语音控制的终端设备,其终端设备为实体色温灯、继电器开关模拟光敏自动窗帘、温控空调、湿度加湿器等。

语音远程扩展模块主要用于远程的声音输入与语音控制功能,其一般硬件结构由单片机、WiFi 网卡、数据处理器及存储器组成。图 2-6-4 是一个语音扩展模块硬件结构示例。

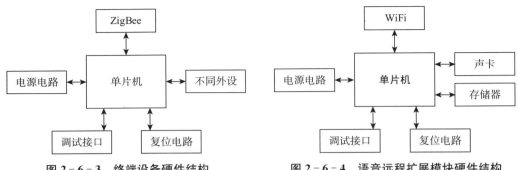

图 2 - 6 - 3　终端设备硬件结构　　　　图 2 - 6 - 4　语音远程扩展模块硬件结构

　　语音信息的采集与识别是本系统获取信息的主要途径,也是软件必须要实现的核心功能。主要包括语音唤醒、语音识别、语音合成等功能。语音信息采集和播放可使用声卡将外界声音利用高精度模数转换器转换为数字信号,随后软件将声音的数字信息传入语音识别库即可获取到声音的文字信息。控制板利用文字信息进行一系列逻辑判断,通过无线通信协议网络对终端设备下发指令,终端设备接收指令后按照指令完成一组系列动作,并反馈信息到控制板,控制板接收信息并通过声音和文字的方式将信息呈现给用户。图 2 - 6 - 5 为语音识别开灯的具体过程。

　　传统语音控制系统大多采用在线网络,基于云端语音识别引擎得出识别结果,此识别模式提供多样化的语音服务和高精度的识别结果,但需要接入网络,语音的识别可能受到网络影响导致延时甚至直接无法工作,导致用户体验变差。另一种常用的识别模式是离线语音识别,其使用本地的语音识别算法进行语音识别,不需要经过网络,在速度方面快于云端识别,但多样化与识别精度方面不及在线识别。此外,还有将两种方法结合,在网络情况良好时,优先使用在线语音识别,当网络出现拥堵时,自动切换至离线语音识别,随时保证用户命令能够成功识别。

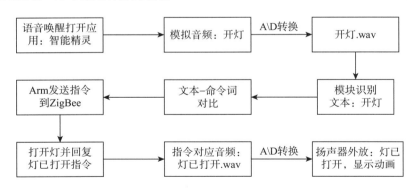

图 2 - 6 - 5　语音识别流程

(三) 视觉交互

　　视觉交互一般是指利用计算机视觉技术实现与人体的自然交互,主要有两种交互形式,一是计算机通过捕捉人体的肢体运动来判断人体意图,二是通过捕捉人体眼动信号来识别人体意图。

1. 基于肢体运动的视觉交互

在一些康复训练中,用户的肢体动作可以与康复设备或虚拟环境互动,身临其境地与目标程序交互。在这类应用中,计算机系统通过图像处理或者视频处理使得计算机具备"看"的能力,从而推断出用户的有用信息。2010 年,微软推出 Kinect 图像采集设备,能够准确获取复杂环境中人物和背景的深度图像信息,并利用深度信息进行肢体动作识别,为用户提供便捷、无接触式的人机交互方式;同时,还可以利用 Kinect 进行动作的捕捉,应用于医疗康复、体感游戏等领域。

图 2-6-6 是通过摄像头,实时捕捉、采集、跟踪、验证患者的肢体运动动作,系统对患者的运动姿势轨迹进行有效干预和引导,实现康复训练。

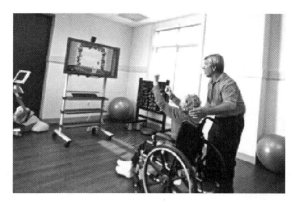

图 2-6-6 通过视觉交互进行上肢康复训练

2. 基于眼动机制的视觉交互

人们每天都要通过眼睛来完成许多不同的任务,如读、写、学习新事物、获取环境信息、抓取东西、与他人交流等。随着眼动信号识别技术的发展,人们发现眼动作为人机交互信号更能提升交互自然性和智能性要求。从此,基于眼动的人机交互的控制方式在诸多领域得到了应用。研究显示,人的视线在正负 30°之间眼电图的电压呈线性分布,人的这种控制视线方向的能力也可以用于与机器的交流。目前基于眼动机制的人机交互技术的研究主要集中在视线反馈和视线控制两个方面。

(1) 视线反馈

视线反馈是指挖掘和分析视线中的隐式眼动信息,并将隐式信息反馈至交互系统中,从而帮助提高系统性能或满足个性化交互需求。由于视线能够解答出人们感兴趣的信息、情感及心理活动等行为,因此视线反馈技术在信息检索、个性推荐及心理研究等领域中得到广泛的应用。例如心理学基础研究的重要仪器眼动仪,主要用于记录人在处理视觉信息时的眼动轨迹特征。

(2) 视线控制

人机交互界面是用户与系统进行信息交互的桥梁,在某些特定场景下,眼动被作为信息输入通道,代替鼠标、键盘等传统交互通道,完成界面控制等操作。眼动电图(EOG)是通过记录眼角膜和视网膜之间极化和去极化所产生的电压感测眼球运动的方法。该方法在智能轮椅中有很好的应用。智能轮椅中所采用的眼动电图是通过在眼睛周围放置五个电极而获得的。如图 2-6-7 所示,在左眼和右眼的外眼角分别放置 2 个电极(1 和 2),用于检测眼球的水平运动;在左眼(或右眼)的上、下分别放置 2 个电极(4 和 5),用于检测眼球的垂直运动;前额放置的电极 3 检测到的电压为参考电压。基于眼动控制的人机接口主要通过电压的测量来确定人的视线,达到实时控制的目的。以轮椅的控制为例,检测到的眼球的运动可以转化为如下的控制:闭眼表示停止,向上表示前进,向下表示后退,向左表示左转,向右表示右转。或者向上表示增加线速度,向下表示减小线速度,向左表示增加角速度,向右表示减小角速度。

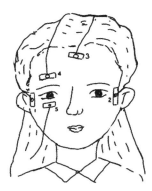

图 2-6-7　电极布置图

　　这种人机接口适用于可以控制自己眼睛的运动并可以自由地做其他事的人。用户要求对该系统进行使用前的训练,研究显示残障人士大约需要 15 分钟就能够掌握该系统。开发人员在设计时要考虑到如眨眼等干扰,另外,可以附加其他的控制方式以确保轮椅驾驶的安全性和稳定性。

　　(3)力觉/触觉反馈交互

　　力觉反馈强调人与物体之间交互而产生的力,如碰撞力、重力等。触觉反馈强调人对物体的表面属性,如硬度、粗糙度、接触、滑动和挤压等的感知。无论力觉反馈还是触觉反馈都是由力反馈设备输出反馈力,人的表皮神经末梢将反馈力传输到大脑后被人感知的。在康复训练中,患者通过感知、控制有效的力或触觉反馈信息,调整身体唤醒水平并提升自我控制能力,有助于更好地实现训练目标。

　　力觉交互的一种方式是通过固定在桌面的多关节力反馈交互设备进行,用户通过一个手柄与虚拟环境交互。图 2-6-8 是一种上肢康复训练人机交互系统,旨在帮助神经

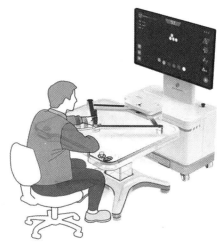

图 2-6-8　一种具有力觉交互的上肢康复训练系统

损伤的患者进行上肢康复训练。系统实时采集患者手臂在全局坐标系下的空间位置以及上臂末端的施力数据,引导患者进行轨迹训练。

力反馈式数据手套是另一种应用较为广泛的交互设备,通常包括数据手套和外骨骼结构。其主要原理是采用传感器测量人体各手指、手掌和手腕的弯曲度,系统根据各传感器的测量值在虚拟环境中实时绘制虚拟手模型,因此虚拟手模型会随着人手指、手掌和手腕的运动而运动。与位置跟踪器配合使用,数据手套可以在虚拟装配环境中模拟人手的抓取、释放、旋转和移动等操作,从而实现诸如基于虚拟现实的手部康复训练等模拟。

振动被认为是有效的无创触觉反馈方式。图2-6-9是一款名为 StrokeSleeve 触觉运动指导系统。Kinect 获得用户上肢运动信息,屏幕上提供测量和所需的运动视觉效果,通过安装在臂带中的振动指示传感器感知运动误差。

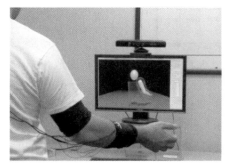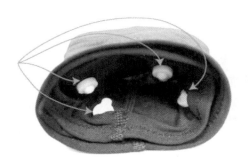

图2-6-9　一种触觉运动指导系统用于感知运动误差
(使用者佩戴带有偏心电机的振动臂套)

电刺激被认为是又一种有效的无创触觉反馈方式,可用于感觉反馈的假肢系统。假手指尖装有传感器,用于提取物体的硬度、温度等信息,刺激电极贴在上臂皮肤处,通过电刺激重现压力、振动和拍打等感觉,用于感知抓取物体的信息。

与视听觉人机交互的广泛应用相比,触觉交互的大规模应用还比较少。有效的触觉交互系统的构建,依赖于机器人学、计算机科学、自动控制、生理学、神经科学等学科知识的有效融合。

(四) 基于肌电信号的交互

表面肌电信号(sEMG)是肌肉神经控制信号——动作电位在人体表面的综合叠加,反映了人体骨骼肌的激活状态。表面肌电信号蕴含着与人体运动相关的丰富信息,用它作为交互信息媒介以构建人机交互系统有着天然的优势,通过肌电信号识别人体运动意图是实现人机自然交互过程的关键环节。

肌电假手是利用人体的肌电信号进行控制的电动上肢假肢,它是由截肢者的大脑神经支配残肢肌肉运动产生肌电信号,通过将肌电信号放大后用来控制微型电机,带动传动系统,来驱动假手按人的意志运动的一种体外力源上肢假肢。由于肌电假手的运动接受大脑指挥,它除了具有电动假手的长处外,还具有直感性强、控制灵活和使用方便等优点。

（五）基于脑电信号的交互

尽管脑机接口技术（BCI）在康复工程中的应用大多仍停留在实验室阶段，但脑电信号（EEG）及 BCI 仍可能为康复工程带来革命性的变化。脑机接口通过高级机器学习与模式识别算法读取大脑的神经活动信号，实时翻译成控制命令，用来控制假肢、计算机鼠标、键盘、家用电器等外部设备，建立了大脑与外部设备之间的直接通讯。脑机接口技术是涉及脑科学、信号处理、模式识别、计算机科学等众多领域的综合性交叉学科，以期帮助那些肢体残疾、脊髓损伤、中风、肌萎缩侧索硬化，以及其他神经肌肉退化的病人，为他们建立一个大脑与外界世界直接交互的新途径，改善他们的生活质量。

根据信号来源的不同层次，脑机接口可进一步分为植入式脑机接口和非植入式脑机接口。

1. 非植入式脑机接口主要利用头皮脑电信号实现对外部设备的控制，无创伤、无手术风险、使用方便，易于开展研究。然而，非植入式脑机接口通常具有信号微弱、稳定性差、个体差异大、空间分辨率低等缺陷，虽然经过大量的研究取得了不少成果，但在解析自由度、信息传输率、实施精确控制等方面仍然存在瓶颈。近来，功能磁共振（fMRI）、近红外脑信号（NIR）、脑磁图（MEG）等技术丰富了非植入式脑机接口的研究手段，在精度方面也有所提高，但这些方法大多需要庞大的采集设备，难以实现便携。

2. 植入式脑机接口直接获取硬脑膜下的神经元集群信息，信息量大、空间分辨率高，能够实现对外部设备多自由度的实时、精确控制。尤其是随着微电极制造、并行数据采集系统和神经信息处理等电子信息科学技术的发展，植入式已成为当今国际脑机接口研究的热点。植入式脑机接口由于技术和伦理等多方面的原因，目前进行人体植入电极的实验还比较少，更多的是利用动物来完成这样的实验。除了手术带来的风险，还有几个难题制约着这一技术的实用性：一是神经细胞的放电信号数据量非常大，目前的无线技术还不能解决如此海量数据的实时传输问题，要采用有线传输，所以需要在颅骨上保留一个数据线的插头，这将大大增加感染的风险；二是植入的微电极尖端慢慢会和周围组织发生反应，形成不导电的隔膜，这使得系统无法长期稳定地工作；三是需要一种稳定的编码方法而不需要工程师每天进行算法的修改。因此，目前面临的问题是如何使有创的脑机接口技术更具有现实治疗价值。

（六）基于呼吸控制的人机交互方法

虽然语音识别技术近几年得到了高速发展，但是还有很多患者无法享用这项技术与机器进行交互，他们不能说话，肌肉无力无法带动肢体运动，只有面部肌肉可支配，在此背景下，基于呼吸驱动方式控制的人机接口以一种全新的人机接口方式出现在人们的视野中。例如在智能轮椅的控制过程中，呼吸驱动模块用来激活轮椅驾驶系统的控制按钮，用户可以简单地在一个压力开关上吹气来激活期望的输出，从而实现对轮椅的控制。西班牙的 SIAMO 智能轮椅中用的呼吸驱动模块基本是实时驱动的。其关键模块为差动气流传感器，该模块可以检测输入的呼吸气流的强度和方向，输出经过处理和编码后的呼吸控制命令传送到导航模块。传感器的信号可以分成五个等级：强吹、弱吹、无吹气、弱吸和强吸，用于控制轮椅的线速度；而检测到的气流方向则用于控制轮椅的角速度。

四、无障碍人机交互界面设计

在人机交互系统中，人与机存在一个相互作用的"面"，所有的人机信息交流都发生在这个作用面上，通常称为人机交互界面。人机交互界面的设计主要是指显示、控制以及它们之间的关系，要使人机交互界面符合人机信息交流的规律和特性。人机交互界面的设计依据始终是系统中的人。为功能障碍者设计的人机交互界面也可称之为无障碍人机交互界面。无障碍人机交互界面的设计主要针对如何提取功能障碍者自身的残存身体动作和意识行为功能信息，将其转换为各种电气信号和其他控制信号，进而达到自如地操作各种康复辅助器具的目的。控制界面、选择集和选择方法是无障碍人机交互界面的三个要素，这三种因素相互关联，直接影响着辅助器具的使用和运行。

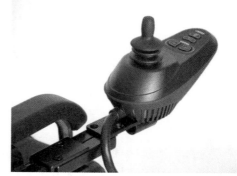

图 2-6-10　电动轮椅的控制手柄

（一）控制界面

控制界面是指键盘、操纵杆等实际的硬件部分，人们依靠控制它们来实现对辅助技术装置的操作和控制。控制界面产生一个或者无数个相互独立的输入或信号，这些输入或信号称为输入域。输入域分为离散型和连续型两种。例如，键盘是一种离散型控制界面，每个按键对应一个命令。当功能障碍者不能使用标准键盘时，可以对标准键盘进行改进以适应他们的需求。电动轮椅的控制手柄（图 2-6-10）是一种连续型控制界面，用户通过手柄进行轮椅车的连续变速、变向等操作。鼠标也是一种连续型控制界面，输入信号是无限多的。输入域能产生的命令或信号称为命令域，例如一个轮椅操纵杆（输入域信号）可以产生由前进、后退、左转、右转、停止等多个指令元素组成的指令域。

（二）选择集

选择集即可以进行选择的条目。选择集可以用传统的拼写方法（如字母、单词和句子等）、代表特定含义的符号、计算机图标、线条、画面、合成语音等来表示。按照选择集的特征来划分，可以分为可视的（如键盘上的字母）、触摸的（如盲文）和听觉的（如听觉扫描的话音选择）。选择集的大小、特征和类型都是由用户的需要和期望的活动输出所决定。例如，对于视力低下的用户可通过屏幕阅读器来处理界面上的文字信息，对于严重视觉障碍的用户可通过配置的盲文显示装置帮助他们获得信息（图 2-6-11）。对于听觉障碍的用户，可通过将系统提示音转化为文本提示的方式，也可以通过闪光指示条进行提示。对于行动功能障碍的人，可以通过语音输入控制指令，或简化键盘或鼠标的输入命令。对于认知和语言障碍者,软件程序可设计成满足有认知和语言障碍者需要的形式,例如,使用非常明显的或有提示的顺序、不太复杂的显示、更少的词句等。

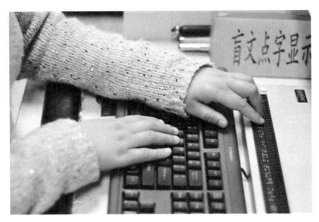

图 2‐6‐11　盲人通过盲文点字显示装置确认输入的信息

(三) 选择方法

选择方法包括直接选择方法和间接选择方法。当控制界面的输入域等于或大于指令域则采用直接选择,反之则采用间接选择。直接选择方法就是用户通过声音、肢体的移动等区分目标,直接操作,发出指令。如对计算机键盘的操作,通过语音直接发出指令控制电器的运行等都是直接选择方法。间接选择方法是包括了中间步骤的选择方法,界面的选择集通过一定的编码规则来表达较多的指令。例如,通过具有方向控制的操作杆,经过多次重复的方向选择步骤,达到目标指令。间接选择方法在一定程度上对用户的身体技能要求较低。

无障碍界面设计可满足普通人群和特殊人群皆可无障碍地使用,设计时要关注其如下特性:

1. 信息可察觉性

为重要的信息提供不同的表达模式(图像的、语言的、触觉的),确保信息冗余度;重要信息和周边要有足够的对比;强化重要信息的可识读性;以可描述的方式区分不同的元素(例如,要便于发出指示和指令);与感知能力障碍者所使用的技术装备兼容。运用可察觉性不但能使普通人群更简便地操作,同时也可大大方便认知障碍人群的使用。

2. 易操作性

广泛的使用人群意味着用户在知识、经验、语言、认知程度的巨大差异性,因此,要去除界面不必要的复杂性,尽量简化界面;根据用户的使用习惯而设计(如确认/取消按钮的放置);将重要的信息放在最显眼之处,以便用户与之交互;用户操作前/后可适当给予一定的提示/反馈。

3. 容错性

最大限度减少因操作错误而导致的不良后果,如,根据用户使用习惯合理布局常用的元素,避免令用户因为惯性而操作错误;涉及的重要一些操作行为,如删除、关机等应当设置一些警示弹窗、按钮提示用户,避免出现操作失误的情况。

4. 易用性

每个人的理解能力、专注能力都是不同的,一些体量大的交互流程往往也会更为复杂,一旦复杂,用户使用起来必定会造成疑惑和理解偏差,因此应当最大限度去简化流程,便于用户理解和使用。同时,产品中的文字解释也应当简明扼要,不给用户造成困扰。

5. 多环境使用性

用户在不同环境下均可使用。界面可为用户提供合适的可变尺寸、亮度、信息大小等;另外,能通过声音、振动等辅助信息适应听觉障碍者或视觉障碍者的使用。

6. 可变性

界面能够适应不同的个体特性和能力,如,适应左撇子和右撇子的使用习惯,适应色盲的使用习惯而改变配色,适应不同语言的需求。可进行简/繁、中/英切换,适应不同的输入需要。可进行全键盘、九宫格、手写、语音等多种命令输入方式。无论使用人群的差别有多大,都应当有很好的准确性、精确性和针对性。

7. 界面可兼容或搭配辅助工具

设计可以兼容或搭配辅助工具的人机交互系统。例如对于视觉障碍者,可使用配置特殊的计算机软硬件设备,通过放大字体、语音、点字等方式将文字文件或图片文件转换成可读取的格式。

辅助技术人员在进行无障碍人机交互界面设计的过程中要抓住用户的特征,发现用户的需求。在系统整个开发过程中要不断征求用户的意见,向用户咨询。系统的设计决策要结合用户的工作和应用环境,必须理解用户对系统的要求。最好的方法就是让真实的用户参与开发,这样能正确地了解用户的需求和目标,系统就会更加成功。

第三章　康复器械分类

康复器械作为康复工程的产品,对现代康复医学具有不可替代的重要支撑作用。康复器械(rehabilitation devices)在国际上通常是指康复医学中用于康复训练与治疗、帮助功能恢复的器具,类同于我国《医疗器械分类目录》中的"医用康复器械"的概念。但笔者认为康复器械应包括医用类康复器械与辅助类康复器械,等同于国际上所说的"辅助产品(assistive products)"。"辅助产品"已在最新出版的国际标准 ISO 9999—2016《Assistive Products for Persons with Disabilities—Classification and Terminology(失能者辅助产品——分类与术语)》中作为标准名称,以便于学术交流。此外,2001 年世界卫生大会通过的《国际功能、残疾和健康分类》(ICF)认为,个人因素和环境因素与残疾(失能)的发生、发展,以及功能的恢复、重建都密切相关。而在环境因素中给出了作为物理环境因素之一的"辅助产品"的概念:"为改善失能者功能状况而采用适配的或专门设计的任何产品、器具、设备或技术。"

在我国,"辅助产品"通常被称为"康复器械"(如国家药监局医疗器械分类目录中的"医用康复器械")、"康复辅具"(如民政部下属研究机构"国家康复辅具研究中心")、"康复辅助器具"(如全国性行业协会组织"中国康复辅助器具协会")或"辅助器具"(简称"辅具")(如中国残疾人联合会下属机构"中国残疾人辅助器具中心"),并没有统一的名称。为了便于论述,本书按照我国康复工程产品的学术名称,统一把"辅助产品"称为"康复器械"。

第一节　康复器械的国际分类

一、按照 ISO 标准分类

国际标准主要是按照康复器械功能来分的。在国际标准 ISO 9999—2016《Assistive Products for Persons with Disabilities—Classification and Terminology(康复辅助器具——分类和术语)》中,康复辅助器具(辅助产品)共分为 12 个主类、132 个次类、798 个支类。主类名称及其次类、支类的数量见表 3-1-1。

本书按 ISO 9999—2016 的顺序和结构来介绍辅助产品的主类、次类。在每一个主类下,先介绍该主类的定义(译文主要参照 ISO 的原文和朱图陵主编的《功能障碍者辅助器具基础与应用(第二版)》)。然后按照以下顺序介绍次类:6 位数字的分类代码、中文名称、ISO 说明及举例图片,资料均来自 ISO 9999—2016,其中 6 位数字代码的前两位数字代表主类,中间两位数字代表次类,后两位数字代表支类。

表 3 - 1 - 1　ISO 9999—2016 中的主类、次类、支类

代码	主类代码和名称	次类与支类
主类 04	测量、支持、训练及替代身体功能的辅助产品	下分 17 个次类和 65 个支类
主类 05	教育与技能训练辅助产品	下分 11 个次类和 51 个支类
主类 06	矫正、支撑或调整神经、肌肉、骨骼或有关运动功能而附加到身体的辅助产品(矫形器)和替代解剖结构而附加到身体的辅助产品(假肢)	下分 8 个次类和 110 个支类
主类 09	自理活动及自理参与的辅助产品	下分 19 个次类和 129 个支类
主类 12	个人移动与交通相关的活动及参与辅助产品	下分 16 个次类和 105 个支类
主类 15	居家活动及参与居家生活的辅助产品	下分 6 个次类和 45 个支类
主类 18	支持在室内外人造环境中活动的家具、固定件及其他辅助产品	下分 12 个次类和 76 个支类
主类 22	沟通和信息管理辅助产品	下分 14 个次类和 89 个支类
主类 24	控制、携带、移动及操作物品和器具的辅助产品	下分 9 个次类和 38 个支类
主类 27	控制、调整及测量物理环境元件的辅助产品	下分 2 个次类和 17 个支类
主类 28	工作活动与职业参与的辅助产品	下分 9 个次类和 45 个支类
主类 30	休闲和娱乐的辅助产品	下分 9 个次类和 28 个支类

(一)主类 04 测量、支持、训练及替代身体功能的辅助产品

主类定义:主类 04 包括监测或评估个人健康状况的辅助产品,以及支持或替代特定身体功能的辅助产品。主类 04 的次类介绍见表 3 - 1 - 2。

表 3 - 1 - 2　主类 04 的次类介绍

代码	产品名称	ISO 说明
04 03	呼吸辅助产品	辅助个人呼吸的设备
04 06	循环治疗辅助产品	通过被动或主动施压帮助血液循环的设备
04 08	促进身体控制和概念化的辅助产品	有助于身体姿势控制或具有均匀压力的服装;用来加强日常活动的衣服
04 09	光疗辅助产品	
04 15	透析治疗辅助产品	净化人体血液的装置
04 19	药品供给辅助产品	控制药物供给的比例和(或)数量的辅助产品,包括有助于液状药物从皮肤直接导入人体的器具

续表

代码	产品名称	ISO 说明
04 22	消毒设备	为减少器械和(或)装置带来感染风险的器具；这些装置是指与个人医疗辅助产品相连接，包括注射材料和透析装置
04 24	身体、生理和生化检测设备及材料	
04 25	认知测试和评估材料	对与逻辑思维、智商潜力、推理相关的所有功能和活动进行测试的设备
04 26	认知治疗辅助产品	辅助认知治疗的设备，包括玩偶治疗和记忆刺激治疗，以辅助有记忆障碍的人
04 27	刺激器	为增强、减弱或稳定身体功能的辅助产品，且为非矫形器式的刺激器
04 30	热疗或冷疗辅助产品	为治疗目的而产生热或冷的器具
04 33	保护组织完整性的辅助产品	
04 36	知觉训练辅助产品	对外部刺激(如视觉、听觉和其他感觉方面的刺激)正确采集及处理进行训练的辅助产品
04 45	脊柱牵引辅助产品	用于使脊柱延伸的器具
04 48	运动、肌力和平衡训练的设备	
04 49	伤口护理产品	

(二) 主类 05 教育与技能训练辅助产品

主类定义：主类 05 包括以提高在所有相关领域的参与度(如交流、自理、行动、家务、工作、教育和娱乐)为目的，提高身体、心理和社会活动的能力的辅助产品。主类 05 的次类和支类介绍见表 3－1－3。

表 3－1－3 主类 05 的次类和支类介绍

代码		产品名称	ISO 说明
05	03	沟通治疗和沟通训练的辅助产品	提高书写和口头语言沟通技能的装置
05	06	替代与增强沟通训练的辅助产品	训练代替沟通技能和词汇的辅助产品，以使人与人能沟通；包括盲文、信号语言和 Bliss 语言等
05	09	失禁训练的辅助产品	训练人对膀胱和肠进行控制的器具
05	12	认知技能训练的辅助产品	提高推理和逻辑行为能力(如记忆力、注意力、概念性和应用性思维)的辅助产品
05	15	基本技能训练的辅助产品	包括感觉统合的基本技能
05	18	教育课程训练的辅助产品	包括有助于在一系列领域里学习和获得本领的辅助产品
05	24	艺术训练的辅助产品	获得和练习在某领域内表达艺术的才能和(或)工具的辅助产品

代码	产品名称	ISO 说明
05　27	社交技能训练的辅助产品	为帮助学习如何与外界相互作用的器具和材料（既要考虑个人与社会融合，又要考虑与他人关系）
05　30	输入器件控制、处理产品及货物训练的辅助产品	
05　33	日常生活活动训练的辅助产品	
05　36	改变和保持体位训练的辅助产品	

（三）主类 06 矫正、支撑或调整神经、肌肉、骨骼或有关运动功能而附加到身体的辅助产品（矫形器）和替代解剖结构而附加到身体的辅助产品（假肢）

主类定义：主类 06 所指矫形器或矫形器具是体外使用的器具，用于矫正、支撑或调整神经、肌肉与骨骼系统的结构和功能特性；假肢或假体是体外使用的替代性人造装置，用于部分或全部替代缺失或有缺陷的肢体。主类 06 的次类介绍见表 3-1-4。

表 3-1-4　主类 06 的次类介绍

代码	产品名称	ISO 说明
06 03	脊柱和颅部矫形器	用于改变脊柱和颅部身体结构和身体功能的器具。该器具可以是定制品，即为适应个别用户功能需求而设计的，或者是预制品，即为适应特殊功能需求而设计的。预制品可以根据用户需求进行调整，也可不调整就应用
06 04	腹部矫形器	围绕全部或部分腹部的矫形器
06 06	上肢矫形器	用于改变上肢身体结构和身体功能的器具。该器具可以是定制品，即为适应个别用户功能需求而设计的；或者是预制品，即为适应特殊功能需求而设计的。预制品可以根据用户需求进行调整，也可不调整就应用
06 12	下肢矫形器	用于改变下肢身体结构和身体功能的器具。该器具可以是定制品，即为适应个别用户功能需求而设计的；或者是预制品，即为适应特殊功能需求而设计的。预制品可以根据用户需求进行调整，也可不调整就应用
06 15	功能性神经肌肉刺激器和混合力源矫形器	通过功能性电刺激（FES）补偿运动功能损失的装置
06 18	上肢假肢	上肢假肢是由若干相互配合的组件组装而成的，往往由一个制作者把若干个单个制作的组件整合，生产出一系列不同的上肢假肢
06 24	下肢假肢	下肢假肢是由若干相互配合的组件组装而成的，往往由一个制作者把若干个单个制作的组件整合，生产出一系列不同的下肢假肢
06 30	不同于假肢的假体	用于代替除四肢外的身体缺失部分的全部或部分外观和（或）功能的器具

（四）主类 09 自理活动及自理参与的辅助产品

主类定义：主类 09 是用于支持自己日常护理的辅助产品，包括身体清洗和烘干、个人卫生、穿脱衣物和身体防护的辅助产品。主类 09 的次类介绍见表 3-1-5。

表 3-1-5　主类 09 的次类介绍

代码	产品名称	ISO 说明
09 03	衣服和鞋	包括婴儿和儿童的衣服和鞋，以及缝纫和编织的式样
09 06	穿着式身体防护的辅助产品	防止身体各部位损伤的装置，包括穿戴在身上的防压疮装置
09 07	固定身体的辅助产品	
09 09	穿脱衣服的辅助产品	有助于穿上或脱掉衣服和鞋的装置
09 12	如厕的辅助产品	
09 15	气管造口护理的辅助产品	通过气管上的切口辅助呼吸的器具
09 18	造瘘护理的辅助产品	通过肠道内的人工造口来收集人体排泄物的器具
09 21	护肤和洁肤产品	用来保护皮肤免受伤害的器具和移去黏在皮肤上材料的器具，或为皮肤缺陷而特殊化妆的器具
09 24	排尿装置	膀胱控制功能受损伤时的排尿器具
09 27	收集尿便的辅助产品	
09 30	吸收尿便的辅助产品	用于吸收和贮存身体排泄物的器具
09 31	防止大小便失禁的辅助产品	
09 32	月经管理的辅助产品	管理月经流量的辅助器具
09 33	清洗、盆浴和淋浴的辅助产品	包括浴室温度计
09 36	修剪手指甲和脚指甲的辅助产品	辅助护理手、手指甲、脚、脚趾、脚指甲的器具
09 39	护发的辅助产品	用于洗发和定型头发的器具
09 42	牙科护理的辅助产品	
09 45	面部护理的辅助产品	有助于或辅助化妆的器具
09 54	性活动的辅助产品	性生活中训练和辅助的器具

（五）主类 12 个人移动与交通相关的活动及参与辅助产品

主类定义：主类 12 是支持或替代个人室内外移动、地点转移、使用个人或公共交通工具的能力的辅助产品。主类 12 的次类介绍见表 3-1-6。

表 3-1-6　主类 12 的次类介绍

代码	产品名称	ISO 说明
12 03	单臂操作助行器	用于步行时的支撑器具，可单个或成对使用，操作时是单臂或单手
12 06	双臂操作助行器	行走时的支撑器具，用双臂或上身来操作
12 07	助行器附件	为使用助行器而设计的具有特定目的的设备

代码	产品名称	ISO 说明
12 10	轿车、厢式货车和敞篷货车	为接待功能障碍者而制造的自用轿车、货车、卡车和公共交通用货车
12 11	公共交通车辆	公共或商业运输系统中用于运送人群的车辆
12 12	汽车配件和汽车适配件	可以改制汽车,使汽车便于操作
12 16	机动脚踏两用车和摩托车	
12 17	多样化的机动车	
12 18	人力车	
12 22	人力轮椅车	为行走能力有限的人提供有轮移动和支撑身体的器具,依靠使用者或护理者的人力来操作
12 23	动力轮椅车	动力推进器具,为行走能力有限的人提供有轮移动和支撑身体的器具
12 24	轮椅车配件	与轮椅车使用相关的器具
12 27	各种人力车	
12 31	改变身体位置的辅助产品	
12 36	升降人的辅助产品	用升降来转移和改变某人位置使其能做预期活动的装置
12 39	导向辅助产品	导航、引导、确认和(或)识别环境的器具

(六) 主类 15 居家活动及参与居家生活的辅助产品

主类定义:主类 15 是支持或替代个人进行居家活动的能力的辅助产品,包括获得住所、食物、衣服和其他必需品、家庭清洁和修理等的辅助产品。主类 15 的次类介绍见表 3-1-7。

表 3-1-7 主类 15 的次类介绍

代码	产品名称	ISO 说明
15 03	准备食物和饮料的辅助产品	包括冰箱和冰柜
15 06	清洗餐具的辅助产品	
15 09	饮食的辅助产品	
15 12	室内清洁的辅助产品	
15 15	家用纺织品编织和保养的辅助产品	
15 18	家用园艺和草坪护理的辅助产品	

(七) 主类 18 支持在室内外人造环境中活动的家具、固定件及其他辅助产品

主类定义:主类 18 是指住家、工作场所及教育场所等可供休息和(或)工作的家具(带或不带脚轮),以及用于家具和辅助产品的附件(附加装置)及固定件。主类 18 的次类介绍见表 3-1-8。

表 3 - 1 - 8　主类 18 的次类介绍

代码	产品名称	ISO 说明
18 03	桌	包括可调桌、倾斜台等
18 06	灯具	
18 09	坐具	包括可调节的坐式家具等
18 10	坐具配件	坐式家具,包括轮椅的适配件等
18 12	床具	包括可调节和不可调节体位的床以及可拆卸床板/床垫、支撑台等
18 15	调节家具高度的辅助器具	
18 18	支撑栏杆和扶手杆	
18 21	大门、门、窗和窗帘开关器	
18 24	住家和其他场所的结构构件	为辅助个人功能自立而设计的房屋结构特征
18 30	垂直运送的辅助产品	
18 33	住家和其他场所的安全设施	
18 36	储藏用家具	

(八) 主类 22 沟通和信息管理辅助产品

主类定义:主类 22 是帮助个人在不同形式下接收、发送、产生和(或)处理信息的器具。包括用于看、听、读、写、打电话、发信号、报警的器具。主类 22 的次类介绍见表 3 - 1 - 9。

表 3 - 1 - 9　主类 22 的次类介绍

代码	产品名称	ISO 说明
22 03	助视器	包括放大器具
22 06	助听器	帮助有听觉问题的人汇集、放大和(或)调整声音的器具。包括带有内置耳鸣遮蔽物和感应线圈装置的助听器
22 09	发声的辅助产品	辅助声音力量不足者用他/她自己的声音来说话的器具
22 12	绘画和书写的辅助产品	通过图形、标志和语言来辅助个人传递信息的器具
22 15	计算的辅助产品	
22 18	记录、播放和显示视听信息的辅助产品	用于存贮、处理(例如:过滤噪音,转换模拟信息为数字信息)和显示听觉、视觉信息的器具。包括音频和视频装置,电视和声音传输系统
22 21	面对面沟通的辅助产品	帮助两个人在同一空间里相互交流的器具
22 24	电话和远程信息处理的辅助产品	
22 27	报警、指示、提醒和发信号的辅助产品	

代码	产品名称	ISO 说明
22 30	阅读的辅助产品	
22 33	计算机和终端设备	
22 36	计算机输入设备	
22 39	计算机输出设备	
22 42	计算机交互装置	

（九）主类 24 控制、携带、移动及操作物品和器具的辅助产品

主类定义：主类 24 是为协助移动或操纵某一物体的辅助产品。主类 24 的次类介绍见表 3 - 1 - 10。

表 3 - 1 - 10 主类 24 的次类介绍

代码	产品名称	ISO 说明
24 06	操作容器的辅助产品	
24 09	操作和控制器具的辅助产品	有助于操作或控制设备的器具
24 13	远距离控制的辅助产品	在生活环境内能够遥控和操作电子和电动设备，使其独立生活。作为其他系统或器具附属的环境控制系统除外
24 18	辅助或代替手臂功能或手部功能或手指功能或它们组合功能的辅助产品	
24 21	延伸取物的辅助产品	在一定距离上能延伸以取得物体的产品
24 24	定位用的辅助产品	用于使物体定位到接近人体以使其容易达到的器具。包括倾斜台上的配给盘，带间隔的可转动桌子，安装系统的开关和器具
24 27	固定的辅助产品	用于使物体固定在一个位置上的器具
24 36	搬运和运输的辅助产品	有助于传送和（或）运输个人使用物体的器具
24 39	用于储存物体的容器	包括设计成更易于开关的容器

（十）主类 27 控制、调整及测量物理环境元件的辅助产品

主类定义：主类 27 是控制或改变物理环境的特定元素、测量自然或物理环境的条件和组成部分的辅助产品。主类 27 的次类介绍见表 3 - 1 - 11。

表 3 - 1 - 11 主类 27 的次类介绍

代码	产品名称	ISO 说明
27 03	改善环境的辅助产品	采用排除或控制不适宜因素来保护个人免受不利环境影响的器具
27 06	测量仪器	测量物理性能的器具

(十一) 主类 28 工作活动与职业参与的辅助产品

主类定义:主类 28 是用于个人从事工作、贸易、职业或专业等方面的辅助产品,包括职业培训。主类 28 的次类介绍见表 3－1－12。

表 3－1－12　主类 28 的次类介绍

代码	产品名称	ISO 说明
28 03	工作场所的家具和装饰元素	
28 06	工作场所运输物品的辅助产品	在工作中长距离运输和移动货物的装置
28 09	工作场所用以起重和重新定位物体的辅助产品	在工作环境中提升或重新定位物料、负载或人员的装置
28 12	工作场所固定、探取、抓握物体的辅助产品	用于固定、夹紧、保持、搬运、定位工作设备的装置
28 15	工作场所用的机器和工具	
28 18	工作场所用的测试和监控设备	
28 21	工作中办公室行政管理、信息存储和管理的辅助产品	协助组织、归档、整理和处理行政区域工作的设备
28 24	工作场所健康保护和安全的辅助产品	协助确保健康和安全,以及控制和改善工作环境条件的装置
28 27	职业评定和职业训练的辅助产品	评估职业适合性和天资,或帮助一个人发展基本和复杂的职业技能的设备、材料或软件

(十二) 主类 30 休闲和娱乐的辅助产品

主类定义:主类 30 是为个人从事游戏、爱好、运动和其他休闲活动的辅助产品。主类 30 的次类介绍见表 3－1－13。

表 3－1－13　主类 30 的次类介绍

代码	产品名称	ISO 说明
30 03	娱乐的辅助产品	使人能够从事固定规则活动或无固定规则活动的器具
30 09	运动的辅助产品	用于竞争性或非竞争性的身体活动和(或)运动的器具
30 12	奏乐和作曲的辅助产品	
30 15	相片、电影和录像制作的辅助产品	用来拍摄和处理照片或制作影片、影像的器具
30 18	手工艺的工具、材料和设备	
30 24	打猎和钓鱼的辅助产品	
30 27	野营和旅行的辅助产品	
30 30	吸烟的辅助产品	辅助吸烟的器具,包括适配的烟灰缸、打火机和香烟固定器
30 34	宠物护理的辅助产品	

二、按照 WIPO 分类

2020 年,联合国世界知识产权组织(WIPO)发布的技术趋势报告《WIPO Technology Trends：Assistive Technologies(世界知识产权趋势：辅助技术)》的提纲中,将传统和新兴辅助产品分别按照功能分为个人移动辅助产品、视觉辅助产品、听觉辅助产品、认知辅助产品、沟通辅助产品、自理辅助产品、环境改善辅助产品,见表 3 - 1 - 14 和表 3 - 1 - 15。

需要说明的是,这个报告中涉及的辅助产品主要是指功能辅助类康复器械,总体上并未涉及临床医用的康复评价类及康复治疗类器械。尽管报告在新兴辅助产品中的外骨骼、机器人与虚拟现实产品涉及部分康复训练器械,但总体来说,WIPO 对辅助产品的分类仅对功能辅助类康复器械是值得参考的。

表 3 - 1 - 14　传统辅助产品

功能类别(1 级分类)	产品类别(2 级分类)
个人移动辅助产品	助行器(手杖、肘杖、框架式助行器、轮式助行器)
	助行器配件
	轮椅
	轮椅配件
	其他个人移动辅助产品及其配件
	姿态变换和升降辅助产品配件
	矫形器(用于矫正、支撑或调整神经肌肉骨骼或有关运动功能而附加到身体的辅助产品)
	假肢(替代性人造装置)
	站立辅助产品
视觉辅助产品	放大镜
	眼镜
	触觉辅助产品
	交互辅助产品
听觉辅助产品	助听器
	信号发生辅助产品
	字幕显示辅助产品
	视频判读服务
	唇读辅助产品

功能类别（1级分类）	产品类别（2级分类）
沟通辅助产品	视觉沟通辅助产品
	音频沟通辅助产品
	开关与输入设备
	特殊软件与硬件
认知辅助产品	计算辅助产品
	药物配给辅助产品
	时间管理辅助产品
	记忆辅助产品
	报警和指示辅助产品
	计时器
环境改善辅助产品	工作场所辅助产品
	升降辅助产品
	文化、娱乐和休闲辅助产品
	警报器
自理辅助产品	排尿辅助产品
	口腔护理辅助产品
	修剪手指甲和脚指甲辅助产品
	性活动辅助产品
	进食辅助产品
	穿脱衣物辅助产品

表 3-1-15 新兴辅助产品

功能类别（1级分类）	产品类别（2级分类）
个人移动辅助产品	智能假肢和矫形器
	3D打印假肢/矫形器
	平衡辅助产品
	外骨骼
	智能手杖
	智能轮椅
视觉辅助产品	人工晶体
	视网膜假体

续表

功能类别（1级分类）	产品类别（2级分类）
个人移动辅助产品	皮质植入物
	仿生眼/人造视觉装置
	伸缩透镜
	人工虹膜
	智能眼镜
	增强现实辅助产品
	虚拟现实辅助产品
	手持可穿戴设备
听觉辅助产品	自动唇读器
	声音与文本的手语转化器
	智能助听器
	人工耳蜗
	非侵入性骨传导
	软骨传导/植入
	中耳植入
	听骨替代植入和假体
	听觉脑干植入
沟通辅助产品	沟通用脑机接口技术
	触觉替代辅助产品
	导航设备
	智能助手
环境改善辅助产品	智能升降装置
	智能家居/酒店
	光导向系统
自理辅助产品	健康及情绪监测器
	喂食机器人
	智能二便处理装置
新兴交叉辅助技术	

机器人技术、新型材料、虚拟现实和增强现实、人工智能、传感技术、脑机接口、物联网、增材制造以及自动驾驶技术

第二节　康复器械的一般分类

一、按照用途分类

由于国际标准的分类很细,加之很多类别的产品在我国还是空白,为了便于学术讨论,通常可以把康复辅具(康复器械)分成 4 大类,其分类及部分主要产品见表 3－2－1。

表 3－2－1　按照用途分类的康复器械类别及产品举例

序号	类别		部分主要产品
1	辅助类康复器械	结构与功能代偿器械	假肢、矫形器、轮椅车、拐杖、装饰性假体、助听器、助视器、电子人工喉、导盲器、功能性电刺激设备、脑瘫支具等
2		功能辅助与增强(功能补偿)器械	护理床、室内外移动辅具、上下楼梯辅具、防褥疮垫、二便功能障碍监测护理装置、洗浴辅助装置、助行器、家务生活辅具、学习/工作辅具、居家监护系统、残疾人性功能障碍康复装置、居家建筑无障碍改造器具、无障碍坡道、无障碍电梯、无障碍环境控制系统等
3	医用类康复器械	功能测量与评定器械	步态分析系统、神经功能评定系统、肌力测评系统、关节测评系统、智力测评装置、平衡功能测评装置、言语功能测评等
4		功能训练与治疗器械	运动功能损伤康复训练设备、截肢者假肢配置促进康复设备、理疗/体疗设备、老年行为训练系统、智障患者康复训练器、光疗设备、电疗设备、声疗设备、磁疗设备、牵引治疗设备、中医治疗设备、呼吸机、家庭医用制氧机等

实际上,结构与功能代偿器械、功能辅助与增强器械两类器械都可以归入广义的功能辅助类康复器械;功能测量与评定器械、功能训练与治疗器械都可以归入广义的医用类康复器械。

二、按照应用场合分类

康复器械主要用于医院、康复机构、家庭及公共设施,因此可以按照应用场合分为 4 大类,见表 3－2－2。这种分类简单明了,便于理解康复器械的用途与特点。

表 3－2－2　按使用场合分类的康复器械类别及产品举例

序号	类别	典型产品举例
1	康复医疗机构	康复评定设备、康复训练设备、理疗设备等
2	养老机构	护理床、洗浴辅助装置、二便辅助设备、移位器等

序号	类别	典型产品举例
3	家用康复器械	轮椅车、假肢、助行器、无障碍家具、家务辅助器具、学习/工作辅具、居家监护系统、无障碍环境改造器具等
4	公共场所用康复器械	无障碍坡道/盲道/电梯、就业辅助设备、公共娱乐辅助器具（如沙滩轮椅、游泳辅助设备）等

第三节　医用康复器械分类

　　原国家食品药品监督管理总局（现国家药品监督管理局）于 2017 年 8 月发布的《医疗器械分类目录》中，首次把用于医疗目的、属于医疗器械监管范围的康复器械单独列为"医用康复器械"类医疗器械，主要包括言语/视听/认知障碍康复设备、运动康复训练器械、助行器械和固定矫形器械等四类。

　　需要注意的是，《医疗器械分类目录》中的"医用康复器械"是指列入医疗器械监管的康复器械，与本书第一章第二节中按照用途分类概念划分的医用类康复器械有所不同（表 3-3-1）。准确地说，这里的医用康复器械只包括部分需要监管的医疗器械类康复器械，既包括需要按照医疗器械监管的部分辅助类康复器械，也包括主要的运动康复训练器械。然而虽然不包括属于医用类康复器械的物理因子治疗及功能测量与评价类康复器械，但这两者基本上也属于医疗器械范畴，是实际上的医用类康复器械。

表 3-3-1　医用康复器械与医用类康复器械概念的区别

类别	医用康复器械	医用类康复器械
概念	《医疗器械分类目录》中的一类，列入我国医疗器械监管	是除功能辅助类康复器械之外的，用于康复治疗、训练及功能评价的一类康复器械
范围	在《医疗器械分类目录》中主要包括训练类康复器械、矫形器（固定矫形器械）及部分属于医疗器械的辅助器具（轮椅、助行器等）	属于《医疗器械分类目录》中的医疗器械，包括医用康复器械、物理治疗器械、中医器械及部分医用诊察和监护器械等
医疗器械范畴属性	属于医疗器械监管范畴	大部分属于医疗器械监管范畴，在《医疗器械分类目录》中，部分属于医用康复器械，部分属于其他类。不包括轮椅车、助行器等医用康复器械
康复器械范畴属性	均属于康复器械，部分属于医用类康复器械，部分属于辅助类康复器械	均属于康复器械，与辅助类康复器械为互补关系

在医疗器械新分类目录中,除了医用康复器械这一子目录中的康复器械,还有很多 ISO 9999 规定医用类康复器械放在了《医疗器械分类目录》的其他子类中,如功能测量与评价类康复器械就放在了生理参数分析测量设备类,物理因子治疗器械放在物理治疗器械类和中医器械类等,这里不予详细列出。《医疗器械分类目录》中的医用康复器械见表3-3-2。

表3-3-2 《医疗器械分类目录》中的医用康复器械

序号	一级产品类别	二级产品类别	ISO对应编号	产品描述	预期用途	品名举例	管理类别
01	言语视听认知障碍康复设备	01 认知障碍康复设备	05 12	通常由主机、专用软件等组成。通过视觉、听觉刺激,进行康复训练	用于认知障碍患者的康复训练	认知康复训练平台、认知能力测试与训练仪	Ⅱ
		02 视觉康复设备	04 39	通常由主机、专用软件等组成。通过视觉刺激,进行康复训练	用于视觉障碍患者的康复训练	视力训练仪、视觉训练仪、视力康复仪	Ⅱ
		03 听觉康复设备	05 03	通常由主机、专用软件等组成。通过听觉刺激,进行康复训练	用于听觉障碍患者的康复训练	听觉功能检测处理系统、听觉康复训练仪	Ⅱ
		04 言语障碍康复设备	05 03	通常由主机、专用软件等组成。通过视觉、听觉刺激,进行康复训练	用于言语障碍患者的康复训练	语音障碍康复训练仪、构音障碍康复训练仪	Ⅱ
		05 真耳测试仪	04 36	通常由真耳测试模块(专用软件)、硬件、探针和硅管组成	用于对患者双耳声压级进行测试	真耳测试仪	Ⅱ
		06 助讲器	22 09	通常由外壳、发音装置(包括助讲器发声膜)、电池等组成的非植入式医疗器械	用于辅助全喉切除患者发声	助讲器	Ⅱ
		07 助听器及辅助设备	22 06	通常由传声器、放大器和耳机组成,并由电池供电。用来放大声音、补偿听力损失的电子装置	用于听力损失患者的听力补偿	耳背式助听器、耳内式助听器、盒式助听器、骨导式助听器	Ⅱ
				通常由主机、测试箱、监听耳机和传声器组成。通过测量助听器的增益、谐波失真、噪声等指标,考察助听器的性能	用于助听器在耦合腔及真耳状态的性能测试	助听器分析仪	Ⅱ

续表

序号	一级产品类别	二级产品类别	ISO对应编号	产品描述	预期用途	品名举例	管理类别
02	运动康复训练器械	01 步态训练设备	04 48	通常由减重装置、主机、跑台、控制装置、固定装置等组成。通过训练患者步态达到康复目的,可附带步态评估功能	用于对下肢步行障碍患者进行步态康复训练	下肢步行姿势训练系统、步态评估与训练系统、减重步态训练器、滑轨悬吊康复训练器	II
		02 康复训练床	04 48	通常由床架、机械支撑部件、电动控制装置、固定保护装置等组成。通过改变体位、起立角度对患者进行训练达到康复目的	用于对脑中风、脑外伤等患者进行被动肢体运动康复训练	站立康复器、下肢反馈康复训练系统、多体位康复床	II
				通常由床架、机械支撑部件、机械调节装置、固定保护装置等组成。通过改变体位、起立角度对患者进行训练达到康复目的	用于对脑中风、脑外伤等患者进行肢体运动康复训练或早期站立训练等	悬吊康复床、倾斜床	I
		03 平衡训练设备	04 48	通常由测量平台、辅助支架、平衡训练软件等组成。通常对站立或坐在测试平台上的患者进行平衡能力训练,可附带平衡能力评估功能	用于对平衡能力障碍患者进行康复训练	平衡测试及训练系统、平衡训练系统	II
		04 振动训练设备	04 48	通常由训练平台、控制装置、固定架等组成。通过周期机械振动方式,达到肌肉或关节康复的目的	用于改善运动功能障碍患者的肌肉功能、平衡性和协调性	振动训练系统、上/下肢振动康复训练器	II
		05 关节训练设备	04 48	通常由主机、固定部件、运动部件、控制装置等组成。通过训练患者关节达到康复目的	用于对关节功能障碍患者进行康复训练	连续性被动运动康复器、上肢关节康复器、下肢关节康复器、下肢康复运动训练器、下肢关节被动训练器、上肢关节被动训练器、上/下肢运动康复训练机、腕关节康复器、肘踝关节康复器	II

序号	一级产品类别	二级产品类别	ISO对应编号	产品描述	预期用途	品名举例	管理类别
02	运动康复训练器械	05 关节训练设备	04 48	通常由基座、固定部件、运动部件、控制装置等组成。通过训练患者关节达到康复目的		上肢综合训练器、肘关节运动器、下肢康复运动器、上肢关节康复器、康复训练器	I
				通常由设备主体、触摸显示屏、座椅、可调角度脚踏鞋、四肢力反馈模块组成。患者坐在设备座椅上，四肢分别放在扶手和脚踏上，利用健肢带动患肢进行主动康复，提高患者四肢运动功能	用于辅助提高偏瘫、骨关节损伤等患者四肢的肌力、关节活动度及协调性	四肢联动康复器、四肢联动康复训练仪	II
				通常由传感器、软件、绑带等组成；或由生物电采集处理部件、电刺激部件或训练部件、软件等组成。通过采集患者生物电信号，经过处理，判断其意图，对患者电刺激或用电动部件带动患者进行康复训练或直接对患者电刺激进行康复训练	用于对脑卒中等导致肢体运动功能障碍患者进行康复训练	肢体运动康复仪、佩戴式足下垂康复仪、肢体功能康复评定与训练系统	II
		06 盆底肌肉训练设备	04 48	通常由主机、探测器头、空气导管组成。通过测定阴道、肛门周围肌肉的自发力，利用产品提供的生物反馈功能做肌肉强化运动(凯格尔运动)	用于小便失禁、阴道肌肉松弛、性功能障碍等患者的康复训练	盆底肌肉康复器	II
				通常由不同重量的康复器主体和尾部引线组成。康复器主体可完全由高分子材料制成，也可由高分子材料和内置配重金属块组成；尾部引线为尼龙线	用于分娩后或阴道肌力下降的女性锻炼阴道肌肉，提高盆底肌肉收缩能力，缓解压力性尿失禁、阴道子宫等器官膨出或脱垂、慢性疼痛、便秘等症状	盆底肌肉康复器	I

续表

序号	一级产品类别	二级产品类别	ISO对应编号	产品描述	预期用途	品名举例	管理类别
02	运动康复训练器械	07 舌肌康复训练器	04 48	通常由吸球、吸嘴(包括通气管和舌套)组成。舌套上开设通气孔,舌套通过通气管与吸球相连。将吸嘴放置于患者舌尖上,利用负压使吸嘴吸住舌头,握住康复器吸球轻轻牵拉舌头,做往返和双向绕唇运动,进行康复训练	用于脑中风、脑疾病和脑损伤引起的伸舌受限或不能,伸舌舌尖偏向患侧、舌肌萎缩、无力所造成的吞咽延迟、饮水呛咳、吞咽困难、食物滞留、发音含糊吐字不清,声音、音调及语速异常等患者的康复训练	舌肌康复训练器	Ⅱ
03	助行器械	01 医用轮椅车	12 23	通常由车架、控制系统、传动系统、座椅、扶手、轮组、电机和蓄电池组成。可由乘坐者或护理者操作的、有一个或多个电机驱动,有座椅支撑。分为手动转向和动力转向	用于行动障碍患者转运、行走功能补偿	电动轮椅车	Ⅱ
				通常由车轮、座椅和驱动装置组成。以乘坐者手驱动、脚踏驱动或护理者手推为动力。至少有三个车轮	用于行动障碍患者转运、行走功能补偿	手动轮椅车	Ⅱ
		02 辅助行走站立器械	12 06	通常由支脚、手柄、支撑托、支撑架或臂套组成;或由手柄、手柄套、助行脚和支架组成;或由支撑平台(平台支撑台或前臂支撑台)、手柄、手柄杆、手柄杆调节、轮子、高度调节、(驻车)制动装置和折叠机构、座椅组成	用于术后等行动不便患者的辅助行走或站立,进行康复训练	腋拐、医用拐、肘拐、助行器、助行架、框式助行架、轮式助行架、台式助行器、轮式助行器、框式助行器、移位助行器、移动输液助行器、站立架	Ⅰ

135

序号	一级产品类别	二级产品类别	ISO对应编号	产品描述	预期用途	品名举例	管理类别
04	固定矫形器械	01 耳廓矫形器	06 03	通常由金属、高分子材料等制成。通过对耳部固定矫形，促使耳部向正常生理方向生长。	用于耳廓畸形矫形或配合耳廓手术后辅助矫正	耳廓矫形器	Ⅱ
		02 肢体矫形器	06 03/06 06/06 12	通常由塑料、织物、金属等材料制成。穿戴于躯干或四肢体表，用于矫正或预防畸形	用于对人体躯干、四肢等部位的矫正、辅助治疗	上肢矫形器、下肢矫形器、脊柱矫形器	Ⅱ
		03 康复固定器具	06 03/06 04	通常由塑料、织物、金属等材料制成。穿戴或放置于肢体体表，通过限制肢体运动，来达到保持肢体稳定等目的	用于对人体躯干、四肢等部位的外固定或支撑	颈托、颈椎固定带、腰部护带、肋骨固定器、胸部固定器、脊椎固定护具、骨盆固定器、髋关节固定支具、颈胸外固定架、胸腹带、上肢固定器、脚踝固定托、踝部固定套、足部护托、肩关节固定器、医用体位垫、阴囊托带、充气式颈椎固定器	Ⅰ
		04 疝气固定带	06 04	通常由弹力带（布带）、黏扣等组成。通过对伤口的固定保护来达到疝气的护理与控制目的	用于各种疝气的护理与控制	弹力疝气带、脐疝带、疝气托、疝气带	Ⅰ

第四章 结构与功能代偿康复器械

《国际功能、残疾和健康分类》(International Classification of Functioning, Disability and Health, ICF)中的健康状况从身体结构(body structures)、身体功能(body functions)、活动和参与(activities and participation)几个方面进行评估，其中身体功能指身体各系统的生理或心理功能，如神经、肌肉、骨骼和运动有关的功能；身体结构指身体的解剖部位，如器官、肢体及其组成部分。身体结构与功能的缺损或损伤是导致活动受限与参与受限的主要因素，因此应用康复器械对身体进行结构与功能的代偿是康复的重要途径之一。

身体结构与功能代偿的康复器械较多，常用的主要包括用于肢体活动功能代偿的轮椅、功能性假肢、人工耳蜗等；用于结构代偿的体外人工假体，如装饰性假肢、假眼、假耳等。本章重点讲述具有代表性的假肢、轮椅车等结构与功能代偿的康复器械。按照 ISO 9999 的康复器械分类原则，作为人体内器官替代的其他假体不包括在内，其也基本不属于康复器械范畴，如人工关节、脑起搏器、心脏起搏器、人工心脏等。而人工耳蜗、电子眼等半体外式人工假体也常被看作为康复器械。

第一节 假肢

假肢(prosthesis)包括结构代偿的装饰性假肢以及功能代偿的功能性假肢，这里把它们放在一起讲述。

一、假肢的基本概念

人体四肢在日常生活和工作中扮演着至关重要的角色，当一个人因受伤或疾病失去肢体时，将会给生活和工作带来困难，甚至可能产生精神困扰。因此，为截肢者进行结构或功能的代偿对提高截肢者生活质量具有重要意义。

假肢是应用工程技术的手段和方法来专门设计、制造和安装的人工体外装置，用于替代患者残缺肢体，使截肢者恢复或重建一定的生活自理、工作和社交能力，国外也有人称之为"artificial limb"(人工假体)。假肢包括上肢假肢和下肢假肢两大类。

良好的假肢要求功能好、穿着舒适、轻便耐用、外观近似健肢。假肢是由残肢支配的，要求有好的残肢条件，残肢条件除了取决于截肢者所受损伤或疾病情况外，截肢术的设计、操作及配置假肢前的残肢功能训练都很重要。假肢性能同时还与假肢零部件、假肢的正确设计、制造、配置及使用训练密切相关。康复医生与假肢师、假肢技师要密切配合,根据截肢部位、残肢条件及全身情况,结合其年龄、性别、职业、居住地区及既往穿用假肢的习惯等特点,个性化制订康复计划及配置假肢。

截肢后的残肢经过弹力绷带包扎、物理治疗和功能训练,使肿胀消失,肌肉定型后(一般在手术后三个月),便可安装永久性假肢。截肢两周后可安装临时假肢,加速残肢定型。假肢配置过程包括:康复评定、开具假肢处方、设计、零部件选择、接受腔制作(测量、取阴型、修阳性、抽真空制作接受腔)、组装、工作台对线、试穿(静态对线、动态对线)、适合性检查、最后配置、交付使用等步骤。

假肢制成后,需要经过使用训练,使截肢者能正确、熟练地使用,充分发挥假肢的代偿功能。上肢假肢训练内容有:截肢者自行穿脱假肢、控制假肢、日常生活自理和工作训练等;下肢假肢训练内容有:截肢者穿脱假肢、步行训练、上下楼梯、上下台阶等、适应不同的生活和工作环境等。

二、假肢分类

(一) 上肢假肢

1. 按截肢部位分类

(1)肩离断假肢:适用于肩关节离断、上肢带解脱术(肩胛骨和锁骨截肢)及上臂高位截肢、残肢长度小于30%(通常为肩峰下8 cm以内)的截肢者。由于患者整个上肢功能丧失,难以利用肩部运动拉动牵引索控式的机械假手,故通常装配电动手或装饰手,装配的电动假肢较难控制(如图4-1-1所示)。

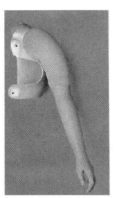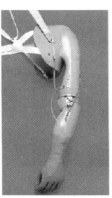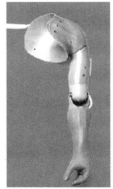

A 装饰性　　　　　　B 索控式　　　　　　C 混合型

图4-1-1　肩离断假肢

(2)上臂假肢:适用于上臂截肢,上臂残肢长度保留30%—80%(通常为肩峰下9—24 cm)的截肢者。其中,上臂残肢长度为肩峰下9—16 cm者,需安装上臂短残肢假肢。上臂截肢者可安装装饰性上臂假肢、索控式上臂假肢、肌电控制或开关控制电动手、混合型上臂假肢(如图 4－1－2 所示)。

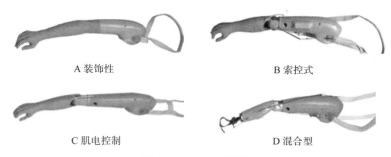

A 装饰性　　　　　　　　　　　　　B 索控式

C 肌电控制　　　　　　　　　　　　D 混合型

图 4－1－2　上臂假肢

(3) 肘离断假肢:适用于肘关节离断或上臂残肢长度保留 85％以上(通常为距肱骨外上髁 5 cm 以内)的截肢者。可安装索控式肘离断假肢或混合式肘离断假肢(如图 4－1－3 所示)。不论哪种肘离断假肢,由于肘关节离断后没有安装假肢肘关节的位置,肘关节采用的带锁肘关节铰链只可以主动开锁,不能主动屈肘,这是肘离断假肢的一大缺点。

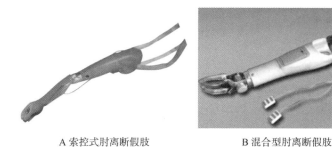

A 索控式肘离断假肢　　　　　　　　B 混合型肘离断假肢

图 4－1－3　肘离断假肢

(4) 前臂假肢:适用于前臂残肢长度 35％—80％(通常为肘下 8—18 cm)的前臂截肢者。是装配数量最多、代偿功能较好的上肢假肢。根据患者残肢条件,可装配装饰性前臂假肢、索控式机械假肢、肌电或开关控制电动假肢、工具手等(如图 4－1－4 所示)。

(5) 腕离断假肢:适用于腕关节离断及前臂过长残肢(保留前臂 80％以上)的截肢者。由机械假手、皮制或软树脂前臂接受腔和开手牵引装置构成。由于有较好的前臂旋转功能,可由残肢直接带动假手旋前、旋后,但因残肢长度过长,不能安装屈腕机构(如图 4－1－5)。

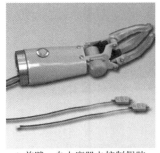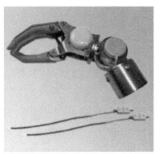

A 前臂一自由度肌电控制假肢　　　　B 前臂二自由度肌电控制假肢
　　　　（内置电池）

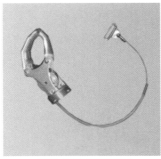 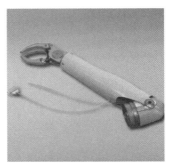

C 索控式前臂机械假手　　　　　D 索控式前臂机械假手

图 4-1-4　前臂假肢

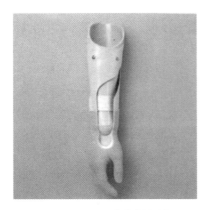 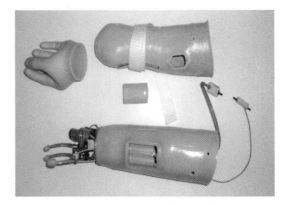

图 4-1-5　腕离断假肢　　　　　图 4-1-6　掌骨截肢假肢

（6）手部假肢：适用于部分手截肢者。其中指掌关节离断、掌骨远端截肢的患者只能装配装饰性假手指。第一腕掌关节（拇指腕掌关节）离断和掌骨近端截肢，且腕关节屈伸功能良好的患者可装配掌骨截肢假肢，这种特殊的功能性假手，手部由多轴连杆系统构成，依靠患者伸腕、屈腕运动操纵假手开闭（如图 4-1-6）。

（7）假手指：适用于手指截肢者。如拇指全缺、2—4 指全缺或个别手指缺损者，由塑料、皮革和硅橡胶等材料制成，形式多样，主要用于弥补手指外形，又称为装饰指（如图 4-1-7 所示）。现在也有人设计了通过掌指关节驱动实现近指间关节与远指间关节屈伸功能的假手指。

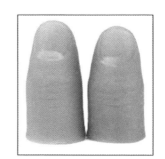

图 4-1-7　假手指

2. 按假肢结构分类

（1）壳式假肢：即外骨骼式假肢，由人体形状的壳体承担外力。传统假肢都是壳式假肢，多用木材、皮革、铝板或塑料制成。这种假肢接受腔与筒壁一体化，既起到承重作用，又具有造型功能。由于接受腔承重不合理，难以符合生物力学对线原理及科学装配的要求，用量逐年减少。目前新材料制作的轻型假肢、游泳型假肢采用壳式假肢，轻便、防水，已成为新型假肢品种之一（如图 4-1-8 所示）。

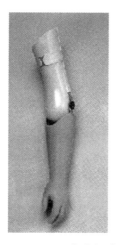

图 4-1-8　壳式假肢

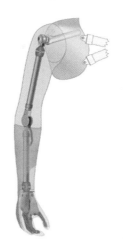

图 4-1-9　骨骼式上臂假肢

（2）骨骼式假肢：即内骨骼式假肢，结构与人体肢体相似。由假肢内部连接管或支条承担外力，外部为泡沫塑料等软材料制成的整形装饰套。这种假肢适于制作组件式假肢，由各种标准化假脚、关节及连接件组合。外装弹性泡沫外套的颜色近似健肢，外观逼真，部件基型少，装配容易，便于对线调整，可缩短患者等候安装的时间。缺点是塑料装饰外套容易断裂，零部件价格偏高等（如图 4-1-9）。

（3）植入式骨整合假肢　是假肢装配技术的革命，彻底解决了通过接受腔和软组织传力，生物力学不合理的弊端，假肢装配可与截肢手术同时进行。骨植入式假肢由两个主要部分组成：① 中间植入体。由生物相容材料制成，是经皮植入残肢骨腔内的部分，与残肢骨实现骨性结合，其伸出端由生物活性材料做经皮密封。② 与中间植入体伸出端相连接、特殊设计的外部假肢。上肢骨植入假肢具有肌电控制、触滑觉假手和主动旋腕功能，下肢具有过载保护和对线装置。植入式骨整合假肢将成为未来假肢发展的重要趋势（如图 4-1-10）。

3. 按假肢材料分类

（1）按接受腔材料分：理想的接受腔材料应该具备比重小、坚固耐用、容易加工成型、不易变形、散热好、透气性好、对皮肤没有刺激性、物美价廉等的特点，但目前没有完美的材料可供选择，只能根据具体情况有所取

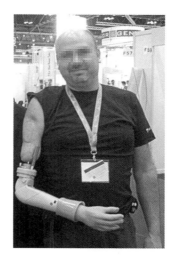

图 4-1-10　植入式骨整合假肢

舍。一般按接受腔材料分为木质接受腔、皮质接受腔、铝质接受腔、塑料板材接受腔、合成树脂接受腔、硅胶接受腔、碳纤维接受腔等。

（2）按假肢主要零部件材料分：塑料假肢、不锈钢假肢、合金假肢、碳纤假肢等。

4. 按假肢安装时间分类

（1）临时假肢：指术后早期假肢，在截肢术 2—3 周伤口愈合拆线后安装的假肢，是

用临时接受腔和基本假肢部件组装的简易假肢。一般用于促使残肢定型、减少术后并发症、残肢康复训练等。

（2）正式假肢：也称永久性假肢，指残肢定型后安装的假肢，通常在截肢后8—10周安装，是为患者长期正常使用而制作的定型假肢。

5. 按假肢驱动力源分类

（1）自身力源假肢：又称内动力假肢，由截肢者提供操纵、控制假肢所需动力，如索控式肘离断假肢（图4-1-3）。

（2）外部力源假肢：又称外动力假肢，由外部动力为力源控制假肢，如肌电式前臂假肢（图4-1-4）。

（3）混合力源假肢：具备自身力源和外部力源的假肢，如混合式上臂假肢（假肢肘关节为索控式、腕手结构采用肌电控制）（图4-1-11）。

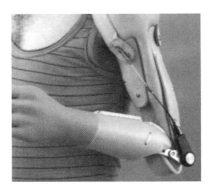

图4-1-11 混合式上臂假肢

6. 按假肢主要用途分类

（1）装饰性假肢：具有肢体外形但不能代偿肢体功能的假肢，如装饰性肩离断假肢、骨骼式装饰性前臂假肢（图4-1-9）。

（2）功能性假肢：一般是电动假肢或索控式假肢，其中肌电假肢应用最广泛。功能性的肌电假肢内装有微处理器，由患者大脑神经控制肌肉发出肌电信号，通过假肢的传感器接收信号来控制假肢的动作（图4-1-4、图4-1-11）。

（3）作业性假肢：辅助截肢者完成某些特定作业，如务农、重体力劳动等，一般没有肢体外形，如工具手（图4-1-12）。

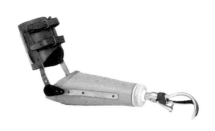
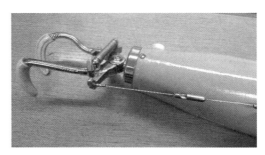

图4-1-12 典型作业性钩状假肢

（二）下肢假肢

下肢假肢功能以弥补缺陷、完成支撑和行走为主。当前的假肢技术，可以为下肢任何部位的截肢者安装假肢，恢复基本功能。截肢部位越低，功能恢复越好。先天性缺肢或短肢畸形患者，也可以安装相应假肢恢复和改善功能。

1. 按下肢假肢结构分类

（1）壳式假肢：壳式假肢是一种传统假肢，亦称外骨架假肢（exoskeletal prosthesis），是指那些由木头、皮革与金属铰链、铝或树脂材料连接的结构体系，如图 4-1-13。通常制作这种假肢的原材料是木头、金属、铝、树脂和棉毡。

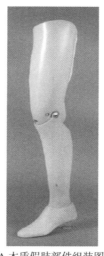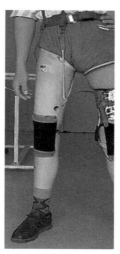

A 木质假肢部件组装图　　B 最终完成的传统式大腿假肢

图 4-1-13　传统式假肢

（2）骨骼式假肢：现代假肢系统都是骨骼式假肢，亦称内骨骼假肢（endoskeletal prosthesis），大体由两种元素组成，承担承重功能的元件和实现外观效果的装饰件。

承重是通过体积小型化了的关节件和相关连接件实现的，它们在中心结构的基础上被相互叠加在一起，并通过海绵把内部结构包裹起来，起到装饰外形作用。

现代假肢的组成部分：接受腔、接受腔连接件、髋关节、膝关节和踝关节、管连接件、调节连接件、连接管、脚、装饰套。

2. 按下肢截肢平面分类（从近端向远端）

（1）髋离断假肢：适合髋离断截肢术或大腿极短残肢患者使用。髋离断假肢的接受腔包容骨盆，达到承重、悬吊和控制假肢运动的目的。由于髋离断假肢部件多、重量大，因此宜选用轻型零部件，如轻质壳式结构，可极大减轻假肢重量（如图 4-1-14A）。

（2）大腿假肢：适合大腿部位截肢且残肢长度合适的患者使用。在不能安装膝离断假肢的小腿短残肢和膝离断残肢等情况下，可选择安装大腿假肢（如图 4-1-14 B）。

（3）膝离断假肢：适合膝关节离断术或大腿超长残肢或小腿极短残肢患者使用，也可在膝离断残肢末端能够完全承重时使用。小腿或大腿靠近膝关节的截肢患者也能利用残肢末端达到承重的目的，这时也可安装膝离断假肢。这类残肢长度长，肌肉力量平衡，能够很好地控制假肢（如图 4-1-14C）。

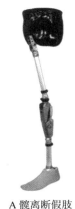 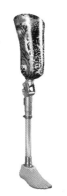 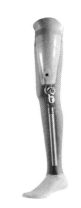

A 髋离断假肢   B 大腿假肢   C 膝离断假肢

图 4-1-14　骨骼式膝上假肢

（4）小腿假肢：适合小腿部位截肢且残肢长度合适的患者使用。某些赛姆截肢术后，残肢末端不能完全承重的患者，需安装小腿假肢（如图 4-1-15A）。若截肢部位过于靠近膝关节，保留膝关节下小腿残肢长度不足 5 cm 时，应视残端承重能力选择安装膝离断假肢或大腿假肢。

（5）赛姆假肢：适合赛姆截肢患者使用。赛姆截肢部位经过踝关节，赛姆假肢依靠残肢末端承重（如图 4-1-15B）。如果残肢末端不能承受身体全部重量，应考虑安装小腿假肢。

（6）部分足假肢：适合足部部分缺失的患者使用。安装足部假肢的残肢具备两个特点：一是能够承受整个身体的重量；二是即使没有假肢，截肢者也能行走。如果残肢出现疼痛、疤痕或畸形，需要在装配假肢前对残肢进行修整手术，以使假肢发挥理想效果。虽然足部截肢者可以不依靠足部假肢行走，但装配后可以明显提高站立、行走能力（如图 4-1-15C）。

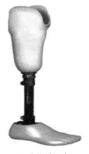 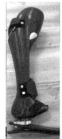 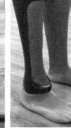 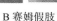 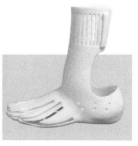

A 小腿假肢   B 赛姆假肢   C 部分足假肢

图 4-1-15　膝下假肢

3. 按接受腔用材分类

按接受腔用材可分为皮质接受腔假肢、木质接受腔假肢、铝质接受腔假肢、树脂接受腔假肢和高温板材接受腔假肢。

4. 按膝关节阻尼器类型分类

（1）液压与气压阻尼假肢：通过调节阀开度大小改变膝关节的阻尼。由于气体压缩性较大，气压提供的阻尼力矩较小，阻尼器动作较快，适用于摆动相；液压能提供较大的阻尼力矩，既适用于支撑相也适用于摆动相。

（2）磁流变与电流变阻尼假肢：在不同磁场、电场的作用下，磁流变液和电流变液的黏性不同，改变磁场强度或电场强度即可改变膝关节的阻尼，这种类型阻尼器不需机械执行机构，对调节的反应也更加迅速。

（3）摩擦阻尼控制假肢：通过调节机构来产生膝关节的摩擦阻尼，但实现准确稳定的力矩控制以及建立准确的数学模型均有很大难度，现在还没有摩擦式智能膝关节产品。

5. 按截肢后残肢适应装配假肢的时间分类

（1）术后即装假肢：截肢手术完成后立刻安装的假肢，一般用石膏绷带做接受腔，安装简易的假肢用于下地负重站立，以降低水肿，加快残肢康复。这也是一种特别的临时假肢。

术后即装假肢的目的和作用如下：

① 适用于老年下肢截肢者；

② 实现早起床、站立、行走，减轻心理压力，减少幻肢痛的发生率；

③ 促进静脉淋巴液回流；

④ 防止卧床引起呼吸、泌尿系统并发症。

（2）临时假肢：临时性假肢一般是在截肢术后半个月，伤口愈合良好、拆线后安装的一种简易假肢，一般由残肢接受腔及其他必要的假肢零部件构成，如机械膝关节、连接件、假脚等。临时性假肢的接受腔可以用高温板材、热固型树脂或石膏绷带材料制作。装配临时性假肢可以早日下地负重、预防关节屈曲、外展畸形，改善全身状况，预防长时间卧床引起的并发症；可以早日进行使用假肢的站立、步行训练，缩短康复时间，促进残肢早日定型，早日定制正式假肢。假肢制作师可以通过对临时性假肢的使用观察、修改，制作出更为符合患者穿戴的正式假肢。

安装临时假肢的目的和作用如下：

1）促进残肢早日定型；

2）对残肢进行适应性和控制假肢能力的训练；

3）为今后安装正式假肢选配适应性、合理性好的主要功能部件；

4）为正式假肢的步行、步态功能训练打基础，能更好、更有效地发挥假肢的代偿功能。

（3）正式假肢：正式假肢是在截肢术后待伤口愈合、拆线后，出院回家等数月或者半年后，残肢水肿消失，残肢定型后安装的长期正式使用的假肢。临床上一般在穿戴临时性假肢两周后，残肢的周长测量无变化或假肢不再增加袜套，石膏接受腔和树脂接受腔不再添补材料，即可视为残肢基本定型了，可以定制正式假肢了。

6. 按使用功能分类

（1）作业用下肢假肢：适用农田重体力劳动、洗澡用。

（2）普通下肢假肢：适用日常行走、活动用。

（3）运动型假肢：辅助截肢者参加某项体育运动的专用假肢，如飞毛腿假肢（图4-1-16）。

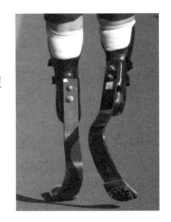

图4-1-16　飞毛腿假肢

三、假肢工作原理

（一）上肢假肢

1. 多指多关节假手的工作原理

（1）多指多关节仿生假手概述

多指多关节仿生假手是结合仿生学和电子功能的人造假肢，也就是利用电子功能加强人造假肢的生物功能。

截肢者可以通过自己的意志及肌肉控制仿生假肢的运动，随着机械、电子、信息等技术的飞速发展，能够灵活运动精巧的多指多自由度假手等高性能仿生智能假肢不断推向市场，仿生假肢手让残疾患者感觉好像是自己身体的一部分，而且能很容易的抓起物品，使其日常生活变得更加容易。与正常人手结构不同的是，为提高模块化程度，便于更换和维护，大多数仿生假手都采用带有弧形特征的指尖替代中指节和指尖，用来提高多指多关节外观设计的优美性。近年来，许多研究机构推出了由3个或3个以上电机驱动的多自由度多指多关节假手。如图4-1-17所示的3种：德国宇航中心与哈尔滨工业大学合作研发的DLR/HIT灵巧手，英国南安普顿大学医学工程学院保罗·查贝尔博士等研制的6自由度16关节的Southtamton-Remedi-Hand及5自由度11关节的i-Limb。

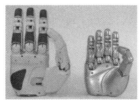 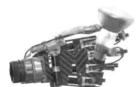 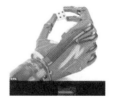

A DLR/HIT 灵巧手　　　B Southtamton-Remedi-Hand　　　C i-Limb

图4-1-17　多自由度多指多关节假手

（2）手指设计

多指多关节假手手指通常采用的3种手指传动机构分别是：① 欠驱动四杆机构；② 腱绳驱动机构（如图4-1-18）；③ 耦合连杆机构（如图4-1-19）。采用腱绳驱动机构可以使手指结构的设计更加紧凑，充分利用手指内部狭小的空间，但在实现手指自锁功能方面具有一定的困难。这一困难可由连杆传动机构解决，但在狭小的手指内部使用多连杆传动，增加了结构的复杂性。采用欠驱动的优点在于能够实现对抓握物体形状的自适应,包络面积大,不足是靠弹簧复位,平稳性较差。利用耦合机构的优缺点则与之相反。

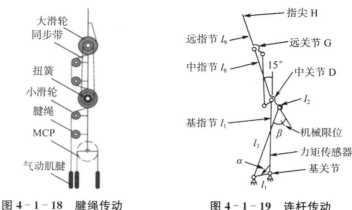

图 4-1-18 腱绳传动   图 4-1-19 连杆传动

(3) 拇指设计

多指多关节假手的拇指除了有屈伸运动外,还有侧摆的运动。如 Southtampton-Remedi 手、i-Limb、Smart hand、原田手、HIT 腱驱动手等。Southtampton-Remedi 手拇指由两个电机分别控制屈伸与侧摆的运动,i-Limb、HIT 腱驱动手的拇指有 1 个主动自由度和 1 个被动自由度。HIT 耦合连杆假手采用了球铰链机构,将手掌内部的拇指基关节绕中指基关节旋转30°,再将近指节弯曲30°,使运动轨迹为一锥面,与拇指的自然运动类似。TBM 假手除了有一个电机驱动的主动自由度外,还有一个被动自由度,可由健侧手操作拇指的侧摆,实现比传统假手更多的抓握形式。TBM 假手拇指有 2 个关节(图 4-1-20),其余 4 指有 3 个关节(图 4-1-21),指节采用耦合连杆机构。TBM 重量为 280 g,开合时间较慢(4~5 s),指尖捏力仅为 14 N,可以抓握卡片、钥匙等物品。

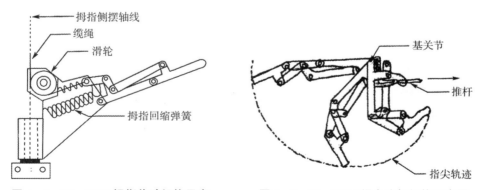

图 4-1-20 TBM 拇指传动机构示意   图 4-1-21 TBM 耦合连杆机构示意图

为实现手指的屈伸运动或拇指的侧摆运动,Geneva 假手设计了一个特殊的传动机构(如图 4-1-22 所示)。Geneva 机构利用特殊的齿轮使拇指只用一个电机实现绕 2 个不同轴转动,可实现 4 种抓取模式。

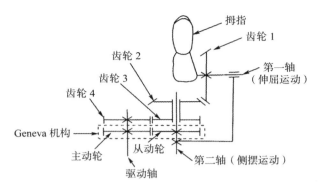

图 4 - 1 - 22 Geneva 机构传动示意图

（4）典型案例

传统的连杆机构能够轻松实现各个手指的自锁功能，更加方便假手的实际应用，如那不勒斯菲里德里克第二大学机器人研究中心设计的一款连杆传动机构的假手，整体由一个电机驱动，设计了连续差分机构来驱动手指运动，并开发了一种负载自适应无级变速器来放大抓力。

在多自由度假手研究中，因腱绳驱动假手的包络自适应好，内部空间利用率高的特点，越来越多的研究者热衷于研究腱绳驱动的智能假手。意大利理工学院康复技术实验室 M. Laffranchi 等人带领团队设计了一款腱绳驱动的假手，如图 4 - 1 - 23 所示。其在整体外形上更加符合仿生结构，提高了假手的美观性，独特的腱绳传动配合滑轮组换向模块可实现正常人手的基本抓握功能，整体假手仅使用一个电机作为驱动元件，其传动结构如图 4 - 1 - 24 所示。

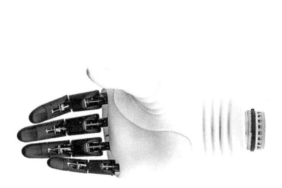

图 4 - 1 - 23 Hannes 假手

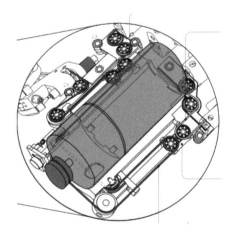

图 4 - 1 - 24 Hannes 假手传动结构

2. 电动上肢假肢的控制方式

（1）主要控制方式

电动上肢假肢主要分为自身力源型和体外力源型两种。自身力源型用牵引索靠对侧肩部拉动来控制,体外力源以电动方式为主,其他气动或液压动力都因为重量、噪音等问题,无法成为实用产品。

有动力的上肢假肢经过三十多年的发展,形成了三种较为成熟实用的控制方式:电子开关控制、压敏器件控制、肌电传感器控制(简称肌电控制),其中以肌电控制方式为主。其他还有声控、遥控、混合控制等作为上述三种方式无法使用时的补充。

除了这些已经在实际假肢产品中应用的技术,在实验室条件下已取得成功或进展的控制方式还有肌音控制、超声肌肉形变控制、眼动控制、脑电控制、视觉控制、外周神经接口控制等等。其中眼动控制、脑电控制、视觉控制、神经接口控制等都可能将突破技术障碍,获得实际应用。具体分类如图4-1-25所示。

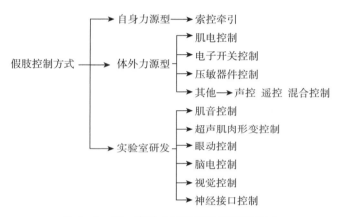

图4-1-25　电动上肢假肢主要控制方式

(2)各种控制方式的特点

1)自身力源控制

残疾人前臂假肢经历了自身力源假肢到肌电假肢的发展历程。索控假肢是通过伸缩实现自身力源控制的,在20世纪初发展起来,目前依旧是一种经济实用的假肢操控方式,如图4-1-26所示。索控假肢末端包含两个钩形的金属尖头,通常通过使用者背部的张紧弹力带把这些尖头夹在一起。在拉紧的情况下,用一根缆绳把尖头挂钩打开。弹力带由横跨躯干和双肩的肩带组成,通过肩

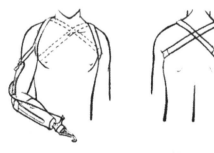

图4-1-26　索控假手简图

带牵引,这意味着使用者必须弯曲背部或肩膀来完成终端钩形手的动作。

2)电子开关控制

该方式有按钮开关与拉线开关控制两种形式。按钮开关方式直接可靠,几乎没有时延,但按钮开关难配置,不易在接受腔内安装,每位患者可以碰触的位置不同,对假肢师经验要求高,且接受腔须预留较大空间,不美观。拉线开关通常要增加背带,并跨越关

节,甚至固定到健侧肩部,累赘又不方便。

3) 压敏器件控制

该方式控制直接,且具有比例控制特性,但对患者残肢要求高,配置位置因人而异,且一旦日后残肢萎缩,则极易失灵。现有的人工触觉传感器从原理上主要有以下几类:压阻式、压电式、电容式。例如意大利的热那亚大学(University of Genoa)采用压敏导电橡胶作为敏感材料,为 MAC-HAND 四指机器人灵巧手研制了触觉传感器。该触觉传感器由 64 个电极组成,蚀刻在导电橡胶层覆盖的柔性电路板上;德国

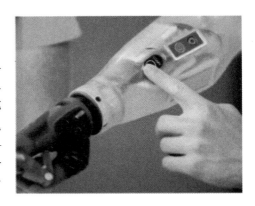

图 4 - 1 - 27　按键控制假手

Schunk 公司与卡尔斯鲁厄(Karlsruhe)大学合作开发的三指灵巧手 IPR-Schunk-Hand 的每个手指指尖及近指关节处均安装了基于电容原理的触觉传感器,该触觉传感器敏感单元个数为 14 个×6 个,分辨率为 3.4 mm;美国耶鲁大学开发的 iRobot-Harvard-Yale (iHY)灵巧手集成了基于气压测量的"Takktile"阵列传感器,手掌上有 48 个"Takktile"阵列,手指近指节有 2 个×6 个"Takktile"阵列,远指节有 2 个×5 个"Takktile"阵列,其中 2 个"Takktile"位于手指末端(图 4 - 1 - 28)。

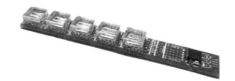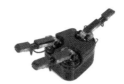

图 4 - 1 - 28　"Takktile"阵列传感器与 iRobot-Harvard-Yale(iHY)灵巧手

4) 肌电传感器控制

该方式是目前最普遍的方法,具有直接、可靠、隐蔽的特点,且直接与人体神经控制通道相连,对残肢保持良好生理状态有利(图 4 - 1 - 29)。具体优缺点见下节。

对于残肢肌肉受损,无法提取肌电信号的患者,通常可以采用开关控制或压敏控制,但仍有较个别患者无法采用,则可以考虑完全脱离残肢控制的声控、遥控或混合控制方式。

5) 其他控制方式

声控是近几年才推出的控制方式,其完全不依

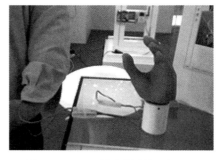

图 4 - 1 - 29　肌电控制假手

赖残肢条件,任何患者都可采用。它的特点是利用患者声音,识别特定语音来完成假肢动作,可以有多种编程方式,完成多自由度的动作而无需来回切换。但由于每次判断特定语音时,为了区别于混合在日常用语中的相近语音,通常在这些特定语音的前后各留

有时间窗口,以免误动作,因此造成声控假肢的时延比较明显,当连续做不同动作时,尤为明显。另外,使用假肢时,如果遇到周围比较安静的场合,则会给使用者带来尴尬,会吸引不必要的公众注意力到假肢上。因此声控假肢目前使用较少。

遥控方式通过蓝牙技术无线控制假肢,控制直接方便,但需占用健侧手,故实际应用不多。

混合控制方式则是上述各类方式的多种组合,比较成功的有使用腿部肌电信号遥控假肢,不占用健侧手,且通常腿部肌电信号强而易采集,在上肢残肢肌电信号无法提取的患者中有部分应用。另外肌电信号与电子开关混合控制也有不少应用。

3. 肌电上肢假肢的工作原理

(1)上肢假肢肌电控制基础

肌电控制系统是一个典型的"人在回路"的控制系统,典型假肢肌电控制系统的组成如图4-1-30。人体内,神经系统中相关神经元之间的信息以电脉冲形式进行传递。人体外,肌电传感器、控制器、驱动器组成之间以(模拟量或数字量)电信号进行传递,驱动器的输出电压驱动微型直流电机运行。图4-1-30为具有共性的假肢肌电控制系统组成方框图。由图4-1-30可见,假肢肌电控制系统是一个人-机闭环控制系统。

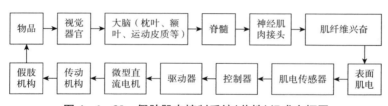

图4-1-30　假肢肌电控制系统(共性)组成方框图

其中控制假肢中的肌电信号是表面肌电信号(surface electromyography,sEMG)的简称,由表面肌电传感器检测而来,能够可靠地的控制假肢执行动作。

人在发生动作时,运动神经元发生频率40 Hz以下的脉冲序列,脉冲序列经轴突、终板传导到与之联结的肌纤维形成动作电位,并引起肌纤维收缩而产生肌张力,带动对应关节运动。如果在皮肤表面放置测试电极,检测电极与参考点之间的电位差。检测电极所募集的各动作单元综合形成的动作电位即为表面肌电信号。

肌电信号是一种微弱生物电信号,一般在百微伏(μV)(1μV为百万分之一伏),有的低至只有数微伏或数十微伏(图4-1-31),而人体皮肤表面感应的各种干扰信号可能比肌电信号大一万倍以上。如何在如此纷繁复杂的巨大干扰中,提取出有用的微弱信号,是肌电信号检测的难点,另外巨大的工频干扰也是需要特别处理的。

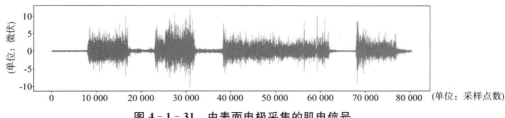

图4-1-31　由表面电极采集的肌电信号

表面肌电信号采集包括表面电极、高共模抑制比电子放大电路、模数转换芯片和数据传输处理系统。它将电极拾取的肌电信号，通过电子电路的放大滤波，由数据采集芯片通过其模数转换等功能，将信号以数字形式采集到微型计算机，将采集到的信号进行分析和处理，进而控制假肢的各个动作。

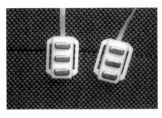

图 4-1-32　肌电传感器电极

肌电信号传感器即我们通常说的电极，是由金属电极片、前置、差分放大器和高倍放大器组成。电极片通常有三片金属电极片横置在电极腹面，中间电极片是参考点，旁边两个是信号采集点。这种结构可以有效采集到皮肤表面的肌电信号电位差，利用高共模抑制比的前放将感应在皮肤表面的工频干扰去除。肌电传感器电极见图 4-1-32。

在调试肌电假手时，可以用手指触碰电极片来测试假肢的动作，它的原理是利用自身感应的各种干扰信号直接引入到电极片，来触发假肢动作。不过，这时需要注意，不要触碰三个电极片中间的那个，否则干扰信号会被接地，信号中断。

为提高肌电信号质量，就需要尽可能去除噪声分量。在肌电信号降噪处理中，传统的肌电信号预处理的方式是通过设置模拟滤波器、陷波器等提高硬件电路性能的方式改善所采集信号质量，也可以通过高精度的模数转换，采用软件实现。

现实生活中，患者安装肌电假肢后，往往会遇到很多问题，经常会抱怨假手动作失控。其中有一个最大的原因是肌电传感器电极与皮肤没有完全接触，无法实现良好的导电。

只有电极与皮肤接触良好，才能正常引导肌电信号进入假肢，而湿润皮肤能够提高导电性能，平时可以用 50% 的酒精棉球擦拭感应点皮肤后，再穿戴假肢，使电极紧贴皮肤后再开电源假肢开关。脱下假肢时，先关电源开关再取下假肢，使电极离开皮肤，以免干扰信号使假肢误动作。

（2）肌电假肢的基本控制方法

肌电假肢是由肌电信号控制的假肢，是目前上肢假肢市场上截肢者的首选。国外报道上肢截肢者 50% 首次安装假肢选用肌电假肢，如果去除各种条件限制、残肢条件不符合安装肌电手等因素，估计比例应该更高。

肌电假手的信息源是残肢的肌肉群，通过肌肉表面电极检测出肌电信息，经过放大、识别处理截肢者意图来控制假肢。当肌肉自主收缩时伴随生物电效应，完成动作时，相应指令从大脑以电冲动形式经脊髓、运动神经传给肌肉，神经突触发生电化学反应，引起肌肉收缩，产生微伏级的电信号。就肌电控制系统而言，肌肉收缩产生的电信号经放大，传送给电子假肢以控制运动。电极在肌肤表面与肌肉长轴平行。肌电控制的方式有两种。

最常用的是用一组拮抗肌控制两种不同的功能，称双点控制，如肘下假肢分别用前臂残存屈肌和伸肌控制假手闭合和开放，这种控制方式最符合生理控制方式。用一块肌肉控制两种功能称为单点控制，即用肌肉的一次收缩方式控制假手闭合，另一次收缩方式控制假手张开。最常用的两种单点控制系统是频率敏感型和波幅敏感型控制器。

肌电假手的原理模式如图4-1-33,利用残肢端肌肉产生的电信号,经过电路适当处理控制假手动作,同时可在假手上装传感器,通过传感器的电信号反馈给大脑以调整假手动作。

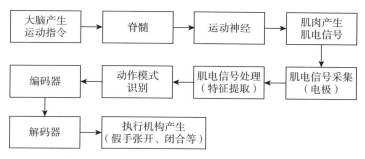

图4-1-33 肌电假手的原理模式

目前使用最普遍的一自由度肌电假手工作原理图如下(图4-1-34):

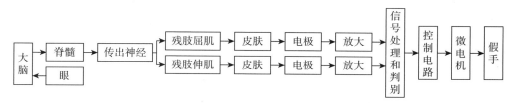

图4-1-34 肌电控制假手工作原理

患者控制假肢时,假想自己已截肢的手还在,做某个已失去关节的动作,大脑发出的电信号通过脊髓、传出神经指挥残肢相应肌肉收缩,此时残肢皮肤表面的肌电信号就被假肢传感器电极探测到,经过内部放大、信号处理判断、控制电路、微电机工作,使假手指开闭,完成假肢动作。

单通道肌电手有多种控制方式,常用的主要有如下几种:

1)自动闭合型:指患者收缩这一路肌肉,发出肌电信号控制手指张开,放松此肌肉时,肌电信号为零,假手指自动闭合到握紧物体或回到零位。这种方式简单方便,缺点是假手指不能停在想停的位置,而且总是捏紧指端。

2)高低电平型:要求患者肌电信号强,则将肌电信号快速达到高电平定义为闭手,而肌电信号慢速达到较低电平定义为开手,优点是开闭能独立控制,缺点是对肌电信号要求高,误动作多。

3)轮流控制型:指肌电信号时域编码,将首次收缩肌肉产生的肌电信号作为开手,放松停止信号后,假手停止,再次收缩肌肉发出肌电信号,则假手闭手,直至信号消失。第二次收缩,则又开手,循环往复,轮流控制。它的优点是开闭都可以停在任意位置,缺点是如果一次闭手停止后,想再捏得紧一些,则必须重新开手,再闭手,不够方便。

4）短信号切换型：短信号用来控制位置在开手和闭手间轮流转换,持续信号才使假手动作,与两块肌肉控制的性能相当。开手、闭手都能在任何位置停止,但控制要切换信号,比较麻烦一点。

目前除了前臂单自由度肌电假肢以外,前臂多自由度假肢和上臂多自由度假肢应用也越来越多,他们的控制方法要更复杂。其中比较典型的上臂三自由度肌电假肢的工作原理图如下(图 4-1-35)：

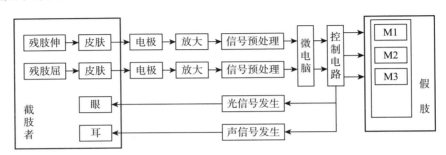

图 4-1-35 上臂三自由度假肢工作原理

如上图所示,现在的多自由度假肢仍然采用双电极设计,采集二路肌电信号,控制三个马达工作。多了微电脑控制系统,将二路信号进行简单编码,代表不同意义,控制假肢动作。

比较流行的编码方式是将二路肌电信号以 00、01、10、11 编码,其中 00 代表静止,01、10 分别代表伸和屈,11 代表切换。假肢开机,初始状态是处于腕关节控制,此时 01、10 代表腕关节内外旋,00 代表静止。如果此时使用者激发 11,则转入第二控制状态,即肘关节控制状态,此时 01、10 代表肘关节伸屈,00 表示停止。此时激发 11,则进入第三控制状态,即手头控制状态,此时 01、10 代表手指开闭,00 表示静止。再激发 11 则回到第一控制状态,循环往复。许多截肢者发出 11 信号比较困难,另一种是用短暂的 10 或 01 信号作为切换信号,实用效果更好。每个控制状态都需要有声、光指示,以便使用者随时知道目前控制状态。这种编码方式简单可靠,不易产生误动作,缺点是需要切换,延长了控制时间。

二自由度假肢还有另一种控制方式——双电平控制方式。这种控制方式将两块肌肉的信号按强弱分为四种信号,可以实现实时控制,无需切换。在肌电信号比较理想的患者身上,可以检测到比较清晰的肌电信号,而患者还能够准确控制此信号的大小快慢,这样就可以将同一个肌电信号以大小快慢区分,变成两个信号,从而将二路信号变成四路信号,直接控制二自由度的四个动作。如:将快速高电平定义为控制手头闭合和腕关节内旋,慢速低电平定义为手头打开和腕关节外旋等,当然还可以有其他定义方式。这种控制方式效率比较高,无需切换,但误动作较多,只适用于肌电信号非常优良的患者,较少使用。

另一种控制方式是肌电信号比例控制(proportional control)。这种控制方式中,肌电传感器性能更优,不仅可以采集肌电信号的有无,还能有效区分其大小,并在某个区段,实现线性正比例控制。即:患者越用力收缩肌肉,肌电信号越强,假手动作越快,握力越大,反之则轻微收缩肌肉,肌电信号弱,假手动作慢,握力越小,从而可以做比较精细的动作,如拿一次性杯子、鸡蛋等。

在此基础之上,出现了感应手,比较有代表性的是 Ottobock 的加速感应手。它的工作原理是在拇指端增加了压力传感器,通过微电脑控制形成自适应闭环,在握取的物体有发生滑落趋势时,自动增加握力,避免物体滑落。实际使用中由于手套的阻隔,自适应动态范围受限。

世界各国对假手感觉信号已做出许多研究成果,但都未达到实用水平。我国上海科生假肢公司于 2014 年在国际上首先达到了实用化,推出了有人体感觉反馈的假手,在手指上安装有柔性关节压力传感器,可以感知整个手的压力,并且通过震动输出到患者残肢皮肤,压力越大,震动越强烈。这种感觉反馈有助于使用者决定如何控制手指动作。在经过训练后,使用者都能形成条件反射,甚至在盲视情况下,也可感知是否拿到物体,减轻了控制假手难度。

除了上述现实产品中用的控制方法,近年来国际上进入临床试用的方法比较有代表性的有:目标肌肉神经分布重建(Targeted Muscle Reinnervation,TMR)及多电极肌电模式识别等。

TMR 是由美国芝加哥康复研究院的 Todd Kuiken 博士开发的神经-机器接口方法。TMR 通过外科手术,将双肩离断患者的胸大肌和斜方肌各分割成 3 块肌肉,并用生物材料使其互相隔离,然后将不同神经(手、腕、肘等)植入经分割的位于同一块肌肉胸大肌或斜方肌的三块肌肉,待其愈合并进行训练,手腕肘的伸肌就可以控制六块肌肉分别收缩,好比将前后二路信号变成了六路信号,达到实时控制六路动作的方法,理论上在动作的多样性、准确性、实时性方面都有优势。实际患者实验中,患者可以通过控制六路肌电信号来实时控制肩肘以及腕手的多个动作,动作自然,更仿生和高效。

基于模式识别的控制方法为多自由度假肢控制的实现提供了可能和希望。肌电模式识别技术基于采集多通道肌电信号,通过某种算法,从统计学角度赋予各个模式特定的含义和动作。这种技术在理论研究上比较成功,但投入商用的案例较少,近年来美国新出现的肌电手环可以算是比较理想的实例。这种手环采用前臂近端三路信号源,可以模拟伸屈、旋转等动作,算法先进,可以控制电脑鼠标、翻页,甚至控制模型飞机悬停等。但由于受多种因素的影响和制约,实际应用于假肢控制中其效果并不尽如人意。首先,利用肌电信息对多种动作进行模式识别是建立在肌电信息和动作的对应性及其良好的重复性的基础上,所以肌电信号的质量决定着假肢控制的性能。通常情况下,截肢者在行截肢术时,肌肉大量失去,残肢肌肉和神经受到损伤,发生变化,在这种情况下,期望截肢者的残肢肌肉像正常人手的肌肉一样动作是极其困难的,同时各种因素如肌肉萎缩、皮下脂肪增生、控制肌肉活动的意识淡忘、肌肉疲劳、电极位移及环境噪声等,使肌电信号本身达不到要求。正是因为这种原因,肌电模式识别技术虽然自 20 世纪 50 年代就已出现,但长时间以来一直没能在患者身上得到广泛应用。近年来,肌电模式识别技术已经得到很大发展,2015 年之后市场上逐步出现了部分商业化的具有肌电模式识别功能的仿生假手产品。

4. 其它控制方式的电动上肢假肢基本原理

电动假肢是所有以电池为动力源的假肢统称,属于体外动力源假肢。由于假肢需要佩戴在人体身上,对重量要求高,不能采用铅酸电池等大容量大功率电池,只能在小型功率电池中选择。过去以镍镉、镍氢电池为主,通行的标准是前臂采用 6 V,上臂采用 12 V 电压。现在则采用锂电池,电压各个厂家有所不同。

目前,市场上已商业化的电动假肢控制方式包括开关控制、肌电控制、语音控制、压电控制、遥控开关控制和蓝牙控制等,其中肌电控制假肢已在前面详细叙述,下面重点介绍其余控制方式的原理。

(1)开关控制

这种方式是采用电子开关来控制假肢,电子开关有很多种:触碰开关、拉线开关、按钮开关等。

触碰开关安装在接受腔的内壁上,选择患者残肢能够有比较明显动作的地方安装,部分患者能够很好的通过残肢触碰二个开关来控制假肢,有的患者只有一个地方适合安装触碰开关,则可以采用单通道控制。

拉线开关则安装在背带上,通过对侧肩带拉动,控制假肢,通常这种开关只安装一个,用在单通道上,多个拉线开关会令患者使用难度增加,并容易产生误动作。

按钮开关是安装在假肢外接受腔上的,由健侧手按动来控制假肢,所以可以采用双按钮开关,控制简单明了,但要占用健侧手。

(2)语音控制

这种方式是用人的语音来控制假肢。在现代技术发达的今天,人的语音可以被较准确的识别,甚至用语音直接输入文字,或者直接人机交互,实现智能控制,如现在的智能手机语音识别。假肢控制中的语音控制为考虑抗干扰性和可靠性,通常需要经过语音信号选择、参考模板输入、程序固化、去噪点输入、特征提取、模式匹配、识别结果、控制假肢动作等过程。其中语音信号选择就须考虑多种因素,不应选择日常生活中的常用词语,不能选择敏感词,最好选择适合自言自语的词语等等。参考模板输入要在静音状态下进行,避免无用噪音干扰模板识别。上海理工大学与丹阳假肢厂有限公司合作,曾经于2010 年研发了国际上首个商业化的多自由度语音控制上肢假手产品。

(3)压电控制

由压力传感器来控制假肢的就是压电控制。压力传感器具有较好的线性区段,在此范围内,输出信号与压力的大小可以成正比例,因此压电控制可以实现假肢的比例控制。这种压力传感器外形犹如薄薄的纸片,将它贴于内接受腔特定位置,即可实现肌肉收缩产生挤压传感器的动作。由于在内接受腔内壁粘贴传感器有难度,而且对接受腔内部空间精确度要求高,制作难度高,因此国内很少有采用这种压电控制。当然也有将传感器贴在外接受腔外面,由健侧手按压的,通常用作样品演示。

(4)遥控

当控制点与假肢间联系不方便时,可用无线遥控。严格意义上不能算独立的控制方式,但由于这种通信技术的应用,给假肢的安装和使用带来了方便。

采用遥控开关发射信号,假肢接收器接收信号来建立遥控通道,遥控开关由患者健侧手控制,甚至可以完成多路信号控制,非常隐蔽和方便。

蓝牙技术目前应用比较广泛,其在短距离通讯方面的方便可靠的特性使该技术已经在很多仿生手产品上得到应用。不仅可以通过手机控制各关节的动作,还可以调节多种参数,包括选用常用的假手动作程序。目前国内外还有利用下肢轻微动作控制上肢假肢的方法,控制信号采用了蓝牙技术传递到上肢假肢。

遥控技术在假肢中还有其他应用,如近场通信技术(NFC)的应用。NFC 是由非接触式射频识别(RFID)及互联互通技术整合演变而来,在单一芯片上结合感应式读卡器、感应式卡片和点对点的功能,能在短距离内与兼容设备进行识别和数据交换。这种技术过去应用在支付领域较多,近年来也出现在假肢的辅助控制上。英国 touch bionic 的最新仿生手利用在不同场景的感应点不同,随时改变控制状态,方便了用户使用,例如在书房电脑旁设置识别点,患者一旦接近,则假手进入食指点击状态,方便使用键盘。在门锁边设置识别点,患者走到门边,则假手启动拿钥匙动作等等。

(5) 脑电控制

除了上述已经在现实假肢产品中实现的控制方法以外,还有一些学者在实验室研究新的控制方法,最有代表性的是脑电控制。

利用大脑随意控制假肢一直是假肢技术研究者的梦想,它是基于运动神经信息解码控制的多功能神经假肢(neuroprosthesis)。这一技术的关键是实现人体大脑神经与假肢传感系统之间人机接口,即脑机接口(Brain-Computer Interface,BCI)技术,具体方法是直接从大脑皮层测量神经电信号或从头皮表面测量脑电信号作为假肢控制信号;周围神经接口(Peripheral Nerve Interface,PNI)方法通过植入肢体内的电极(阵)直接测量周围神经所传输的神经电信号,并将测量的信号传输到体外作为假肢控制信号。目前,用于脑机接口的人脑信号有脑电图(EEG)、脑磁图(EMC)和功能性核磁共振图像(fMRI)等,当前大多采用的信号是脑电图。近几年,随着对脑电信号与意识间关系的研究,上肢假肢脑机接口的研究取得了许多成果。其中比较有代表性的是 2012 年 5 月,顶尖科学期刊《自然》杂志上发表了布朗大学的研究成果,一位已瘫痪 15 年、无法言语的女性通过BCI 技术,用脑电波控制机械手臂独立完成了喝咖啡这一动作,这种控制方式是假肢BCI 技术发展中一个里程碑式的进展(图 4-1-36,图 4-1-37)。

此外,奥地利格拉兹技术大学 Muller-Putz 等人利用基于稳态视觉诱发电位的 BCI控制电动假肢;深圳大学医学部生物医学工程学院 Christoph Guger 等进行了基于脑电波的人机接口的假肢控制研究,设计完成了利用 EEG 控制假手的装置等。

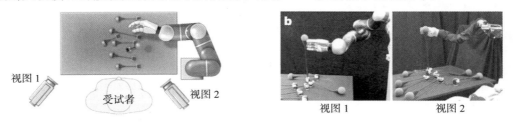

图 4-1-36　脑电实验用机械臂

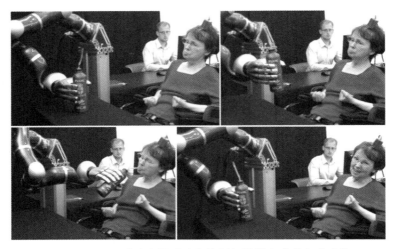

图 4 - 1 - 37　受试者通过脑电控制机械臂完成喝咖啡动作

（6）视觉控制

目前流行的肌电控制方法，因肌电信号的识别很难适配不同的截肢患者需求，且肌电采集器易受皮肤汗液、电极移位等因素的影响，导致肌电控制很难在临床上应用。随着人工智能的迅速发展，计算机视觉也在突飞猛进，部分研究者将视觉信息融入假手控制当中，实现了一种新型的假手人机交互模式。在视觉控制方面研究比较早的是奥尔堡大学传感器-电机交互中心 Strahinja Došen 研制的一款假手 CyberHand（如图 4 - 1 - 38），其利用视觉识别欲抓握物体形状的方法来控制假手抓取模式，实现了假手的基本功能。

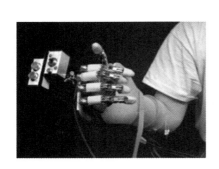

图 4 - 1 - 38　CyberHand

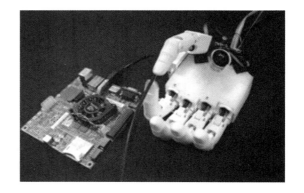

图 4 - 1 - 39　UrbanaHand

美国伊利诺伊大学基于 CyberHand 假手在结构设计方面进行了改进，将微型摄像头放到假手掌部与腕部连接处（如图 4 - 1 - 39），减小了整体设备的体积，美化了外观。上述两款基于视觉控制的假手，虽然能够在很大程度上减小智能假手对患者手臂肌电信号好坏的依赖性，但其并没有真正摆脱肌电信号的提取识别问题，因为这两款假手在实际应用中还是需要识别患者的肌电信号，以不同的肌电信号模式来分别控制视觉识别结果的执行顺序,从而实现智能假手整个的闭环控制,所以在控制方法上还具有很大的改进空间。

(二)下肢假肢

1. 大腿假肢设计的主要功能要求

大腿假肢(膝上假肢或假腿)与人组成的是一个典型人机系统。在所有的假腿功能要求中,步态的摆动相对称性与站立相稳定性是最核心的假腿特性要求。

(1)摆动相对称性

正常人体在一个步态周期中两条腿具有时相对称性(图4-1-40)。若把人体看作由肌肉牵连、神经支配的多刚体系统。为使其运动时功效最高,就要调整其步态参数,使之达到最佳状态,节省能量消耗。相关研究结果表明,人在行走过程中左右下肢各动作的对称性受到不同程度破坏时,就会出现异常步态,因此可用左右对称性概念来衡量截肢后患者穿戴假肢行走异常程度作为评定行走功能的一个指数。最为普遍使用的步态对称性指标是绝对对称指标ASI(Absolute Symmetry Index, ASI),又称为不对称系数,其计算公式如下:

$$ASI = \left| \frac{2(X_H - X_P)}{X_H + X_P} \right| \times 100\% \qquad (4-1-1)$$

其中,X_H为健康腿的单支撑相时间,X_P为残侧腿的单支撑相时间,步态理想对称时ASI等于0,当ASI小于10%时,可认为步态对称性良好。

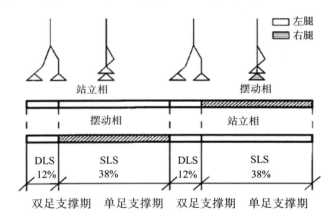

图4-1-40 人腿步态周期中双脚支撑相摆动相的时间比例

(2)支撑相稳定性

下肢假肢的稳定性与人体的重心、重力线位置密切相关,因此在下肢假肢的设计、装配、训练、步态分析等过程需要注意重力线对线。图4-1-41中,P是负载方向的轴向力,M_h是截肢侧的髋关节的伸力矩,M_K是膝关节刹车装置提供的阻尼矩。L是髋跟连线的长度,y为膝中心与足跟之间的距离在髋跟连线方向分量,x为膝中心对髋跟连线的偏距。

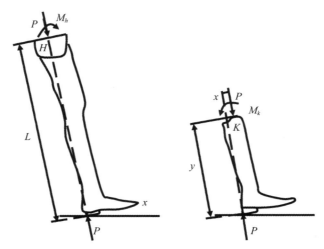

图 4-1-41 单轴膝关节站立相受力分析图

对髋关节取矩：

$$-M_h + SL = 0 \qquad (4-1-2)$$

对膝关节取矩：

$$Sy - Px + M_K = 0 \qquad (4-1-3)$$

联立方程(4-1-2)和(4-1-3)有：

$$M_h = (L/y) \times (Px - M_k) \qquad (4-1-4)$$

如果没有阻尼装置提供膝关节力矩，即 $M_k = 0$ 的情况下，仅由膝关节结构提供稳定性的情况是：

$$M_h = PL(x/y) \qquad (4-1-5)$$

可见，考虑假腿的稳定性应注意其转动中心与重力线的偏心相对位置来设计。

（3）重心变化幅度

正常人在向前行走过程中，髋关节有节奏地上下运动，其轨迹非常光滑，没有突然的方向变化，其幅度约为 6 cm。为了使假肢在摆动中期不与地面相碰，一般假肢步行时可使患者重心在垂直面内移动幅度比正常人大，总位移量近 8 cm，使患者增加步行能量消耗。因此，应把假肢设计成能尽量模拟正常膝关节的可变转动瞬心，减少人体步行时的重心变化幅度。

（4）工作模式自适应性

正常人腿行走时可以自动识别各种工作模式或路况环境，如平地行走、站立、坐下、绊倒、上下坡/楼梯等。因此，假腿的路况自适应能力也是判断其性能的一项重要指标。在进行假腿人机系统设计时，应充分考虑假腿控制的智能性，并与人体自身的感官系统进行协调控制，以便在假腿遇到各种行走模式时，能输出相应的控制信号以改变假腿膝关节阻尼特性。

（5）外形逼真性

假肢外观、尺寸及形状是假肢性能评价的一个重要方面,按 GB 14723—93（下肢假肢通用件）的规定,人体解剖学及人体尺寸测量可以参考标准数据。假腿人体测量学相关尺寸包括:① 膝关节外形尺寸;② 大腿高度;③ 骨骼式假腿外套尺寸。因此,在设计假腿人机系统时,既要考虑稳定性、舒适性与工作模式适应性进行结构与控制设计,又要使这些设计控制在人体测量学要求的尺寸与外形的范围之内,可以用优化方法设计相关结构尺寸。

2. 假肢膝关节基本工作原理

如果对步态周期进行分析的话,假脚不但应像真正人体那样涉及支撑相的生物力学的静力学原理,而且涉及假腿摆动相的动力学原理。在仿生学设计概念上可将假肢膝关节的作用归纳为支撑相功能和摆动相功能。

支撑相-静态:对身体安全的支撑或稳定控制支撑相;

摆动相-动态:灵活的行走或控制摆动相。

通过图 4-1-42 可以看到假肢膝关节总是不能同时较好地实现两个功能。例如,带锁的膝关节从静态上可以 100% 地支撑身体,但是动态运动过程的灵活性肯定处于零位。相反地,如果膝关节的动态灵活性很高的话,则身体静态稳定性就会相应地很小了,在这种情况下膝关节承重时就很容易打弯,导致支撑相稳定性不足。

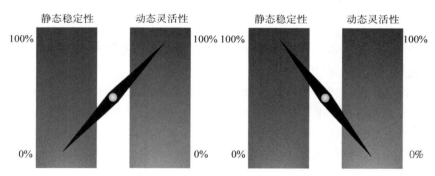

图 4-1-42　静态和动态之间的功能性关联图

在假肢装配时,由于采用现成的膝关节产品,一般通过假肢对线安装来调整这种支撑相稳定性与摆动相灵活的平衡（图 4-1-43）。在实践中通常是将膝旋转点置于距假肢力线 2 厘米的地方。这样虽然提高了膝关节处于自由状态下的静态稳定性,但同时也大大降低了动态性能,导致截肢者很难自如地使膝关节柔顺运动进入摆动相,大大加大了其穿戴假肢的不适感和能量代谢消耗。

因此需要对假肢关节进行结构性改善,阻断假肢的静态功能与动态功能之间的矛盾性（图 4-1-44）。也就是说既要保持静态稳定性,又不能妨碍动态功能。通过基于微处理器的智能控制进行人体步态特性的仿生模拟,是实现静态与动态相克性阻断的一种有效方法。

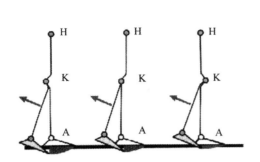

图 4 - 1 - 43 摆动灵活性与关节转动中心的偏移

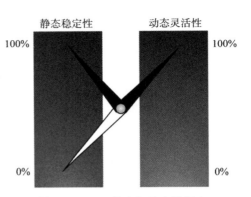

图 4 - 1 - 44 静态与动态的相克

3. 膝关节假肢的工作原理

（1）支撑相控制（站立安全性）

假肢在足后跟着地及支撑相时，会出现不自主打弯，一般可通过以下方法控制关节安全性。

1）通过膝关节旋转点后移式控制支撑相

为了膝关节的安全性选择膝旋转点后移式的膝关节假肢，因为设计结构的原因只能使用单轴关节，或是在没有其他关节系统可供使用的情况下，还要考虑到具体国家地域气候及环境状态方面的因素，如高度的潮湿气候，多灰尘或不干净，以及不便的服务设施和经济承受能力等。这些因素都可能成为只能使用简单但要结实的单轴膝关节的原因。

2）通过承重自锁式控制支撑相

承重自锁是通过在膝关节设置弹簧来开关摩擦阻尼实现的。假肢装配的目标是既要保持膝关节的静态稳定度，又要保证屈膝的动态功能。承重自锁的单轴膝关节从设计结构上附加承重自锁功能。通过这种方式，在站立期初始阶段的膝关节伸展时，转轴的旋转运动被锁定。这样一来，使得从足跟着地到站立期的膝关节具有了防止不自主打弯的功能。锁定的原理是通过当足跟着地时将体重传递到假肢并由此传递到膝关节而形成促使屈膝的作用方式。这种体重作用力形成一种悬臂杠杆机械作用，它使围绕膝轴的制动轴套变紧，从而将屈膝时作用于膝轴的旋转运动锁住（如图 4 - 1 - 45）。

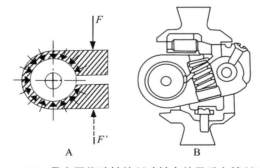

图 4 - 1 - 45 具有围绕膝轴的制动轴套的承重自锁制动装置

　　另一种承重自锁的技术,类似汽车中使用的滚筒制动器,通过体重的作用将一个制动块顶到滚筒制动器,从而将膝关节锁住。在体重的作用下产生一种压力弹簧效应,它可以使制动瞬时得到调整(如图4-1-46)。所谓制动瞬时就是在一个时间点通过超越一个已确定的体重来实施制动作用。只要体重作用于膝关节,那么制动作用也就保持着。如果体重未超出通过制动点调节的界限,那么压力弹簧的力量就大,并通过打开制动使膝轴又可以自由旋转。压力弹簧预应力越大,也就越需要更大的体重来启动制动效应。这样就有可能针

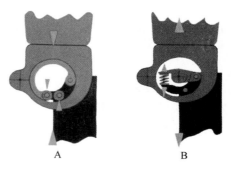

图4-1-46 具有围绕膝轴的制动轴套的承重自锁制动装置

对不同的体重通过压力弹簧对制动效应和截肢患者的步态进行具体的调整。

　　3)多轴膝关节对支撑相的控制

　　多轴膝关节主要指四轴膝关节设计结构。伸膝时,瞬时膝旋转点位于膝关节后上部分,进入安全区域。屈膝时,瞬时膝旋转点又自动改变到假肢力线前方,进入不安全区域,这正是进入摆动屈曲所需的自由状态(如图4-1-47),也是多中心膝关节运动自如的机制。

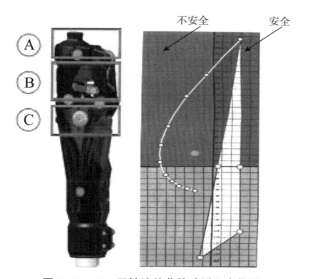

图4-1-47 四轴膝关节转动瞬心变化图

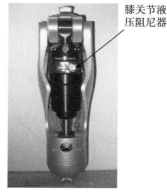

图4-1-48 膝关节的液压阻尼器控制站立稳定性

　　4)液压阻尼元件控制支撑相

　　现代假肢结构中控制摆动相膝关节运动的液压阻尼器有不同的设计功能。对关节运动起缓冲阻尼是通过可变化的阀门开启控制液压油流速产生(如图4-1-48)。一定时间内阀门开放程度及流出液体容积量的不同,所产生的缓冲阻尼大小也不同,可根据患者具体情况调节阀门开启程度限定缓冲阻尼。液压阻尼器还具有防止屈曲的保护装

置,使屈膝时也保持阻尼效应。如果患者绊倒时,液压关节不会立刻打弯,而是产生阻尼将打弯变缓,降低了摔倒的可能性,使患者有时间支撑自身。当脚板滚动而进入摆动相时,液压元件中的集成机械转换到预调的摆动相阻尼状态,控制膝关节弯曲并将下肢摆出。

（2）摆动相控制（摆动灵活性）

通常应用摆动相摆速控制的技术装置有外助伸器、内助伸器、机械制动器、气压阻尼器、液压阻尼器等。

1）内助伸器式摆动相控制

所谓内助伸器通常就是设计在假肢关节内部的螺旋形的压力弹簧,它在假肢屈膝时被压缩,从而起到绷紧作用。它的功能相当于外助伸器的作用。当假肢进入伸展期时,压力弹簧便松弛下来,同时将在这之前吸收的能量再次反馈给假肢的小腿部分。当伸展运动结束时内助伸器和外助伸器都没有控制性地制动小腿摆动的作用,因此这里还要有一个膝关节的伸展限位。然而如果想要慢些行走的话,伸展运动通过一个弹性限位缓冲器来产生阻尼作用就足够了（如图4-1-49）。

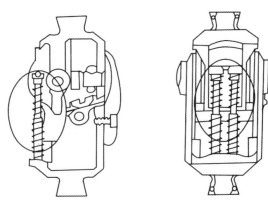

图4-1-49 内助伸装置示意图

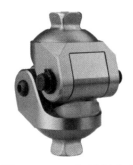

图4-1-50 机械制动式
承重自锁单轴假肢膝关节

2）机械制动式摆动相控制

机械摩擦制动直接作用于膝轴的旋转运动,作用方式是通过在膝轴上安装一个不断产生摩擦阻力的制动元件。这种阻尼的程度在两个运动方向都是同样大。膝屈曲和伸展时是有阻力的,但是这对于截肢患者来说,则使他（她）在进入膝运动时就可以较好地对假肢膝关节进行控制了。然而如果超过了这个摩擦阻力时,膝运动便不再受到行走速率的控制,而是匀速地行走。就这个意义而言谈不上是控制系统,因而这种机械制动只限于给行走速率不快而且活动量不大的截肢患者装配。

3）气压阻尼器式摆动相控制

气压阻尼器由连接在两端的汽缸组成,通过活塞上下运动。在膝关节屈曲过程中活塞向下移动,并在完全屈曲时达到下端。汽缸腔由气道连接,空气作为缓冲媒介从一个腔体进入另一个腔体,回弹阀门调节空气流向。不论是屈曲还是伸展都由具体流量控制阀调节空气流量。将流量控制阀气量开口调节得越紧,患者走得就越快,作用于活塞的缓冲阻尼就越大。图4-1-51表示了气压阻尼器在一个步态周期的阻尼力变化曲线。

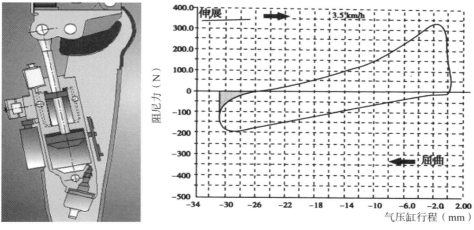

图4-1-51 假肢中的气压阻尼器与阻尼曲线

4)液压阻尼式摆动相控制

液压阻尼器结构与气压类似,由活塞缸和活塞元件组成。当膝关节屈曲和伸展时,活塞运动将液体推出,通过流量调节阀控制(如图4-1-52)。根据每个时间单元通过流量调节阀的液体量,对膝关节阻尼呈平方增量提高或降低。导致缓冲阻尼陡性上升的原因是流体不能被压缩,也就是说,液压阻尼器不具备气动阻尼器的缓冲媒介预压功能,也不能像气动阻尼器那样使部分能量被回收。另一方面,只要膝关节保持运动,液压阻尼器就对膝关节产生阻尼作用。液压阻尼器的技术装置相对复杂,容量更大,更难调节,特别适用于具有强壮残肢的大运动量截肢患者。

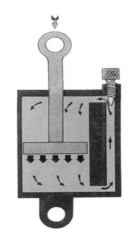

图4-1-52 用于屈曲和伸展阀门的液压摆动期控制元件机构图

4. 四连杆膝关节的工作原理

(1)四连杆膝关节的特性分析

图4-1-53显示了一个典型的四连杆膝关节转动瞬心运动情况。固定标尺坐标系统具有沿关节体中轴平行的Y轴参考线与沿关节体上平面平行的X轴参考线。如果以图中四连杆较高的连接点作为一个平面坐标系的原点,则在这个坐标系中,膝关节完全伸展时候瞬心是在(-20,128),即图中的"0"位。

由于膝关节弯曲,通过一系列的旋转度递增,膝关节(邻近的四连杆膝关节的部分)被限制前移。当小腿柄的瞬心轨迹加入的时候,这个中心的路径立即随着改变。

如果连接座是固定的,小腿和脚就随着膝关节的屈曲而旋转,会产生一个类似但不同的瞬心轨迹,这就是连接座的瞬心轨迹。如果连接座的瞬心轨迹没有随着小腿连接柄的瞬心轨迹的滑动而滚动,四连杆机构将建立完全一样的连接座相对运动。

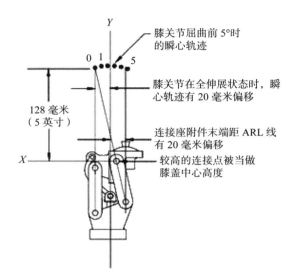

图 4-1-53　霍斯默频谱四连杆膝关节转动瞬心

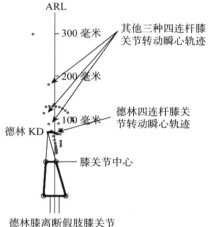

图 4-1-54　德林膝离断四连杆膝关节与其他产品转动瞬心轨迹比较

在讨论到膝关节站立相稳定性的时候,小腿柄的瞬时轨迹是最有意义的。当考虑到摆动相或是脚趾间隙问题的时候,连接座的瞬心轨迹是最重要的。有一点必须注意,在最小限度变化的时候,膝关节屈曲 5°,瞬心中心从侧面看是向前移动的。

图 4-1-54 显示了四种市面上可以买到的不同的四连杆膝关节小腿柄的瞬心轨迹。注意瞬心轨迹在形状和大小上的变化广泛,每个瞬心轨迹都是连接座以小腿柄为参考位置屈曲 10°而绘制的。

从图中可以看出,德林公司早期的四连杆膝关节的模型,虽然是为膝离断(膝关节切断)截肢患者发明的,但是也经常被安装在膝上截肢患者的身上。这种膝关节在前 5°屈曲的时候与其他膝关节的转动瞬心相比有一个相似但是更低的瞬心。

图 4-1-54 中这四种膝关节的瞬心变化似乎表明其功能特性具有很大的不同,但实际上差别是不大的。

（2）四连杆膝关节稳定性控制原理

四连杆假肢膝关节的稳定性,是影响假肢可用性的重要标准。膝关节的稳定性指的是人体步态站立相(从脚跟着地到脚尖离地)的稳定性,随着膝关节运动角度的不同,稳定性也发生着变化,下面讨论四连杆膝关节的稳定性,并与单轴膝关节进行比较。图 4-1-55 为四连杆膝关节受力分析图。

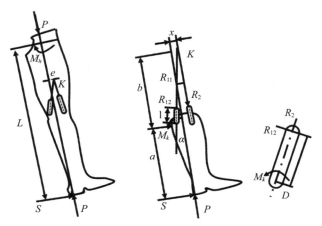

图 4‑1‑55　德林膝离断四连杆膝关节与其他产品转动瞬心轨迹比较

图 4‑1‑55 中，M_h 为髋关节力矩，M_k 是膝关节阻尼矩，P,S 是假肢承重的载荷，R_{11}、R_{12}、R_2 为连杆所受的力，a 为后连杆与小腿铰接点到脚跟在载荷线方向上的距离，x 为瞬心到髋脚跟载荷线的距离，l 为后连杆的长度，α 为后连杆与载荷线的夹角，L 为髋关节至脚底的距离。

对髋关节取矩：
$$SL - M_h = 0 \tag{4-1-6}$$
对膝关节取矩：
$$R_{12}(b/\cos\alpha - 1) + S(b+a) - Px = 0 \tag{4-1-7}$$
对 D 点取矩：
$$M_k - R_{12}l = 0 \tag{4-1-8}$$

联立方程(4‑1‑6)，(4‑1‑7)，(4‑1‑8)得：

$$M_h = (Px + M_k - M_k b/l/\cos\alpha)L(a+b) \tag{4-1-9}$$

如果没有阻尼装置提供膝关节力矩，$M_k = 0$ 的情况下，仅仅由关节结构提供稳定性的情况：

$$M_h = P_x L(a+b) \tag{4-1-10}$$

令 $y = a+b$，代入上式得：

$$M_h = PL(x/y) \tag{4-1-11}$$

可以看出，装配假肢时残肢端所需得髋关节力矩都能够用方程(4‑1‑11)来估算。

下面来评估单轴关节与多轴关节产品的稳定性，其中多轴关节产品选择 Hosmer Spectrum 四连杆膝关节（这里简称霍斯默膝关节）。

脚跟触地：霍斯默四轴膝关节，$x/y = -4/624 = -0.006$；典型单轴膝关节，$x/y = 32/497 = 0.064$。

脚尖刚离地：霍斯默四轴膝关节，$x/y = 48/634 = 0.076$；典型单轴膝关节，$x/y = 42/504 = 0.095$。

上述计算结果中，负值意味着不需要髋力矩就可以保持稳定，而正值则需要施加髋部力矩来增加膝关节的稳定性。可以看出，在脚跟触地时，四连杆不需要任何髋部力矩，而且,在脚尖离地瞬时四连杆机构所需髋部力矩较单轴膝关节的优势也很明显。

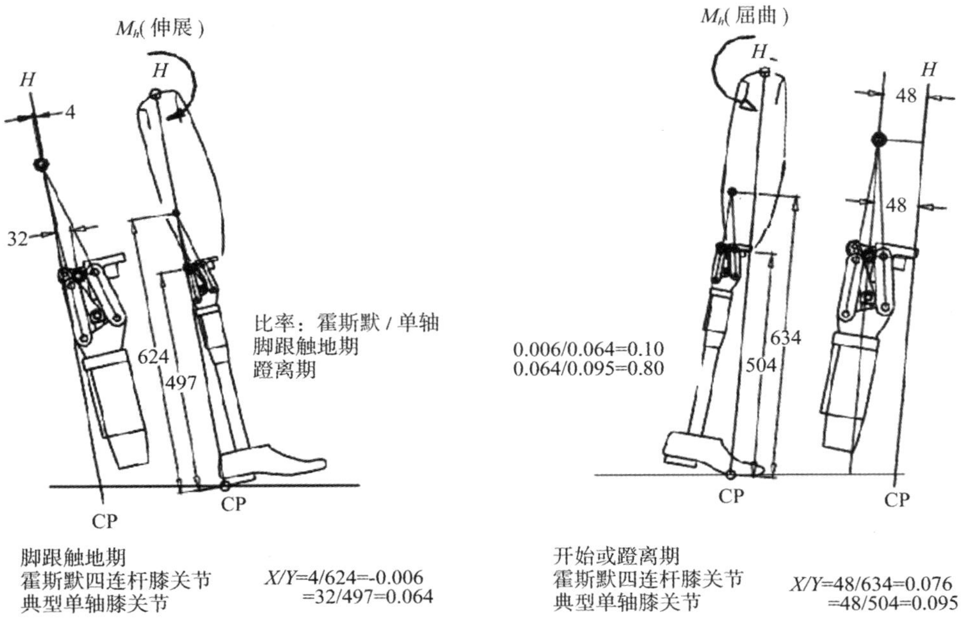

图 4 - 1 - 56　霍斯默膝关节站立稳定性分析

在图 4 - 1 - 56 中,当使用单轴膝关节的时候,截肢者必须直接给膝关节一个控制力矩 $M=PL(0.064)$ Nmm。当切换到霍斯默膝关节截肢理论上,他的髋关节可以在脚跟触地的瞬间放松,因为中心位于 $(-4,624)$ mm,计算弯矩 $M=PL(-0.006)$ Nmm,为负数。脚跟触地时候 X/Y 轴的负值意味着没有必需的髋关节力矩。一个主动的髋关节力矩会增加膝关节稳定性。

如图 4 - 1 - 56 所示,在蹬离期刚开始的时候,四连杆膝关节的优势变得非常明显。假定单轴膝关节的中心位于对线基准线线(Alignment Reference Line,ARL)后方 10 mm 的地方,$(X/Y)=(48/504)$,导致 $M=PL(0.095)$ Nmm。霍斯默四连杆膝关节的 $(X/Y)=(48/634)$ 或者 $M=PL(0.076)$ Nmm。这说明截肢者使用霍斯默四连杆膝关节的时候相比开始对单轴膝关节屈曲只需要髋关节屈曲力矩的 80%。

如前所述,PL 因素可视为一个常数,用来与四连杆膝关节在站立相任何一点 X/Y 的比率来比较。直观上看,四连杆膝关节的稳定性是通过把瞬心提高到一个更高的位置或者移到 ARL 线的后面来实现的,而事实上这在部分情况中确实是正确的,但最重要的因素是 X/Y 的比率。图 4 - 1 - 57 说明了霍斯默膝关节在脚跟接触地面后到脚趾蹬离地面的时间内 X/Y 的比率是怎么变化的。

曲线 1 表示从蹬离期到摆动期之间的屈曲时刻必须加入一小段屈曲,经过大约 5° 的膝关节屈曲,需要添加一小段伸展时刻来控制膝关节屈曲的速度。这非常类似于正常膝关节在蹬离期的功能。

曲线 2 表明,对于一个膝关节中心偏移 10 mm 的单轴膝关节,在整个蹬离相会需要

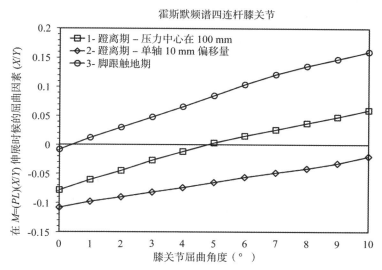

图 4－1－57　霍斯默四轴膝关节屈曲角度与稳定性关系

一个更大的屈曲力矩。

曲线 3 表示膝关节在脚后跟接触地面的时候会保持稳定,因为 X/Y 的比率是负的。在这个图片中,脚后跟的点是假设位于 ARL 线后面 50 mm 地方的位置。如果有外部的影响,比如粗糙的地面,造成膝关节约 1°的屈曲,使膝关节回到全伸展时刻必需的髋关节力矩将与使膝屈曲角度大于 5°的 X/Y 因素成比例。

5. 微电脑膝关节及其控制原理

微电脑膝关节(Micro-computer Controlled Prosthetic Knee,MCPK)与智能膝关节不同,它只是使用微处理器控制的假肢膝关节,而不一定具有智能。因此,微电脑膝关节可以包含智能膝关节。按照关节结构及工作方式,微电脑膝关节可分为阻尼型(被动型)膝关节和动力型(主动型)膝关节。阻尼型微电脑膝关节将下肢截肢者的大腿残肢作为动力源,微处理器只是控制假肢膝关节处的阻尼器。当穿戴者步速变化时,自动调节膝关节阻尼力矩,从而实现不同行走速度的自适应,并不在膝关节处提供主动力矩。动力型假肢膝关节则是通过电机、串联弹性驱动器、气动肌肉、液压泵、气压泵等动力源产生主动力矩。

(1) 阻尼型 MCPK

大多数阻尼型膝关节机构通过微处理器根据检测信息改变膝关节阻抗(刚度和阻尼)来进行控制。被测量的信号是膝关节的角度位置和速度、从假肢髋部或残肢测量的肌电信号,以及装于假肢中的力或开关传感信号。阻尼型膝关节机构通过改变假肢瞬态函数或响应另一腿状态的关节阻尼或刚度来控制膝关节的机械阻抗。目前阻尼型膝关节大多采用气压、液压、磁流变、电流变的方式实现膝关节力矩控制。

用于假肢膝关节的气压阻尼器和液压阻尼器调节机理相似,均是通过微处理器控制电机调节气道或者油道中流量阀门的开度,从而调节气压或者液压阻尼,并以液压/气压缸配合弹簧来模拟人体肌肉和肌腱的阻尼和刚度作用,液压/气压阻尼器的黏性和集成弹簧的弹性组成一个可近似模拟人体肌骨动力学模型，这种模型是一种非线性人机复杂模型。因为气体的可压缩性很强，其阻尼具有反应速度快、阻尼力矩小的特点，与下肢假肢穿戴者行走过程中摆动相的阻尼要求特点比较接近，因此常被选择作为摆动相调节的阻尼器。液压阻尼性质与流体流动速度高度相关，同一管道，同样流体，因为流动速度不同，会表现出不同的阻尼性质。当液压油流速较低，处于层流状态时，液压阻尼与速度是线性关系。当流速较高，处于湍流时，阻尼与速度是非线性关系。智能假肢膝关节液压阻尼器设计即是建立在此种性质之上。通过调节液压通道内流量调节阀门开度的大小，使液压油从层流转换为湍流，从而使液压阻尼快速地调整，实现对膝关节阻尼力矩的调节，适应站立相和摆动相阻尼要求以及穿戴者行走速度的变化。图 4-1-58 为美国加州大学伯克利分校的 Radcliffe 教授在 1977 年提出的膝关节力矩与角度关系图，通过微电脑可控制液压/气压缸的阻力矩，以跟踪理论所需力矩，达到跟踪膝关节轨迹曲线的目标。

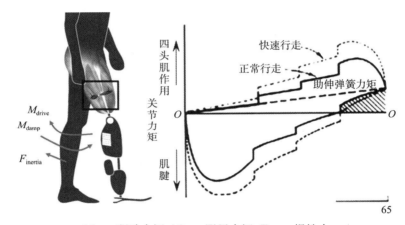

M_{drive}：驱动力矩；M_{damp}：阻尼力矩；$F_{inertia}$：惯性力

图 4-1-58　Radcliffe 人体假腿阻尼力矩曲线

　　基于磁流变与电流变阻尼的微电脑假肢膝关节工作原理相似。电磁变流体（MR 流体）是一种可在磁场下从黏性流体变化到半固体实现屈服强度可控的一种流体，通常利用电流进行磁场控制（如图 4-1-59）。当磁场或电场强度发生变化时，阻尼器内的磁流变液或电流变液的黏性也会随之改变。黏性的改变最终表现为阻尼的变化，由于此类阻尼器通过电流的变化即可直接改变阻尼，不需要额外的机械执行机构，因此阻尼调节的速度较快。冰岛 Össur 公司推出了基于磁流变阻尼的智能假肢膝关节 Rheo Knee，利用磁流变液

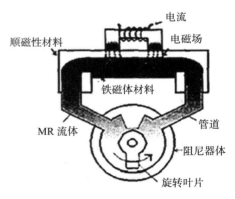

图 4-1-59　MR 的结构

运动粘度随电流大小变化的性质实现不同速度下膝关节阻尼的调整。

　　目前国际上已开发出了多种商品化的阻尼型微电脑膝关节，大部分具有一定的智

能,因此可以称为智能膝关节假肢产品,最有名的包括 Ottobock 的 C-Leg 4、Genium X3、Blatchford 的 Orion 3、IP、Smart IP、Adaptive Knee,Nabco 公司的 NI-C411,Tehlin 公司的 V one 和 Össur 公司的 Rheo Knee 3 等,其中 NI-C411 和 V One 膝关节是四连杆电子膝关节。综观这些最新的微电脑控制膝关节,大部分可以通过控制液压/气压/磁流变来同时控制摆动相的速度和支撑相的稳定性,此外,还可以适应不同的环境自动调整行走模式,如下坡/楼梯、绊倒、坐下等。不过这些关节的速度大多只有有限的几种(一般为高、中、低三种),不能随意适应任意步速的变化。有些假肢关节还能模拟人体支撑相的屈曲功能,如德林 V One 和 Blacthford 的 Adaptive Knee 就可以在支撑相前期产生一定的弯曲,以缓冲腿的步行冲击。Blacthford 公司的 Adaptive Knee 采用了液压/气压组合式阻尼机构,在摆动相主要依靠气压缸产生阻尼,而在支撑相主要依靠液压缸的作用,液压缸在膝关节弯曲的前 0~30°范围也起阻尼作用,以增加步态的稳定性,同时在摆动相伸展期末端液压阻尼还被用来缓冲关节的冲击力。Blacthford 公司的另一款微电脑膝关节 Smart IP 是在原 Adaptive 智能膝关节基础上改进而成的气压型,其无需训练,可以随时通过穿戴者按程序使假肢自动学习,以适应不同步速、不同环境、不同鞋重的变化。Ottobock 公司的 C-Leg 4 第四代智能仿生膝关节完全采用了液压缸。

微电脑假肢膝关节采用传感器检测假肢的角度和速度。现在的微电脑假肢膝关节除了改进步态外,还可以自动适应环境变化,提高患者的活动性能,减少能量消耗。Össur 公司推出的 Rheo Knee 3 是一款基于磁流变阻尼控制的智能膝关节。该膝关节除了利用磁流变技术实现关节的阻尼控制,还采用了功能强大的微处理器,其以高达 1 000 Hz 采样频率高速检测关节信号,这些信号包括利用速度传感器检测的速度信号和力传感器检测的压力信号。典型商业化阻尼型智能假肢膝关节如表 4-1-1 所示。

表 4-1-1 典型商业化阻尼型智能假肢膝关节

膝关节名称	自适应控制相位	阻尼类型	传感器
Smart IP	摆动相	气压	角度传感器,移动速度传感器,计时器
C-Leg 4	站立和摆动相	液压	惯性传感器,测压元件,膝关节角度传感器,计时器
Rheo Knee 3	站立相和摆动相	磁流变	测压元件,膝关节角度传感器,膝关节角速度传感器
Genium	站立相和摆动相	液压	陀螺仪,惯性传感器,膝关节角度传感器,膝关节力矩传感器,测压元件
Orion 3	站立相和摆动相	站立相液压摆动相气压	惯性传感器,膝关节角度传感器,力敏应变片
Smart Adaptive	站立相和摆动相	站立相液压摆动相气压	角度传感器,力传感器,计时器

（2）动力型 MCPK 的研究

主动控制型动力 MCPK 的控制十分复杂，这是因为：① 在行走的双脚支撑相形成了一个闭环的动力学链，因此是一个动力学不确定的结构；② 人体运动机构存在冗余性；③ 无论开环或闭环控制都需要跟踪轨迹，而轨迹是很难预先知道的；④ 存在随机的干扰性。此外，驱动能量也是主动 MCPK 的关键难题。主动（动力）膝关节所需能量的动力源非常大，且持续时间短，并增加了重量。自给能量系统是利用一个步态周期中储蓄的能量用于下一个周期步态的驱动。在支撑相，踝关节液压缸压缩储存器中的流体进行蓄能，在摆动相时液压膝关节机构被驱动并通过针阀进行控制。这个概念面临能量储存和使用的低效能问题。这些事实将是阻碍动力假肢商业化面临的主要问题。

在已有的研究中，动力型假肢主要是通过电机、串联弹性驱动器、气动肌肉、液压泵、气压泵等产生主动力矩，实现假肢的主动屈曲和伸展，使佩戴者更好地完成上楼梯等需要主动力矩的行走模式。2006 年，Össur 公司设计出第一台由电机驱动的动力型智能假肢 Power Knee（图 4-1-60），由电机代替正常人肌肉在行走中提供主动力矩，实现假肢的主动弯曲和伸缩，使佩戴者更好地完成上楼梯等需要主动力矩的行走模式。近两年来，国内市场也不断有公司将动力膝关节假肢投入实际应用中，比如瑞哈国际的主动助力智能膝关节（图 4-1-61）和健行仿生的动力式智能膝关节（图 4-1-62）。

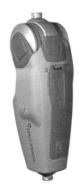
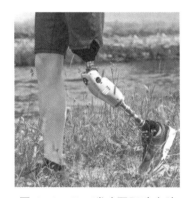
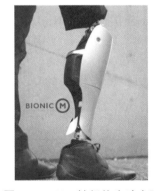

图 4-1-60　Össur 公司 Power Knee　　图 4-1-61　瑞哈国际动力膝　　图 4-1-62　健行仿生动力膝

（3）基本控制原理

微电脑控制假肢膝关节是智能假腿的核心部件。MCPK 实质是一种由内置微型计算机控制的液压或气压膝关节（也有的采用电磁流变阻尼控制）。其工作原理是，当微机接收到由传感器输出的信号后，经过数字处理再发出控制信号，控制微型马达转动来调节液压（或气压）缸的阀门以及时改变活塞的阻尼，达到对膝关节屈伸（小腿的摆动）速度的控制，从而实现自动跟随截肢者步行速度的变化以及在特定模式下对膝关节稳定性、灵活性的要求，使截肢者获得更稳定、更自然、更随意的步态，这里将其控制原理描述如图 4-1-63 所示。

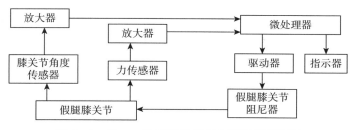

图 4 - 1 - 63 一般 MCPK 的控制原理模型框图

在一般的气压式液压控制装置中,其节流阀门一般是由人工调定在某一固定位置上,因此在使用中往往会由于人的行走速度变化而产生不尽人意的地方,人们一直想发明一种能够根据人的意愿来调节阀门开度的方法,但可想而知,要想用人工实时调节是不可能做到的。而采用计算机控制技术,则完全可以达到这个目的。通过安装在膝关节中的传感器检测出截肢者的步行速度与意愿工作模式,并将信号输入假肢的微处理器,由微处理器比较后选择合适的步行程序输给假肢气压缸或液压缸控制微电机,以便控制阻尼器活塞杆双向运动的阀门开度,从而实现对假肢摆动速度的控制。图 4 - 1 - 64 为 Ottobock 公司的 C-leg 液压膝关节的控制原理图。

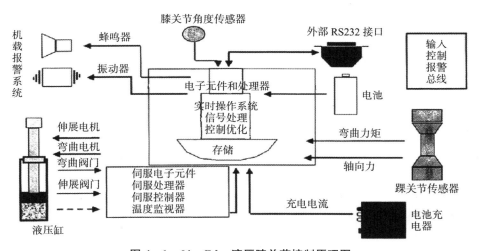

图 4 - 1 - 64 C-leg 液压膝关节控制原理图

具有智能的 MCPK 才能称为智能假肢膝关节,其智能性主要体现在两方面:① 智能感知——通过不同的传感器对假肢支撑相的状态和摆动相的速度变化分别进行检测和智能识别;② 智能控制——采用计算机控制的膝上假肢可以自动适应不同截肢者、步速及路况的变化,有效地保证支撑相的安全性及跟随摆动相速度,减少体力消耗。

（4）主要智能感知方法

智能感知在智能膝关节假肢控制系统中起着至关重要的作用。膝关节假肢的智能感知主要包括行走速度、步态相位和路况环境的识别。按照依赖的生物信号源的不同,智能感知方法主要可以分为基于生物力学信号和生物电学信号两种,基于生物力学信号的智能感知是通过采集下肢生物力学信号,如关节角度、角速度、三轴加速度、足底压力信息、电容信息等识别下肢运动信息;基于生物电学信号的智能感知方法,是通过采集人体肌电、脑电等生物电信号实现智能感知。

1) 基于生物力学信号的智能感知

生物力学信息分为运动学信息和动力学信息。下肢假肢的运动学信息是指采集髋、膝、踝关节速度、加速度、轨迹等信息;动力学信息是指采集髋、膝、踝角度、关节力矩、足底压力等信息。建立相应的运动学、动力学模型,进行行走信息预处理、特征提取等,最后通过人工智能算法分析不同行走模式识别,如图 4-1-65 所示。现有商品化的假肢产品均采用生物力学信号进行下肢截肢者行走意图识别,例如 Ottobock 公司的 C-Leg 智能仿生腿,Blacthford 公司和 Össur 公司的 Power Knee 下肢假肢。单纯基于生物力学信息不能获取直接的下肢行走意图,生物力学信息具有难以监测使用者的神经肌肉状态,无法实现截肢者对假肢的直觉控制,且对下肢运动信息识别存在延迟等问题。而且该方法还需要特殊的触发方式(如夸张的臀部伸展或向前/向后摇摆假肢等)来实现不同运动模式之间的切换,这给使用者带来了很大的心理和精神负担。

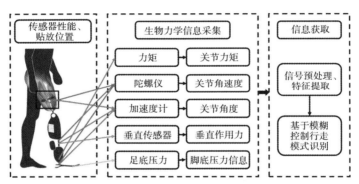

图 4-1-65　基于生物力学信息的智能感知原理示意图

2) 基于肌电信号的智能感知

目前的智能假肢大多是依靠物理传感器检测截肢者的身体运动以实现运动意图的识别,但识别往往滞后于动作的发生。而肌电信号与运动具有很强的相关性,且先于动作发生,故可利用假肢穿戴者自身肌电信号识别运动意图。图 4-1-66 所示为基于肌

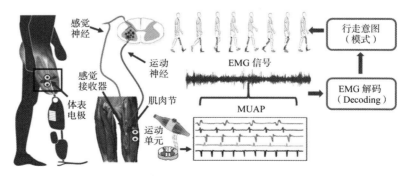

图 4-1-66　基于肌电信号的智能感知原理示意图

电信号识别膝上截肢者行走意图原理示意图。使用肌电信号进行截肢者行走意图识别研究主要包括表面肌电（surface electromyography，sEMG）信息解析、运动单元动作电位序列及目标肌肉神经功能重建（补充肌电信号源）三个方面，主要涉及传感器的安放位置、EMG 信号的特征组合及分类方法对截肢者行走意图识别准确率的影响等方面。

　　3）基于生物力学信号与肌电信号融合信息的智能感知

　　鉴于单一的生物力学信号或表面肌电信号作为控制信号源进行下肢行走意图识别都存在一定的不足，目前较多采用的解决方案是把生物力学信号或表面肌电信号在特征层面融合起来，有效提高步态模式识别的精度并减少步态模式转换的延迟，如图 4‑1‑67 所示。

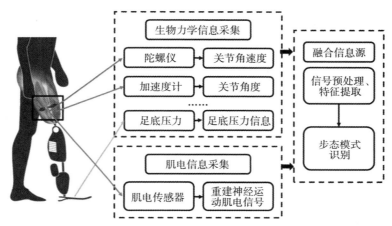

图 4‑1‑67　基于生物力学信号与肌电信号融合信息的智能感知原理示意图

　　虽然肌电信号在上肢假肢控制中已经得到了成功的应用，但下肢的运动涉及神经、肌肉、骨骼等多方面的相互作用，单纯的肌电信号无法精确反映人体协调步速、适应路况等复杂任务；此外，截肢者截肢程度越高，残留肢体肌肉越少，肌电信号源越少，加之 sEMG 的个体差异性和时变特性，无法为下肢高位截肢者提供充足、稳定（易受肌肉阻抗、皮肤汗液、表皮毛发及外部电磁干扰）的信息实现行走意图的精确识别是 sEMG 存在的问题。目前基于肌电信号控制下肢假肢的研究大部分停留在实验室水平和理论研究阶段，距离应用还有一定差距。

　　（5）主要智能控制方法

　　微电脑膝关节主要用于智能假腿（Intelligent Prosthetic Leg，IPL），而 IPL 可归结为一个自然不稳定、强耦合、非线性、柔性系统实时轨迹跟踪问题。跟踪的目标是膝关节的屈伸角度随时间的变化曲线，控制对象是膝关节处的阻尼器，这种轨迹跟踪是一个典型的复杂系统控制问题，因此假肢膝关节需要进行智能控制。主要涉及的智能控制方法很多，这里主要介绍两种最主要的智能控制方法。

　　1）基于有限状态机（Finite State Machine，FSM）的专家控制方法

　　基本步态划分为支撑相和摆动相。支撑相指脚与地面接触阶段；摆动相指脚与地面分离阶段。支撑相初期膝关节的屈伸，称为自适应弯曲；支撑相末期膝关节的屈曲，称为预摆动。人正常步态周期约 0.65 s，其中摆动相约占 59%，支撑相约占 41%。以往智能

假腿的步态规划基于上述基本步态,不同步速下的基本步态存储在芯片上。行走速度改变时,选择最接近的基本步态作为规划结果。若步速与存储步速差别较大,新的步态要在最接近的步态基础上进行调整。该方法不适合下楼梯或走斜坡等特殊情况。仿生腿步态规划要在基本步态基础上用有限状态机 FSM 方法进行详细规划下肢假肢下楼梯、走斜坡等步行模式控制大多采用了一种叫做"顺序有限状态机"(Sequence Finite State Machine,SFSM)的专家控制技术。该方法对典型的步态进行详细规划。

单脚在一个步态周期中包括 7 个典型事件(Ii):

① HC 表示脚跟着地

② FF 表示脚与地面完全接触

③ HO 表示脚跟离地

④ TO 表示脚尖离地

⑤ FC 表示脚到达离地最高点

⑥ TV 表示小腿与地面垂直

⑦ LS 表示腿伸直

单脚在一个步态周期中包括 8 个典型状态(Si):

① 支撑相初期(EST)

② 支撑相中期(MST)

③ 支撑相末期(LST)

④ 双腿支撑(DLST)

⑤ 摆动相早期(ESW)

⑥ 摆动相中期(MSW)

⑦ 摆动相末期(LSW)

⑧ 停止(SIT)

典型事件(Ii)与典型步态状态(Si)在步态周期中的关系如图 4-1-68 所示。

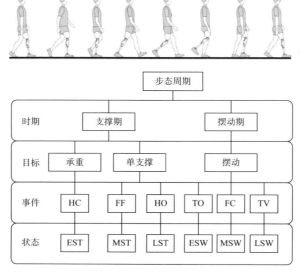

图 4-1-48　SFSM 控制的典型事件与典型步态状态关系图

FSM 方法由变换函数 f 和动作函数 fa 实现：

$$A_i = fa(S_i) \qquad (4-1-12)$$

$$S_i + 1 = f(S_i, I_i) \qquad (4-1-13)$$

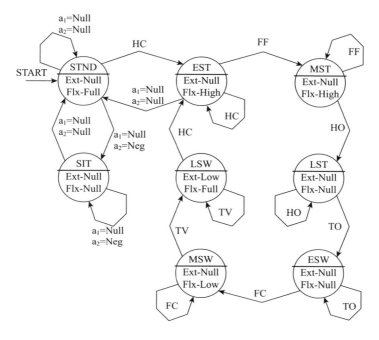

Ext - 伸展，Flx - 屈曲，Null - 阀门全开，Full - 阀门全关，High - 高阻尼，Low - 低阻尼

图 4 - 1 - 69　基于 SFSM 的一般假腿控制模型

其中：S_i 为步态当前状态；$S_i + 1$ 为下一步状态；I_i 为当前输入，即使状态发生变换的典型事件；$I_i \in (HC, FF, HO, TO, FC, TV, LS)$。

输入事件由系统的传感器检测，MCPK 根据动作函数制定的规则进行动作输出（Ai），输出动作在实际控制中即是给阻尼器或驱动器的电信号（模拟或数字信号）。基于 SFSM 的一般假腿控制模型如图 4 - 1 - 69 所示。

2）神经网络控制方法

神经网络控制是指在控制系统中，应用神经网络技术，对难以精确建模的复杂非线性对象进行神经网络模型辨识，或作为控制器，或进行优化计算，或进行推理，或同时兼有上述多种功能。

人工神经网络也简称为神经网络或连接模型，是对人脑或自然神经网络若干基本特性的抽象和模拟。人工神经网络以对大脑的生理研究成果为基础的，其目的在于模拟大脑的某些机理与机制，实现某个方面的功能。人工神经网络的定义是："由人工建立的以有向图为拓扑结构的动态系统，它通过对连续或断续的输入作状态相应而进行信息处理。"。神经网络具有以下特点：① 能够充分逼近任何复杂的非线性关系；② 全部定性或定量的信息都均匀分布存在于网络内的各神经元，因此有很强的容错性和鲁棒性；③ 使用并行分布处理的方式，让大量运算成可以快速完成。

国外对智能控制的假肢应用还不多见，基本上是基于理论和仿真研究。理论研究大多集中在模糊控制、神经网络、专家控制、分层多级控制等智能控制方法。实际电子腿应用智能控制还很简单或少见，如德林公司的模糊控制、Össur 的 Rheo knee 采用动态学习记忆矩阵算法（DLMA）、英中耐的 Adaptive 腿以及 Ottobock 的 C-Leg 中使用了专家控制进行模式识别。有文献曾研究了基于 FEL（Feedback-Error Learning）的 BP 网络控制器与 PD 控制器结合的神经网络监督控制，也有人应用类似的方法控制瘫痪病人大腿外部动力控制的关节位置。典型的 FEL 方法使用机器映射代替闭环控制中反馈环节的参数估计。FEL 是一个前向神经网络结构，当训练时，其学习控制对象的逆动力学模型。在神经网络训练中引入了比例微分（PD）控制器来保证稳定性。FEL 控制器的训练是通过基于 PD 控制器的输出来改变权值实现的。所使用的学习规则是基于 Hebbian 的学习方法，公式如下：

$$w_{inew} = w_{iold} + u_{PD}A\eta\Delta t \qquad (4-1-14)$$

其中：w_{inew} 为新的权值，w_{iold} 为旧权值，u_{PD} 为 PD 控制器的输出，A 为与权值有关的神经网络项，η 为学习速率，Δt 为计算机仿真用步长。

阻尼损失通过理想速度与权值相乘获得，然后把此损失加入控制信号。最后，FEL 控制器的控制量被加入 PD 控制输出量进行控制。如果真正的逆动力学模型已学习好，则神经网络将单独提供控制所需的信号以跟踪理想的轨迹。在训练初期，神经网络产生的信号相对 PD 控制器的信号较弱，然而，随着神经网络完成训练，神经网络的输出信号将完全接替 PD 控制器工作。这种控制还有适应控制对象不稳定性的强鲁棒性。图 4-1-70 是一种基于小脑模型神经网络（Cerebellar Model Articulation Controller，CMAC）的智能膝上假肢控制器，基于 CMAC 的 PD 监督控制实现步速跟随，并配合基于规则的专家控制来识别行走模式。这种控制方法具有动态记忆和快速随动控制能力，可实现假肢对健康腿步速的实时跟踪。

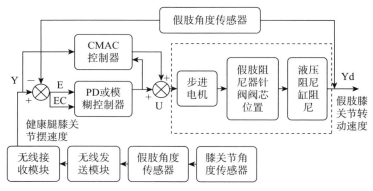

图 4-1-70　基于 CMAC 控制的步速跟随控制原理框图

第二节 轮椅车

一、轮椅车基本概念

轮椅车是为行走或移动困难者提供轮式移动和座椅支撑的设备。轮椅车使用的主要目的是能为满足轮椅车使用者在安全可靠条件下的移动与支撑的需求。一般来讲,一台适用的轮椅车应能够满足使用者需求和环境条件,可提供合理的安装和体位支撑功能,且安全、耐用。根据我国国家标准(GB/T 16432—2016),轮椅车根据其动力源可分为人力轮椅车和电动轮椅车。

二、轮椅车分类

(一)人力轮椅车

人力轮椅车是一种为移动功能障碍者提供座椅支撑系统和轮式移动功能的装置,它主要依赖轮椅车使用者或护理者的人力驱动,如轮椅车使用者使用手轮圈推动轮椅,或护理者使用扶手推动轮椅,从而实现轮椅车移动功能。

人力轮椅车根据其主要功能又分为双手轮圈驱动轮椅车、双手摆杆驱动轮椅车、单侧驱动无动力轮椅车、具有动力辅助的手轮圈驱动轮椅车、脚驱动轮椅车、护理者推行轮椅车、具有动力辅助的护理者推行轮椅车。

此外,人力轮椅车根据用途可以分为人力站立轮椅车(即通过连杆传动或螺纹传动将人从坐姿转移到站姿,并可维持站姿的辅助器具)、倾躺手动轮椅车、雪地轮椅车、沙滩轮椅车、泳池用轮椅车等。

(二)动力轮椅车

动力轮椅车是指带有动力推进装置,旨在为有限移动的移动功能障碍者提供轮式移动和身体支撑的轮式机动车,包括站立式动力轮椅车(能升起并保持人处于站立姿势的轮椅车)、斜躺式动力轮椅车、带可升起或后倾椅座的轮椅车、雪地轮椅车和沙滩轮椅车等。动力轮椅车的动力主要来自电动机或内燃机,常见的动力轮椅车基本都是采用电动机驱动方式。

三、轮椅车工作原理

轮椅车设计的目的是为了制造出性能优良的轮椅车,设计的关键是保证轮椅车的运动能力,让使用者参与尽可能多的活动。至少,轮椅车应该对使用者有一个积极生活的导向,对他们的健康和安全不存在任何负面影响。舒适性和安全性是影响长期使用者生活质量的两个重要因素。这两个因素将决定轮椅在提供适宜的坐姿和坐姿摆位功能的同时,其强度、耐用性和安全性不受影响。此外,移动性、可操纵性和稳定性也是轮椅车设计时应该综合考虑的问题。所以,轮椅车设计的各方面都要考虑周全,因为轮椅车几乎是使用者日常生活与活动的最重要支撑。下面我们介绍一下常见轮椅车的基本结构及功能。

(一)轮椅车的结构

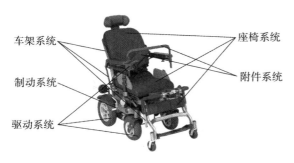

图 4-2-1 轮椅车基本结构

一般来讲,轮椅车主要包括车架系统、座椅系统、驱动系统、制动系统和附件系统(图 4-2-1)。

1. 车架系统

轮椅车的车架系统也是轮椅车的机架,也称骨架,用来支撑座椅系统、容纳驱动系统零部件的零件。其可分为固定式和可折叠式,由支撑架、大架、脚踏管和小轮座组成。

固定式车架系统采用框架式设计来保证座椅系统的稳定性,此外,框架式结构具有对称性特征,保证轮椅车左右驱动系统的悬挂结构稳定与平衡。可折叠式结构采用剪叉机构,利用铰链的转动完成从框架到平板的姿态转变。因此,体积大、重量重的轮椅车多采用固定式车架系统,而可折叠式车架系统多用于轻型便携轮椅车的设计中。

轮椅车车架系统还可根据车架材质不同分为铁皮车架、钢管车架、铝合金车架、航钛铝合金车架。轮椅车车架材质不同成本不同,大多经济型轮椅车通常采用铁皮车架或钢管车架,但其笨重又容易变形。较好的轮椅车通常采用铝合金车架或航钛铝合金车架,价格相对较高,但其在保证轻质的性能同时具有可靠的刚度。

2. 座椅系统

轮椅车的座椅系统是轮椅车重要的组成部分,它主要用来支撑乘坐者背部、臀部、上肢和下肢。包括靠背、旁板、扶手、脚踏套、座椅、防尘盖、腿带、脚踏板、脚踏板调节螺栓。

轮椅车的座椅系统按照座椅的结构类型可以分为帆布型座椅、沙发型座椅及具有姿态矫正功能的摆位型座椅。帆布型座椅(图 4-2-2A)具有轻质、便携、可折叠、造价低等优点。但由于其结构对臀部和背部的支撑度较低。因此其比较适合驱动控制能力正常、坐姿平衡能力良好的移动功能障碍者使用。沙发型座椅(图 4-2-2B)具有基本身体适配的泡棉质座椅,与汽车的驾驶座椅结构相同,可提供中等程度的躯干和骨盆支撑功能,故其比较适合身体平衡能力不足的功能障碍者使用。摆位型座椅(图 4-2-2C)不仅具有座椅参数(包括座椅尺寸及各种角度)的可调性,也具有各种坐姿摆位辅具(各式专业背垫、头靠、各部位支撑垫等),这类型座椅系统比较适合身体控制能力严重不足或身体变形,以及具有进行性疾病的功能障碍者使用。

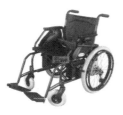
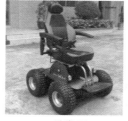
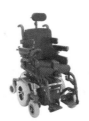

A 帆布型　　　　　　　　B 沙发型　　　　　　　　C 摆位型

图 4-2-2 轮椅车车座椅结构类型

靠背是与座椅紧密连接的部件,可分固定式和角度可调式。此外,按靠背的高度还可分为普通靠背和高靠背。普通靠背的上缘位于腋后缘的下方,不妨碍肩胛骨的运动;高靠背应超过肩部。为了满足用户不同功能障碍需求,轮椅车还可适配具有折叠器的扳手和折背器。

扶手主要用于支托乘坐者手臂,分固定的和可拆卸的。可拆卸的便于患者从轮椅车侧面进出轮椅车。通常采用泡沫材料和软塑料合成,或高密度聚氨酯(简称 PU)发泡成型的垫块,固定在挡板支架上。脚踏板承托小腿部和足部,通常采用硬质塑料或铝合金材料制作,安装在脚托架下方。

3. 驱动系统

驱动系统包括把手(包括推手管和把手套)、轮胎、手推圈、辐条、轮圈、小脚轮、前叉等结构。其中轮胎、手推圈、辐条、轮圈组成驱动轮,是主动轮。手推圈是安装在驱动轮上的环状物,用来操纵轮椅车进退和速度,掌控行驶方向。

电动轮椅车主要有三种驱动方式:

(1)前轮驱动轮椅车(图 4-2-3A),其驱动轮在轮椅车前侧,后轮为导向轮,具有转向灵敏且精确度高、可以跨越较高的障碍等优点。但是由于前轮驱动其直线前进的稳定性较差,这类型轮椅车比较适合在室内使用。

(2)中间轮驱动的电动轮椅车(图 4-2-3B)具有三排轮子,其中中间大轮为驱动轮,前后小轮均为导向轮。小脚轮和前叉结构组成小轮,又称导向轮,是被动轮,通常位于底座支架前下方,随驱动轮变换轮椅车的行驶方向。该类型轮椅车较前轮驱动和后轮驱动两种类型轮椅车相比具有最小的转弯半径。但由于前后的小轮支撑设计限制了其直线行进稳定性及跨越障碍性能。

(3)后轮驱动电动轮椅车(图 4-2-3C),其驱动轮在轮椅车后侧,其前轮为导向轮,

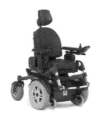
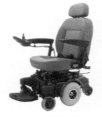
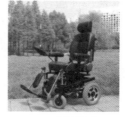

A 前轮驱动　　　　　　B 中间轮驱动　　　　　　C 后轮驱动

图 4-2-3 不同驱动类型的电动轮椅车

具有直线前进稳定性高的特点。但由于其驱动轮在后侧，其转向灵活度较差，且原地回转的半径较大。因此，该类型轮椅车更适合空间较大的社区使用。

（4）制动系统

制动系统包括后手刹、驻立刹车、电子驻车等。一般对于手动轮椅车来说，鼓式制动较少，通常采用轮缘阻尼方式制动，安装在车架前侧的有效距离位置上；而对于电动轮椅车来说，电子驻车采用的比较多。

（5）附件系统

附件系统包括安全带、拐杖支撑架、背包架等。

（二）手动轮椅车驱动原理

轮椅车可以通过使用者残余的肢体功能对轮椅车的驱动系统提供动力，这种轮椅车就是手动轮椅车，又称普通轮椅车。最常见的手动轮椅车为双手轮圈驱动轮椅车，其是一种通过轮椅车使用者自行推动的手轮圈来实现轮椅车自身移动的轮椅车。为了便于轮椅车使用者操作，手轮圈被直接设计在驱动轮上，基于杠杆原理减轻轮椅车使用者推动力，所以为了省力，手轮圈的直径不应设计太小，但设计过大会增大座椅高度，引起安全稳定问题。

然而，双手轮圈驱动轮椅车由于力臂长度的限制，无法满足上肢功能较弱的使用者使用，而双手摆杆驱动轮椅车车采用齿轮传动与连杆机构原理，通过使用者通过双手往复推动摆杆，以此增大力臂减小驱动力来帮助使用者驱动轮椅车，使用者操作省力且方便。单侧手动轮椅车是一种使用者通过单手驱动的轮椅车，可分为单侧摆杆驱动轮椅车和单侧手轮圈驱动轮椅车。它们的工作原理与双侧手动轮椅车相同，驱动系统的主动机构由摆杆和齿轮组组成，通过操作摆杆实现轮椅车向前和向后移动。

动力辅助手动轮椅车是指在人力轮椅车的基础上增加一个或者两个电动驱动机构驱动一个或两个车轮的轮椅车。传统上电动驱动机构常被安置在车轮上直接驱动，如今，为了更方便使用者的拆装助力装置，设计者将动力助力装置设计成轮椅车的第三个轮子，将人力动轮椅车变成电动三轮车形式，由外置的第三轮牵引人力轮椅车进行移动。

脚驱动轮椅车是使用者直接用自身的脚驱动的轮椅车。该类型轮椅车与用手驱动轮椅车的基本结构相同，但不同的是，由于脚作为轮椅车运动的动力驱动器，所以该类型轮椅车车没有腿托及小脚板等下肢支撑机构，使用者需要通过自己的双脚步行前进。

推动轮椅车是一种通过护理人员双手推动和操控的轮椅车，包括推车等。此类型轮椅车与前述普通轮椅车结构相似，但为了方便护理者推动轮椅车，把手的高度更符合人因工程学中的立姿作业尺寸，且其骨架系统轻质、灵活，便于操控。

（三）电动轮椅车工作原理

电动轮椅车由人机交互系统、控制器、电源系统和电机几个部分组成。操纵杆是用户和轮椅车之间最常见的人机交互方式，除此之外，其他人机交互方式请参考第二章。

控制器是电动轮椅的大脑,主要用于识别人机交互系统下达的命令并将命令传递给电源系统和驱动电机完成任务。

如今,常见的电动轮椅车所采用的驱动电机主要有两种类型,一种为直流有刷电机,一种为直流无刷电机。传统上一般采用直流有刷电机驱动,但近年来随着开关逆变器技术的发展和普及,直流无刷电机在电动轮椅车上得到广泛的应用。本书以一种配备直流无刷电机和行星减速器的电动轮椅车(如图 4-2-4)为例来介绍电动轮椅驱动工作原理。

在电动轮椅控制系统中,其包括两层反馈控制,即轮椅车姿态控制和车轮速度控制。这里轮椅车姿态是水平面上轮椅的姿态,即轮椅车的偏转角度,这个参数常通过两个轮椅的参考速度来获得。轮椅车车轮速度控制属于低级控制,车轮速度微控制器通过接收操纵杆位置信息和姿态控制器命令,并将命令传递给车轮驱动电机实现速度控制。通常操纵杆的位置信息由其半径和偏转角度表示;轮椅车的参考线速度和角速度是角度的归一化函数,并按半径缩放。通过构建电动轮椅车运动学,可将这些参数转换成左右轮驱动电机的参考速度。

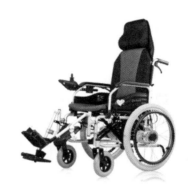

本案例采用三个霍尔效应传感器和一个解耦电流传感器设计了一种基于 DSP 的三相无刷直流电机控制器,实现车轮速度控制和转矩控制。无刷直流电机有效的转矩和速度控制的关键是基于转矩和反电动势方程。霍尔效应传感器用于检测转子磁极相对于定子绕组的位置,为逆变器提供换相信息。解耦电流传感器由并联电阻组成,用于检测电机直流母线电流、通过实时监测电流可进行过流保护。电流控制由 PI 控制器和脉宽调制(PWM)信号实现。速度控制器根据速度误差和 PID 控制器计算新的电流。

图 4-2-4　手动、电动混合型轮椅车

1. 硬件结构

本案例所设计的电动轮椅控制器有手动和电动两种模式,手动和电动模式转换轮椅车的框图如图 4-2-5 所示,轮椅车由五个部件组成,包括轮椅车姿态控制器、车轮速度控制器、三相逆变器、无刷直流电机和轮椅车本体。

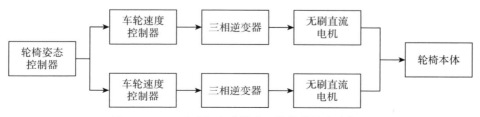

图 4-2-5　手动和电动模式可转换轮椅车方框图

无刷直流电机与三相永磁同步电机的结构相同,由逆变器供电,逆变器将直流电压转换为三相交流电压。这里的无刷直流电动机是一个 250 W 的盘式电机,与行星齿轮减速器共同形成驱动系统。无刷直流电机的等效电路如图 4 - 2 - 6 所示。

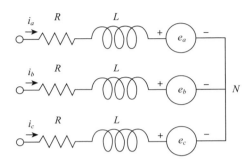

图 4 - 2 - 6　无刷直流电动机的等效电路

无刷直流电机的电压方程可以表示为:

$$\begin{bmatrix} V_a \\ V_b \\ V_c \end{bmatrix} = \begin{bmatrix} R & 0 & 0 \\ 0 & R & 0 \\ 0 & 0 & R \end{bmatrix} \begin{bmatrix} i_a \\ i_b \\ i_c \end{bmatrix} + \begin{bmatrix} L & 0 & 0 \\ 0 & L & 0 \\ 0 & 0 & L \end{bmatrix} \frac{\mathrm{d}}{\mathrm{d}t} \begin{bmatrix} i_a \\ i_b \\ i_c \end{bmatrix} + \begin{bmatrix} e_a \\ e_b \\ e_c \end{bmatrix} \qquad (4 - 2 - 1)$$

这里,R 是相电阻,L 是相电感,V_a、V_b、V_c 是相电压,i_a、i_b、i_c 是相电流,e_a、e_b、e_c 是反电动势。

电机产生的转矩为:

$$T = \frac{e_a i_a + e_b i_b + e_c i_c}{\omega} \qquad (4 - 2 - 2)$$

其中,ω 是指电机的角速度。

对于驱动系统,基于 DSP 的无刷直流电机控制器由 DSP 和三相逆变模块组成。该 DSP 处理器提供多个微控制器外围设备,如脉宽调制(PWM)发生器和模数转换器(ADC)。在图 4 - 2 - 7 的三相逆变器模块中,无刷直流电机驱动功率器件使用功率 MOSFET。功率 MOSFET 需要驱动器件,本案例所选的 MOSFET 驱动器是 IR2101,DSP 的 PWM 输出信号接入 MOSFET 驱动器。左右轮电机采用两对独立的 PWM 发生器。电流传感由一个低阻抗的并联电阻器实现,其电压降通过 ADC 模块获取,用于过流保护和电流反馈。电机配备三个霍尔效应传感器,传感器输出直接连接到 DSP 的捕捉单元,用于检测转子轴位置,为电子换向和速度反馈提供信息。霍尔效应传感器提供三个 180°(电角度)重叠信号,如图 4 - 2 - 8 所示,有六个换向点。通过检测霍尔传感器输出的上升沿和下降沿,得到相应的换相信息。

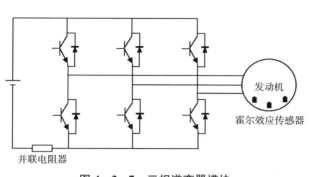

图 4-2-7　三相逆变器模块

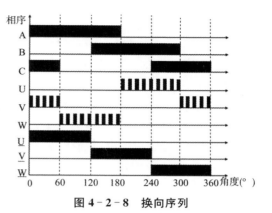

图 4-2-8　换向序列

2. 控制器设计

无刷直流电机转矩和速度控制的关键是基于转矩和反电势方程。反电动势的大小可以写成：

$$E = 2NlrB\omega \qquad (4-2-3)$$

力矩为：

$$T = \left(\frac{1}{2}i^2\frac{\mathrm{d}L}{\mathrm{d}\theta}\right) - \left(\frac{1}{2}B^2\frac{\mathrm{d}R}{\mathrm{d}\theta}\right) + \left(\frac{4N}{\pi}Brl\pi i\right) \qquad (4-2-4)$$

式中，N 为每相绕组匝数，l 为转子长度，r 为转子内径，B 为转子磁通密度，ω 为电机角速度，i 为相电流，L 为相电感，θ 为转子位置，R 为相电阻。无刷直流电机速度控制方案如图 4-2-9 所示。

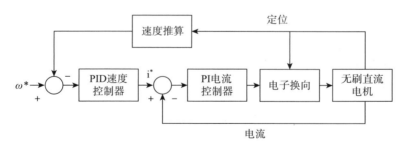

图 4-2-9　速度和电流控制方案

（1）电流控制

如图 4-2-9 所示，并联电阻器用于检测电流，其电压降通过 ADC 模块转换得到，通过电压降和阻抗值计算出电流值，当检测到电流值达到允许的最大电流时激活过流保护。电流控制是通过改变 PWM 的占空比来实现的，每个电流控制器周期开始时加载一个新的占空比。PWM 脉宽是通过比较测量的实际电流和期望的参考电流来确定的。PI 电流控制器：

$$e^i = i^* - i$$

$$d = K_p^i e^i + K_i^i \int e^i \, \mathrm{d}t \qquad (4-2-5)$$

式中，i^* 是参考电流，i 是实际电流，e^i 是电流误差，d 是 PWM 占空比，K_p^i 是比例增益，K_i^i 是积分增益。

在电流控制器的设计中，需要对无刷直流电机的电气参数进行估计。无刷直流电机电流一次只能流入三相中的两个，可将无刷直流电机的等效电路简化为有刷直流电机的等效电路，无刷直流电机简化后的转矩和反电动势方程如下所示：

$$V = Ri + L \frac{\mathrm{d}i}{\mathrm{d}t} + e, e = \frac{T}{i}\omega = K_B\omega, T = \frac{e}{\omega}i = K_T i \qquad (4-2-6)$$

式中，K_B 是反电动势常数，K_T 是转矩常数。本书所用无刷直流电动机的电气参数如下：

$$R = 0.318[\Omega], L = 70.9[\mu H]$$
$$K_B = 0.147\,4[V_{sec}], K_T = 0.147\,4[Nm/A]$$

这里给出了电流控制器和电机的开环传递函数：

$$G_C(s)G_p(s) = \frac{K_l^i(1 + (K_P^i l K_I^i)s)}{s} \frac{1}{Ls + R}$$
$$= \frac{K_P^i s + K_I^i}{s(Ls + R)} = \frac{n(s)}{d(s)} \qquad (4-2-7)$$

闭环极点是系统的根：

$$d(s) + kn(s) = 0$$
$$s(Ls + R) + k(K_P^i s + K_I^i) = 0 \qquad (4-2-8)$$

（2）速度控制

速度反馈来自位置传感器输出信号。如前所述，无刷直流电机旋转一周有 6 个换向信号。在此案例的电机中，两个换向信号之间有 7.5°（机械角）。速度可以写成

$$\omega = \frac{\Delta\theta}{\Delta t} \qquad (4-2-9)$$

式中，$\Delta\theta$ 为 7.5°（机械角）。可以从两次捕获之间计算的经过时间 Δt 中获得速度。两个换向信号之间的角度差是恒定的，因为霍尔效应传感器相对于电机是固定的。根据速度误差和 PID 控制方程，计算出新的参考电流：

$$e^\omega = \omega^* - \omega$$
$$i^* = K_P^\omega e^\omega + K_I^\omega \int e^\omega dt + K_D^\omega \frac{\mathrm{d}e^\omega}{\mathrm{d}t} \qquad (4-2-10)$$

式中，ω^* 为参考速度，ω 为实际速度，e^ω 为速度误差，K_P^ω 为比例增益，K_I^ω 为积分增益，K_D^ω 为微分增益。

对于每个车轮，电机和负载的力学模型如图 4-2-10 所示，动力学方程可以写成

$$T = J\frac{\mathrm{d}^2\theta}{\mathrm{d}t^2} + B\frac{\mathrm{d}\theta}{\mathrm{d}t} + T_\mathrm{L} \tag{4-2-11}$$

式中，T_L 表示负载转矩，J 表示转动惯量，B 表示阻尼系数。

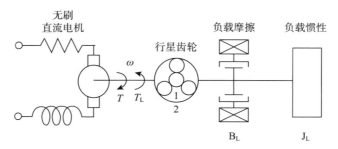

图 4-2-10　无刷直流电动机的力学模型

结合式（4-2-10）和式（4-2-11），可用 PID 控制器建立速度反馈系统。

$$G_\mathrm{C}(\mathrm{s}) = (l + K_\mathrm{D}^\omega s)\left(\frac{K_\mathrm{I}^\omega(1 + (K_\mathrm{P}^\omega l K_\mathrm{I}^\omega)s)}{s}\right)$$

$$G_\mathrm{P}(s) = \frac{K_\mathrm{T}(K_\mathrm{I}^i + K_\mathrm{P}^i s)}{LJs^3 + (LB + BJ + JK_\mathrm{P}^i)s^2 + (RB + K_\mathrm{P}^i B + K_\mathrm{I}^i J + K_\mathrm{T}K_\mathrm{B})s + K_\mathrm{I}^i B} \tag{4-2-12}$$

（3）姿态控制

利用式（4-2-13）对轮椅车的非完整运动学进行了建模：

$$\begin{cases} v_1 = v + L\omega \\ v_2 = v - L\omega \end{cases} \begin{cases} \omega_1 = v_1/R \\ \omega_2 = v_2/R \end{cases} \tag{4-2-13}$$

其中，v 是轮椅车的线速度，ω 是轮椅车的角速度，v_1 和 v_2 表示左右电机的参考线速度。符号 $2L$ 和 $2R$ 是轮椅车的宽度和车轮的直径，如图 4-2-11 所示。操纵杆的位置由半径 r 和角度 θ 表示，如图 4-2-12 所示。如图 4-2-13 所示，轮椅车的线速度和角速度是角度的归一化函数，并按半径缩放。使用非完整轮椅车运动学，将这些值转换为左右轮电机的参考速度，如图 4-2-14 所示。

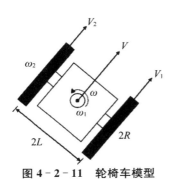

图 4-2-11　轮椅车模型

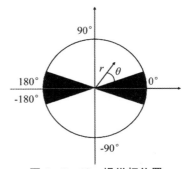

图 4-2-12　操纵杆位置

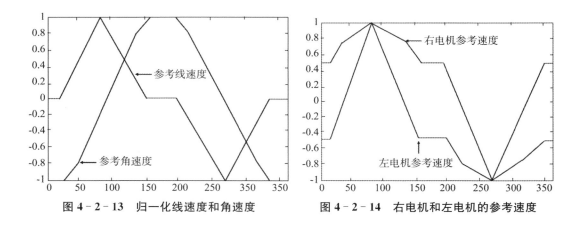

图 4－2－13　归一化线速度和角速度　　　　图 4－2－14　右电机和左电机的参考速度

（4）电动轮椅车制动方法

1）电磁失电制动器

在轮椅车的控制中,除了控制其正常的行驶还必须考虑安全有效的制动控制方法。大多电动轮椅车使用的是电磁失电制动器,其原理是,当励磁线圈接通额定电压（DC）时,电磁力吸合衔铁,使衔铁与制动盘脱离（释放）,这时传动轴带着制动盘正常运转或启动;当传动系统分离或断电时,制动器也同时断电,此时弹簧施压于衔铁,迫使制动盘与衔铁及法兰盘之间产生摩擦力矩,使传动轴快速停转。

2）电涡流缓速器

也有的电动轮椅车采用名为电涡流缓速器的制动装置。当我们用某种方式（推动缓速器的手挡开关或踩下制动踏板）给缓速器的定子线圈通入直流电的时候,定子线圈会产生磁场,该磁场在相邻铁芯、磁轭板、气隙、转子之间形成一个回路。此时,如果转子和定子之间有相对运动,这种运动就相当于导体在切割磁力线,根据电磁感应原理,在导体内部会产生感应电流,同时感应电流会产生另外一个感应磁场,该磁场和已经存在的磁场之间会有作用力,而作用力的方向永远是阻碍导体运动的方向。这个作用力就是缓速器制动力矩的来源。

电动电涡流缓速器的电气控制系统由微电脑控制,当车速达到一定速度时,微电脑控制系统进入工作待命状态,推动缓速器的手挡开关或踩下制动踏板后,微电脑控制系统就会根据手挡打开的挡位或气压开关接通的个数,分别以不同的级数,逐渐增加缓速器涡流强度,使车辆获得不同的制动力。

第三节 五官假体

一、五官假体基本概念

五官假体在医学上又称五官修复体,是一种主要替代人体体外器官与组织的康复器械。五官假体属于体外修复体,最具代表性的有假眼(义眼)、假鼻、假耳、假牙等,其外观与色泽与其原器官相似,佩戴后肉眼不易察觉。但是不具备原器官或组织的功能,是一种弥补外观缺陷的补救措施。

二、五官假体分类

(一)假眼

假眼即人工佩戴假眼。患者佩戴假眼并不能让患者的视力得到恢复,而是补救面部缺陷的一种措施。由疾病、意外事故造成的眼部残疾或缺失,可通过安装假眼来改善外貌。假眼的种类多种多样,主要包括高分子假眼、水晶假眼、软性假眼、树脂假眼、玻璃假眼、陶瓷假眼等,其中高分子假眼使用频繁最高。据不完全数据统计,目前95%的假眼都采用高分子材料进行定制。其中玻璃假眼、陶瓷假眼等已逐渐淡出市场。

1. 高分子假眼

高分子假眼由高分子聚合物制作而成,是全球应用最广泛的假眼之一。低档高分子假眼费用低廉但术后效果较差,患者佩戴1至2年后,高分子材料的稳定性逐渐降低,在假眼内部逐渐出现泛黄、爆裂等现象,最终破损。高档高分子假眼价格高昂但是术后效果较好,具有较高的仿真性,使用寿命长达15至20年,在使用期间不易出现泛黄和褪色等现象,但是因其材质的特殊性,导致加工工艺变得极其复杂,后期的维护保养需要专业人士提供技术支持。

2. 软性假眼

软性假眼由水凝胶材料制作而成。软性假眼优点在于对眼腔刺激小,耗材低廉,定制成本相对便宜。不足之处在于目前制作软性假眼的材料容易发生褪色等现象,与正常人眼区别较大,肉眼即可识别,外观差。此外水凝胶材料导致软性假眼具有一定的亲水性,若长时间佩戴会引起眼腔干涩等并发症,大大降低佩戴者的舒适性。

3. 玻璃假眼

玻璃假眼的材料为六氟铝酸钠(Na_3AlF_6)。相对于其他的假眼,玻璃假眼最大的优点在于其光泽度优良,具备较高的平滑性。但玻璃假眼的弊端因其较高的光泽度带来的镜面反射,导致与真眼外观差异较大,同时由于六氟铝酸钠受外力容易破裂,因此玻璃假眼容易损坏,导致后期的维护成本大幅增加。此外长期佩戴较重的玻璃假眼会产生眼睑松弛、外翻等不良并发症,大大降低佩戴者的舒适性。

4. 电子眼

电子眼又称智能眼,其原理是通过传感器将外界光源转换成的电磁信号,并传输至视网膜植入装置,再由视网膜植入装置按指令依次放电刺激眼底神经,电信号经过眼底神经传导至视觉中枢神经产生影像。电子眼目前只能辨别明暗及物体的基本形状,尚未具备完全恢复患者视力的能力。

(二)假耳

假耳用于耳朵缺损者的代偿,是一种耳赝复体。义耳的制作一般采用水胶体印模材料来印刻耳部的轮廓形态或缺损部位形态,根据该形态翻制石膏模型后用蜡镜像雕刻完成。亦可参照与健耳轮廓相似的石膏模型,用蜡翻制,然后再用蜡仿照健耳轮廓镜像进一步雕刻,构建缺损的耳廓形态,使其与健侧耳廓相对称。义耳的修复材料一般使用可着色的医用硅橡胶,在色泽方面能与周围组织肤色相融合。在强度方面较普通硅橡胶强,使用寿命可达2至3年,每日可从皮肤上取下。在实际运用中,受紫外线、空气污染、化妆品及修复体清洁剂等因素的影响,会导致色泽稳定性下降。义耳的安装方法包括传统固位法、种植体和附着体固位法。

(三)假鼻

假鼻是仿制鼻子外观的假体,其主要用于代偿鼻子缺损者的鼻子,不具备生理功能。为了具有仿真效果,帮助鼻子缺损者改善仪容,一般假鼻采用硅橡胶材料仿生制成。

(四)假牙

假牙是上、下颌牙部分或全部牙齿缺失后制作的修复体。假牙分为可摘、固定和种植假牙三种。

可摘假牙又称活动假牙。它是指利用口腔内余留的天然牙和基托覆盖的黏膜、牙槽骨作支持,患者可自行取戴的修复体。活动假牙适宜于全口多数牙缺失,余留牙少的情况。优点是患者可摘下清洁,余留牙负担较小,但也存在咀嚼效率较低,患者需要饭后摘下清洗等诸多缺点。活动假牙按照制作材料分为塑料牙、陶瓷牙、金属牙等。

固定假牙是利用缺失牙两侧的健康牙做支持,把假牙固定在口腔内,通过固位体将假牙黏固在经过制备的天然牙上。这类假牙因为患者不能自行取戴,俗称固定假牙。适用于少数牙缺失,间歇缺牙、余留牙健康状态好的情况。优点是固定假牙咀嚼效率高,患者戴用舒适、异物感小,不用摘戴,缺点是修复时要对缺失牙两侧的健康牙磨除部分牙体组织后进行全冠修复。

种植假牙是在牙槽骨内植入种植体,待种植体与牙槽骨形成骨结合后,再在种植体上镶牙,种植牙要求患者全身健康状况好,牙槽骨有一定的高度和宽度。种植牙使用舒适美观,不损伤邻牙,但价格较贵。

三、电子眼工作原理

现在常用的五官假体的主要技术在于材料，而结构与原理相对较简单，这里以一种最新研究的电子眼为例简要介绍其工作原理。

例如美国 Second Sight 公司研制的电子眼"百眼巨人"，由眼镜、视频摄像头、视频处理器、发射器、接收器、视网膜植入装置六部分组成（图 4-3-1）。

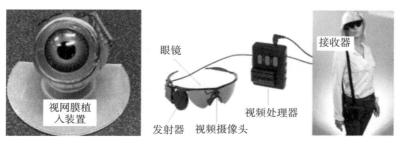

图 4-3-1 电子眼的组成构件

该电子眼的视频摄像头安装于眼镜中央进行实时图像拍摄，将拍摄到的图像经有线传输至视频处理器实现实时图像处理，并把图像转换成数字信号传送至发射器。其次发射器将处理过后数字信号发射至植入于头部皮肤中的接收器。然后接收器将电子信号传导至眼球内部的视网膜植入装置，由内置芯片按照接收的信号放电刺激患者眼底神经，最后生物电信号传导至视觉中枢神经产生影像。

第一代百眼巨人视网膜装置集成了 16 个电极，可使佩戴患者具备恢复明暗视觉的能力。第二代百眼巨人获得美国食品与药品监督管理局的认可进入临床试验，其拥有 60 个电极，可使佩戴患者能辨别基本轮廓形状。拥有 200 多个电极的第三代产品正在临床实验，可使佩戴患者具备识别面部特征识别能力。

第五章 功能增强与辅助康复器械

功能代偿主要是通过康复器械对缺失的身体功能进行替代,如前一章讲述的假肢、轮椅车等。然而人体大部分功能障碍实际上比较难或没有必要进行完全替代,例如对于一个脑卒中后遗症患者,其下肢行走功能可能会因为神经损伤而减弱,尽管减弱的程度不同,但大部分患者依然可以依靠自身的能力进行行走或移动,只是无法达到步态正常的行走能力,这时可以通过一些功能增强或辅助型康复器械进行功能补偿,如可以通过外骨骼设备增强髋关节及膝关节的行走能力,也可以使用矫形器、助行器等器械来对行走功能进行辅助。因此,功能增强与辅助康复器械是一种对功能障碍者进行功能补偿而不是代偿的器械,包括对肢体、视觉、听觉及日常生活等功能障碍的增强与辅助。由于这类康复器械种类繁多,这里主要讲述助行器、视觉与听觉辅助器具等几类典型的器械,以及介绍几种常用的日常生活辅助机器人。

第一节 助行器

一、助行器的基本概念

助行器(assistive products for walking),又称为"步行辅助器",是用来辅助使用者行走的支撑器具,通过单臂或双臂以单个或成对使用。大部分助行器主要的功能在于帮助无法完成独立行走的下肢功能障碍者。助行器可以辅助使用者进行身体支撑,通过支撑或倚靠的方式帮助使用者的身体保持在一种相对稳定的状态。

当人们的下肢功能受损或丧失时,则需要步行辅助。下肢功能的受损可能是由于年龄、神经损伤、肢体缺失、肌肉疲劳或萎缩等各种原因造成的。此外,助行器的使用也可以帮助那些由于失明或内耳功能缺陷而失去平衡感的人。助行器是利用使用者自身的残余运动能力来进行移动的,可以避免轮椅的过早介入,从而对防止骨质疏松症、减少心肺机能退化以及对改善外周循环。

虽然助行器已经出现并被使用了多年,但目前仍存在一些问题。比如,选择不合适的助行器具会增加跌倒的风险,长期使用助行器可能会造成伤害。仅美国1987年有2万多人因拐杖、手杖或助行器事故到医院就诊,这些人在接受治疗后不久,有30%~50%的人停止使用助行器了。所以即使助行器增加了额外的防跌倒功能,但也会由于平衡或注意力的变化而产生一些负面影响。此外,楼梯、物体和不平坦的地形会使这些装置造成绊倒的风险。而且使用这些产品会引起与正常行走步态的差异,尤其是在长时间使用的情况下,会导致许多继发性损伤。

二、助行器的分类

按照国标《康复辅助器具 分类和术语》(GB/T 16432—2016),助行器属于第 12 主类——个人移动辅助器具范畴。在此主类下,根据使用方式的差异又分为两个次类:12 03 单臂操作助行器和 12 06 双臂操作助行器。这两个次类所包含的详细支类如表5-1-1 所示。

表 5-1-1 助行器的分类(按国标 GB/T 16432—2016)

12 03 单臂操作助行器	12 06 双臂操作助行器
12 03 03 手杖	12 06 03 框式助行器
12 03 06 肘拐	12 06 06 轮式助行器
12 03 09 前臂支撑拐	12 06 09 座式助行器
12 03 12 腋杖	12 06 12 台式助行器
12 03 16 三脚或多脚手杖	
12 03 18 带座手杖	
12 03 21 单侧助行架	

除上述详细分类之外,一般情况下,还可根据不同的分类标准,将助行器分为多种类别。

按照用途可分为用于辅助日常步行的助行器和用于康复/训练的助行器。

按照动力源可分为动力助行器和无动力助行器。动力助行器是一种通过提供额外的动力,帮助用户行走的辅助代步装置。利用此类助行器还可以达到锻炼身体,帮助机体康复的目的。无动力助行器是一种不借助外部动力,依靠使用者自身力量操作,辅助站立与行走的助行器。包括各种手杖、助行架、带轮助行器等,是针对各种原因所导致的下肢有行动障碍患者的辅助行走及站立的工具。

这些设备中的动力助行器在其他章节中有涉及,所以这里重点讲述传统无动力助行器(图 5-1-1),例如手杖、肘拐、框式助行器和轮式助行器。使用助行器时,使用者的手臂实际上扮演了正常人下肢的角色,通过更大的支撑面积和共同的负荷提高稳定性。此外,手臂通过简单的机械延伸与地面的接触传递一些环境的触觉信息。

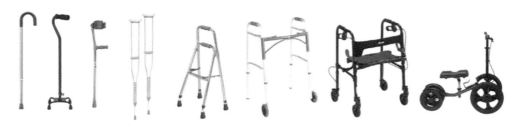

图 5-1-1　部分辅助步行设备

（从左到右依次为直形手杖、弯形四角手杖、肘拐、腋拐、
单侧助行架、框式两轮助行器、四轮助行器、跪式助行器）

三、助行器工作原理

（一）基本结构与原理

选择合适的助行器应该基于以下几个因素：所需的载荷量、所使用的环境以及使用者的身体能力。一个只有轻微平衡缺陷的人可能会使用拐杖，一个有严重平衡缺陷的人则会倾向于选择构建一个更大的支撑多边形（如助行架）。然而，由于所有这些装置都需要使用者有一定程度的肢体力量才能使用，特别是上半身，因此对于一些更严重残疾的人来说，助行器可能对他们并不适用。

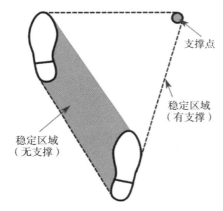

图 5-1-2　利用辅助方式来扩大稳定区域

一些研究表明，手杖的设计并不是用来作为一种承重装置，而是降低膝盖和臀部在移动过程中的峰值负荷。如图 5-1-2 所示，手杖主要用于增加支撑多边形而非承重，用以改善平衡。手杖末端的球接头直接连接在杖杆上，使用时用户的握持提高了其与地面接触的质量，同时允许手杖的上部可自由旋转，这也增加了用户使用时的稳定性。

图 5-1-3 图解说明了在一个步态周期内，如何使用手杖来增加稳定区域的有效尺寸，进而在行走时增加运动的稳定性。手杖被拿在患肢的对侧，也就是健侧一方。图 A 表示使用手杖支撑的静止状态；图 B 是一个步态周期内的第一个三点支撑状态，手杖用来产生制动力；图 C 显示的是患侧和手杖同时与地面接触，健侧处于摆动相；图 D 是第二个单点支撑状态，手杖用来产生推力；图 E 表示健侧处于站立相，患侧和手杖同时向前移动。

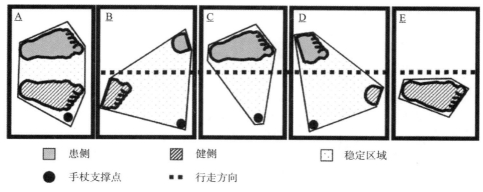

患侧	健侧	稳定区域

● 手杖支撑点　　　▪▪ 行走方向

图 5-1-3　图解手杖的使用原理

肘拐和腋杖可以用来支撑使用者的身体负荷,但不正确的或长期的使用会使身体不适,甚至造成二次伤害。此外,在楼梯或其他不平坦的地面上使用是比较困难的,甚至危险的。在单侧下肢受限时,会经常被用来替换或分担该侧腿部的负荷。使用肘拐和腋杖行走的原理与图 5-1-3 类似。

肘拐将负载转移到手臂上,以减少扭矩并允许更大的负载。在提高舒适度的同时,又能降低受伤的概率。也衍生了更多样化的使用,如图 5-1-4 所示的残疾运动员使用的肘拐,其附着在靠近肘部的前臂,能够进行动态的运动。

框式助行器用户以老年人为主,因为它们为那些需要更高稳定性的人提供了一个强有力的支撑。但通常由于需要使用框式助行器的老年人的上半身力量不足,两轮和无轮的助行器在走路时至少要部分抬起,这对于他们来说有

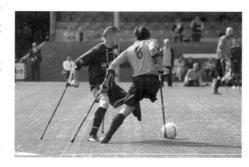

图 5-1-4　运动比赛中使用的肘拐

时比较困难。四轮助行器就很好地解决了这个问题,但自由滚动的特点也显著降低了稳定性,特别是在运动方向上。由于在行走过程中四轮助行器不用被抬起,所以,它允许使用者用最自然的步态模式行走。轮式助行器可以配备购物篮和座位,以备需要时,可以停下来休息。多个研究表明,与其他传统的助行器相比,四轮助行器更容易被大多数患者所接受。

图 5-1-5 图解说明了助行器的使用原理(在一个步态周期内),其中,图 A 表示使用框式助行器支撑的静止状态;图 B 表示框式助行器被拿起来;图 C 表示框式助行器被放置在使用者的前方;图 D 表示患侧前进一步,接着通过使用健侧肢体来完成一个步态周期,然后又回到图 A 所处位置进行下一个步态循环。在使用四轮助行器行走时,由于不存在助行器拿起和放下的过程,使用者直接从图 A 的状态过渡到图 D 所示的状态。

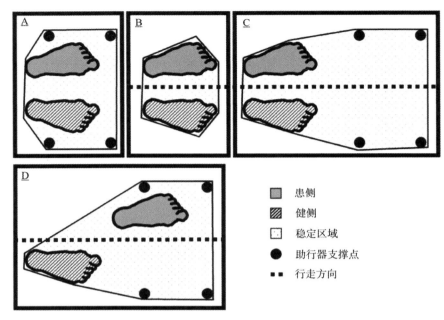

▨	患侧
▨	健侧
⬚	稳定区域
●	助行器支撑点
▪▪	行走方向

图 5 - 1 - 5　图解助行器的使用原理

近年来,很多研究机构或企业研发了各种多功能智能助行器,有的已经投放市场。这些智能助行器采用电机和制动器分别进行助力和制动,配合更人性化的交互界面以及人工智能算法,可以实现助行器在上坡等场合帮助人步行移动,并在下坡或摔倒时进行制动。有的还采用了自动导航技术,可以帮助使用者自动避障或引导式行走辅助,也可以用于步行训练。

(二)典型助行器工作原理

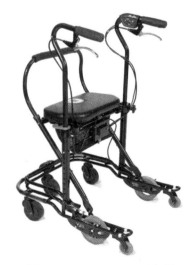

图 5 - 1 - 6　U-Step 2 助行器

本节以比较典型的 In-Step Mobility 公司的 U-Step 2 多功能轮式助行器为例来简要介绍其性能及原理。如图 5 - 1 - 6所示。U-Step 2 是一款应用广泛的无动力助行器,该产品旨在增强因神经系统疾病而导致的下肢功能障碍人群的行动能力,提高他们的生活独立性。与其他普通的无动力助行器相比,U-Step 2 具有良好的稳定性、可操作性和控制能力。与普通的助行器一样,U-Step 2 可以不用弯腰就折叠起来,放在后备厢或者家中的角落,也可以作为椅子,供使用者在行走过程中进行休息。

该助行器主要由如下五个功能模块组成。

1. 反向制动系统

对于助行器的使用者而言,反向制动系统在行走中会更容易控制。在使用 U-Step 2 行走时,需要轻轻捏下任意一边的刹车,一旦松手,助行器将立即停止。该功能特别适用于一些场合,比如从椅子上站起来或者扶着它坐到沙发上。对于手部力量不足,无法挤压刹车的使用者,还可以加装向下制动手柄(图5-1-7)。通过按下该制动手柄,便可以释放刹车行走。

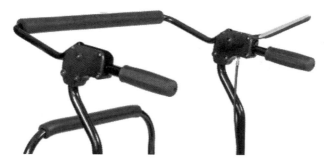

图 5-1-7　反向制动系统

2. 滚动阻力控制

与其他轮式助行器不同,使用者可以调节 U-Step 2 轮子的滚动速度。很多轮式助行器的用户反映,他们的助行器轮子滚动过于灵敏,所以 U-Step 2 配备有一个滚动阻力调节装置来调节轮子的滚动阻力。

3. 弹簧承载的前轮

弹簧承载的前轮系统很容易在不平整的地面上滚动,如室内的低门槛和人行道上的裂缝等。这避免了突然的颠簸,也避免了要抬起助行器越过小障碍物。

4. 激光和声音提示模块

该功能是针对步态不规则的使用者,尤其是已经出现冻结步态的帕金森病患者。该提示模块可以帮助使用者使步行正常化,并增加步幅。按下模块上的红色按钮,在地板上投射一条红色的激光线,以指导使用者每一次的迈步。同时还可以打开声音功能,为步行速度设置节拍模式。

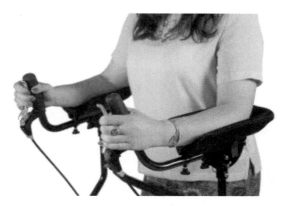

图 5-1-8　前臂支架

5. 可调节的前臂支架

对于一些中风、脑损伤、帕金森病出现弯腰姿势和上半身力量不足的使用者,可以加装一个如图5-1-8所示的可调节高度的前臂支架。根据使用者的自身情况,支架可以向内旋转,向上或向下倾斜。

第二节 视觉辅助器具

一、视觉辅助器具基本概念

(一) 视觉障碍

视觉障碍,亦称视力残疾、视觉损伤或视觉缺陷,是指由于各种原因导致双眼视力低下并且不能矫正或视野缩小,以致影响其日常生活和社会参与。

视觉障碍根据视觉障碍者受损的视力和视野大小可分为两种:一种是全盲,无法看清任何东西;另一种是低视力,主要表现为视力下降或视野缩小。表5-2-1中显示了在第二次全国残疾人抽样调查时残疾标准中具体的视觉障碍分级。

表5-2-1 视觉障碍分级

类别	级别	最佳矫正视力
盲	一级	无光感～<0.02;或视野半径<5°
	二级	0.02～<0.05;或视野半径<10°
低视力	三级	0.05～<0.1
	四级	0.1～<0.3

[注]1. 盲或低视力均指双眼而言,若双眼视力不同,则以视力较好的一眼为准。如仅有单眼为盲或低视力,而另一眼的视力达到或优于0.3,则不属于视力残疾范畴。

2. 最佳矫正视力是指以适当镜片矫正所能达到的最好视力,或针孔视力。

3. 以注视点为中心,视野半径<10°者,不论其视力如何均属于盲。

在日常生活中,"低视力"表示个人能够使用视觉感觉系统进行阅读,但印刷品标准尺寸、对比度或间距不够而导致一定的阅读障碍。"盲"针对的是视觉感觉系统不能为计算机输出显示器或打印机提供有用输入通道的个体。对于盲人,必须使用听或者触摸的替代感觉通路来提供输入。

(二) 视觉辅助器具

当个人有视觉感觉障碍时,辅助技术可以在信息输入方面提供帮助。辅助技术不仅可以帮助视觉障碍者进行日常生活活动,同时视觉功能对于有效使用辅助技术系统也很重要。例如,要使用电动轮椅,必须对周围环境进行视觉扫描,并且必须有足够的锐度和视野来引导座椅安全有效地绕过障碍物。

视觉辅助器具主要指帮助视觉障碍者解决由于视力损伤所导致的障碍的一系列工具。针对视觉障碍者面临的不同问题可以设计不同的视觉辅助工具。视觉障碍者面临的主要问题包括：① 获取合适的阅读材料② 定位和移动性（即安全、方便地移动）③ 使用计算机、手机、平板电脑以及互联网等。

二、视觉辅助器具分类

目前，针对视觉障碍者的视觉辅助器具主要分为两大类：阅读辅助工具和移动与定位辅助设备。

（一）视觉障碍者阅读辅助工具

1. 放大辅助设备

与视觉系统阅读性能相关的因素有三个：尺寸、间距和对比度。低视力人士用于阅读辅助的设备通常被称为放大辅助设备。放大可以是垂直的（大小）或水平的（间距），或这两者都有。放大还包括增强对比度的辅助技术。放大辅助设备分为三类：①光学辅助设备；②非光学辅助设备；③电子辅助设备。这些例子列在表 5-2-2 中。

表 5-2-2 低视力辅助的种类和例子

光学辅助设备	非光学辅助设备	电子辅助设备
手持式放大镜	放大打印	台式电子助视器
立式放大镜	高强度灯	便携式电子助视器
领域扩展器	日常生活辅助用品	幻灯片放映机
望远镜	高对比度物体	不透明投影仪
		缩微胶片阅读器

（1）光学辅助设备

光学辅助设备直接影响眼睛看到的图像。超过 90% 的有视力缺陷的人都有一些可用的视力。因此，仔细选择视觉辅助设备以满足他们的需要是很重要的。使用光学辅助设备，低视力的人可以阅读、做精细的工作，或者增加视野范围。

最简单的光学辅助设备是手持式放大镜，优点是不需要训练，重量轻，体积小（可以放在口袋或钱包里），而且价格便宜。有些具有内置灯光以增加对比度；而另一些则具有多个镜头，可以单独使用或组合使用，具体取决于应用场合。

图 5-2-1 展示了几种普通的光学辅助设备。在很难拿着放大镜工作（尤其是双手的任务，比如刺绣），或很难保持放大镜稳定（例如，对于老年人或健康状况不佳的人）的情况下，立式放大镜比较有优势，其中一些有内置的灯光。

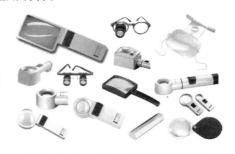

（2）非光学辅助设备

这种放大方法取决于要读取的实际对象。比如菜单和报纸。高强度的灯光可以显著增加阅读

图 5-2-1 低视力的光学辅助设备

材料的对比度,环境中的高对比度物体可以帮助定位,例如,色彩鲜艳的家具或菜肴有助于形象化。在适当的情况下,非光学辅助手段是非常有用的,但它们的应用比较受限。

(3)电子辅助设备

光学放大方法使用固定透镜,限制了可以获得的放大率和增强的对比度。电子低视力辅助设备被称为电子助视器。电子助视器有两个主要优点:① 放大倍数可以远远超过光学辅助设备② 图像可供操作和控制,这也是数码相机变焦功能中使用的原理。如使用颜色或反转图像(例如黑色背景上的白色字体)会显著影响对比度。目前大多数的电子助视器都是基于计算机的,因此文字处理器的许多共同特性,如搜索文档或其他文本操作,都可以被整合到视频放大镜中。

台式电子助视器(图5-2-2)的主要部件是照相机(环境接口)、显示器(用户显示器)和图像显示控制单元(信息处理器)。将要阅读的材料放在扫描台上,扫描台可以很方便地前后左右移动,以显示页面的不同部分(例如药品说明书、书籍、照片等)。

此外,如图5-2-3所示,目前市场上还有便携式电子助视器。其最大特点就是体积小、重量轻。这些设备有内置高分辨率照相机,可连接手机或者个人电脑。有的设备还有一些额外的功能,比如将放大的文本通过语音合成为盲人用户翻译成听觉形式等。

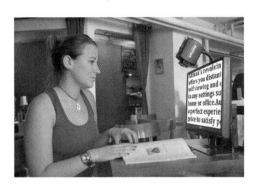

图5-2-2 台式电子助视器

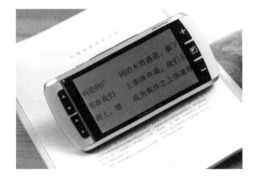

图5-2-3 瑞杰珑®便携式台式电子助视器

2. 盲文

尽管只有10%到15%的盲人可以使用盲文,但盲文仍然是被最广泛使用的视觉障碍者的触觉替代装置。国际通用的盲文是由法国盲人路易·布莱尔(LoulsBraille,1809—1852)在1829年发明的,所以英文中的盲文也被称为Braille。

布莱尔创造的每个盲文字符由一到六点组成的单元格组成。标准的六点盲文如图5-2-4所示。第七个和第八个点用于计算机访问,以显示光标移动或表示诸如大小写字母表、数字、特殊符号和控制字符(如回车)等。

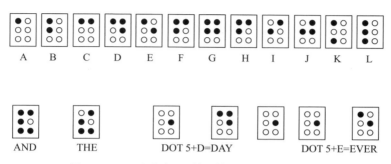

Standard braille cell

标准盲文单元

图 5 - 2 - 4　盲文字母、单词符号和缩略词的实例

由于汉字的数量非常庞大,给每个字一个固定的盲文不太现实,所以汉语盲文采用国际通用的布莱尔式六点制凸点符号,用汉语拼音实现了汉语的点字化。

盲文印刷品比较重,盲文页的信息明显少于相同大小的普通印刷页。第二是制作压纹盲文的成本比用印刷材料高,因此,只有一小部分印刷文献可用压纹盲文形式。此外,扫描一个盲文文档以找到特定的文本是很困难的。最后,盲文不允许进行更正。

尽管有这些缺点,盲文仍然是许多严重视力障碍患者的首选方式,使用压纹纸以外的其他格式大大提高了这种方式的有效性。这些替代格式中使用最广泛的一种是由凸起的插针组成的盲文点显器。

盲文点显器上凸起的插针可以代替传统的压纹纸格式,其显示方法如图 5 - 2 - 5 所示。该设备由一个电子电路控制,可以连接到计算机显示器或盲文键盘。这使其能够以电子方式存储信息,与压纹盲文相比大大减少了体积。此外,因为文本材料是电子形式的,所以可以编辑、搜索,盲文材料的副本可以很容易地以电子形式产生并通过存储介质保存或共享。

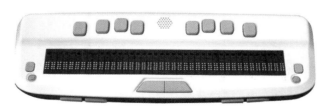

图 5 - 2 - 5　Seika6 super 盲文点显器

固定的盲文点显器有多个盲文单元阵列,这些单元通过 USB 接口连接到计算机(图 5 - 2 - 6)。通常,阵列大小为 20 个、40 个或 80 个单元。这些可刷新的盲文阵列可用作计算机视频显示的替代品。许多盲文点显器也有一个无线蓝牙连接,以增加使用的灵活性。

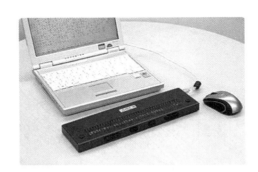

图 5‑2‑6　通过 USB 连接的盲文点显器

3. 语言作为听觉阅读替代品

音频技术是盲人信息存储和检索的主要方法。本小节讨论的所有方法都将语音作为输出模式。

（1）录音材料

录音材料是最悠久也是最普遍使用的听觉替代方法。目前录音材料中使用的技术多是数字录音（例如 MP3 设备格式和可下载文件）。数字化音频信息的使用允许将录音与标题混合，以便更轻松地搜索文本。多媒体演示在数字化音频信息也很常见，既可以视觉上也可以听觉上呈现信息。

任何电子格式的挑战之一就是标准化。不同的国家对于有声读物有不同的录音格式，也有许多数字形式的文字处理器格式。国际组织联盟 DAISY（Digital Auessible Information System，DAISY）制定了一个数字有声读物的国际标准，该标准包括数字有声读物的制作、交换和使用，目标是推广使用符合国际标准的数字图书。

（2）文本自动阅读设备

自动阅读机的工作内容主要包括文本扫描、光学字符识别（optical character recognition，OCR）和识别字符翻译，以及文本到盲文或文本到语音的转换。大多数阅读机提供语音输出，有些提供盲文输出，有些同时使用盲文和语音输出。自动阅读系统的合成语音有多种语言。一些自动阅读设备使用带有特定软件的标准计算机进行信息处理，并输出到一个可刷新的盲文显示器或者语音合成程序。

（3）光学字符识别（OCR）

OCR 软件用于将图像转换成语音或盲文。OCR 的主要功能是分析原始像素数据，并将其组合成字母、空格和标点符号，插图（照片或者绘图，以及有时为起始章节页面所设计的字符）则会从文本中删除。大多数扫描仪都有与扫描仪捆绑的 OCR 产品，但它们只提供基本的 OCR 功能，无法与独立的 OCR 产品相比。

（二）视觉障碍者使用的移动和定位辅助设备

一般来说，有五种方法用来帮助盲人出行：他人向导、导盲犬、长手杖、电子辅助和盲人导航设备，在这里我们将讨论后三种方法。

1. 长手杖

视觉障碍者最常见的移动辅具是长手杖。标准长手杖由三部分组成：手柄、杖杆和末端。整个手杖的设计是为了最大限度地从环境中获得触觉和听觉输入。手柄由皮革、塑料、橡胶或其他材料制成，这些材料容易将触觉信息传递到使用者的手部。杖杆和末端一起工作，感知外界并将触觉信息传递给手柄。末端（特别是在坚硬表面如混凝土上使用的金属尖端）是行人通过振动检测障碍物和路标时使用的感觉输入的主要来源。

许多盲人使用折叠式或伸缩式长手杖，其优点是不使用时易于存放。通常这些材料是由碳纤维等复合材料制成的，折叠后，可以放在口袋或手提袋里。

2. 用于障碍检测、定位和移动的电子助行设备

为了克服长手杖的一些局限性，人们开发了电子助行设备（Electronic Travel Aids，ETAs），它是主要用来补充而不是取代长手杖和导盲犬的辅助器具。设计目的是提供额外的环境信息，包括探测那些通常被长手杖错过的障碍物。ETAs 还提供有助于盲人定位的信息。

ETAs 有三个组件：环境接口、信息处理器和用户显示器。环境接口通常有不可见光源和接收器（通常在红外范围内）或超声波发射器和接收器，这两种技术都类似于电视遥控器。信息处理器可以是专用电子电路或基于微机的装置。用户显示可以是频率变化的音调（例如，随着对象越来越近而升高）或触觉界面。触觉界面是通过振动马达提供触觉输入的界面，当物体靠近时振动会更快。

3. 盲人导航设备

用于避障的电子助行设备不能使使用者了解自己的位置和方向。为了安全有效，盲人导航系统应有如下功能：

① 跟踪用户在环境中移动时的当前位置和方向；

② 找到周围和各种环境中的路径；

③ 成功找到并遵循到达目的地的最佳安全步行路径；

④ 提供有关环境显著特征的信息。

为了开发导航设备，必须先确定哪些环境要素是重要的，然后开发检测这些要素的技术方法，最后提供一种非视觉手段，以便向用户提供信息。

如前所述，表达信息的最有效的听觉方法是语音，它一直是导航设备中描述信息的方法。合成或录制的语音提示和环境描述通常用于导航辅助。其他听觉提示也可用于识别路径沿线的路线点（例如信标信号，该信标信号利用用户向其行走的听觉信号将长路径分解为短段）、特定对象（例如家具）、位置（例如办公室、实验室或商店）或过渡（例如地毯到瓷砖、路缘石边缘）。重要的是，听觉信息的呈现不能干扰自然环境线索（例如交通、水等的声音）。

（1）基于 GPS 的移动辅助设备

基于卫星的 GPS 提供有关特征、地形、车辆或建筑物的精确信息。它最初是为军事应用而开发的。GPS 技术非常适合用于盲人的导航系统，如图 5-2-7 所示的盲人用 Trekker Breeze 手持 GPS 语音导航系统，它可以通过语音提示来帮助盲人到达目标地点。

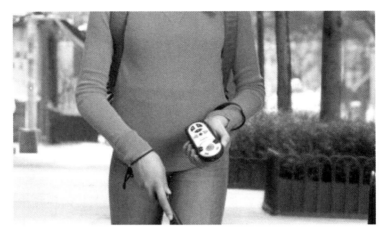

图 5 - 2 - 7　盲人用 **Trekker Breeze**® 手持语音 **GPS** 导航系统

有三种方法可用于盲人的 GPS 系统：① 存储的数字地图或包含位置、街道名称、邮政编码的数据库；② 仅使用数据库；③ 使用者自行生成路线。如果使用第一种设备，则可以规划路线，并包含有关用户当前位置和环境中感兴趣点的信息。第二种类型只使用带有检查点的数据库来引导盲人出行者。对于第三种设备，用户必须存储一系列注意事项（例如街道名称、路线点、带有语音描述的个人兴趣点），这些注意事项在出行期间用作路标。所有基于 GPS 的系统都应该与其他助行器（如导盲犬、手杖或 ETAs）一起使用。

（2）室内导航

仅基于 GPS 的系统的主要问题是，当 GPS 信号丢失时（例如在室内和有高楼的城市位置），它们无法提供导航。由于 GPS 信号在室内不可用，需要一些其他的定位技术。如 WiFi 跟踪技术，但它只能用于诸如去特定房间的特定座位等任务。如果室内空间地图可用（一些公司正在开发），那么基于云的室内导航方法将成为可能。增加图像处理以检测周围环境中的人或光学字符识别以检测建筑物中的标志，将进一步增强室内导航。以前访问过的地方的数据库可以存储在云中，并在用户重新访问时检索。

三、视觉辅助器具工作原理

当设计或使用感觉辅助时，损伤程度是一个关键问题。如果在辅助的初级感觉系统中有足够的剩余功能，输入就会被增强，使其对人有用，例如眼镜可以放大视觉信息的程度。另一方面，如果残余感觉能力不足，则感官辅助必须使用替代的感觉通路，例如盲文（触觉通路）可以在视觉不正常的情况下用于阅读。

（一）增加现有通路

第一种限制主要针对低视力人士而言，其主要途径（即通常用于输入的途径）仍然可用，但这是有限的。对于视觉信息，此限制意味着输入信号的强度太小，无法看到。眼镜是解决这个问题最常用的辅助工具,当然,其他方法也可以用来放大信号,比如图5-2-2和图5-2-3所示的电子助视器。第二种限制被称为频率或波长限制。对于视觉输入,这表现在辨别颜色或前景与背景之间的对比度不足,并且可以通过滤镜或改变对比度(例如黑对白而不是白对黑)来解决此问题。最后,还有字段限制。解决这类问题最常见的方法是使用用于扩大视场的透镜。

(二)使用替代的感觉通路

当一种感觉输入方式受损,无法通过该通道进行有用的信息输入时,我们必须用另一种感觉系统替代。比如,盲人使用盲文阅读是触觉替代视觉的一个例子。通常,会使用触觉和听觉系统代替视觉系统,或者视觉和触觉系统代替听觉信息输入。当进行这种替代时,使用者必须意识到触觉、视觉和听觉系统之间的根本差异。

1．触觉替代

触觉系统已被用作许多视觉替代系统的基础。视觉信息是空间信息,因为视觉信息在中枢神经系统中是通过物体在空间中的相互关系来表示的,即保留物体的左、右、上、下、远、近特征。听觉系统是暂时性的,这是由于听觉信号中的时间关系提供了有用的信息。触觉信息则同时体现在时间和空间上,触觉系统的感官输入需要空间和时间线索。例如,手指能够区分硬币上的细微特征。然而,要区分一种面值的硬币和另一种面值的硬币,有必要用手仔细触摸辨认。硬币的这种触摸操作提供了时间(时间序列)信息,有助于辨认空间信息,而且仅仅通过把手放在硬币上而不移动来区分两种面值的硬币是非常困难的。这种运动和纹理的结合被称为时空信息。触觉和动觉或本体感觉信息的结合称为触觉感觉系统。

2．听觉替代

听觉系统在很多方面被用来代替视觉信息,从而实现人际间的互动与交流。听觉系统非常适合接收特定形式的语言信息(例如语音),但它不适用于表示空间模式的复杂信号。这是使用听觉替代的阅读设备都使用语音作为信息呈现方式的主要原因。

视觉移动性设备也成功地使用听觉替代技术,如图5-2-7所示的盲人用 Trekker Breeze® 手持语音 GPS 导航系统。这是因为移动性更多地依赖于大体线索,而不是像阅读一样依赖于精确的空间信息。目前市场上绝大多数基于 GPS 的语音导航系统都是采用图5-2-8所示的工作原理。

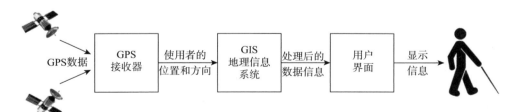

图5-2-8　基于 GPS 的导航辅助系统的工作原理

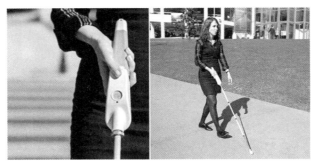

图 5 - 2 - 9　WeWalk® 智能电子盲杖

　　科技的发展让许多视觉辅助器具拥有多个替代的感觉通路，如图 5 - 2 - 9 所示的 WeWalk® 智能电子盲杖，该设备能够通过超声波传感器检测到前方障碍物，并通过不同方向的震动与语音来提醒左右方向。同时该产品集成电话功能，可通过手柄对已配对的智能手机进行操作与通话。此外，WeWalk® 还采用了开放平台软件开发工具包，所有开发者都可以通过现有的传感器和硬件开发属于自己的 App 以实现更多的个性化功能，为视觉障碍用户提供更多的方便。

第三节　听觉辅助器具

一、听觉障碍与听觉辅助器具的基本概念

(一) 听觉障碍

　　听觉障碍，亦称听觉残疾，是指人由于各种原因导致双耳不同程度的永久性听觉障碍，听不到或听不清周围环境声及言语声，以致影响其日常生活和社会参与。

　　听觉功能有多种测量方法。听觉阈值包括可听声音的振幅和频率。声音的振幅是以分贝（dB）为单位测量的。成年人正常听力的最低阈值为 25 dB，儿童则为 15 dB。不同的阈值水平反映了一个事实，即儿童仍然在学习语言和语言技能，因此对听觉的需求更高。人耳可以听到的频率典型范围是 20～20 000Hz，但耳朵对此范围内的所有频率的响应并不相等。耳朵对覆盖语音频率（250～8 000Hz）的声音最为敏感。

　　听觉障碍通常分为四个级别：

　　听觉障碍一级：听觉系统的结构和功能方面极重度损伤，较好耳平均听力损失 ≥91 dB HL（hearing level），在无助听设备帮助下，不能依靠听觉进行言语交流，在理解和交流等活动上极度受限，在参与社会生活方面存在极严重障碍。

　　听觉障碍二级：听觉系统的结构和功能重度损伤，较好耳平均听力损失在 81～

90 dB HL 之间,在无助听设备帮助下,在理解和交流等活动上重度受限,在参与社会生活方面存在严重障碍。

听觉障碍三级:听觉系统的结构和功能中重度损伤,较好耳平均听力损失在 61～80 dB HL 之间,在无助听设备帮助下,在理解和交流等活动上中度受限,在参与社会生活方面存在中度障碍。

听觉障碍四级:听觉系统的结构和功能中度损伤,较好耳平均听力损失在 41～60 dB HL 之间,在无助听设备帮助下,在理解和交流等活动上轻度受限,在参与社会生活方面存在轻度障碍。

听力损失的原因包括先天性丧失、身体损伤、疾病、衰老和药物效应等,这些情况会影响外耳、中耳或内耳。

(二) 听觉辅助器具

听觉是人获取外界信息的重要渠道,是正常生活和工作的保障,由于社会的快速发展及社会老龄化的加速,先天性耳聋、噪声性耳聋、药物性耳聋、老年性耳聋等问题日趋严重。调查研究报道显示,老年听觉障碍的患病率约在 30%—60% 之间。听觉损失会损害老年人的生活品质,甚至引起老年人生理、心理上的疾病。调查研究结果显示,老年人会因为听觉损失产生异样的心理变化,如漠视、焦虑、抑郁、自闭等,对此应及早的进行听觉干预和康复工作。听觉辅助器具能及时的重建、补偿、代偿听觉损失,在帮助老年人和残疾人改善生活、日常等方面发挥着重要作用。随着使用人群的不断增加和科技的突飞猛进,越来越多的听觉辅助器具可供选配。

(三) 听觉感官辅助的基本原理

1. 增强现有路径

当某人听觉不佳时,主要的听觉途径(即通常用于输入的)仍然可用,但它是受到限制的。强度不足代表信号太弱,听不到,需要放大器。对于听觉不好的人来说,某些频率可能比其他频率更有限,助听器的设计必须考虑到这一点。例如,随着年龄的增长,高频率的听觉损失通常比低频率的听觉损失更严重。通过使用耳蜗植入物、助听器或其他辅助听觉设备来增强听觉通路。

2. 使用可替代的感觉通路

对于听觉障碍者来说,有两条可选择的感觉通路:触觉和视觉。最常见的例子是使用手语(视觉代替听觉)。

(1) 触觉替代

触觉输入代替听觉信息不同于触觉输入代替视觉信息(即盲文)。一个主要的区别是,与触觉系统输入信息所需的时间相比,听觉信息的变化率相对较高。工程师将其称为两个系统的相对带宽。听觉系统比触觉系统具有更宽的带宽(在给定的时间内可以处理更多的信息)。因为听觉信息是一个声音序列,所以必须将这些声音转换成触觉信息以呈现给用户。这些触觉信号随后被中枢神经系统检测并组装成有意义的单元。由于触觉系统需要空间和时间信息,所以它的输入速度比听觉系统慢。触觉系统对听觉输入的另一个主要限制是它缺乏将声音(机械振动)转化为神经信号的方法。而这正是我们的耳蜗所执行的功能。

唯一成功的听觉信息转换为触觉的方法是听觉障碍者和盲人都使用的 Tadoma 方法(如图 5-3-1 所示)。这个方法是海伦·凯勒所使用的方法,盲人通过将手放在说话人的脸上,拇指放在嘴唇上,食指放在鼻子两侧,小指放在喉咙上,其他手指放在脸颊上来接收信息。在讲话过程中,手指检测嘴唇、鼻子和脸颊的运动,并感觉喉咙的振动。通过实践,从这些方式获得的动觉输入被翻译为言语模式。这种方法成功的一个原因是,发音器(反映在嘴唇、鼻子和脸颊的运动中)和感知到的语音信号之间存在一个基本的关系,对于使用 Tadoma 方法的个人来说,这种关系至少与声音信息(音调和响度)一样重要。

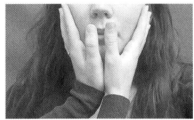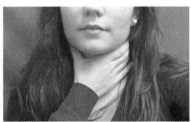

图 5-3-1　盲人用 Tadoma 方法来接收对方的语言信息

(2)视觉替代

听觉信息的视觉显示可以采取多种形式。例如,在一个类似示波器的屏幕上显示语音信号的图像可以用于语言治疗或者帮助听觉障碍者学习说话。通常,描述理想状态的模型图案被放置在屏幕的上半部分,而学习说话的人的模型则放在屏幕的下半部分。学习者试图通过练习来匹配模型。目前有一些新的设备还使用计算机图形来使这个过程更有趣。

视觉替代听觉信息在一些领域取得了成功。这些方法包括视觉警报(例如,当电话或门铃响时闪烁的灯光)和使用文本标签来生成计算机合成语音。言语是语言最自然的听觉形式。同样,书面文本也是视觉语言最自然的呈现方式。因此,使用视觉代替听觉通信的辅助设备的主要设计目标是提供语音到文本的转换。在这种类型的设备中,语音被计算机接收,转换为文本并显示出来,以便有听觉障碍的人可以阅读它。

二、听觉辅助器具分类

根据听觉感官辅助的基本原理,目前的听觉辅助器具主要分为:

1. 听觉重建类辅助器具,如人工耳蜗等(注:人工耳蜗等听觉重建类辅助器具应该属于功能代偿类康复器械,这里统一归入听觉辅助器具进行讲述);

2. 听觉补偿类辅助器具,如助听器等;

3. 助听辅助类系统,如 FM、tele 电磁感应环路系统、WiFi 无线蓝牙系统等;

4. 听觉代偿类辅助器具,如适用于听障人士的警报器等;

5. 语音转换类辅助器具,如语言通等;

6. 耳鸣掩蔽类辅助器具,如耳鸣掩蔽器、助听掩蔽器等。

上述六类听觉辅助器具中以听觉重建类和听觉补偿类辅助器具为主,其中以助听器和人工耳蜗干预最为普遍。近几年,听觉代偿类的辅助器具种类越来越多,普及率有了极大的提高。针对听觉辅助器具的分类,下面简要讲述一些为听觉障碍者提供的辅助服务,其中应用最多的助听器和人工耳蜗将在后面的小节具体介绍。

(一) 为听觉障碍者提供电话服务

对于一些有听觉障碍的患者来说,额外的一个扩音器就可以让他们很容易地接打电话。它可以内置于电话中,或者可以是能够放置在任何电话听筒上的附加模块。许多助听器都具有磁感应功能,该功能允许电话的输出与助听器电磁耦合。还有一些助听器可以通过蓝牙与手机连接。除此之外,也有一些设备可以连接到外部蓝牙设备,供佩戴助听器或植入耳蜗的人使用。

对于许多有严重听觉障碍的人来说,即使增加音量也听不到电话的声音。为了使这些人能够使用电话,可视的发送和接收电话信息的设备是很好的选择。

1. 听觉障碍者使用的电话设备

听觉障碍者使用电传打字机(tele-type,TTY)设备通过电话线发送天气和新闻信息,以提供"可视电话"(图5-3-2)。它们使用小键盘、可视显示器和调制解调器将电子信号转换为脉冲。一般情况下会通过以下三种方法之一连接到电话服务:① 将脉冲直接耦合到电话听筒的声学耦合器;② 通过线缆直接连接到电话线;③ 通过线缆连接到手机。一些TTY还有扩音电话功能,供轻度听觉障碍者使用。

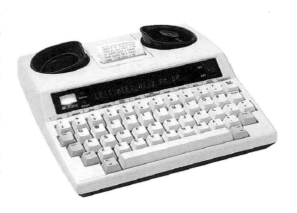

图 5-3-2 典型的 TTY

在电话中使用 TTY 主要有两种方式。如果双方都有 TTY,那么每个人只需键入他们的消息,点击一个"发送"命令来表示自己已经完成,然后等待答复。如果聋人需要与没有 TTY 的人通话,那么电话公司会提供中继接线员。接线员有 TTY,并且读取听觉障碍者发送给对方的消息。同样地,接线员也会将对方的消息键入到聋人的 TTY。

有大量的听觉障碍者拥有并使用博多(Baudot)协议的 TTY,也有许多人拥有带有使用 ASCII 协议的调制解调器的个人计算机。因此,当前的 TTY 通常同时使用 ASCII 和 Baudot 编码,并且可以使用从一种编码转换成另一种编码的计算机程序。要使用计算机进行 TTY 通信,用户必须同时拥有 TTY 软件和能够模拟 TTY 的调制解调器。

2. 为听觉障碍者提供可视电话

手语的交流速度与人类的语言相当,是听觉障碍者最常使用的交流方式,它克服了 TTY 需要打字而导致交流速度很慢的缺点。当然,它要求对话双方都懂手语,或者需要有翻译在场,这往往比较困难。比如,在每个非正式或临时的谈话中提供翻译并不是很现实。所以在这种情况下,可以利用互联网,请一名手语翻译人员来参与对话,然后通过视频为听觉障碍者服务。

目前,已经有相应的可视电话设备和服务提供商开展这项服务。图 5-3-3 是 Cap-Tel®公司开发的专用电话字幕系统的工作流程。当拨打电话的同时,线路被连接到 CapTel®的电话中继操作员以提供相应的字幕服务。对方的谈话内容通过语音识别技术转换成书面文本,且几乎与口头文字同时出现在配备的可视屏幕上。手机上也有支持口译服务的应用程序。

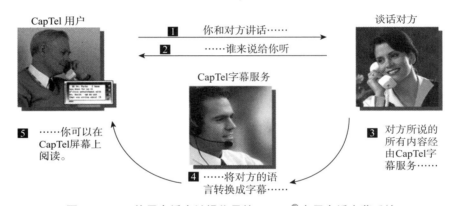

图 5-3-3 使用电话中继操作员的 CapTel® 专用电话字幕系统

(二)听觉障碍者可以使用移动电话

目前,随着智能手机的普及,许多听觉障碍者依靠手机短信或类似程序(如微信)进行移动电话通信,而且许多需求是通过智能手机接入互联网来满足的。此外,更加准确与高效的语音-文本转换功能也是比较被期待的。

有许多手机应用程序是为了满足失聪的人或听觉不好的人的需要。这些功能包括 TTY 功能、手语交流、具有独特来电显示模式的听觉铃声(闪烁或振动)的替代方案,将失聪用户彼此联系起来以及将失聪用户与听觉正常人士联系起来的社交通信软件。

(三)适用于听觉障碍者的警报器

除了语言以外,还有许多环境声音是听觉障碍者需要感知到的,比如电话、门铃、烟雾警报器和孩子的哭声等。有一些可用的警报装置可以探测到这些声音,然后引起振动、闪光信号或两者兼而有之,以提醒人们注意声音。例如,一个设备被调到烟雾报警器的频率,便对该声音作出响应。当探测到烟雾报警信号时就会触发连接到房间灯具上的闪烁功能。只要烟雾探测器处于激活状态,灯就会报警。

电话警报装置包括插入标准电话插孔的放大振铃器,可提供高达 95 dB 的振铃声。或者使用与电话线相连的闪光灯,这可以提醒听觉障碍者有 TTY 来电。

门铃可以直接连接到闪烁的灯光中,并由麦克风检测到,然后转换成视觉(通常是闪烁的灯光)或触觉(振动)信号。对于更一般的声音检测,无声警报器是比较好的选择。该设备可以检测到需要的信号,然后传送到戴在手腕的接收器。振动和闪光表明声音已经发生。该设备通常可以容纳多个频道,并且每个声音都会有不同的指示灯闪烁。可以在可能出现重要声音的每个位置放置麦克风和发射器。例如,一个在大门附近,一个在电话附近,另一个在婴儿房,最后一个在后门附近。当在这些位置中的任何位置检测到声音时,腕部单元振动,指示灯被点亮以指示检测到哪种声音。

听觉障碍者的闹钟一般是可见的(床头柜上的闪光),或者是触感的(枕头下的振动)。它们可以内置在闹钟中(例如,时钟的整个表面闪烁),有些也可以探测到闹钟的闹铃,然后发出振动或闪光(或者两者都有)。

三、听觉辅助器具工作原理

(一) 助听器基本原理

助听器通常被认为是放大声音(主要是语音)的装置。虽然助听器确实含有放大器,但听觉损失很少在整个语音频率范围内保持一致,某些频率的听觉损失通常比其他频率更大。这些因素在数字助听器的设计考虑之中。如果所有的频率都被放大相同的倍数量,用户会感觉声音不自然。根据所测得的阈值或使用者的听觉记录,对助听器的频率响应进行编程。每只耳朵的助听器响应是单独匹配的,因为左耳和右耳的损失可能是不同的。在提供高保真度助听器时遇到的另一个困难是部件很小,而这种小型化会限制麦克风和扬声器的频率响应,进一步降低辅助语音的质量。

大约 60% 的语音信号的声能包含在 500 Hz 以下的频率中。然而,语音信号不仅包含特定的声音频率,而且还将这些声音组织成有意义的听觉语言单元,超过 95% 的语音信号的可懂度与 500 Hz 以上的频率相关联。因此,助听器成功适配的标准往往是语音清晰度,而不是音量。

1. 助听器的电声参数

目前,助听器的常用规范标准有两套,一是国际电工委员会(International Electrotechnical Commission, IEC)制定的 IEC 60118 系列标准。欧洲国家均采用 IEC 60118 系列作为助听器行业标准。我国国标中有关电声测试部分也采用该系列。另一套是由美国国家标准协会制定的 ANSI S3.22,该标准是助听器的美国国家标准。一般来说,除非有特别的要求,现在助听器厂家都是按照"IEC 60118-7"或"ANSI S3.22"标准测试助听器的。需要指出的是,IEC 60118-7:2005 与美国国家标准 ANSI S3.22-2003 已经是完全等同了,显然这十分有利于助听器的生产和贸易的开展。

安装助听器时,重要的是要知道助听器向听者传递的输出电平。平均会话语音可以达到 40～80 dB 的声压级，这取决于说话者与听者之间的距离以及说话者的发声努力程度。因此，助听器的输出是根据不同的输入类型和水平进行评估（例如纯音和语音或语音类信号）。强大的助听器能够产生 130～140 dB 的声压级输出。即使输入的时间很短，这些水平也会损害听觉机制。因此，还需要规定助听器的最大功率输出，以确保助听器的输出水平不会造成进一步的不适或进一步的听觉损失。

2. 助听器的两种工作类型

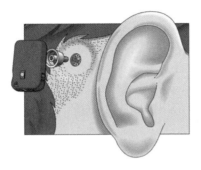

图 5-3-4　骨锚式助听器

传统的助听器可分为两种工作类型：空气传导型和骨传导型。空气传导型助听器是将助听器的输出传到听者耳道中。然而，由于慢性耳部感染或耳道畸形，有些人无法佩戴空气传导助听器。对于这些人来说，骨传导助听器是最合适的。最常见的骨传导助听器是骨锚式助听器（BAHA），如图 5-3-4 所示。

常用的空气传导助听器根据安装位置不同分为四种不同的种类：耳后（BTE）、耳内（ITE）、管内（ITC）和完全管内（CIC）助听器（图 5-3-5）。

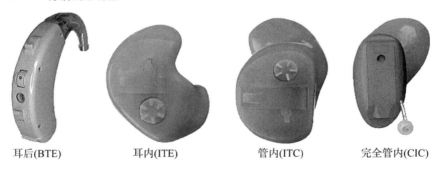

耳后(BTE)　　　　耳内(ITE)　　　　管内(ITC)　　　　完全管内(CIC)

图 5-3-5　助听器种类

无论是哪一种类型，其主要工作原理基本一致。如图 5-3-6 所示，首先声音由麦克风接收，被转换为电信号，并由模数转换器转换为离散的脉冲序列，离散信号在助听器中分为多个频率范围。通常情况下，助听器的采样率约为 20 kHz。对于每个通道，信号处理是单独执行的，包括特定频率的放大。相关信号处理根据数字信号处理器（Digital Signal Process，DSP）中的通道进行，通道数量限制了独立可调频率范围的数量。然后，将单个信号合并、放大，并通过数模转换之后，由微型扬声器发出声音。

BTE 助听器安装在耳后，放大的声音信号通过一个延伸到耳廓顶部的小耳钩进入耳道，并将助听器固定在适当的位置。一根小管子将声音通过充当声学耦合器的耳模引导到耳朵中。这种耳模是根据人耳耳甲腔及外耳道的形状定制而成的，以确保用户的舒适性，最大限度提高耦合到耳朵中的声能，并防止声音反馈引起的尖叫。开关和音量控制器位于助听器的外壳背面。

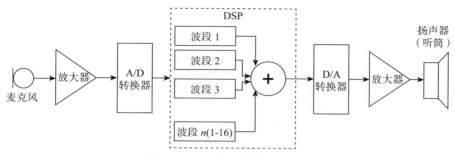

图 5-3-6 助听器的工作原理

某些类型的听觉损失只影响频率范围的一部分(通常是高频率),其他部分(通常是低频率)在正常范围内。在这种情况下使用开放式配合,无需用耳模。扬声器置于耳道内,并通过沿细管延伸的导线接到 BTE 助听器的主体上,但不会阻挡可以正常听到的声音。开放式助听器通常用于因年龄增长而导致听觉丧失的人。

ITE 助听器利用电子微型化技术将放大器和扬声器置于一个小的外壳中,该外壳可插入耳道。ITE 助听器的面板位于耳道的开口内。麦克风位于面板上。ITE 的外部控制包括开关和音量调节。ITC 是 ITE 的一个小型化版本。CIC 型助听器的体积是最小的,在耳道内插入 1~2 mm,扬声器靠近鼓膜。因为这种类型助听器不会突出到耳道外,所以几乎看不见。

(二) 人工耳蜗基本原理

如果内耳耳蜗受损,人工耳蜗可以提供一定的声音感知,其原理如图 5-3-7 所示。只要第八对脑神经完好无损,就可以通过植入电极进行刺激。人工耳蜗是一套精密的电子设备,包括身体外部的麦克风(环境接口),从语音信号中提取关键参数的电子处理电路,以及将信息耦合到头骨的发射器。植入部分包括一个电极阵列(1 至 22 个电极)、一个连接外部数据和电源到头骨的接收器,以及为电极阵列提供适当同步和刺激参数的电子电路。

耳蜗植入者必须符合一定的听觉和年龄标准。重度或严重(>90 dB)的双侧纯音听觉丧失、句子识别评分低于 30%、2 岁以上儿童且听觉损失>90 dB 是人工耳蜗植入的主要标准。对于年龄较小的儿童和听觉障碍时间较短的成年人来说,人工耳蜗的效果会更好。

1. 电极

电极设计的三个主要考虑因素是:① 材料的生物相容性;② 电极的放置;③ 电极阵列中的电极数量。电流装置中大多数电极的刺激部分是由铂-铱合金制成的,因为它具有电稳定性与较好的生物相容性。连接刺激器和铂电极的"导线"需要足够的柔韧性,其可以绕着耳蜗弯曲,且足够坚硬。电极阵列和导线上涂有聚四氟乙烯(Teflon)或硅酮,使它们彼此绝缘。

电极放置在耳蜗内,电极的大小由耳蜗的显微解剖决定。耳蜗的平均长度约为 32mm,电极阵列的长度可达 25mm 以插入鼓阶。刺激可以是单极的,也可以是双极的。

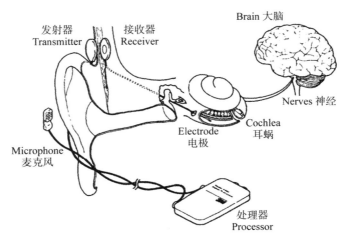

图5-3-7 人工耳蜗的部件

体外部分可以是 BTE 类型,也可以是戴在身上的。到目前为止,大多数都属于后者。随着小型化技术的增强,BTE 类型变得更加普遍。

2. 功率与数据的传输

由于耳蜗植入物的麦克风和语音处理部件需要调整,且由于它们的大小和重量的限制,被放置在头骨外面。电极阵列必须在耳蜗内,并且必须通过头骨连接。最初,这是通过经皮插座实现的,但是很容易受到感染,目前已普遍被经皮感应式接口所取代。其原理是在外部皮肤表面上有一个连接到发射器的小的感应线圈。在皮下同一个位置也有一个接收线圈与之相对应,接收线圈连接到内部电子设备和电极阵列,内部电子设备的功率也通过皮肤耦合。在某些情况下,内部电路是完全无源的,只是将刺激信号传递给电极。

3. 语音处理

人工耳蜗的目的是提供与语音和环境声音相关的电触发生理信号。耳蜗、听神经和高级中枢处理语音的过程是复杂的,很难设计出向电极阵列提供有生理意义数据的电子语音处理器。

不同的耳蜗植入物在语音处理或信号编码方面存在差异。语音信号数字处理的目的是通过对听觉神经的刺激,从麦克风中提取相关的语音数据,并将其转换成一种能够为用户提供最有可能的信息的形式。为了识别语音,有必要对频率、强度和时间模式进行编码。

图5-3-8显示了四通道人工耳蜗的工作原理。声音由麦克风接收并发送到患者佩戴的语音处理器盒。声音被处理后,电流刺激通过无线连接传送到电极上。图中所示的是使用音节 sa 作为输入信号的连续交替采样(CIS)信号处理策略的简化实现。信号首先通过四个带通滤波器,这些带通滤波器将声波波形划分为四个通道。然后通过整流和低通滤波来检测带通波形的包络。产生的电流脉冲的振幅与每个通道的包络成比例,并通过无线电频率链路传输到四个电极。在实际实施过程中,包络会被压缩以更好地适应被植入者的电动态范围。

　　主要的人工耳蜗制造商还提供用于对植入物的信号处理特性进行编程以匹配用户需求的软件。这些都是在手术完成和愈合后使用的。信号被提供给植入物，并进行测量以确定最佳信号类型（脉冲或模拟）和电极组合，然后对语音输入进行评估并进行调整以最大限度地提高语音的清晰度。

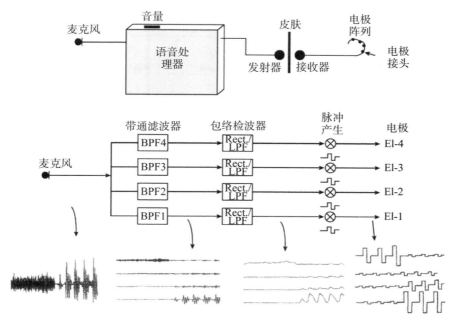

图 5-3-8　四通道人工耳蜗工作原理

第四节　护理床

一、护理床基本概念

　　护理床是一种根据病人的卧床生活习惯和治疗需要进行设计，且方便护理人员护理的康复器械。护理床一般都具备姿态可调、扶手可调等功能。随着人们需求的不断增加，现代护理床技术融合人机工程学、图形符号学、人性化设计、心理学、美学等多学科的设计理念，形成功能复合的智能护理床。如体重监测、起背就餐、定时翻身报警、预防褥疮、负压吸尿、尿床报警、移动运输、休息、康复（被动运动、站立、上肢训练等）、输液给药、相关提示等功能，能够预防病员坠床。康复护理床可单独使用，也可与治疗或康复设备配套使用。

二、护理床分类

护理床的分类方法有很多种,按照不同的分类目的有如下几种主要的分类方法。

1. 根据动力源可以分为:(1)手动护理床;(2)电动护理床。手动护理床需要护理人员通过摇杆操作来调整床的位姿;电动护理床通过外部电力做工,可由护理人员或患者通过遥控器操作来调整床的位姿。

2. 根据功能可分为:(1)普通护理床;(2)多功能护理床;(3)智能护理床。随着人们对护理床需求的不断变化,护理床也从原始的普通护理床的功能延伸到有辅助抬背、坐姿维持、辅助翻身、辅助转移等多功能护理床。除此之外,现在还有基于轮椅与护理床相结合、二便处理系统与护理床相结合、自主导航技术与护理床相结合等形成的智能护理床机器人系统。

3. 根据床体可翻折数可分为:(1)两折护理床;(2)三折护理床;(3)四折护理床;(4)可侧翻护理床。两折护理床只可以实现长坐位功能;三折护理床可以实现端坐姿态,若床下轮子带驱动系统,可像轮椅一样移动;四折护理床可以实现坐椅子一样的舒适体位;可侧翻护理床可以辅助患者翻身,从而避免褥疮的产生。

4. 根据使用环境可以分为:(1)重症监护护理床;(2)强化护理床;(3)中期护理床;(4)家居护理床;(5)儿童护理床。其中智能家居护理床常被设计与居家环境于一体,形成居家无障碍系统。

三、护理床工作原理

护理床由于类型不同,结构也不相同,一般主要包括床架、功能床板、脚轮、姿态变换系统、控制系统(手动或电动)及附件等。国际标准 IEC 60601 - 2 - 52 界定了残疾人床位的要求和安全。护理床的主要功能是床垫支撑平台的高度可调,靠背和腿部的角度可调。传统的护理床可以调节两个或三个自由度。这里以一种可调式电动三折护理床系统为例来介绍护理床的基本工作原理。

(一)机械系统

1. 护理床设计基本要求

一般来讲,护理床设计应符合标准的要求,并按照经规定程序批准的图样和技术文件制造。背板和上腿板之间的夹角应大于 $90°$;背板和水平面的角度应不小于 $0°$;护理床设计时应考虑当护理床移动或不移动使用状态;为防止电源线被损坏,必须配置有电源线悬挂装置,使其脱离地面和避开任何运动的床部件或机构;护理床头板、床尾板、边栏和控制器等的人机交互性。护理床的部件若预期会产生磨损、腐蚀、材料疲劳或老化损坏,相关支承部件的安全系数应大于 4。此外,护理床所用的电机、坐便器、床垫等组件和配件应符合相应标准的规定。

与此同时,护理床的外观与结构应符合如下要求:

（1）外形应整齐,不允许有锋棱毛刺、疤痕等缺陷;

（2）金属电镀件外表应光滑、平整,不允许有气泡、脱落和明显刮痕;

（3）喷涂件外表面应光滑、平整,不允许有脱落、疤痕、开裂、流挂和明显的修补痕迹;

（4）塑料件外表面色泽应均匀、整洁,不允许有破损和明显划痕;

（5）木质件外表色泽应光滑、平整,不允许有木刺、裂缝和断裂痕迹(无木质件不用检测此项);

（6）护理床的焊缝应均匀,不得有裂纹、漏焊及烧损等缺陷;

（7）护理床和控制器上的文字、图像标记应清晰准确、牢固;

（8）床身与床架的配合应能互换,装卸应方便;

（9）床身与床架的配合应固定牢固、可靠,不允许有松动现象;

（10）护理床各活动部件连接后,各操纵机构操纵应轻松灵活,不得有卡滞,紧固件应无松动现象;

（11）护理床的床面应具有良好的透气性;

（12）脚轮应转动灵活可靠,踩下两个脚轮制动后,护理床应被锁定,制动可靠。

2．机械结构设计

这里介绍一种可调式电动护理床的机械系统(如图5-4-1所示),主要包括头板组件、高侧板、脚板组件、侧面结构、轮锁、脚轮、滚筒缓冲器、拉升杆、床板架、头板、背板、座板、大腿板、小腿板、上车架、下车架、控制器和床板附件。床板附件包括起重杆、纵梁、床垫固定器、长度调节器和把手等。

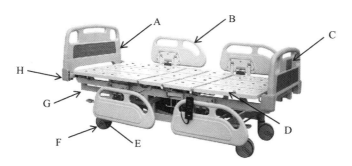

A头板组件　B高侧板　C脚板组件　D侧面结构　E轮锁　F脚轮　G滚筒缓冲器　H拉升杆

图5-4-1　护理床结构

如图5-4-2、5-4-3、5-4-4所示,护理床床板为五折床板结构(头板、背板、座板、大腿板和小腿板),其中头板为软连接,无电机驱动。背板和座板、大腿板和小腿板各由一个线性推杆驱动,根据人的需要,两个线性推杆可以同步联动。

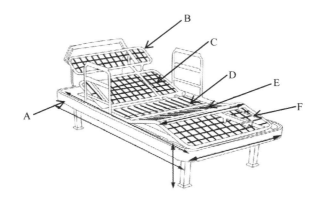

A 床板架　B 头板　C 背板　D 座板　E 大腿板　F 小腿板

图 5-4-2　护理床床板结构

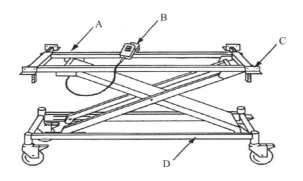

A 上车架　B 控制器　C 床板附件　D 下车架

图 5-4-3　护理床升降架结构

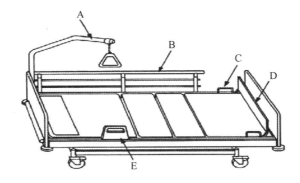

A 起重杆　B 纵梁　C 床垫固定器　D 长度调节器　E 把手

图 5-4-4　护理床附件结构

（1）抬背机构

抬背机构是用来抬升背板帮助患者在护理床上实现起身和端坐动作。

如图 5-4-5 所示,抬背机构是一种复合连杆机构。当线性推杆做直线运动时,运动和转矩通过连杆和转动摆杆传递到背板上,实现背板翻转运动,从而实现抬背功能。与此同时,由于连杆另一端连接座板,在背板运动同时,带动座板做相对翻转运动,补偿了背部被动抬升过程中腰部转动中心变化位移,克服患者被动起身时出现的滑移现象。当反向运动至床板水平状况时,摆杆接触于床架上而转动抱死器,由于单向抱死摆杆,使得在反转到水平位置时,转动抱死器仍能发生转动,从而保护电机。

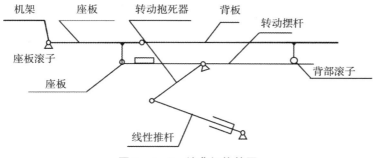

图 5-4-5　抬背机构简图

（2）屈腿机构

屈腿机构主要实现大腿板和小腿板运动,帮助患者实现腿部的放松与姿态的调整。屈腿机构与抬背机构原理类似,采用复合连杆机构实现大腿板和小腿板联动,如图 5-4-6 所示。屈腿机构包括:屈腿连杆、屈腿连杆架、机架、线性推杆、平行四边形连杆组、腿部可弯曲床板。

平行四边形连杆组的两端分别铰接于机架和床板上,线性推杆与屈腿连杆架形成的曲柄滑块机构具有伸缩功能,其两端分别与平行四边形连杆组上部件 E 的两端铰接,其中线性推杆的另一端与机

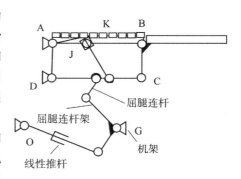

图 5-4-6　屈腿机构简图

架相连,从而通过线性推杆的推拉来实现床板的上下移动。当推杆缩短时,通过屈腿连杆带动平行四边形机构向上运动,推动 AK 连杆向上摆动,达到向上屈腿功能。当推杆伸长时,通过屈腿连杆带动平行四边形机构向下运动,U 连杆从滑块中缩回,对曲线连杆不作用,实现小腿板带动大腿板屈腿的功能。

值得注意的是,床板折起角度应符合下列的规定,所有的角度偏差应不大于±0.5°:

（1）背板最大折起角应不小于 70°;

（2）背板、座板侧翻最大折起角应不小于 70°;

（3）大腿板最大折起角应不小于 20°,最大折下角应不小于 70°;

（4）大腿板折至 30°,小腿板放在最高档时,大腿板与小腿板夹角应不小于 110°;

（5）背板、大腿板、小腿板应在可调角度范围内任意调节。

（二）控制系统

考虑护理床使用的安全性，采用 24 V 直流电为护理床的电路控制系统、电动推杆以及其他相关部分提供驱动电源。

控制系统主要由微控制器，各电机驱动器、各执行电机等部分组成，如图 5 - 4 - 7 所示，这里介绍一种集成语音、键盘于一体的护理床控制系统。

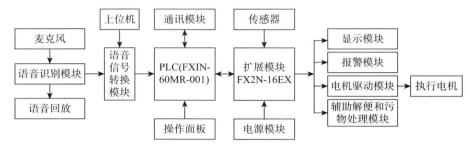

图 5 - 4 - 7　护理床控制系统整体结构框图

1. 控制方案

护理床的控制要求包括：① 实现护理床各床面板的同步联动控制；② 键盘与语音控制方式的各自实现以及两种方式之间的相互转换；③ 语音识别系统和语音回放系统的整合。

根据控制信号，由电机输出一定的扭矩和转速，经过减速器驱动连杆机构，通过此机构带动床面相应的部分运动，实现各种体位变换的要求。

2. 控制程序设计

电机控制是本系统程序设计的核心部分。电机控制程序一方面接收控制面板和语音指令，另一方面要保证电机能准确地完成相应的动作，即使在程序复位等非正常状态下也能保证电机本身、护理床和病人的安全。设置可靠的限位、动作互锁等都可以起到保护作用。本护理床动作操作也有相应的互锁限制，互锁是防止机械部分相互干涉的有效手段。在编写程序中，要保证在执行一个动作的同时，还可以判断其他动作的合理性和有效性。如图 5 - 4 - 8 所示为一种 PLC(Programable Logic Controller 可编程逻辑控制器)控制系统软件流程图。

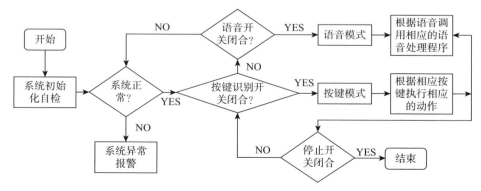

图 5 - 4 - 8　一种 PLC 控制系统软件流程图

侧翻未到极限位置,即处于侧翻中间状态时,需要一个标志位标明床面状态。突然断电的时候,此标志位还不能丢失,否则重新上电后系统将无法知道床面处于左侧翻还是右侧翻,所以侧翻标志位要断电保持型辅助继电器。

第五节　自理活动辅助器具

一、自理活动辅助器的具基本概念

对于功能障碍者来讲,生活自理能力和活动参与能力是对康复评价的一个重要标志。在 ISO 9999—2016 的分类中,为了支持个人的日常自我护理,让个人可以独立完成基本日常生活活动,将这些相关的辅助器具归纳在 09 主类,即自理活动及自理参与辅助器具(简称自理活动辅助器具)。这类辅助器具不仅包括基本日常生活活动中个人卫生等方面内容,还包括照顾自己的身体和身体部位、穿衣和保护自己的身体,如气管造口、肠造口、失禁护理、穿脱衣物和鞋袜、身体防护、个人清洁与卫生等方面的辅助器具。随着计算机与机器人技术的发展,很多个人卫生护理辅助装置正在朝着智能化方向发展。

二、自理活动辅助器具分类

在 ISO 9999—2016 的分类中,09 主类的自理活动和自理参与包括衣服和鞋,穿着式身体防护辅助器具,固定身体的辅助器具,穿脱衣服的辅助器具,如厕辅助器具,气管造口护理辅助器具,造瘘护理辅助器具,护肤和洁肤产品,排尿装置,收集尿便辅助器具,吸收尿便辅助器具,防止大小便失禁的辅助器具,月经管理的辅助器具,清洗、盆浴和淋浴辅助器具,修剪手指甲和脚指甲的辅助器具,护发辅助器具、牙科护理辅助器具,面部护理辅助器具,性活动辅助器具等 19 个次类 129 个支类,详细分类请见第三章。此类品种繁多,都和日常生活活动息息相关,主要是用于提升功能障碍者个人护理与防护的自理能力,以及保护其在活动中的安全性。

(一)衣服和鞋

此次类主要包括用于保护个人免受寒冷、风、雨、雪等环境和运动伤害,还包括用于修饰、便捷穿脱衣服、手套、鞋等物品(器具),如通过无需套头的外固定方式固定在衣服前方的衣领下的简易领带等。

(二)穿着式身体防护辅助器具

此次类包括防止身体各部位损伤的装置(产品),如环状头盔、防护眼镜、护耳塞等。

（三）固定身体的辅助器具

人的肌肉骨骼系统是保持身体平衡与稳定的基本系统。然而由于身体发育问题或疾病造成人体不平衡带给人们在日常生活活动中很多难题，例如无法站立，或坐姿不稳容易身体倾斜造成的脊柱侧弯等等。因此，我们将这些维持身体特定姿态，保证人的肌肉骨骼系统平衡的辅助器具叫做稳定身体的辅助器具。这类辅助器具要与矫形器区别开，其包括座椅安全带、腰带、背带等。

（四）穿脱衣服的辅助器具

此次类辅助器具有助于功能障碍者穿上或脱掉衣服和鞋子，如穿袜器、加长鞋拔等。

（五）如厕辅助器具

如厕是基本日常生活活动之一，对于具有这一功能障碍的人在如厕时需要特殊的辅助器具帮助他们在如厕时方便如厕姿态变换、保持平衡。这一类辅助器具称为如厕辅助器具。如坐便椅、可升高的坐便器座等。

（六）气管造口护理辅助器具

气管造口护理辅助器具是为做气管切开术后或者在切除喉部（喉切除术）之后的患者，辅助他们通过气管中的人造开口呼吸的辅助器具。包括气管造口插管、喉管、气管造口保护器、气管造口护理器具等。气管造口插管是用在气管造口患者的气管切口处插的用来呼吸的管子。喉管是在喉头切除术中放置在气管开口处的管子，以保持气管口开放。气管造口保护器是用来保护患者气管切口处免受外部有害感染的器具。气管造口护理器具是指气管切开护理中所用的辅助器具的配件，包括灯具、电刷、压力表、连接器、过滤器、皮带等。

（七）造瘘护理辅助器具

造瘘护理辅助器具是指通过在肠道或泌尿道（造口）的人造开口活瘘管收集人体废物的器具。如造口袋、连接造口袋和身体造口的底盘等。

（八）护肤和洁肤产品

功能障碍者在长时间的穿戴辅助器具，如假肢、矫形器等，很容易造成皮肤与辅助器具接触的位置红肿或细菌感染，护肤和洁肤产品可以帮助功能障碍者保持皮肤干爽、清洁。

（九）排尿装置

尿的生成是个连续过程，而膀胱排尿则是间歇过程，尿液生成后以终尿形式贮存于膀胱内，贮存量达到一定度时，通过反射性排尿排出体外。控制排尿的神经和肌肉系统很复杂。控制排尿的神经系统包括两个神经中枢和三组神经，即脊髓反射中枢、脊上反射中枢和交感神经、副交感神经及体神经。控制排尿的肌肉系统包括膀胱逼尿肌、尿道括约肌、后尿道平滑肌、盆腔与尿道周围横纹肌组成。一旦某个神经或肌肉功能失常，就会造成排尿功能障碍。常见的排尿功能障碍包括尿频、尿潴留及尿失禁。此时需要辅助器具帮助具有排尿功能障碍者进行排尿。这类辅助器具包括长期留置导尿管、插入尿道的间歇性导尿管、阴茎尿套、尿引流器、女用穿戴式导尿器、自我导尿辅助器具、男用穿戴式导尿器。

（十）收集尿便辅助器具

收集尿便辅助器具是在排尿便装置基础上用来收集患者尿便，保持患者身体清洁卫生的装置，包括相连附件（管子、连接件、阀门）等。

（十一）吸收尿便辅助器具

二便吸收辅助器具其功能与尿便收集器不同，主要通过特殊材料对二便进行吸收处理的辅助器具，例如婴儿的尿不湿。

（十二）防止大小便失禁的辅助器具

防止大小便不自主流出的辅助器具是针对大小便失禁患者所研发的产品，包括阻尿器和阻便塞。阻尿器是用来防止小便不自主流出的辅助器具。阻便塞是用来防止大便不自主流出的辅助器具。

（十三）月经管理的辅助器具

月经管理的辅助器具是管理月经流出的辅助器具。

（十四）清洗、盆浴和淋浴辅助器具

自我清洁是个人生活中一项必不可少的活动，为了不同功能障碍者可以在安全条件下进行清洗身体的辅助器具叫做清洗、盆浴和淋浴辅助器具。包括洗浴板、洗浴座椅、防滑浴盆垫/防滑淋浴垫和防滑带、带或不带轮子的淋浴椅、背部支持洗澡或淋浴、淋浴器及其元件、洗浴床、淋浴桌和更换尿布桌、洗盆、坐浴盆、浴缸、浴缸架、用于减少浴缸的长度或深度的辅助器具、带有把手/手柄和握把的洗澡布、海绵和刷子、肥皂盘、肥皂架和给皂器、自我擦干的辅助器具、漂浮辅助器具、潜水通气管、浴缸温度计等。

（十五）修剪手指甲和脚指甲的辅助器具

修剪手指甲和脚指甲的辅助器具是用来对手、手指甲、脚、脚趾、脚指甲进行护理的用具，包括指甲刷、指甲挫和砂纸板、指甲剪和指甲刀、磨茧锉等。

（十六）护发辅助器具

护发辅助器具主要功能为用来洗发和定型的器具，包括用洗发剂、洗头发的辅助器具、梳子和头发刷、吹风机等。

（十七）牙科护理辅助器具

牙齿是我们身体中重要器官之一。使功能障碍者维护牙齿的清洁健康的护理辅助器

具称为牙科护理辅助器具,包括无动力(手动)牙刷、动力(电动)牙刷。

(十八) 面部护理辅助器具

面部护理和皮肤护理辅助器具是基本日常生活活动修饰中常用辅助器具,包括修胡刷、剃刀和(电动)剃须刀、化妆品使用辅助器具、脸部保养用的镜子。

(十九) 性活动辅助器具

该类辅助器具是用来训练和辅助性活动的器具。包括性活动仿造性器官、勃起辅助器具、性活动用振动器/按摩器具、性习惯训练、性康复辅助器具等。

综上所述,个人卫生护理和防护辅助装置种类繁多,原理差异较大,大多数原理简单易懂,本书将不再做一一基本原理介绍。本书仅以二便机器人为例介绍基本原理,详见第五章第十节第六部分二便护理机器人。

第六节　防褥疮辅助器具

一、褥疮及其预防的基本概念

(一) 褥疮的定义

《外科启玄》中记载:席疮乃久病着床之人挨擦破而生。因久着席褥生疮,故命名为"席疮","席疮"即为褥疮。根据美国健康护理政策与研究部(The Agency for Health Care Policy and Research,AHCPR)定义:褥疮(decubitus,bed sore)是软组织由于长期承受未释放的压力而产生的损伤,也常称为压疮(pressure ulcer,PU)。褥疮作为一种慢性疾病困扰人类的历史可以追溯到公元前 1090 年。1961 年,Thompson 报告:在出土的古埃及 21 王朝的木乃伊臀部和肩部,就已经发现大面积的褥疮。到了近现代,随着社会人口的爆炸式增长及日益严重的老龄化趋势,褥疮患者人数也呈指数增长。在老年人和残疾人中,60% 半身不遂和 66% 骨盆骨折的老人患有褥疮。对脊髓损伤病人,其发生率在 25%～85%,且 8% 与死亡有关。发生褥疮的老年人较无褥疮的老年人,死亡率增加 4 倍,若褥疮不愈合,其死亡率增加 6 倍。褥疮的发生使这些患者在身体、心理及精神上均遭受极大的痛苦,同时也给护理带来极大的负担。因此,在人们把提高生活质量作为科研领域一个重要目标的今天,褥疮的预防和治疗已经成为康复工程领域中一个日益重要的课题。

褥疮通常发生在骨骼凸起部位。据统计,脊髓损伤患者每天至少有 12 小时处于坐位或卧位。身体的重力通过软组织施加到支撑物表面(如座椅或床),患者或失去保护性感觉反馈,或不能有效地变换体位减轻局部压力等,长期如此,受压的软组织产生褥疮。

图5-6-1为不同姿势下褥疮易发部位示意图。如图所示,褥疮常发生在足跟、骶骨、肘、肩胛、头、踝、内外髁、大转子、肋、脚趾、膝、生殖器(男)、乳房(女)、肩峰突等部位。据报道,脊髓损伤患者在初次住院期间发生的褥疮,39%位于骶骨,8%位于坐骨结节。之后四年的随访中,26%的褥疮发生在骶骨,23%发生在坐骨结节。Dansereau等人观察了49个住院病人,这些患者共患有1640处褥疮,其中坐骨结节处软组织发生率最高,达28%;骶骨处发生率其次,为17%。由此可见,骶骨和坐骨结节两个位置对于卧床患者来说是常发生褥疮的部位。

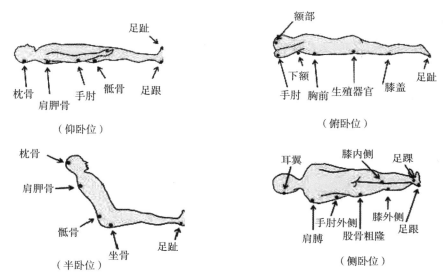

图5-6-1　不同姿势下褥疮的易发部位

(二)褥疮的等级分类

从临床观察角度的考虑,医学界人士普遍倾向于用四级分类法来描述褥疮的严重程度。

Ⅰ级褥疮(表皮非苍白性充血):手指轻压表皮时,红斑仍然发红,说明微循环已被破坏。表皮损伤可能呈现发热、水肿、发硬、炎症发生。若感觉神经未受损伤,则有疼痛感。

Ⅱ级褥疮(真皮层溃疡):部分表皮和真皮脱皮,溃疡通过真皮向皮下组织发展。临床出现水疱或浅坑。溃疡边缘清楚,但被红斑包围。这个阶段的损伤是可逆的。

Ⅲ级褥疮(损伤扩展到皮下脂肪):整个皮层脱皮,小血管血栓形成,感染伴随着脂肪坏死。深层肌肉水肿、发炎,产生一系列病理变化。无血管的深层筋膜阻止坏疽向深部发展,但促进其横向发展,引起皮肤逐渐损坏。

Ⅳ级褥疮(传染性坏疽浸润到深层的筋膜):软组织坏疽快速扩展到肌肉、韧带、关节被膜和骨组织等处,大囊腔被慢性纤维化所闭合。损伤沿着筋膜和黏液囊迅速扩展到深层的筋膜和骨组织等,存在的小静脉束可导流,形成闭合性褥疮。

（三）褥疮产生的诱发因素

诱发褥疮的形成是一个复杂的过程,不但与自身局部组织有关,还与全身、环境等有关系。现在已经发现200余种可能诱发褥疮产生的因素。大多数学者将其分为三大类因素,即内部因素、外部因素和诱导因素。内部因素主要包括:营养、缺乏正常的感觉系统(如对痛觉无反应)、缺乏正常的运动功能(如不能自主改变体位及移动等)、年龄(如老年人皮肤失去弹性和肌肉萎缩而导致对其摩擦和剪切力的敏感度增加)、营养不良造成肌肉萎缩等。外部因素主要包括:垂直压力、压力分布情况、压力梯度、压力与时间积、摩擦力、剪切力、组织变形、温度和湿度等。诱导因素包括:坐的姿势、移动病人的技术、致敏条件、大小便失禁、骨折、半身不遂、个体的社会状态和吸烟等,还有一些与年龄有关的脉管和神经系统疾病(如糖尿病和肾病)也影响局部软组织的微循环。

（四）褥疮的预防措施

一直以来预防褥疮是临床面临的重要难题,预防褥疮规程应该包括:① 选择合适的轮椅和坐垫,可以分散压力、调整姿势并提高稳定性;② 压力释放的程序;③ 合适的饮食指导和充足的营养;④ 正确的移位技术指导;⑤ 个人卫生和皮肤护理。预防需要包括病人、医生和任何医疗人员在内的康复小组持续不断的团体努力。

处理褥疮的关键是预防,特别要强调的是如果已发生褥疮,应预防其他部位发生新的褥疮以及预防已愈合的褥疮复发。减除压迫是预防褥疮的关键,又是治疗褥疮的先决条件。针对褥疮产生的原因及形成的各种因素可采取以下措施:

1. 定时变换体位

防止患者同一部位长期持续受压,一般采取交替变换体位的方法。卧位变换体位间隔时间一般不超过2小时,坐位时应每隔20～30分钟用双手撑起身体,使臀部离开坐垫30秒,以改善受压部位的血液循环。

2. 减轻骨突出部位受压

可用软枕、海绵等将骨突出部位垫高,特别是后枕部、肩胛部、骶尾部、髋关节、膝关节以及足跟和内外踝部。

3. 选择良好的坐垫和床垫

床垫的机械性能要好,具有一定的厚度及弹性,增大承重面积,具有良好的散热、吸汗、透气性能。坐垫厚约10 cm为宜,应使用天然面料,局部干燥透气。目前市场上有多种充气垫及气垫床可以选用,注意定时翻身。

4. 改善全身营养状况

保证营养全面均衡,多进食含丰富蛋白质和维生素C的食物,防止贫血的发生。

5. 皮肤护理

皮肤护理主要是保持皮肤的清洁与干燥,定期擦洗,定期检查皮肤,避免皮肤外伤,并及时治疗各种皮肤疾病,做好皮肤的及时减压,防止褥疮的发生。

二、防褥疮辅助器具分类

对于存在褥疮风险的患者,合适的褥疮预防辅具是非常必要的。合适的褥疮预防辅具能够最大限度提高功能和降低褥疮发生的风险。基于对褥疮的发病机制、病理过程及诱发因素的研究,20世纪80年代,一系列预防褥疮的辅助器具发展起来,可以改变压力分布的床垫是最开始预防褥疮的辅助器具,随后针对易发部位研发出不同类型的坐垫,以及对改变体位的护理床等辅助器具。褥疮预防辅具种类繁多,分类方式各异,通常存在两种分类方法,一种是根据褥疮预防辅具的应用部分进行分类,另一种是根据褥疮预防辅具所采用的材料进行分类。

(一) 按照使用部位划分

防褥疮辅具根据所有应用部位,可以分为头枕垫、坐垫、床垫和翻身床。各类辅具根据应用部位特性不同具有尺寸和材料特性上不同的要求。

1. 防褥疮枕垫/头颈垫:用于卧位下,可放置于肩胛骨下、骶骨上用于支撑保护患者的小型褥疮预防辅具。一般卧位体位要求为侧卧位倾斜30°体位,对预防褥疮比较理想。

2. 防褥疮坐垫:根据需要制作的不同大小、厚度和材料的预防坐姿下臀部褥疮的垫子。主要以降低轮椅使用者褥疮发生率为目的,进行设计、加工可改善坐姿下压力分布、释放峰值压力的防褥疮坐垫。

3. 防褥疮床垫和气垫床:适用于长期卧床患者全身减压,以防止和治疗褥疮。长期卧床病人居家或者医院用床垫应该采用经评测具有降低压力效果的泡沫床垫或低压气体/液体/胶体的床垫。其中气垫性防褥疮床垫优点是最大限度分散压力,保持皮肤干燥,预防和治疗褥疮;缺点是并不能减少足跟、骶尾部等处的压力,局部还必须使用合理的护具,以减少骨隆突处持续受压的时间和严重程度。

4. 翻身床:利用交替压力承托法在平卧位时可实现压力点的变换,维持身体压力部位压力的均布作用,对病情危重不允许翻身或者治疗需要限制体位者必须在保持平卧体位下实现压力点的变换来预防褥疮。

(二) 按照防褥疮辅具所使用材料划分

防褥疮辅具从使用材料进行分类,可以分为空气垫、弹性体凝胶垫、充水垫、充入黏性液体垫、海绵垫、动态改变压力坐垫和混合材料坐垫。其中最常用的坐垫是平海绵坐垫,根据设计加工原理不同,平坐垫、标准制造坐垫利用计算机辅助设计加工的个体性坐垫。海绵垫是最常用的坐垫,质量轻便价格便宜,不同材质的防褥疮辅具产品特性见表5-6-1所示。有关不同材料的防褥疮产品应用将在下节防褥疮坐垫产品设计原理中进行相关介绍。

表 5-6-1　不同坐垫材质的特性对比

材质	压力减轻程度	姿势控制	使用年限(年)	性价比
泡沫	差～中	中～好	0.5～1	差
记忆海绵	差～好	好	1.0～2.0	中
胶体	好	好	3.0～5.0	好
浮选剂(水或气体)	极好	差	4.0～5.0	好

三、防褥疮坐垫工作原理

对于脊椎损伤患者、众多半身不遂的中风患者和胯骨骨折的老人,以及具有运动障碍的其他人群,由于无法像正常人一样通过频繁更换坐姿,则需要通过外界干预改善坐姿状态下臀部的受力情况,分散躯体施加于臀部的负载到整个臀部接触界面和大腿前部来使压力分布更加均布化,大大延缓释放压力所需要的时间,达到显著降低褥疮发生危险的目的。设计合理的防褥疮坐垫被证明是临床上有效褥疮预防措施。吻合臀部形状的个体性坐垫可以帮助用户保持正确坐姿防止身体畸形,并增加座椅的舒适度,提高独立自主活动的能力。

防褥疮坐垫依据所采用的技术手段,主要分为以下几种类型:

(一) 压力和压力分布控制型

控制支撑表面的压力峰值、压力分布和压力梯度是目前坐垫设计考虑的主要出发点。在坐垫设计中,尽量降低支撑表面的峰值压力,采用压力控制,可以降低峰值压力,特别是骨突起部位的压力,扩大坐垫与身体接触面积,尽量使接触表面压力均匀且达最小(图 5-6-3A)。如预成型海绵坐垫,根据普通人的臀部形状,预制成大小、规格不同的坐垫,增加沉浸深度。局部切空海绵坐垫,可以避免骨突起部位的压力等。

从材料的选择上,一般采用体温敏感型材料,如粘弹性海绵。该材料在体温的环境下,能变得柔软,可以增加沉浸深度,扩大身体与坐垫的接触面积。沉浸使靠近骨突起处的压力重新分布。被动式预成型充气垫也是其中重要的一种。这种坐垫可根据不同人臀部形状,依据空气在压力下等压流动的原理,即时成形,以保证接触界面。根据 Brienza 等人的研究,降低峰值压力,能有效地减少褥疮的产生。

(二) 压力-时间控制型

压力时间控制技术最典型应用是动态交替减压系统。也是目前较为热门的一种产品。他们通常采用周期充放气来改变坐垫表面压力分布(图 5-6-3 B)。当前的研究技术主要涉及到充放气周期、速率、气压大小和个体充气单元的几何形状、间隙和循环变化的幅度。由于脊椎损伤患者长期坐在轮椅中,不能有效地改变自己的姿势。可将坐垫分为大小不等的充气块,动态改变局部压力,改变组织内液的流向。

（三）剪切力/摩擦力控制型

降低骨突起处的摩擦力，是提高褥疮的防治的有效手段。降低剪切力和摩擦力的手段主要是采用上表面局部分隔式手法，分割模块可以为海绵阵列、充满空气、凝胶液其他液体的空腔阵列（图 5 - 6 - 3B）。如：整块海绵坐垫的上表面被切割成小矩形阵列状，当人体沉浸到坐垫中去时，组织及组织界面得到最小的剪切力和摩擦力。另外，垫罩的包封料也选择弹性大、表面光滑、柔软的面料，以降低表面摩擦力。

（四）温度和湿度控制型

局部微环境温度的降低，有助于抑制褥疮的产生。降低组织界面微环境温度的方法主要是采用一些凝胶类材料制成垫子的内胆。此类材料具有大的热容量，易于维持或降低皮肤接触面的温度。采用坐垫内注入比热较大的黏性流体或水，也能有效地降低皮肤表面的温度（图 5 - 6 - 3C）。

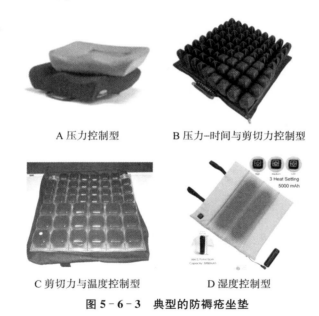

A 压力控制型　　　　　B 压力-时间与剪切力控制型

C 剪切力与温度控制型　　　　D 湿度控制型

图 5 - 6 - 3　典型的防褥疮坐垫

现有的大多数坐垫产品对水蒸气的传导仍存在限制。充流体式垫子被充入橡胶、塑料等绝缘材料，往往引起相对湿度的增加。传统的湿度控制通过包封罩的特性增加水蒸气的传导速率。通常采用吸水性强、透气性好的材料，如：垫罩内衬垫松软、吸水性强的薄海绵是控制湿度的有效方法。目前最新的坐垫材料采用具有很好防水效果的石墨烯，并且通过可加热的方式及时去除潮湿（图 5 - 6 - 3 D）。

四、防褥疮器具设计举例

防褥疮坐垫分为标准型、半定制型和定制的个体性防褥疮坐垫。个体性防褥疮坐垫是依据用户臀部所受力学特征、坐垫材料生物力学特性和受试者的身体特征等进行设计、制造,从而能够为用户提供最佳防褥疮效果和舒适度。这里以一款典型的个体性防褥疮坐垫系统设计为例,说明典型防褥疮器具设计的基本原理。

个体性防褥疮坐垫通常由坐垫材料力学特性测试平台、臀部压力分布测量系统、个体性防褥疮坐垫 CAD/CAM 设计平台、坐垫加工制造系统和坐垫的评估系统几个主要部分组成,包括个体性防褥疮坐垫系统的设计、加工和评估等步骤(图 5-6-4),下面对各个步骤做逐一简要介绍。

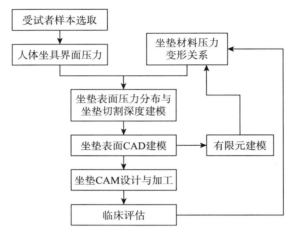

图 5-6-4 个体性防压疮坐垫系统设计流程图

(一) 坐垫材料的选择

首先是坐垫材料的选择,选择不同硬度的坐垫材料作为被测样本,通过压陷硬度测试仪进行硬度测试。进一步把待选择海绵加工成平坐垫尺寸,通过对平坐垫进行缓解压力和舒适性能进行测试,确定具有较好的压力缓解效果和舒适度的作为坐垫材料。对已选择材料进行生物力学测试实验。通过记录压痕实验中海面材料所承受压力与发生的位移,获取压力-形变的关系函数。典型的海绵材料的应力应变关系如图5-6-5所示。

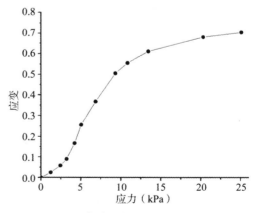

图 5-6-5 海绵材料应力应变关系曲线

(二) 臀部压力分布测试系统

臀部压力测试平台主要用以测试人体坐姿下臀部组织与坐垫界面间表面压力分布。目前市场上压力测量系统主要来自于 XSENSOR Technology Corporation,Tekscan.

Inc. 和 Vista Medical Ltd. 等公司出产的系列压力测试产品。压力测量传感器铺于放置着平海绵的坐垫(海绵下方需要有硬质木板以确保测量受试者臀部压力时,坐垫底部不会产生弯曲为宜)。受试者以标准坐姿正坐于压力测量系统上,用以测量受试者的臀部与坐垫界面的压力分布,即尽量使身体与轮椅坐具左右对称轴相符,躯干正直,大腿平行于地面,小腿与大腿保持80°屈曲,双手自然置于大腿上面,两脚置于可调节高度的脚托上,自然放置,目视前方,背靠和脚托调节到受试者舒适姿势。为了降低误差,压力测量前受试者端坐于坐垫5分钟,获得臀部与坐垫界面间的压力分布数据。

(三) 坐垫形状的归一化 CAD 设计平台

个体性防褥疮坐垫表面设计是基于海绵材料的压力与变形函数,及受试者臀部与座具界面的压力分布来获得个体性海绵坐垫的加工制造模型,个体性防褥疮坐垫的 CAD 设计流程如图 5-6-6 所示。

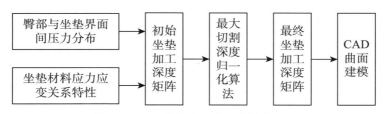

图 5-6-6　坐垫表面曲面建模流程图

采用压力传感阵列测量得到的平海绵坐垫与臀部组织之间的表面压力分布数据,基于力学性能测试平台获得海绵坐垫材料的压力与变形函数,通过点对点的准则将臀部组织与座具界面间的压力分布转化为对应坐垫的切割深度矩阵。根据材料的黏弹性性质,为了避免坐垫最低点的触底现象,一般设定对于特定厚度的材料预先设定最大切割深度,并以此进行坐垫切割矩阵的归一化,获得最终的坐垫加工深度矩阵。进一步把坐垫加工深度矩阵经过曲线建模软件设计个体性坐垫的造型曲面,最终通过可编程的数控加工制造系统完成坐垫的加工制造。

上述个体性防褥疮坐垫设计加工流程不仅仅用于海绵坐垫加工,同样也适用于防褥疮床垫、鞋垫的设计与制造。防褥疮产品的个体性、数字化、智能化的制造将成为未来的主要方式。

第七节　居家无障碍环境控制系统

一、居家无障碍环境控制系统基本概念

目前智能居家系统已经得到广泛应用,实际上这一概念来自为长期卧床的重度功能

障碍者开发的居家环境无障碍控制系统。对于长期卧床的重度功能障碍者,其面对诸如开关门窗、窗帘、灯及其他家用电器的困难,需要一种可以通过无障碍交互进行中央控制的系统,以提高他们的日常居家生活质量。因此,居家无障碍环境控制系统对卧床功能障碍者是一种具有重要作用的辅助器具。

二、居家无障碍环境控制系统分类

(一) 按人机交互方式分类

随着人机交互技术日新月异的进展,居家无障碍环境控制系统也得到了快速发展,市场成熟产品日益增多。现有产品按照其人机接口方式可以分为如下类别。

1. 按键无线控制

按键无线控制居家无障碍环境控制系统是最早研发的无障碍系统,按键控制器通过蓝牙或者 WiFi 模块将控制命令传递给终端产品,如电灯、门、窗帘等。

2. App 软件控制

随着智能居家系统的广泛应用,各大制造商将旗下产品用 App 软件进行管理与控制,通过构建产品特征,使用户可以通过 App 客户端对家居产品进行无障碍控制。

3. 语音控制

近几年,语音控制系统以其便捷、趣味性高等特点被广泛应用到居家无障碍产品控制中。使用者可通过语言命令对终端产品进行控制,如"打开电视""拍照""关灯"等。

4. 体感控制

体感控制是通过距离传感器识别人的距离、姿势等特征来对终端产品进行控制。如夜里老人起床,人体传感器会将信息传递给室内的夜灯,触发其发光照亮环境,预防老人跌倒。

(二) 按控制对象特性分类

现有的居家设备控制方式多样,我们需要针对不同的控制方式采用相应的信号传递方案,根据控制方式的不同,将常用居家设备可分为三类。

1. 开关电源类设备

典型设备包括灯具、门锁、报警器等。此类设备控制信号单一(基本上是开、关两个控制信号),采用成熟的变压系统将电压转换为弱电控制范围,利用系统电平信号直接控制该类设备的电源输入,即研究设计合适功率的电源插座,插座内部设计有无线网络模块,能够接受系统传送的控制信号、操作设备的电源输送,从而控制开关电源类设备的开启与关闭。

2. 具备独立控制器的设备

典型设备包括电视机、空调、地暖等。此类设备控制信号多样,较为复杂,但设备原厂商都提供了独立的控制装置,如电视机的红外遥控器。针对具备独立控制器的设备,修改其现有控制器,使用系统自有的控制信号取代其原始控制信号,从而避免对设备本体进行改造。

3. 无独立控制器的常用居家设备

典型设备包括窗帘、晾衣器、热水器等。此类设备同样具有复杂控制信号,但往往都不配备独立的控制器,其控制系统往往是和主机集成在一起的,这类设备的控制信号植入难度较大,需要与厂家进行合作开发。

三、居家无障碍环境控制系统工作原理

下面介绍上海理工大学与深圳市残疾人辅助器具资源中心 2012 年联合研制的,可以通过语音控制照明、门窗、警报及其他电器的重残患者无障碍居家环境控制系统的设计原理与方法。

(一)重残患者无障碍居家环境控制系统整体方案

1. 环境控制系统整体构成

无障碍居家环境控制系统包括中央控制平台和终端节点网络系统,两个子系统之间通过无线网络传输系统连接,通过无线的方式完成中央控制器和执行终端节点之间控制信号的传输,中央控制器把用户的输入命令转化为控制命令通过无线网络传输系统传送给执行终端节点,从而控制相应的被控器件。在系统中央控制平台,用户可以通过语音输入和触摸控制两种输入方式与系统进行交互,可以说出一个语音指令,比如"开电灯",也可以在主控制器的显示屏上按下相应的图标,主控制终端系统将输入信号转化为控制命令,通过无线的方式传送给底层执行终端系统。同时系统可以通过语音提示和视觉反馈获取控制命令的执行情况、被控设备的实时状态等信息。系统整体结构设计图 5 - 7 - 1 是整个系统的总体构成框图。

(1)用户在 PC 机使用客户端软件能通过局域网或者 Internet 与家庭网连接,实现远程对如电控门、灯具、报警器等进行查询与控制。

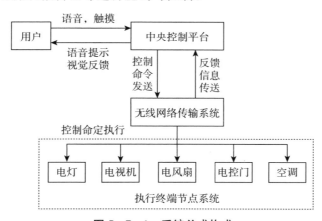

图 5 - 7 - 1　系统总成构成

（2）中央控制平台是重残患者无障碍居家环境控制系统的核心部分，主要负责对家居中环境调节控制设备的管理和控制，负责做出控制策略、发出控制指令控制调节环境参数。主控制器还具有家庭网关功能，负责家庭内部网络与外部网络之间的数据交换和信息共享。

（3）无线传感器网络是重残患者无障碍居家环境控制系统的基本组成元素。包括终端执行器（如灯具、报警器开关）上的无线收发节点等等。

（4）终端执行器负责执行主控制器的命令，对环境参数进行调节，如空调内部的控制器、灯光控制器、割草车控制器等这些都属于终端执行器。无线传感器节点将采集到的信息汇总到主控制器，主控制器根据客户的需求，对采集的数据进行分析处理后，做出相应控制策略，发出命令并通过无线传感器网络将指令传递到终端执行器上的节点，进而调节控制环境参数。重残患者无障碍居家环境控制系统具有以下功能：检测功能、控制功能、安防功能、查询/控制功能以及简易扩充设备功能。

（5）控制功能由用户或者是主控制器发出控制命令，对整个家居环境参数进行调节与控制。控制调节室内亮度、报警器开关等。

2. 组网技术

目前无线通信技术方式有多种多样，在智能家居系统中，家庭内部网络技术的选择，一般是从组网性能的要求如数据传输速率以及满足客户的功能要求来考虑。目前比较流行的无线通信技术主要有：红外通信技术、超宽带技术、家庭无线射频技术、蓝牙技术以及 ZigBee 技术。

（1）红外通信（IrDA）标准于 1993 年得到了统一，红外通信技术通常采用的红外线的波段是 850 nm，最大通信距离约为 10 m，同时要求设备之间通信时，中间不能存在障碍物。另外，红外通信的最大通信角度不能超过 30°。红外通信的最大传输速率可达 16 Mbps。红外通信技术具有工作原理简单、功耗小、成本低、安全性好、保密性高、无电磁干扰，无须政府批准频带等优点。但是由于传输距离有限，传输方向性强等缺点，其应用仍然受到了一定程度的限制。

（2）超宽带（Ultra-Ware Band, UWB）无线通信技术是一种新型的无线通信技术，该技术的工作频率范围是 3.1～10.6 GHz，工作带宽为 7.5 GHz，数据传输速率可达 1 Gbps，传输距离为 10 m，在工作带宽内，发射功率的频谱密度低于 41 dbm。超宽带技术适用于数据传输量特别大的场合，当需要从 USB 传出视频数据或从数码相机向电脑传输数码照片时，这种技术特别合适。但是，这种技术的使用距离短，如果要应用在智能家居系统中竞争力相对较弱。

（3）家庭无线电射频（HomeRF）技术，研发初衷旨在为家庭无线联网提供一种组网方便、易用、成本低廉的通用性标准，结合了 IEEE 802.11 与 DECT 等无线标准优势，能够有效降低话音和数据传输成本，可提供 1～2 Mb/s 的数据传输带宽，新的 HomeRF2. x 标准的最高数据传输带宽则可达 10 Mb/s，该技术工作频率为 2.4 GHz，其主要应用于家庭无线组网，可连接 127 个设备。但 HomeRF 存在安全性和抗干扰能力差的缺点。

（4）蓝牙（BlueTooth）是无线数据和语音传输的开放式标准，它将各种通信设备、计算机及其终端设备、各种数字数据系统、甚至家用电器采用无线方式联接起来。该技术是一种用于替代便携或者固定电子设备上所使用的电缆或连线的短距离无线联接技术，工作在 2.4 GHz 的 ISM 频段上，其技术采用以每秒钟 1 600 次的扩频调频技术，发射功率为 3 类，即 1 mw、10 mw 和 100 mw，通信距离为 10-100 m，传输速率有 3 Mbps 左右。在传输数据信息的时候，还可传输一路话音信息，这也是蓝牙技术的一个重要的特点之一。

（5）ZigBee 技术和蓝牙技术都属于 IEEE 802.15 协议，在一定的范围内有重叠，但各自的技术特点决定了他们应用的侧重点有很大的不同。ZigBee 的 PHY 层和 MAC 层协议由 IEEE 802.15.4 制定，网络层由 ZigBee 技术联盟制定，应用层根据用户的需求进行开发和利用。它是专门针对网络容量大、传输速率低、数据量小且要求成本较低的应用所设计。

在重残患者无障碍居家环境控制系统中，无线传感器网络的节点数目比较多，对节点功耗的要求较严格，需要低功耗，传感器节点的电池不能频繁更换，对数据传输速率要求相对而言不是很高。虽然 ZigBee 技术 10～75 m 的通信距离不算长，但是其能够进行多重跳点传输数据的特性使其能够应用于更大的家居系统中，而且 ZigBee 技术理论上可以扩展 65 535 个节点，其网络容量远远大于其他无线通信技术，ZigBee 技术 的最大特点就是超低功耗、自动组网方便。因此本案例选用了 ZigBee 技术作为智能家居系统的内部网络通信协议。

3. 环境控制系统控制方案

虽然重残患者无障碍居家环境控制系统具有众多的控制功能，但是不同的控制功能的区别基本都是在于控制对象的不同。以控制灯光的开启和控制报警器开关来举例，控制灯光被控对象是灯光控制器节点，而报警器是开关节点，但是主控制器也许只需要发送同样开启的指令就能实现不同的控制效果，如开启指令到了灯光控制器节点就是开启灯光，到了报警器节点就是开启报警器，两者的区别就在于终端执行器上面的区别。对主控制器而言，整体的控制方案大致是一样的。

（二）中央控制平台系统设计

中央控制平台是无障碍居家环境控制系统中直接面向用户的一个用户终端。嵌入式中央控制平台是完全为终端用户所设计，作为无障碍居家环境控制系统的子系统。

嵌入式中央控制平台的控制要求较高。如图 5-7-2 所示，首先，该系统属于人机交互的多任务系统，任务的执行具有不确定性，无法预计终端用户何时会产生何种控制需求。所以，要求系统对于各种突发的用户操作请求能够迅速响应，及时向底层传递控制命令。其次，人机交互的控制系统要将复杂的系统控制功能通过一种简单的、易于被终端用户接受的方式表达出来，不能给终端用户增加使用上的负担，使控制系统更易于被终端用户接受。综合考虑上述两个嵌入式主控制系统的特点，其设计应基于具备多任务处理能力及高级图形开发能力的嵌入式操作系统作为软、硬件平台进行设计，而考虑到最大限度地提高操作系统执行效率、降低功耗及缩小体积以提高便携性，该系统适合于采用高性能的 ARM 内核微处理器作为主控 MCU。系统的人机交互图形界面则可以使用嵌入式操作系统所支持的成熟图形程序开发库实现。本书所设计的嵌入式用户控制系统的系统组成结构如图 5-7-2 所示。系统调试、开发人员通过 PC 端搭建的嵌入式系统开发环境，利用以太网以及串口对开发平台软硬件进行设计、调试。终端用户则通过液晶触摸屏获取系统、设备信息,并操作控制系统。嵌入式中央控制平台与终端节点系统的数据交换、指令传递任务则由无线通信网络系统来完成。整个系统的任务调度、资源分配由嵌入式操作系统来完成,无需开发者过多关注,这也是使用嵌入式操作系统作为开发平台的优势之一。

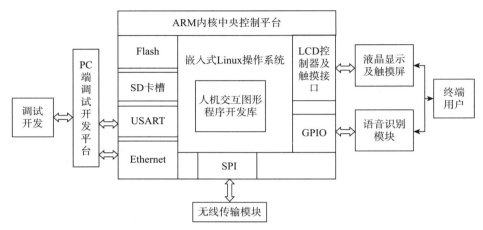

图 5－7－2　系统中央控制平台结构组成图

1. 中央控制器的设计

该中央控制器为管理居家设备信息,提供一个完整、统一的设备操作平台。其内部设计有人性化的触摸屏操作界面,可以轻松的通过控制其操作居家设备。该控制器存有所有被控设备的信息,包括被控设备的图标、介绍、控制命令列表、目前运行状态、在无线网络中的地址等信息。控制器设计有触摸显示屏,用户可以同过触摸显示屏选择设备并进行操作。同时也能够维护无线网络完整性,确保无线网络中的每一个网络节点处于在线状态。主控制器能够发起对各个无线网络节点连线状态检测的任务,以测试是否有无线网络节点处于离线状态,一旦检测到离线节点立即发出警报通知用户。主控制器能够注册新的居家设备,并为其分配无线网络地址。该控制器基于嵌入式技术研发,采用高速的 ARM 处理器,配有大尺寸触摸屏、WiFi 无线模块、无线网络传输节点、100 MB 以太网模块、立体声音频输出、USB 接口等。本节案例采用嵌入式 QT 开发主控制器的用户操作界面,为用户提供一个人性化的集成化控制终端。该嵌入式主控制器内嵌自主开发的无线网络传输节点,能够和系统内其他节点互联,并作为该无线网络节电系统的主控节点,管理和维护无线网络的完整性。中央控制器利用 WiFi 无线模块以及 100 MB 以太网模块或者利用电话网络与监护系统进行通信,并能够进行实时视频的传输。

2. 语音识别模块的设计

语音处理模块集成在中央控制平台中,向用户提供方便的语音控制功能。用户可以通过说出相应的控制命令操作各种家电设备,如"开关电灯"等。可以接收使用者发出的语音命令,对输入的语音命令进行识别处理,转化为相应的控制命令,通过接入到无线网络节点系统的无线传输模块发送给执行终端节点。同时,该语音识别模块可以通过无线传输模块接受命令,向使用者发出语音提示,告诉使用者命令的执行情况、被控设备执行状况等信息。

（三）无线网络传输系统设计

本书中所有执行终端节点与主控终端的连接以及所有设备之间的互联都是基于无线设计的，方便系统植入用户的起居环境而不需对其环境做较大改动。由于本系统主要应用于居家环境中，墙体较多，对无线信号有衰减作用。为确保系统能够定位每一个设备，并对其进行有效控制，案例需要设计一套完善的无线互联网络将所有被控的居家设备纳入控制区域。该无线网络承担系统对居家设备的控制信号传输、反馈信息传输、系统调试信息传输等小数据量的信号传输，该无线网络中最小的一个单位为单个网络节点(图5-7-3)。

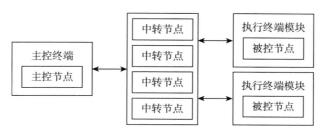

图5-7-3 无线网络传输系统结构图

该无线网络传输系统中无线通信模块分为三类：第一类是与系统主控模块集成在一套子系统中，组成系统主控终端，称为主控节点；第二类是独立的无线传输模块，其在系统中仅仅起到信息、数据传输的作用，称为中转节点；第三类是与被控器件结合在一起组成执行终端接入模块，称为被控节点。以上三种节点之间的无线互联组成了无线网络节点系统，它们之间根据自主设计的通信协议进行数据传输，任何一个节点发起传输的数据会以最优的路径(经过中转节点的个数最少，数据传达的时间最短)传递至目标节点，在传输过程中，如果最优路径失效，则会启用次优路径，并以此类推。主控节点会在网络空闲时发起网络完整性检测任务，以测试是否有节点无法定位，若确定有节点无法定位，则通过报警系统通知用户进行维护。

（四）终端节点系统设计

终端节点系统包括执行终端主控芯片、被控器件接口、无线传输模块，如图5-7-4所示。三者集成在一套子系统中，能够接收无线网络节点系统向其发送的控制命令，也能向无线网络节点系统发送设备状态信息。由于无障碍居家控制系统控制的设备并不包括经过特殊定制的常用居家设备，而是要利用用户现有的居家设备如灯具、电视、洗衣机等，将系统植入，把用户常用的居家设备集成在系统中，允许用户无障碍的对其进行日常操作。

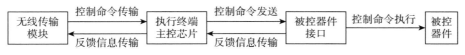

图5-7-4 终端节点系统结构设计

第八节　沟通增强与替代系统

一、AAC 的基本概念

沟通(communication)是人们分享信息、思想和情感的任何过程。这种过程不仅包含口头语言和书面语言,也包含形体语言、个人的习气和方式、物质环境等赋予信息含义的任何东西。当人患有自闭症、脑瘫、智力障碍、听觉障碍、肌肉萎缩症、萎缩性脊髓侧索硬化症、中风、气切或其他罕见病时,会引起身体存在某些功能障碍,如认知障碍、言语障碍、肢体功能障碍等,这些功能障碍可能会引起听觉、发音、语调、眼神、面部表情、身体动作与姿势、传统的点头、手势等异常表达,使具有该功能障碍者无法像正常人那样自如地表达自己的意思,从而难以达到通畅交流的目的。基于上述交流功能的障碍,1991 年,美国语言听觉协会(the American Speech-Language-Hearing Association,ASHA)首先提出了沟通增强与替代系统(augmentative and alternative communication,AAC)系统的基本概念,该系统用来辅助因神经肌肉疾病或受伤而引起的交流功能障碍的人,主要是指说和书写能力。AAC 系统是一个综合的概念,它是能够提高残疾人交流能力的符号、装置、策略以及技术的总称。

"符号"是指用于对事物(如图片、姿态、手写的字图表、打印或者说出的词汇、物体等)进行视觉的、听觉的或者默认的表达方法。"装置"代表用于接收或者送出信息的物件或者设备(例如交流板、交流图表、机械的或者电子的设备、专用的计算机等)。"策略"是指为了增强交流,能有效使用 AAC 系统的符号、装置、技术的特定方法。这个策略可能是别人教给 AAC 系统使用者的,也可能是 AAC 系统使用者自已摸索出来的。"技术"是指能表示或者传递信息的方法(如字符输入法、编码、语音合成、手语识别、输出显示等)。AAC 系统是在充分利用了功能障碍者原有的沟通能力基础上,进一步补偿姿势、口语,甚至书写方面的交流缺陷,包含了沟通中常用到的身体姿态(如面部表情、手势、体态、眨眼等)等辅助表达的信息。

特别应注意的是,由于导致沟通障碍的病因、程度等多种因素不同,功能障碍者所需的 AAC 系统也常常需要个性化设计。在为功能障碍者配置 AAC 系统时也需要进行个性化的评估,并在日后的使用中随时加以调整。

二、AAC 系统分类

随着微电子技术和计算机软硬件的发展,AAC 系统也得到了广泛应用,为具有沟通交流障碍的人群与他人建立了沟通的桥梁。由于沟通障碍的不同,AAC 系统也发展了多种功能。AAC 解决方案分为三类:无技术、低技术和高技术 AAC。无技术 AAC 被认为是三个 AAC 类别中最古老的,因为它依赖面部表情和自愿运动动作(如手语)的解释来传递非语言信息。低技术 AAC 利用基本工具,如书籍和显示板,以及扩展的图像和短语词汇来帮助交流过程。高科技 AAC 包括使用电子设备来实现 AAC 目标,如智能设备和专用 AAC 设备。其集成了硬件和软件来支持用户的通信需求。现代 AAC 解决方案的一个共同属性是依赖于语音生成设备将用户的预期表达形成语音。考虑到解决方案仅依赖于人体或与外部交流辅助工具的交互作用,AAC 交流通常分为非辅助或辅助交流。非辅助 AAC 是指不使用任何外在的沟通装置和道具的 AAC 系统,如符号语言、手势、手语等;辅助 AAC 是指使用外在器具的辅助沟通装置的 AAC,如从纸、笔和画到语音输出装置和图片沟通板系统等各种手段。辅助 AAC 系统又可根据输入形式不同划分成基于词汇、语句索引的输入系统和基于编码和图表索引的输入系统。基于词汇、语句索引的输入系统是指使用者可以通过选择词汇和句子实现输入。系统中设置"是""不是"等词汇,使用者通过选择词汇组成句子,再由屏幕显示或语音合成输出,达到交流目的。基于编码和图表索引的输入系统要求使用者看着图表索引,然后按键做出选择。图表索引可以是一个纸质列表或挂在墙上的一个索引图表。

此外,AAC 还可按其功能划分,分成语言增强与替代系统和计算增强与替代系统。

语言增强与替代系统是最为常见的 AAC 系统,使用者通过选择预存在系统内常用语句来达到与人无障碍沟通交流的目的。

三、AAC 系统工作原理

(一) AAC 系统的设计需求

为了让有交流障碍的功能障碍者能重返社会,AAC 系统必须可在以下场景帮助功能障碍者:书写场景、计算场景、功能障碍者的多人家庭生活环境、工作场所或学校学习场景、社交活动场景等;并且交流时可以是熟悉的朋友、老师、老板、同事、亲人等,也可以是陌生人。这些情况需要不同类型的沟通方式,AAC 系统的设计应该尽可能地适应这些不同情况的沟通交流需求。

(二) AAC 系统的性能要求

通常可把 AAC 设备性能分成三个部分,它们分别是:① 人-机交互性能;② 处理设备的性能;③ 输出的灵活性。人-机交互性能包括控制界面、字符选择输入方式、字符库的选择、字符库内容的设置和字符的显示方式制定等。处理设备的性能分为:字词选择技术、速度提升和词汇扩充、词汇存储、文本编辑和输出控制方法。AAC 系统对交流对象输出的灵活性则包括可视输出、声音输出和打印装置。有时还包括对其他外部设备的接口(这些外设可以是计算机或其他环境控制单元)。当然,不是每一部 AAC 都能包含上述的所有功能,一般情况下带智能芯片的电子 AAC 系统的功能相对较为全面,但某些 AAC 系统却是非常简单的。

（三）AAC 系统结构

根据 AAC 系统性能，一般 AAC 系统包括输入系统、人机交互系统、输出系统三大部分。其中输入系统有按键输入式、触摸屏幕式、眼控式等；人机交互系统有预设选择式、学习（联想）式等；输出系统有屏幕显示、语音输出等方式。随着语音合成技术的发展，语音输出不但可以准确有效的表达使用者意图，而且还可以模仿使用者声音，以达到更加人性化的交流。

（四）AAC 信号处理技术

表 5-8-1　AAC 信号的感知方式

传感器信号类别 Signal sensing category	执行方法 Activation method
成像方法 Imaging methods	眼动系统和头点装置 Eye gaze systems, head-pointing devices
机械和机电方法 Mechanical and electromechanical methods	机械键盘、开关 Mechanical keyboards, switch access
触碰激活方法 Touch-activated methods	触摸屏、触摸键盘 Touchscreens, touch membrane keyboards
呼吸激活方法 Breath-activated methods	麦克风、低压传感器 Microphones, low-pressure sensors
脑机交互方法 Brain computer interface methods	侵入和非侵入脑机接口 Invasive and non-invasive

AAC 接口通过一系列方法激活，用于检测通过身体运动、呼吸、发声或大脑活动产生的人类信号。AAC 信号的采集是通过几种方式完成的。表 5-8-1 概述了 AAC 信号传感类及其相关的激活方法。列出的 AAC 访问方法可以以独立的格式使用，或者彼此结合使用。例如，成像方法可以与触摸激活方法或机械开关相结合，以向用户提供使用相同设备的多模式访问。一个商业例子是 Tobii Dynavox PCEye Plus，它结合了多种功能，包括眼睛跟踪和使用计算机屏幕的开关访问。

1. 成像方法

成像方法（imaging method）有许多种，例如眼睛注视、眼睛跟踪和头部定位设备。眼睛注视技术利用跟踪用户眼睛运动的原理来确定眼睛注视方向。通常使用几种眼睛跟踪方法，包括视频眼图、电眼图、隐形眼镜和电磁巩膜线圈。眼图学涉及测量和记录用户的眼球运动。视频眼图和电眼图分别使用基于视频的跟踪系统和皮肤表面电极来跟踪眼睛的运动。在自动眼动仪的背景下，非侵入式眼睛跟踪方法更适合解决缺乏运动能力的用户的日常需求。实用的方法包括使用非侵入式照相机、照明源、图像处理算法和语音合成器来传达用户的信息。使用一个或多个摄像机在视频眼图操作系统中获得图像数据。典型的视频眼图系统使用通过照明源在眼睛表面上产生的闪烁，例如典型波长为（850±30）nm 的近红外发光二极管。

典型的基于视频的跟踪系统的组件如图 5-8-1 所示。在计算眼睛跟踪系统精度

的文献中存在不同的方法,包括距离精度(厘米或像素)和角度精度(度)。像素精度可由下式给出:

$$p_{\text{acc}} = \sqrt{(X_{\text{target}}PX)^2 + (Y_{\text{target}}PY)^2} \tag{5-8-1}$$

式中,X 和 Y 是目标点的坐标,PX 和 PY 是凝视点坐标,由下式给出

$$PX = mean\left(\frac{PX_{\text{left}} + PX_{\text{right}}}{2}\right) \tag{5-8-2}$$

$$PY = mean\left(\frac{PY_{\text{left}} + PX_{\text{right}}}{2}\right) \tag{5-8-3}$$

下标 left 和 right 分别指左眼和右眼注视点的坐标。屏幕上的距离精度类似地由下式给出:

$$DA = P_{\text{size}}\sqrt{\left(PX - \frac{x_{pixels}}{2}\right)^2 + \left(y_{pixels} - PY + \frac{offset}{pixelsize}\right)^2} \tag{5-8-4}$$

式中,$pixels$ 是根据屏幕的分辨率、高度和宽度计算的,x 像素和 y 像素分别是 x 和 y 方向上的像素偏移,$offset$ 是眼睛跟踪单元和屏幕下边缘之间的距离。角度精度也可以通过以下方式计算:

$$AA = \frac{P_{\text{size}} \times P_{\text{acc}} \times \cos(mean(\theta))^2}{meandist} \tag{5-8-5}$$

式中,凝视角 θ 由下式给出:

$$\theta = \arctan^{-1}\left(\frac{DA}{dist}\right) \tag{5-8-6}$$

式中,dist 和 meandist 分别是从眼睛到屏幕和从眼睛到跟踪器的距离。

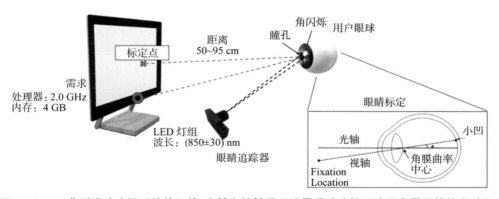

图 5‑8‑1　典型眼睛注视系统的组件,光轴和视轴用于设置眼睛注视系统通常需要的校准过程

注视和扫视通常用于分析眼球运动。注视是用户通过将他的眼球运动固定在目标注视点而专注地输入的停顿,而迅速扫视是在注视之后和注视之间快速发生的眼球运

动。眼睛注视估计的度量包括注视持续时间、注视率、注视序列、扫视幅度和速度。虽然电眼图是一种经济有效的眼睛跟踪方法，但基于红外瞳孔角膜反射（IR-PCR）的视频系统由于其非侵入性，最常用于语音和语言从业者。在基于视频的跟踪器中，校准操作是必不可少的，以便根据用户的眼球运动来微调系统。如图 5-8-1 所示，在使用凝视系统时，用户的视轴偏离光轴。通过计算连接视网膜中央凹（眼睛视网膜中灵敏度最高的点）与角膜曲率中心的线和光轴之间的角度，校准被表示为找到与每个用户相关的视轴的过程。

视轴的估计通常是不可行的，因此，校准过程使得跟踪器能够捕捉和学习当注视特定目标时用户的眼睛位置与注视目标的实际坐标相比的差异。在红外聚合酶链反应系统中，还应该考虑用户的头部方向，因为用户头部的运动会对闪烁矢量的计算产生不利影响。然而，研究正在解决眼睛跟踪方法的进展，以克服相关的限制，提供免费红外眼睛跟踪和头部运动补偿的强健算法的未来可能性。

2. 机械和机电方法

机械和机电 AAC 装置可应用于直接和间接选择访问方法。直接选择向用户提供多组选择，并要求用户方自愿输入对预期消息的选择。这通常涉及协调个自主控制，如使用手或手指等身体部位指点设备、选择信息等。机械激活的直接选择方法包括机械键盘，其利用按压键的物理机械按压来激活用户选择。键盘布局可以重新配置，从而给那些因双手协调性差导致使用标准键盘很困难的人提供便利。

对于缺乏自愿控制的个人来说，通过直接选择进行交流通常很麻烦，因此，间接选择方法最适合这一用户群体。扫描方法主要用于间接选择，包括可供用户选择的以时间间隔形式的表达方式。机械扫描方法包括单个开关、开关阵列或通过施加力而激活的方法的其他变体。交换机通常被认为是低技术 AAC 的一种形式，因为它们的最低硬件要求，然而，交换应用最近已经扩展到允许各用户通过扫描访问几个高科技 AAC 平台，包括计算机、平板电脑或智能设备。扫描技术分为三个级别，每个级别适合具有特定运动能力的用户：自动扫描用于根据用户的技能以可调整的时间间隔呈现项目，直到做出选择；步进扫描允许用户控制选择的呈现，进而控制前进的速度；反向扫描包括按住控制界面，并在期望的选择时释放它。图 5-8-2 表示出了视觉扫描界面以及典型的激活开关。

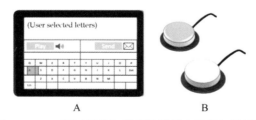

图 5-8-2　通过开关扫描激活的样本视觉扫描界面

黄色框垂直移动穿过线条，直到选中一个字母，然后绿色框水平移动穿过高亮显示的线条，直到选中一个字母。在(B)中，显示两个扫描按钮开关。

除了字母,扫描界面扩展到包括各种访问选项,有图标、预存信息和听觉信息。一些操作系统还提供了选项通过外部开关进行设备导航。开关的位置和使用方法取决于用户。它们可以调整到非常靠近手或脚,以便于激活。机械开关也可以安装在轮椅上,以允许使用头部的运动。根据形状和类型,开关有不同的变化,以满足用户的要求。一般来说,机械开关扫描需要最少的电机运动,然而,交流的速度可能会因作出选择所需的延迟而减慢。

3. 触摸激活系统

随着触摸屏开发的升级,触摸激活 AAC 应用程序通常与 AAC 直接选择激活一起使用。触摸屏技术的类型包括电阻式、电容式、表面声波式和光学/红外触摸屏。电阻式和电容式触摸屏主要用于智能设备。电阻式触摸屏依赖于用户手指产生的力或压力,而电容式触摸屏利用用户手指上存在的电荷来激活。虽然电阻式触摸屏具有成本效益,但电容式触摸屏通常具有更好的视觉清晰度,为患有一定程度视觉障碍的 AAC 用户带来额外的好处。AAC 用户也在使用触摸薄膜键盘。它们是用非导电垫片分隔导电平面而成的,并通过按下一个键产生的压力获取电子信号,产生一个输入信号给 AAC 装置(如图 5 - 8 - 3)。

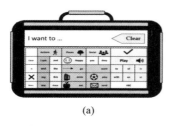
(a)

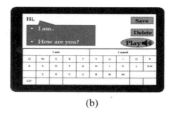
(b)

A 专用的基于触摸的设备　　　　B 运行 AAC 应用程序的非专用智能设备

图 5 - 8 - 3　触摸激活系统

AAC 用户利用触摸屏和触摸激活系统,通过滑动和点击进行选择,这种行为可能会限制身体有缺陷的用户。尽管如此,因为触摸屏上呈现的图标通常具有认知上容易选择的优点,并且与常规计算机的操作相比要求较低,所以可以使用指针来增加用户控制准确度。

4. 呼吸激活系统

感测模态的广泛可用性将 AAC 控制接口的范围扩展到除了常规的自主身体运动之外,还包括呼吸信号的检测。人体运动通常通过传感器与成像和/或光学、机械和机电设备的集成来检测。呼吸信号通过各种形式被记录,包括光纤传感器、压力和热传感器、光电容积描记图测量,脑电图信号和气流检查。离散和连续的呼吸信号可以用来编码信息,如图 5 - 8 - 4 所示。离散呼吸编码包括产生软和重次呼吸打击,编码为 0 和 1 的二进制组合,或莫尔斯码,分别代表用户的预期信息或国际莫尔斯码的字母。另一方面,连续呼吸编码使用呼吸的速度、幅度和相位的调制创建表示预期消息的模式的信号。图 5 - 8 - 4 显示了基于移动应用的连续呼吸模式的调制,其被编码以表示用户选择的短语,包括训练和检索模式。

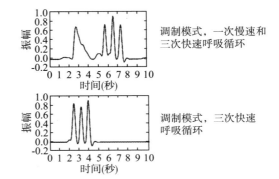

三次沉重的呼吸

两次沉重的呼吸和一次轻柔的
呼吸

A 离散呼吸编码

B 连续呼吸编码

调制模式，一次慢速和
三次快速呼吸循环

调制模式，三次快速
呼吸循环

图 5‐8‐4　呼吸激活系统

剑桥大学卡文迪什实验室发起了一项早期呼吸激活的 AAC 开发,包括呼吸到文本的应用。该研究提出使用微调呼吸信号建立 Dasher 来支持 AAC 用户的通信需求。Dasher 是一个文本输入系统,其在常见的操作系统上均具有可用的预测语言模型,用户通过来自定点设备的一维或二维输入的方式来驱动访问屏幕上的光标。精细呼吸调谐系统使用 Dasher 的界面和佩戴在胸部周围的特殊设计的胸带来编码字母。两英寸的腰带由弹性材料代替,传感器测量由呼吸变化引起的使用者腰围的变化。该研究提出使用微调呼吸信号建立 Dasher 来支持 AAC 用户的通信需求。嗅探信号的用法也在 AAC 范围内建立。开发了一种通过鼻插管和压力传感器测量人鼻腔压力的装置。该设备在 LIS 患者和四肢瘫痪患者中进行了测试。为了书写文本,捕捉到的鼻腔压力变化被转换成电信号,并传递给计算机。该设备包括两个相关联的用户选择字母的界面,字母板界面和基于光标的界面。该系统以每分钟三封信的报告速度帮助了 LIS 中的用户。

麦克风也可以与 AAC 接口结合使用,针对言语能力丧失的用户可以集中用于沟通的两个 AAC 的麦克风使用,包括遭受部分言语丧失的个体的言语增强和有言语障碍的个体的呼吸编码。有人提出了对不同的吸气和呼气信号进行编码,以通过由 0 和 1 的四位组合表示的轻打击和重打击来产生合成的机器口语单词(SMSW)。基于生成的打击的阈值来实现分类。微控制器单元和 MP 语音模块被附加到麦克风,用于模式分类的执行和 SMSW 的回放。这 16 个离散的组合与预先定义的短语相关联,这些短语是在医生的帮助下选择的。"谈话"也是一种解决方案,包括一个微机电系统(微机电系统)麦克风和两个低成本微控制器,类似地,它与不同的吸气和呼气信号一起使用,通过国际莫尔斯电码编码字母,产生 SMSW。据报道,对采集的呼吸信号进行模拟编码可以在低呼吸频率下提供更高的带宽,因为它利用信号的幅度、频率和相位变化来编码用户的预期含义。基于测试呼吸模式之间的动态时间扭曲距离来实现分类。随着对系统熟悉程度的提高,系统可靠性达到 89%。

5. 脑机接口方法

在 AAC 的范围内,脑机接口(BCI)解决方案正在被广泛研究,以允许 AAC 用户通

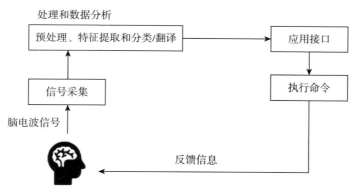

处理和数据分析

图 5-8-5　脑计算机接口(BCI)系统的组件和流程图

过调制他们的脑信号来控制外部设备。大脑接口是侵入性的或非侵入性的。侵入性接口包括植入电极的使用和大脑与周围神经的相互连接。无创脑机接口包括使用外部设备通过脑电图、脑磁图、功能磁共振成像或近红外光谱(NIRS)来监测用户的大脑活动。典型 BCI 系统的组件和流程图如图 5-8-5 所示。

(五) 机器和深度学习在 AAC 系统的应用

对采集的 AAC 信号的处理包括三个主要操作:编码、预测和检索。编码涉及将采集的信号转换成系统接受的预定义格式,以产生指定的输出,而预测涉及构建用于选择期望输出的算法。预测包含几个操作上下文,包括单词、消息和图标预测。人口统计数据显示,目前的 AAC 用户有不同的文化和语言背景,一个理想的 AAC 系统应该集成自我学习能力,以响应其用户的个人需求。反过来,为满足特定用户的需求而定制的系统设计也至关重要。高科技 AAC 因此成为一个高度跨学科的研究领域,将康复工程与临床和心理研究、信号处理和 ML 结合起来。

在过去的十年里,移动学习得到了广泛的发展,许多应用旨在帮助提供智能 AAC 解决方案来满足用户的需求。最大似然解决方案提供的算法、预测和分类能力的自动化可能会给用户带来巨大好处。自然语言处理(NLP)等技术高度依赖人工智能(AI)。自然语言处理的操作集中在语言的分析、扩充和生成,包括输入单词和短语的概率计算,以及完成句子转换。自然语言处理在 AAC 中有各种应用,利用最大似然和统计语言模型,通过优化单词预测模型、主题模型、语音识别算法和使用上下文的处理来处理和生成输出。BCI 也高度依赖于多媒体语言,因为用户通过专用的大脑学习编码期望的预期信息,该大脑由 BCI 捕获信号特征,用于翻译成预期的意思或期望的控制。最近的研究还表明,与传统的分类方法相比,传统的和递归神经网络等数字逻辑算法的进步可能具有潜在的优越性能。

(六) 输出和语音生成设备

高科技自动语音控制系统可以产生各种格式的输出,包括符号、图标和电子数字化或合成语音。语音输出通信辅助设备是能够产生数字化或合成语音的设备。数字化语音是通过麦克风获取的预存语音，并以电子格式存储，以便在用户动作时检索；而合成语音是基于数学算法生成的，并作为自然语音播放。智能设备的广泛使用方便了对 VOCA 应用的访问。合成语音包括通过文本到语音合成的输出消息的产生，并且因此通常被研究来帮助语音受损个体的交流和自由个人表达。这主要是由于在数字化语音的对比中提供了更大的灵活性的好处。研究表明，具有 SGD 能力的 AAC 设备有助于 AAC 解决方案的重大发展。然而，将 VOCA 用于 AAC 用户的效率和有效性仍然取决于用户的能力、他们的医疗状况以及他们正在与之交谈的通信伙伴。

第六章　功能测量与评定康复器械

康复评定(rehabilitation assessment)是现代康复医学的重要组成部分,是对康复治疗效果评价及制定康复治疗方案的依据。康复评定是指用客观的方法有效、准确地判断患者功能障碍的种类、性质、部位、范围、严重程度以及预后的过程。

康复评定通常需要通过相关测量设备对人体功能进行定量测量来获取相关参数,作为康复功能评定的依据。现代康复设备中功能测量与评定很多时候是集成为一体的,设备可以进行功能参数测量并自动给出评定数据或结果。但也有很多只是单纯的测量系统,只给出测量数据,而康复评定需要人工进行。现代运动康复训练设备中大多都设计了康复评定系统,因此,康复评定很多时候也跟康复训练等功能集成一体的。

康复评定包括对运动功能、心理功能、认知功能、言语功能、吞咽功能、感觉功能及社会功能的评定等。其中,运动功能评定是最主要的康复评定内容,包括上下肢运动功能、肌肉功能、神经功能电生理等测量与评定,具体来说包括下肢步态分析、关节活动范围评定、肌肉功能评定(包括肌张力评定、肌力评定等)、平衡与协调功能评定、日常生活活动能力评定以及神经电生理诊断等。此外,言语认知功能的测量与评定对神经康复也很重要。

本部分重点讲述运动功能和言语认知功能的测量与评定器械。运动功能测量与评定器械重点讲述步态分析、关节活动范围评定、肌肉功能评定(包括肌张力评定、肌力评定)及神经电生理测量与评定设备。

第一节　下肢运动测量与评定系统

下肢运动主要是下肢在运动中各种参数间的相互关系,包括平移和旋转。下肢运动测量与评估系统主要研究下肢肢体和关节的运动学和动力学,即为身体在外力的作用下,肢体部位的位置、速度、加速度间的相互关系。下肢运动测量与评估系统主要用于人体下肢或者下肢穿戴式装置,对下肢运动功能进行客观、量化测量与评估,并进行运动学和动力学分析的设备。下面对下肢运动测量与评定系统的概念、原理及应用分别进行介绍。

一、下肢运动测量与评定系统基本概念

在临床应用和科学研究中,下肢运动测量与分析系统依据测量与评定的途径不同,可以分为基于下肢步行过程的步态分析系统和基于下肢康复机器人的运动测量与评定系统。基于下肢康复机器人的运动测量与评定系统与上肢康复机器人类似,主要通过机器人外骨骼的关节角度、力传感器等运动检测来实现。基于下肢步行过程的步态分析系统主要用于包括足底压力、动作捕捉、运动跟踪等下肢综合运动分析研究,部分系统还融合表面肌电和能量代谢测量设备,进行包括肌电信号和心肺功能的测量与评定研究。

(一)步态分析及步态分析系统概念

步态分析(gait analysis)是研究步行规律的检测与分析方法,是对人体行走时的肢体关节活动进行运动学观察和动力学分析,用力学的概念、处理手段和已经掌握的人体解剖生理学知识对人体行走的功能状态进行对比分析的一种生物力学研究方法,提供一系列时间、几何、力学等参数值和曲线,旨在通过生物力学和运动学手段,揭示步态异常及其影响因素,从而协助康复评估和治疗,也有助于协助临床诊断、疗效评估和运动机理研究。

步态分析系统(gait analysis system)是检测人体肢体宏观运动最常用的设备,由高精度传感器、高速摄像机、微型计算机等组成,步态分析系统可以用数字、图像和曲线等较为精确地反映被试者行走的功能及其异常的程度,可用来识别微小运动功能的改变。其通过利用高速摄像机得到的人体运动图像进行图像处理,来进行步态分析,涉及人体运动轨迹、地面反作用力和表面肌电信号的检测与分析技术,以及康复进程评定方法等。当前先进的步态分析系统,能在定量的水平上客观地反映受试者左右下肢和治疗前后对比分析,对诊断、治疗方案的选定、疗效评价及残疾程度的鉴定等提供测试分析手段。

(二)基于下肢康复机器人的运动测量与评定系统

基于下肢康复机器人的运动测量与评定系统是指通过测量下肢外骨骼关节角度、力传感器等信息,来获取下肢在外骨骼康复机器人运动过程中的运动参数,以及进行运动学、动力学分析,研究人机交互的运动控制和优化算法,同时可以优化外骨骼的结构设计和控制方法,实现下肢外骨骼更好的人机交互性能和助力效果。基于下肢外骨骼的运动测量和评定系统主要包括高精度位置传感器、力学传感器、肌电/脑电等人体电信号测量与处理单元,以及实现机器运动监测与控制的微控制系统等。基于外骨骼的运动测量与评价系统不但是优化外骨骼设计的重要手段,也是通过人机交互方式实现外骨骼的患者运动能力的重要方法。目前该系统集合外骨骼的结构设计、控制机理、人机融合、人机交互等技术,已成为一个重要热门研究方向。

由于基于下肢康复机器人的运动测量与评定系统与上肢康复机器人类似,这里主要介绍基于步态分析系统的运动测量与评定。

二、步态分析系统分类

步态分析系统根据其技术原理分为三类：

（一）基于穿戴式传感器的步态分析系统

穿戴式传感器步态分析系统主要依据穿戴式传感器（Inertial Measurement Unit，IMU 惯性传感器），通过测量人体运动的关节角度、速度和加速度等信息来进行步态分析，由于传感器和肢体的互相影响，以及传感器精度等影响，可能会限制肢体活动或者导致存在一定的测量误差。

（二）基于足底压力的步态分析系统

基于足底压力的步态分析系统即是足底压力测量步态分析系统，该方法经常与视觉摄像分析系统结合起来使用，通过测量行走过程足底正向压力分布，来反映步行周期和足底受力变化。但是它只能测量压力分布和垂直支撑力，却忽略了水平剪应力，无法提供完整的步态特征。因此经常结合视觉摄像系统，进行步态分析。该系统既保留视觉系统的优点，又因采集的是微观压力信息，从而不易受外界环境影响，测试简单。

（三）基于光学的三维运动步态分析系统

基于光学的三维运动步态分析系统是将步态中运动学、动力学、肌电信号和能量代谢等同步结合在一起实现步态定性、定量分析，具有准确、定量、客观、不易受干扰的特点。该系统通过在肢体的解剖标志处粘贴反光标记，使被检测者行走在脉冲闪光下，依靠摄像机记录各个部位的反光点，将采集信号转化为数字信号，进而建立三维坐标，记录行走时的三维步态信息，包括运动学、动力学及动态肌电图等。通过这些数据的收集及处理，可以定量评估人体在行走中的步态、关节角度及肌肉的收缩活动等相关参数。

（四）基于视觉摄像的步态分析系统

基于视觉摄像的步态分析系统主要通过普通摄像头或深度摄像头采集步行时肢体的姿态信息。基于视觉摄像的步态分析一般有两种途径：① 基于摄像数据对下肢运动参数直接进行测量与估计，获得步行时踝关节、膝关节、髋关节、骨盆和躯干在支撑期和摆动期间的活动参数，以及与正常步态参数的背离程度；② 通过深度视频，建立肢体运动的连续动态运动序列，并使用深度机器学习方法，对肢体运动过程中肢体姿势进行估计。

基于视觉摄像的步态分析可从远距离进行采集，获得连续动态的肢体运动信息，具有非侵犯性、对系统分辨率要求相对较低等优点，但缺点是易受外界环境影响，观测目标易被遮挡，而且使用的分析算法计算量过大，对各种条件变化敏感。

三、步态分析系统工作原理

市场上基于前述四种技术类型的步态分析系统种类繁多,功能各异,这里主要以上述前三种步态分析系统的典型代表产品为例介绍其基本工作原理。

(一)基于多传感器的穿戴式步态分析系统

基于多传感器的穿戴式步态分析系统是一种基于无线位置传感技术的步态分析与训练设备,主要是由三维加速计、磁力计和陀螺仪组成的惯性传感系统,同时配以绑带、分析软件,部分设备还附有摄像硬件。该类系统利用置于患者骨盆及下肢等部位的无线位置传感器,捕捉患者肢体运动,通过专业步态分析软件,最后以数据、图表、视频等形式重现患者三维步态,以达到评定及训练效果,为临床医生及治疗师提供评定报告和治疗方案。这里以 GaitWatch 为例进行基于多传感器的穿戴式步态分析系统的功能介绍。

GaitWatch 核心组件有无线传感器和移动显示系统,GaitWatch 核心软件有步态分析软件和步态训练软件。基于无线传感技术的位置传感器,如图 6-1-1A 所示。传感器可以分布在患者的骨盆,左右侧髋、膝、踝,总共七个部位,分别记录患者对应部位的矢状面、冠状面及水平面的数据变化,并且即时传输回电脑进行模拟。移动显示系统采用虚拟情景互动技术,如图 6-1-1B,可以加强患者的沉浸感。研究表明,在虚拟情景中进行训练,能够激发患者的训练积极性。人机交互技术的使用能够使系统准确获得患者的训练反馈,不断优化训练方案,训练效果也更佳。

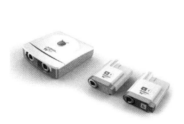
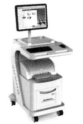

A 无线传感器　　　　　B 移动显示系统

图 6-1-1　GaitWatch 三维步态分析系统

GaitWatch 三维步态分析系统具有三维步态数据实时显示、回放与历史记录和数据对比功能。三维步态数据实时显示功能可切换不同位置和角度查看患者下肢七部位、三平面,并可以拖动指针,以便进行数据的逐帧对比查看,可切换到四角度模式,多方向同时观察患者步态。

除此之外,典型的穿戴式步态分析系统还有 Noraxon 的 myoMotion 三维运动采集分析系统和德长的 Real Gait 运动分析系统也可以用步态分析。

（二）基于足底压力的步态分析系统

Foot Scan 足底压力步态分析系统由比利时 RS-scan 公司研制生产，是一款比较典型的三维动态足底压力步态分析系统，利用机电一体化和图像方法进行足底压力分布测量和定量分析。本系统主要由长半米到 2 米不等的测力平板、FootScan 3D box 及配套软件组成，其中，测力平板上均匀分布上万个压力传感器，采样频率最高达 500 Hz；软件主要有数据采集模块、数据存储模块、数据分析和显示模块、资料查询模块等，如图 6-1-2 所示。

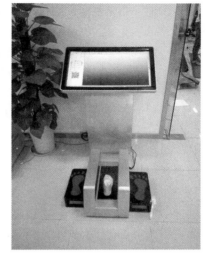

受测者从压力平板上行走时，Foot Scan 系统以每秒 100～500 Hz 的动态扫描频率扫描测量自足跟着地至趾尖离地期间的足底各部位压力随时间的动态分布，扫描成像并在计算机显示器上将压力分布梯度以伪彩色形式显示为不同颜色与区域。

该系统主要应用于对人体静态站立和行走运动时足底压力和重心的综合评定，通过对足底压力和重心

图 6-1-2　Foot Scan 步态分析系统

等平衡指标的可靠性分析，可以为步态分析和矫形鞋垫设计等提供数据依据。

（三）基于光学捕捉的三维步态分析系统

基于光学的三维运动捕捉技术目前发展较为成熟，光学式运动捕捉技术是基于计算机视觉原理。对于空间中的任意一点，如果它同时能被同一系统中的两部或以上摄像设备捕捉，根据两部摄像设备所采集的图像和相关参数，就可以计算出该点空间坐标。当摄像设备以较高的速度进行连续拍摄时，将可以得到该点在空间的运动路径。光学式运动捕捉系统根据信号捕捉方式主要分为两类，分别是被动式运动捕捉技术和主动式运动捕捉技术。两类技术工作原理大致相同，主要区别在于：主动式的运动捕捉系统所使用的标记物是需要能源供给的发光二极管；被动式运动捕捉系统所采用的标记物是表面具有很强反光能力涂层的特制标记点。在运动捕捉状态下，特制的标记点会显得格外的明亮，使摄像机很容易捕捉到它的运动轨迹。

1. 基本组成

三维步态分析主要由三维动作捕捉系统、三维测力台、无线表面肌电仪等组成，部分更加完善的步态分析系统还包括人体能量代谢测量仪。三维步态分析系统采集人体在步行过程中各个关节点的精确三维坐标、足底与支撑面之间的压力（垂直、左右、前后三个方向的力），并结合表面肌电系统采集的 EMG 信号，通过专业的步态分析软件进行三维重建与模型分析，从而得到人体运动时的步态参数。下面对三维步态分析系统各个组成部分进行逐一介绍。

（1）动作捕捉系统

动作捕捉系统主要通过红外摄像与反光标记球实现运动跟踪。系统利用红外线照

射粘贴在目标物表面的反光球,然后收集反光球反射回来的光,采集软件通过计算来确定反光球在空间的位置,以此来重现目标物的运动过程。此技术是随着影视特效技术的发展而成长起来的,早期主要应用领域是游戏和电影的制作,后来被应用到康复和运动科学领域。目前主要的步态分析系统有 VICON 三维步态分析系统、Qualisys 三维运动采集与分析系统、Motion Analysis 三维步态分析系统等。

三维步态分析系统核心是运动捕捉摄像机,他们与软件系统一起组成完整的三维运动捕捉系统,以提供表征运动中肢体部位和关节三维空间位置的实时数据,进行人体生物力学与运动智能感知等相关研究,系统结合分析表面肌电信号(sEMG)遥测系统、三维测力台和足底压力分布测量系统可进行人体运动学和动力学分析。

(2)三维测力台

三维测力台系统主要通过高精度六维力传感器测量人体行走过程中足底受力和地面反作用力变化情况,通过对足底受力进行测量与分析,研究受试者步态异常或者分析行走过程中的动力学,并在总结运动生物力学特征和规律的基础上,解释步态异常的关键环节和影响因素,为运动障碍患者步行能力的康复评定提供科学依据。三维测力台主要有美国 AMTI 三维测力系统和瑞士的 Kistler 三维测力系统(图 6-1-3)。Kistler 测力台进行步态分析时,压电测量技术可以确保在不同的应用下准确记录力和力矩,能检测步态模式中细微的变化或重心转移,从而计算用于逆向动力学研究的压力中心,可以应用于科学研究、竞技体育、康复和假肢优化等。

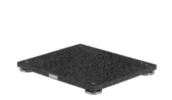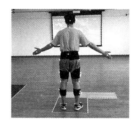

A Kistler 三维测力台　　　　B 受试者站立在三维测力台上进行测试

图 6-1-3　三维测力台系统

(3)步态分析中表面肌电仪

表面肌电作为步态分析的重要手段之一,和运动学分析、动力学分析及能耗评测等一起构成完整的步态分析系统。表面肌电仪的肌电测量传感器与位置、速度传感器同步采集,实时上传数据到步态分析系统,也可结合视频同步监控、关节角度计等,通过对步行过程中下肢各肌肉模块的信号时频域参数同步分析,研究不同运动子步态、运动模式下各肌肉模块的激活状态、功能水平等,为运动过程中肌肉疲劳、康复训练效果、假肢/矫形器适配、步态异常手术效果评价等进行量化评估。由于表面肌电信号具有无创、多导测量、运动意图识别等优点,近年来被广泛应用于康复工程、康复医学、神经科学、人机工程和体育科学运动分析等领域。

2. 典型三维步态分析系统工作原理与应用

目前用于科研和临床的三维运动分析多为被动式光学运动捕捉系统。使用频率较高的为 VICON(英国)、Motion Analysis system(美国)、CODA motion capture(英国)、OPTOTRAK(加拿大)和 Nokov 光学(中国)等。下面以 VICON 光学步态分析系统为例,介绍光学步态分析的工作原理与应用。

VICON 光学动作捕捉系统是由一组网络连接的 Vicon MX 运动捕捉摄像机、Vicon MX Gigant 处理器、Vicon MC 系统软件和 PC 主机等组成,如图 6-1-4 所示。

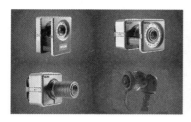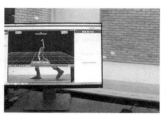

图 6-1-4　VICON 光学步态分析系统

其中 Vicon MX 摄像机包括捕捉特殊波长区域光波(红光、可见光和可见红光等)的摄像机、发光器以及镜头、光学过滤器等组成;

Vicon Gigant 处理器负责连接摄像机、测力板、肌电信号和电脑等,实现各种信号的同步采集与捕捉;

Vicon Vegas 传感器具有高速率和高分辨的传感器,帧速可到 500 帧/秒,分辨率可达 400 万像素;

Vicon MX 系统软件包括多个应用模块,应用生命科学、工程学领域的主要是 Vicon Nexus 软件,通过安装于主机上,得到每个 Camera 所采集的反光球的三维坐标,经软件自带算法,把二维数据合成三维空间数据,从而实现三维动作捕捉。该系统还可以与三维测力台和表面肌电仪同步,获得步态周期中足底与地面接触力和肌电信号,通过地面反作用力进行步行中逆运动学分析,通过肌电信号进行步态周期中肌肉功能状态测量与评估。

3. **基于光学动作捕捉系统应用举例**

基于光学动作捕捉系统进行三维步态分析主要包括以下几个步骤:

(1) 实验准备

1) 受试者准备,需要着紧身运动短裤,尽可能裸露待分析肢体部位,准备 Marker 点和表面肌电电极;

2) 系统的标定,采用系统配置的"T"型标杆对系统进行标定,并调整摄像头的参数,使得摄像头最终采集区域位置测力台中心及整个步行过程。

(2) 数据采集

1) 静态数据采集,患者站在测力台上,双眼平视前方,双脚自然分开站立,与肩部同宽,双手侧平举,保持 3~5 秒,尽可能让所有 Marker 点都能被采集到;

2) 动态数据采集,受试者在预先设置好的步道上自然行走,至少在一个步态周期中,以左右脚分别踏在独立测力台上为有效数据,每位受试者一般测试 3~5 次步行过程;

3) 每位患者测量各种干预手段前、后的步态测试数据,重复上述过程。

（3）三维步态数据分析

依据保存好的 Vicon 三维动作捕捉系统数据，截取有效的步态周期，并将其加载至动态文件中，从而得到治疗前、后的多个步态周期的动态数据。以".v3d"格式将动、静态数据导入 Visual 3D 软件，利用静态数据进行骨骼化处理，接着加载动态数据，得到动态下骨骼化后的图像，检查骨骼建立有无缺漏，重新对"event label"进行定义为足跟着地（R/LON；R/LHS）、足趾离地（R/LTO）及足跟再次着地（R/LOFF；R/LHS）等。最后导出时空参数、下肢各关节角度、地面反作用力、下肢关节力矩等数据。

该系统可通过实时的动态骨骼等模型反馈研究进行步行中动力学分析，可广泛应用于体育动作科研分析、步态生物力学研究、临床步态分析、神经行为和感知研究、人机工程学等各个领域。

四、步态分析系统的应用

1. 研究康复辅具的设计原理

假肢与矫形器是基于生物力学原理来发挥作用，对于新型假肢与矫形器的研究必须结合人体运动状态下生物力学变化来进行调整。三维步态分析技术是分析人体运动状态下生物力学变化最客观而有效的手段，二者结合是新型矫形器研制必不可少的条件。例如，Nolan 等应用三维步态分析对矫形器进行研究后发现，偏瘫患者穿戴 AFO（踝足矫形器）可提高步速的机制，其不是通过增加双支撑相末期的向前推进力，而是通过降低双支撑相初期的制动力发挥作用。踝关节轴可使承重反应阶段更为稳定，并进一步改善。又如，利用三维步态分析系统，可以分析穿戴不同膝上假肢或不同膝关节阻尼下，截肢者行走时的步态对称性等情况，为假肢的调整及设计提供依据。

2. 指导康复辅具的适配与使用

康复辅具的选择有着较强的个性化特征，三维步态分析可帮助患者通过最简单的步行测试方式，更客观、准确地选择出更优的矫形方案与辅助器械。如在使用矫形器前，先对患者进行步态分析，获取静止状态下及步行中的关节角度、关节做功、时空参数等运动学和动力学数据，从而确定步态异常的主要关节及肌肉，发现导致异常步态发生的关键影响因素。佩戴矫形器后进一步比较佩戴与不佩戴时步态的差异，也可以科学而客观地指导患者选择适合的矫形器。

3. 评估康复辅具的作用效果

三维步态分析系统可通过对已使用矫形器的患者，进行赤足、穿戴矫形支具、穿戴不同种类矫形器的数据采集比较，从而对矫形支具的效果做出客观评价。目前，三维步态分析技术作为客观评价矫形器效果的手段已被广泛采用，其所提供的证据支持对矫形器的临床应用及科学研究都发挥着不可替代的作用。已有研究者利用三维步态分析系统，比较了早期内侧间室膝关节骨性关节炎患者在佩戴膝关节外翻矫形器与外侧楔形角矫形鞋垫后所产生的下肢生物力学变化及差异，研究了不同矫形器在早期内侧间室膝关节骨性关节炎患者康复中的应用价值。

4. 评估康复训练和临床手术治疗效果

三维步态分析作为客观、定量、系统化评估手段,目前在脑瘫、偏瘫患者康复训练、临床手术等干预方法治疗效果评价中得到广泛应用。三维步态分析系统能够对被采集者步行的关节角度、步行周期、步速、重心位移等精确测量,以及运动过程的动力学参数、肌电参数,甚至能力代谢参数的变化,对康复训练和临床矫形的定量疗效评估与治疗方案进行优化选择。Ippei Kitade 等人通过对卒中后偏瘫患者的胫骨神经手术前后治疗 6 个月的运动学数据和患侧表面肌电信号,评估了偏瘫患者的关节活动度的定量改变和肌肉痉挛改善效果。西安交通大学陈龙伟等人将三维步态分析方法应用于脑瘫儿童的下肢步态协调性参数建模和康复训练效果评估,建立了基于运动学参数的脑瘫儿童步态协调性评估模型并验证了康复训练临床效果。三维步态分析由于能够克服传统临床量表评价下肢功能受主观因素、测量误差等弊端,作为定量、客观、准确的评估方法被逐渐应用到临床手术和神经康复训练方案的评估和优化选择中。

第二节　上肢运动测量与评定系统

一、上肢运动测量与评定基本概念

人体上肢直接影响人的生活能力,绝大多数的人类生活辅助工作都是由上肢完成的。当人体上肢功能受损时,严重影响患者独立生活能力,降低患者生活质量。有效的康复训练是降低患者致残率、改善功能障碍水平的最有效方法,通过对患者的患肢进行运动训练及物理因子治疗等,促进神经肌肉功能恢复,重建肢体的正常运动功能。康复评定是康复治疗中重要组成部分,有助于医师掌握患者功能恢复水平,更好地指导下一步康复治疗方案。对于上肢康复运动功能障碍测量与评定方法一般有两种途径:一是采取基于量表的评定方法,比如临床上常用的 Brunnstrom 偏瘫功能评定法、Bobath 法、Fugl-Meyer 法、上田敏法等;二是通过上肢康复器械对肢体功能,包括关节活动度(角度范围)、运动速度和加速度、肌力、肌张力等进行测量与量化评估,克服传统量表评定的项目繁多、主观性强、评定标准不统一等问题。下面分别对临床上常用量表评定方法和上肢运动功能测量与评定系统进行详细介绍。

二、运动功能量表评定方法分类

肢体运动评定方法一般可以分为基于量表的运动评定方法和基于器械的运功测量与评定方法。

（一）运动功能量表评定方法类型

临床上常用的康复评定方法有很多，基本上均为既能评估上肢也能评估下肢运动功能的评价量表，主要有 Brunnstrom 运动功能评定法、Bobath 法、Fugl-Meyer 评定法、上田敏法等。这里统一对进行设计原理和使用方法介绍。

1. Brunnstrom 运动功能评定法

Brunnstrom 技术是由 70 年代的瑞典物理治疗师 Signe Brunnstrom 创立的一套中枢神经系统损伤后针对运动障碍的治疗方法。主要依据患者运动功能恢复的各个不同阶段，提出了"恢复六阶段"理论，即肌张力由低逐渐增高，联合反应；共同运动；痉挛状态逐渐显著；随着共同运动的完成，出现分离运动、精细运动等；直至完全恢复正常。此疗法利用各种运动模式诱发运动反应，再从异常运动模式中引导、分离出正常运动的成分，达到恢复患者运动功能的目的。据此理论来评定患者上肢、手和下肢肌张力与运动模式的变化其运动功能恢复情况。六级评价标准为：

Ⅰ期（级）：无肌肉收缩和随意运动；

Ⅱ期（级）：开始出现随意运动，并引起联合反应、共同运动；

Ⅲ期（级）：患者的肌张力明显增高，痉挛逐渐加重，可随意出现共同运动；

Ⅳ期（级）：异常肌张力开始下降，开始出现分离运动，痉挛逐渐减弱；

Ⅴ期（级）：患者肌张力逐渐恢复，并出现精细运动，分离运动及痉挛减轻更为明显；

Ⅵ期（级）：接近正常或基本正常，但运动速度和准确性比健侧差。

Brunnstrom 评定法在临床中以其简便、易于操作而得到广泛应用。

2. Fugl-Meyer 评定法

Fugl-Meyer 评定量表是目前较公认的、使用最为广泛的运动功能评价方法。主要包括肢体运动、平衡、感觉，以及关节被动活动度积分（包括运动和疼痛总积分），总分为226 分。其中运动占 100 分、平衡占 14 分、感觉占 24 分、关节活动度及疼痛占 88 分，其中与运动相关的评定法是简式 Fugl-Meyer 评价法，包括 6 个方面内容：

① 重新出现反射；

② 完全以共同运动为模式的随意运动；

③ 部分脱离共同运动的随意运动；

④ 轻度依赖于共同运动的随意运动；

⑤ 完全或高度脱离共同运动的随意运动；

⑥ 反射恢复正常。

在检测中，将 6 部分内容根据检测部位的不同分成了不同项目，其中上肢有 8 项（包括腕与手功能）、下肢 6 项。每个项目中又有数目不等的小项目，每个小项目的评分标准分为 3 个判定等级，0 分表示不能完成；1 分表示部分完成；2 分表示充分完成。总分为100 分，其中上肢为 0～66 分，下肢为 0～34 分。若总积分＜50 分，表示患肢严重运动障碍，几乎无运动；50～84 分表示患肢明显运动障碍；85～95 分表示患肢中度运动障碍，手功能障碍，96～99 分表示患肢轻微运动障碍。简式 Fugl-Meyer 评定法的优点是：内容详细并进行了量化，提高了评价信度和敏感度，有利于学术交流和科研。积分与姿势、步态、日常生活指数有明显的相关性。

Fugl-Meyer 等人在对上下肢运动积分与其他积分之间进行相关分析时发现：上肢运动积分与协调性积分的关系比下肢运动积分与协调性的关系更为密切，下肢运动积分与平衡积分和关节活动度积分关系密切。这表明 Fugl-Meyer 评定法能够反映偏瘫功能恢复过程中各种因素的相互作用，是有效的评价方法。

但该评价法也存在着不足：① 较费时，对每个患者评价 1 次需要花费 20～30 分钟（较熟练者）；② 需患者积极配合和精力集中，而偏瘫患者往往伴有注意力障碍；③ 运动能力的评价只注重肢体，忽略了躯干运动。

3. Bobath 评定法

Berta Bobath 在《成人偏瘫评定和治疗》（Adult Hemiplegia Evaluation and Treatment）一书中以主动运动以及平衡和自发保护反应作为基础设计了成人偏瘫运动模式检查表。它包括最初评定表和运动活动检查表两大部分，通过前者的评定了解患者的主要问题，分析患者的潜能，是制定治疗计划的基础；通过后者的评定可观察治疗进展情况。该评定表格烦琐、费时，难以在临床上推广应用，但其指导思想至今仍为许多学者所运用。

4. 上田敏评定法

日本东京大学上田敏教授认为 Brunnstrom 评定的特点是能正确掌握脑卒中所致偏瘫的恢复过程，但判定标准不够明确，从完全瘫痪到完全恢复仅分为 6 级是不够的。他于 1972 年将此分为 12 级，并进行了标准化，见表 6-2-1。经使用证明，此评定方法可信度高且适当，其特点是患侧下肢的功能障碍与移动能力之间有高度相关的意义，下肢的分级对步行有 50% 的决定作用。

表 6-2-1　偏瘫患者上、下肢运动功能综合评估法

检查序号	判定	Brunnstrom 肢体功能恢复阶段	上田敏式分级
1（联合反应）	不充分(2,3,4)也不充分	Ⅰ	0
1（联合反应）	充分	Ⅱ-1	1
2（随意运动）	充分	Ⅱ-2	2
3-4（联带运动）	一项不能，另一项不充分	Ⅲ-1	3
3-4（联带运动）	一项不能、另一项充分，或两项均不充分	Ⅲ-2	4
3-4（联带运动）	一项充分、另一项不充分	Ⅲ-3	5
3-4（联带运动）	两项均充分	Ⅲ-4	6
5,6,7（部分分离运动）	一项充分	Ⅳ-1	7
5,6,7（部分分离运动）	两项充分	Ⅳ-2	8

检查序号	判定	Brunnstrom 肢体功能恢复阶段	上田敏式分级
8、9、10(分离运动)	一项充分	Ⅴ-1	9
	两项充分	Ⅴ-2	10
	三项充分	Ⅴ-3	11
11(速度检查)	三项充分且速度检查也充分	Ⅵ	12

（二）上肢运动测量与评定系统

上肢运动测量与评定系统与下肢运动功能测量与评定系统—步态分析系统一样，根据其技术原理分为基于多传感器的穿戴式上肢功能评估系统、基于光学的上肢三维运动测量与评定系统和基于康复机器人的上肢测量与评估系统。前两种运动测量与评定方法在下肢运动功能测量与分析系统中已做过详细介绍，就不再赘述。这里重点介绍基于康复机器人的上肢测量与评估系统。

三、上肢运动测量与评定系统工作原理

在传统的功能测量与康复评定中，康复评估主要根据临床评估量表进行，存在主观性强、评定标准不统一等问题。因此，在康复治疗过程中的诊断、评估、训练都将受到每位治疗师不同能力的限制。与传统的康复评估相比，基于现代康复设备的上肢功能测量与评估系统可以通过传感器更准确地评估与记录患者的生理及运动参数，并进行实时的呈现和反馈，让患者和治疗师都能更快速、直观地掌握患者的生理和运动情况，具有显著的准确性、参与性和智能化等优点，进而进行更具有针对性、更安全的康复训练。目前越来越多的智能康复测量与评估系统被应用于康复训练，也有很多已经与康复训练系统集成为一体。下面将对上肢康复功能测量与评估相关的原理与系统应用进行介绍。

（一）上肢功能康复评定设备工作原理

上肢功能测量与评定系统主要由机械结构、电路控制系统以及人机交互系统三部分组成。患者穿戴上肢康复机器人后可以进行肩关节、肘关节等单关节运动以及多个关节的复合运动，并通过力矩传感器、位置传感器等实时采集设备数据，发送至上位机辅助患者进行功能测量与评定，在测量与评定基础上，基于以上功能，该系统可以完成关节活动度的测量，以及提供被动、助力、主动三种不同模式的训练。人机交互系统包含用户图形界面和虚拟现实游戏两个部分，用户图形界面由康复治疗师操作，辅助治疗师进行患者信息管理、上肢功能评定、制定康复训练计划等。在助力或主动训练模式下，患者将通过具有任务导向性的虚拟现实游戏完成相应训练。下面分别从系统架构和控制系统、人机交互系统进行详细说明上肢康复功能测量与评定系统的工作原理。图6-2-1为典型的上肢功能测量与评定系统结构示意图。

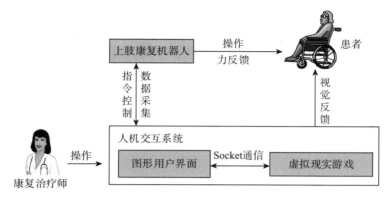

图 6-2-1　上肢功能测量与评估系统结构框图

　　上肢康复训练与评定系统的控制系统主要包括主控系统和智能力交互系统两个部分。主控系统作为系统的核心,统筹协调各子系统的工作模式和信息交互,保证整个智能人机交互系统的正常运行。智能力交互系统采集患者运动意图,为患者提供康复训练所需力矩,同时系统通过所设计的图形用户界面可以对系统参数进行配置。虚拟现实系统渲染日常生活场景,用户可以在渲染的虚拟场景中训练日常生活动作,提高用户康复兴趣和参与度。

　　在设计主控系统和智能力交互系统中采用模块化的思想,将功能不同的各模块独立设计,各模块之间采用总线的方式进行连接。智能力交互系统设计主要可分为两个模块:运动意图采集系统、伺服力矩控制系统。

　　上肢康复运动测量与评定设备的人机交互系统为康复计划的制定提供依据,结合虚拟现实游戏为患者进行定量的康复评定与训练,同时可以实时监测并保存患者的康复数据,通过图表直观展示当前康复状态和阶段性康复成果。依据人机交互的图形用户界面(GUI)的设计原则,系统设计多个交互主界面,融合康复评定、康复训练和康复评定报告于一体,分别通过关节活动度测量实现对患者关节角度的自动测量与显示基于肌力等级评定与认知评定等各种评估量表和评估方法,实现对上肢功能的各项定量评定,进一步通过集成多种康复训练游戏实现助力或主动训练模块,完成评定后的康复训练(图 6-2-2)。

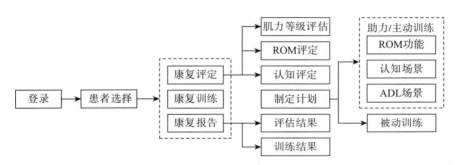

图 6-2-2　上肢康复评估和训练系统的模块结构图

一般具有评定功能的上肢康复机器人系统主要有以下 5 个方面:

(1)康复评定:对患者上肢运动能力进行全面评估,治疗师可以更加清楚地了解患者上肢当前状态,从而能够制定更加全面的康复策略,有助于更高效、更针对性地进行康复训练;

(2)康复治疗:早期的康复治疗方案具有极大的变化,关节驱动力、运动范围、助力大小、游戏难易程度等都具有较大的调整性。能够结合不同患者的特性,对训练参数进行合理地设置,从而能够适应不同阶段的患者;

(3)辅助支持:该设备可以根据患者的个人的需求和自身能力的变化,来动态的调整设备的助力大小,能够让患者参与到设计的训练模式中。通过调整设备的助力输出,让患者更加主动的参与到康复训练中;

(4)情景互动:通过虚拟游戏场景,可以让患者进行沉浸式康复训练,良好的情景互动可以让患者更加主动地投入训练当中,同时对训练结果进行可视化操作,能够让患者和治疗师清楚知道每次康复训练的结果,便于下次训练方案参数的设置;

(5)评估工具:通过标准化评估工具,对患者的训练过程和训练数据进行全方位评价,能够精确地分析患者的运动能力,全面评价患者的训练状态和治疗进展。

(二)典型上肢功能评定系统功能及应用

下面以 ArmGuider 上肢康复机器人系统为例介绍典型的上肢功能评定系统功能及应用。ArmGuider 平面式上肢康复机器人评估系统是由上海卓道医疗研发的一款平面式上肢功能测量与评估系统。机器人采用创新性的悬浮式并联五连杆机械臂设计,应用反向驱动力驱动执行机构,灵活运动的机械臂以及精准的力学交互为系统实现功能评估提供了有力保障。该评估系统结合上肢康复助动、抗阻和被动模式,通过情景交互下的人机力交互、位置交互、生理电信号交互、视觉交互等实现对上肢的运动范围、肌力评估、训练过程中训练参数的定量评估等,并提供定制化的用户数据分析系统。下面分别对系统的运动范围、肌力、量化参数评估实现进行详细介绍。

1. 上肢运动范围评估

一般而言,患者训练前,通常需测试患侧上肢的主动及被动运动范围,以保证训练的安全性和合理性。患者手臂带动康复机器人末端以最大能力在训练平面内运动,机器人系统依据运动学原理,实时计算执行器末端的位置并记录,同时显示在交互界面中。此运动范围将用于本患者的所有训练场景,以确保患者在有效且安全的范围内进行训练。同时,康复医师可根据定期的运动范围测试,掌握患者的上肢活动度恢复情况。

2. 上肢肌力评估

ArmGuider 机器人的肌力测试功能设计原理主要依据临床康复的等长训练,即在进行上肢肌力训练时,肌肉张力改变的同时肌肉长度不发生改变。治疗师根据测试需求,选择测试点(机器人末端将在此测试点保持不动),患者需在选定的测试点分别向上、下、左、右四个方向用力,系统记录相应的力值,并在图形交互界面中显示最终的测试结果。不同测试点及不同方向将激活不同肌群,图 6 - 2 - 3 显示当前测试点及方向下大致的活动肌群,这有助于治疗师更加客观地评估患者的特定肌群的肌力恢复情况,相比临床肌力评估更加精准客观。

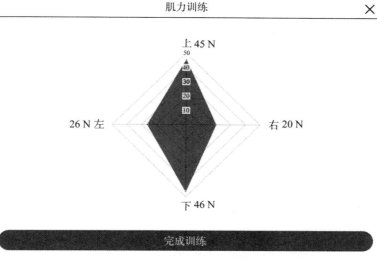

图 6-2-3 实时测试点及方向下活动肌群的肌力大小

3. 训练过程中训练参数的量化评估

ArmGuider 在训练过程中会实时记录患者的训练参数,包括参与度、拟合度、速度、力度。其中,参与度是指患者实际用力与完成任务全部所需用力的比值,能够体现患者的主动参与程度以及用力大小。拟合度是指患者实际运动轨迹与系统设定轨迹间的拟合程度,主要体现患者的肢体控制能力。而速度和力度即为患者手臂末端的移动速度以及对机器人末端执行器的作用力大小。训练过程中,各项参数实时显示在交互界面中。训练结束后,系统记录汇总整体的训练数据,并绘制折线图,如图 6-2-4 所示。治疗师可根据各项参数的变化趋势,较为客观地判断患者的训练情况以及存在的问题,为之后的训练计划调整提供数据支持。

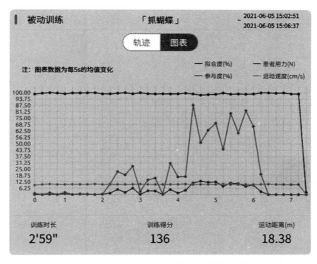

图 6-2-4 训练过程中训练参数的量化评估

第三节　肌肉功能测量与评定系统

一、肌肉功能评定的基本概念

肌肉功能评定在康复功能评定中占据着重要的地位。对功能障碍者肌肉功能的准确评价是了解其肌肉、骨骼、神经系统等疾病及受损状况的前提，特别是对周围神经系统病损所致肌肉功能障碍的研究有着重要的意义。

全面的肌肉功能评定应当包含肌肉形态学和肌肉生理学两个方面。前者指肌肉长度、体积、显微结构（如肌纤维类型、肌纤维横截面积等）等，后者则包含肌力、肌张力及神经肌肉电生理检查等。肌力、肌张力评定是康复临床评定肌肉功能最为常用也是最重要的指标。此外，应用神经电生理检测中的诸多技术评估肌肉功能的研究也取得了一定的进展。因此，本节将对上述评测方法的原理及其在康复评定中的实际应用逐一进行介绍。

（一）肌力概述及评定

1. 肌力概述

（1）肌力的定义

肌力是指肌肉为维持姿势、启动或控制运动而产生一定张力的能力。广义的肌力是指肌肉收缩时产生的最大力量。狭义的肌力则只包括肌肉主动收缩时产生的最大力量。

（2）肌肉的功能分类

一个动作并不仅仅依靠一块肌肉完成，而是由起主导作用的肌肉和具有协同作用的肌肉共同组成的肌群完成的，分布在关节不同方位的这些肌肉可让关节发生不同方向的运动。根据这些肌肉在某一动作发生时所起的作用不同可以分为原动肌、拮抗肌、中和肌、固定肌，它们在神经系统的支配下靠协调有序的收缩来完成各种精细复杂的运动。

① 原动肌：发起和完成一个动作的主要肌肉或肌群。分为两类，发挥主要作用的称为主动肌，协助动作完成或仅在动作某一阶段发挥作用的称为副动肌。

② 拮抗肌：与原动肌作用相反的肌肉或肌群。在原动肌收缩时，拮抗肌等量地放松或协调性收缩，从而保持关节活动的稳定性和动作的准确性，控制运动的速度和质量。

③ 中和肌：在原动肌完成动作时，中间关节会产生一些不必要的运动，为了保证动作的准确性，部分肌肉会发生收缩以消除这些不必要运动，这类肌肉或肌群称为中和肌。

④ 固定肌：为了充分发挥原动肌对肢体运动的动力作用，一些肌肉或肌群收缩固定近端关节，为远端关节的主动肌收缩提供稳定基础，这类肌肉或肌群称为固定肌。

副动肌、中和肌、固定肌在肌肉收缩活动中配合原动肌，并随原动肌一起收缩，发挥协同作用，故又称为协同肌。

一般来说，当负荷非常小的关节运动时，仅原动肌产生收缩。如果负荷稍增加，固定肌也收缩,固定近端关节,随着负荷继续增加,其他协同肌也参与援助,当负荷过大时,拮抗肌也被调动起来固定关节。

(3) 肌肉的收缩类型

根据肌肉在收缩中的长度变化,可将肌肉收缩方式分为以下几种。

① 等长收缩:肌肉收缩时,肌张力增加,但肌纤维长度基本无变化,不产生关节运动的一种收缩形式,此时肌肉承受的外力(负荷)与肌肉本身所产生的力即内力相等。等长收缩的收缩形式可以产生很大的张力,但由于肌肉作用的物体不发生位移,所以未对物体做功。人体在维持特定体位和姿势时常需要采取这种收缩方式,能够起到固定体位的作用。

② 等张收缩:肌肉收缩时,肌张力不变,但肌纤维长度出现变化,产生关节运动的一种收缩形式。此时肌肉承受的外力小于肌肉收缩产生的张力,并能克服外力,使物体发生一定位移,所以对物体做了功。人体四肢的运动主要是等张收缩。等张收缩有两种形式,向心性收缩,肌肉收缩时,肌肉起、止点相互靠近,肌肉的长度缩短;离心性收缩,肌肉收缩时,肌肉起、止点相互远离,肌肉的长度增加。

③ 等速收缩:在整个关节运动范围内肌肉以恒定的进度进行的最大用力收缩,且肌肉收缩产生的力量始终与阻力相等的肌肉收缩称为等动收缩即为等动收缩,也称为等速收缩。等速收缩实质上不是一种自然收缩形式,不由主观意识控制,而是肌肉在仪器的控制下运动速度(角速度)保持不变的一种收缩形式。它是一种肌力评定和训练的方法,可以全面锻炼肌肉,提高肌力,增强耐力。

(4) 肌力的影响因素

影响肌力的因素大体上分为两类,一是肌肉本身层面,二是个体层面,主要有以下几种:

① 肌肉的生理横截面积:肌肉中所有肌纤维横截面积之和为肌肉的生理横截面积,由肌肉中肌纤维的数量和肌纤维的粗细共同决定。一般情况下,肌纤维越多,肌纤维越粗,肌肉的生理横截面积越大,肌肉收缩产生的力量就越大。单位生理横断面所能产生的最大肌力,称为绝对肌力。

② 肌肉的初长度:肌肉初长度指肌肉收缩前的长度。肌肉具有弹性特点,因此其在生理限度内具有适宜的初长度时,收缩产生的肌力较大。

③ 运动单位募集率:一条运动神经纤维与它所支配的肌纤维构成一个运动单位,是肌肉的最小功能单位。运动单位募集率即指运动单位激活的百分率,当肌肉开始收缩时,募集的运动单位越多,产生的肌力就越大。而能够募集的运动单位数量则受中枢神经系统状态的影响。

④ 肌纤维类型:肌肉力量的大小与不同类型肌纤维在肌肉中各自所占的比例相关。按照形态或功能分类,骨骼肌纤维可分为白肌纤维、红肌纤维和中间肌纤维三类,而肌肉力量的大小主要由骨骼肌中白肌纤维的数量所决定。白肌纤维所占比例越高,该肌肉的收缩力量就越大。

⑤ 肌肉收缩的类型:不同的肌肉收缩形式产生的力量大小也不同。总的来说,离心性收缩形式产生的肌力最大,等长收缩产生肌力较小,而向心性收缩产生的肌力最小。

⑥ 肌肉收缩的速度：肌肉收缩的速度越低，可能募集的运动单位就越多，进而产生的肌力就越大。

⑦ 性别与年龄：肌力在 20 岁之前是逐渐增加的，之后会随着年龄的增加而下降，在 55 岁后下降速度会加快。男性肌力比女性大，女性的肌力约为男性的 2/3。

（5）肌力评定的目的

肌力评定的目的主要有以下几点：判断有无肌力低下情况、发生部位与下降程度；发现可能导致肌力下降的原因；为制定康复治疗方案和康复训练计划提供相应的科学依据；检验和评价康复治疗、训练的效果。

（6）肌力评定的应用范围

肌力评定有着广泛的应用，除了可对功能障碍患者进行评定外，也可对正常人进行肌肉功能测评。具体包括：失用性肌肉功能障碍；肌源性肌肉功能障碍；神经源性肌肉功能障碍；关节源性肌肉功能障碍；其他肌肉功能障碍；正常人群如运动员等的肌肉功能评定。

（二）肌张力概述与评定

1. 肌张力定义

肌张力是指肌肉组织在松弛状态下的紧张度，这种紧张度来自肌肉组织静息状态非随意、持续、微小的收缩。正常肌张力依赖于完整的周围神经和中枢神经系统调节机制以及肌肉本身的特性，如收缩能力、弹性、延展性等。肌张力是维持身体各种姿势和正常活动的基础。

2. 异常肌张力

主要的异常肌张力包括如下几种形式：

（1）肌张力增高。肌张力高于正常静息水平。肌张力增高的状态有痉挛和强直。痉挛多见于锥体束病变，表现为速度依赖性的牵张反射亢进，患者被动活动时，会产生较大阻力，但在运动中突然阻力减小；强直多见于锥体束外病变，表现为肢体被动运动过程中，主动肌和拮抗肌同时收缩，各方向的阻力均匀一致。

（2）肌张力减低。肌张力低于正常静息水平。对关节进行被动运动时感觉阻力降低或者消失，表现为关节活动范围增加。肌张力减低常见于下运动神经元疾病、小脑病变、脑卒中软瘫期和脊髓损伤休克期等。

（3）肌张力障碍。一种因持续的肌肉收缩导致扭曲和重复运动及异常姿势的神经性运动障碍，临床上常见类型有扭转痉挛、痉挛性斜颈及手足徐动症等。肌张力障碍有遗传因素，也可由外伤、感染、中毒及代谢异常等所致。根据影响部位可分为全身性、局部性及节段性肌张力障碍。

二、肌肉功能的临床评定方法分类

肌肉功能临床评定方法包括肌力和肌张力评定。肌力和肌张力评定方法有很多分类方式，一般可根据使用器械与否、肌肉收缩的形式、评定部位和评定目的进行分类。根据使用器械与否可分为徒手肌力、肌张力评定和器械肌力、肌张力评定。后者又可细分为简单仪器(如便携式测力计)评定和大型仪器(如等速测力装置)评定。本小节将分别介绍肌力和肌张力评定方法,并简介康复工程中使用的各种肌肉功能测量与评定的康复器械。

(一)肌力评定方法

1. 徒手肌力测定

徒手肌力评定是康复功能评定实践中最常用的肌力评定方法。不需借助器材,仅靠检查者徒手即可完成测定。具体操作方法是,在特定体位下让受检者做标准动作,观察其肌肉克服自身重力或对抗检查者所施加阻力而完成动作的能力,从而对其肌肉主动收缩的能力进行评定。虽然随着科学技术的飞速发展,出现了不少测量肌力的仪器设备,但徒手肌力测定仍因其简单、科学、实用等特点而成为实践中最常用的肌力评定方法。

(1)徒手肌力评定的标准

徒手肌力评定最先由美国哈佛大学矫形外科教授 Lovett 提出,并由 Wright 作出具体描述。该方法将肌力分为 0~5 级,用以描述肌肉功能正常或者损伤的程度。Kendall 等根据抗重力或阻力时运动的幅度将肌力分为 0、10%、25%、50%、75%、100%。这 6 个等级,分别对应了 Lovett 的 0~5 级肌力标准(表 6-3-1)。1983 年,美国医学研究委员会(Medical Research Council,MRC)在 Lovett 分级标准的基础上,根据运动幅度和施加阻力的程度等进一步分级,制定了 MRC 分级标准(表 6-3-2)。

表 6-3-1　Lovett 分级法

级别	名称	分级标准
0	零	无肌肉收缩
1	极差	有轻微收缩,但不能引起关节活动
2	差	在减重状态下能做关节全范围活动
3	尚可	能抗重力做关节全范围活动,但不能抗阻力
4	良好	能抗重力和一定阻力,做关节全范围运动
5	正常	能抗重力和充分阻力,做关节全范围运动

表 6-3-2　MRC 分级法

级别	分级标准
0	无肌肉收缩
1	触诊发现有肌肉收缩,但不引起任何关节活动
2-	消除重力的影响,关节能活动,但活动范围在 50%~100%
2	消除重力的影响,能完成全关节活动范围的运动
2+	能对抗重力,但活动范围在 50%以下
3-	能对抗重力,但活动范围在 50%~100%

级别	分级标准
3	能对抗重力,且能完成全范围活动,但不能抗任何阻力
3+	情况与3级相仿,但在运动末期能对抗一定的阻力
4-	对抗的阻力与4级相同,但活动范围在50%～100%
4	能对抗阻力,且能完成全范围活动,但阻力达不到5级水平
4+	在活动的初、中期能对抗的阻力与4级相同,但在末期能对抗5级阻力
5-	能对抗与5级相同的阻力,但活动范围在50%～100%
5	能抗最大阻力,完成全关节活动范围的运动

(2)徒手肌力评定的优点和局限性

徒手肌力评定的优点如下:

① 不依赖器具,不受场所限制,简单易操作;② 结果可靠有效,为世界公认;③ 测试幅度包括了0-5级肌力的全范围,广泛应用于康复医学中。

徒手肌力评定的局限性如下:

① 只能针对肌力大小进行评定,不能表明肌肉收缩的耐力和协调性等其他方面;② 分级标准不够精细,对患者肌力的略微变化不敏感;③ 评定存在测试者主观评定误差,同时也受被测试者配合程度的影响;④ 一般不适用于由上运动神经元损伤(如脑卒中、脑外伤和脑性瘫痪)引起的肌痉挛患者。

(3)徒手肌力评定现状

徒手肌力评定法操作简易,对硬件要求较低,但对检查者的个人经验以及受检者的配合程度要求都很高,不同的检查者乃至同一检查者在不同时期的检查评定结果都很可能有明显的差异,重复性比较差,敏感性低,对受检者肌力水平的评定不够客观和准确。特别是对于3级以上的肌力评定,检查结果常因检查者的不同而不同。总的来说,其作为一种定性评测手段,不可避免地存在缺乏定量标准的不足。虽然在MRC分级标准中采用了在0-5级上再加"+"或"-"的方式细化肌力评定标准,但其在应用过程中仍存在争议。因此,为了改进这一点,近年来,不断有学者提出运用等速肌力测试仪、握力仪、手持测力计、背力计和捏力计等仪器进行定量肌力的检测。

2. 应用器械的肌力评定

(1)简单机械的肌力评定

当患者局部肌肉(或肌群)的徒手肌力已达3级以上时,可借助一些简单的测力计(如握力计、捏力计、拉力计等)对身体某些部位进行肌力测定,并可直接获得以力量、压强等为指标的定量肌力大小数值。这种肌力评定方法即为利用简单仪器的肌力评定。

1)测定基本原理

简单仪器主要通过等长肌肉收缩形式对局部肌肉(或肌群)进行肌力评定,有时也可进行局部肌肉耐力评定。因测量过程中,肌肉发生的收缩主要为等长收缩,因此也称为等长肌力评定方法。基本原理是患者局部肌肉(或肌群)作用于测力计时,其肌力大小可通过线性关系的装置(如固定弹簧、弹性绳等)转变为直观的力学单位读数。该方法可应用于(手部)握力、(手部)捏力、背拉力及四肢等各个身体部位肌群的肌力评定,其中手部肌力评定(握力和捏力)是康复临床评定中的一项重要内容。若令患者以肌肉等长收缩的形式维持某一个姿势,并测定其维持的最长时间,则可对局部肌肉耐力进行评定。

2) 手部肌力评定

① 握力测试:握力是指在特定情况下用手抓握目标物时所产生的力量总和,其力量是由前臂外侧肌群和手内在肌群的共同收缩而产生。在临床上主要利用最大握力值作为握力大小的指标,并通过最大握力值来计算握力指数,用握力指数反映肌肉的相对力量,避免了由于个体性别、体重等的差异而导致的绝对握力的较大差异,从而影响对不同个体握力水平的客观判断与比较。

握力测试的仪器可按原理的不同分为三类:液压式(如 Jamar),通过液压传导感受握力;气压式(如 Vigorimeter),即通过抓握气囊感受压力变化测出握力;电子读表型(如 Biometric E-link H400),通过电子传感器测得握力。目前,Jamar 握力计(液压式)是信度最高、应用最广泛的握力测试仪器,该握力计由 Bachtol 于 1954 年发明,可以记录 5 个不同抓握位置下握力值的大小,它被美国手功能治疗师协会推荐为握力测试的标准工具,并被认为是握力测试仪器中的"金标准"。

近些年来随着技术的发展,握力测试仪器也由最初的读表型变成电子型握力计。电子型握力计的测量范围最大可达 180 磅,精确度也较传统型有了很大的提高,还能够即时保存所得数据。很多研究表明,电子型握力计握力比传统读表式握力计具有更高的信度和效度,同时也更加节省时间,高效便利。目前新型的握力计还能对握力耐力进行定量分析。

② 捏力测试:手部捏力是人类在现代加工业和仪器操作中应用最为频繁的手部用力类型。捏力是指手部拇指指腹(主要是拇长屈肌和拇收肌)与食指外侧面间的最大捏力,即拇指屈曲肌群与食指外展肌群静力性最大随意收缩时表现出的最高力值。用拇指和其他手指捏压握力计或捏力计可测得捏力。常见的捏力测量有 3 种类型,即指尖-指尖型(Pulp2 型)、指头-指头型(Chuck 型)和指头-指侧型(Lateral 型),其中指头-指侧型方法测得捏力最大,被定义为测量最大捏力的标准姿势。

捏力测试工具可分为机械式(如 B&L)、液压式(如 Jamar)、电子式(如 E-link)和无线式(如 E-CHO)。

B&L 公司的 PG 系列捏力计分为 3 个型号:PG-60 型最大测试范围为 60 磅,最小刻度 2 磅,主要用于运动员测试;PG-30 型最大测量范围 30 磅,最小刻度 1 磅;PG-10 型最大测试范围 10 磅,最小刻度 0.25 磅,主要用于损伤或术后的捏力测试。捏力计均带有峰值保留功能和重置旋钮。

Jamar 机械捏力计采用优质特种钢材制成,具有耐磨、稳定、便携等特点,配备有防跌落套绳,可有效防止在测试过程中发生意外跌落。刻度盘分公斤和磅两种刻度显示,有 10 磅(4.5 kg)、30 磅(13.6 kg)、45 磅(20.4 kg)、60 磅(27 kg)等多种规格可供选择。

Baseline 系列液压捏力计能确保测量的准确性、重测性和信度,其五级捏位液压捏力计能适用于不同大小的手型,也可以进行不同捏距的测量。HiResER 大量程液压捏力计带有 3.5 英寸的刻度盘,读数更加方便和精确,最大测试范围高达 100 磅(45 kg),更加适合专业运动员进行捏力测试。美国 JTECH Medical 公司的 ECHO™ 系列无线捏力测试分析系统是当今市面最为先进的捏力测试分析系统,先进的无线传输技术彻底摆脱了所有线缆的束缚。

Commander Echo 无线数码捏力计广泛应用于手损伤治疗、入职前体检、功能性能力评估、复发性创伤障碍检查以及任何需要捏力数据的临床评估。其显示最大力量、变异系数(CV)、左右侧测试平均值以及双侧间差值,控制单元可存储高达 20 组测试数据,单侧重测次数最高为 4 次。在工伤赔偿和功能性能力评估中测定用力的一致性。对双侧测试差值进行归档,建立测试基准线并监测康复进展,最大测试捏力高达 50 磅,测试精度 0.1 磅,对捏力较弱的患者也能进行精确测试,测力精度高于 99%,且测试器与控制单元采用分离式设计,测试者在测试过程中可实时查看控制单元的数据,避免影响患者的注意力。

3）其他部位肌力评定的便携式测力计

① 四肢肌力评定：四肢肌力的便携式测力计评定一般也属于等长肌力测试。在标准姿势下,通过牵引绳与滑轮装置牵拉固定的测力计,可测试四肢各组肌群的肌力,评定肌肉功能。主要测试的肌群包括腕关节、肘关节、膝关节、踝关节的屈伸肌群及肩关节的外展肌群等。但该测试方法由于需要经常组装、拆卸,而且滑轮与牵引绳之间的摩擦又难以避免,因此作为定量评定肌肉功能的方法时其可信度相对不高。此外,由于装置往往根据测试肌群的不同而自由组装,缺乏全面、统一的操作规范,因此临床上应用也不普及。

② 背拉力测定：背拉力计适用于背部肌力的评定。值得注意的是,进行背拉力测试时,腰椎应力可极大增加,容易引起腰痛发作,因此不适用于腰痛患者和老年人。

（2）基于等速运动训练设备的肌力评定

在康复医学和康复工程中经常使用"等速""等长""等张"等运动方法。等速运动因其运动速度相对稳定,不会产生加速运动,且在整个过程中所产生的阻力与作用肌力成正比。因此,肌肉功能测量设备中最常用的是等速运动训练设备,本章重点讲述等速运动肌力测试原理及典型仪器设备工作原理。

等速运动,又称可调节阻抗运动、恒定速度运动,指利用专门设备,根据运动过程中肌力大小变化,相应调节外加阻力,使整个关节依预先设定速度进行运动的过程。美国学者 Hislop 等在 1967 年最先提出等速运动的概念,指某一肢体在固定的条件下,全关节范围内运动过程中肢体速度保持不变的运动方式。等速技术是国际上一项较为先进的肌力功能评价和康复技术,使得使用者能够在保障安全的前提下高效地恢复和改善肢体功能,兼有等长收缩和等张收缩的优点。使用时,设备强制肢体以预设速度进行等速运动,主动训练时,使用者肢体的用力只能加大肌肉张力和力矩的输出却无法使运动肢体产生加速度,使得肌肉在运动过程中保持最大张力,从而达到最佳康复效果。它能够对运动系统进行精确的分析和评估,因而被广泛应用于康复评定和临床康复实践中。

（3）等张肌力测试

等张肌力通常是指个体能够通过动态肌肉收缩一次成果达到的肌肉作用力,又称一次最大重复肌力(one Repetition Maximum,1RM)。根据测试方法不同,通常可分为握推、挺举、负重蹲起等。临床实践中也可以根据康复评价的特殊要求检测特定肌肉的等张肌力。等张肌力测试一般为借助简单机械进行测量评定,具有方便、省时、不需要昂贵设备等优点,且测定过程中和结果与动态肌肉活动有较好的兼容性,但其不足之处是测量过程中较易造成肌肉损伤。

(二)肌张力检查与评定方法

1. 肌张力检查方法

肌张力检查一般包括病史询问、视诊、触诊、反射、被动运动、摆动检查等几个步骤。

(1)病史问诊:包括询问痉挛发生的频率、影响的肌肉及数目、引发痉挛程度及改变的原因;

(2)视诊:观察患者是否存在肢体异常姿势、刻板样运动模式、自发性运动缺失等;

(3)触诊:以触摸肌肉的硬度来判断肌张力;

(4)反射:指检查患者是否存在腱反射亢进等;

(5)被动运动:观察肌肉对牵张刺激的反应,最常用的方法是检查肌肉的被动运动时阻力,通过被动运动检查可发现是否存在肌张力增高或减低,是否有阵挛,并与挛缩进行鉴别;

(6)摆动检查:是以一个关节为中心,使远端肢体快速摆动,摆动时主动肌和拮抗肌交互快速收缩,观察其摆动幅度的大小。肌张力减低时,摆动幅度增大,肌张力增高时,摆动幅度减小。

2. 肌张力的评价标准

正常肌张力评价标准:肌肉外观应具有特定的形态及一定的弹性,跨同一关节的主动肌与拮抗肌进行有效的收缩可使关节固定,将肢体被动地放在空间的某一位置上,突然松手时,肢体保持肢位不变,可以维持主动肌与拮抗肌的平衡,具有随意使肢体由固定姿势向运动状态转变的能力,在需要的情况下,能够完成某肌群的协同动作,具有某块肌肉独立运动的能力。

肌肉痉挛的评定标准:痉挛的准确量化评定比较困难,临床上多根据量表进行评定,最常用的评定量表是改良 Ashworth 痉挛评定量表,如表 6 - 3 - 3。

表 6 - 3 - 3   改良 Ashworth 痉挛评定量表

等级	分级标准
0	无肌张力增加,被动活动患侧肢体在整个运动范围(ROM)内均无阻力
1	肌张力稍增加,被动活动患侧肢体到终末端时有轻微的阻力
1′	肌张力稍增加,被动活动患侧肢体在前 1/2 的 ROM 中有轻微的"卡住"感觉,后 1/2 的 ROM 有轻微的阻力
2	肌张力轻度增加,被动活动患侧肢体在大部分 ROM 内均有阻力,但仍可能活动
3	肌张力中度增加,被动活动患侧肢体在整个 ROM 内均有阻力,活动比较困难
4	肌张力高度增加,患侧肢体僵硬,阻力很大,被动活动十分困难

3. 评定的注意事项

由于肌张力影响因素很多,且肌张力动态变化,因此肌张力评定需要有以下几项注意事项:比较痉挛时需要确保被动运动的速度相同,因为被动牵张速度不同,痉挛肌肉发生反应的角度也会不同;痉挛量化评定的可信度还受患者努力程度、情感,环境温度,评定时患者其他生理条件,患者的整体健康水平、体位等因素影响。因此,进行痉挛量化评定时,必须使评定程序严格标准化,再次评定时,注意尽量选择相同的时间段和相同的评定条件。

目前,常用的肌张力评定方法均为被动运动时,通过感知患肢阻力及僵硬来判断痉挛等级,尚无可以量化肌张力等级的评定设备。

三、肌肉功能测量与评定设备工作原理

(一)等速运动肌力测试原理与评价指标

1. 工作原理

等速运动肌力测试系统通过提供等速运动训练和评估方法对肌肉功能进行测试,可准确、全面地提供反映肌肉功能的多项定量指标。主要用于上、下肢肌肉功能和疲劳状态的识别与评价,并通过个性化运动负荷,实现肌肉功能的阻抗训练,对各种运动系统损伤评价和康复起到重要作用。

等速运动设备主要由包括电机、电机控制器、测力传感器、速度传感器、离合器和连接组件等构成。等速运动实现的核心参数主要有:大范围(人体肌力变化幅度)、快速(人体肌肉力变化速度)地给改变输出阻力以促使关节以稳定的角速度运动;运动速度和制动强度可调。因此,根据其等速制动实现的原理,等速运动实现方式可分为如下3种:

(1)机械摩擦制动:系统采用相对运动表面机械接触时所产生的摩擦阻力来调节相对运动速度或终止运动速度,结构简单、工作可靠且成本低。但是该方法容易造成等速可控性不足,元器件磨损、发热等严重问题。

(2)非接触式电磁力制动:电机在恒激磁磁通的条件下制动力矩与电枢电流大小成正比,可利用电机反接制动方式,通过改变电枢电压方向,对电机转子施加可控制动力矩。这种方法的优点是制动力矩大,但成本高,等速装置体积过大,且运行中出现瞬时电流过大的情况,发热问题也较为突出。

(3)流体节流产生液阻制动:即以液压阻尼模拟等速装置特性,液压腔体内液油受压流经节流口进入另一腔体,节流口面积不同产生液流的阻力也不同,而当压力输入越大,液体受压产生的反作用力(阻力)也随之增大,具有能产生顺应性阻尼的结构优势。

由于人体关节活动以往复旋转型的运动方式为主,等速运动测量与评估设备提供的等速加载机构应以旋转力矩输出为主。因此,现有等速运动设备大多采用摆动液压式阻尼输出作为旋转力矩,可以根据关节肌力的大小产生顺应阻力矩。摆动液压力矩输出机构根据其结构形式,主要分为曲柄连杆式、叶片式、齿轮齿条式、链条链轮式、多线螺旋式等。因定位精度高、传动效率和容积率高等优点,最新的等速运动设备大多采用此类结构形式。

2. 等速运动肌力测试评价指标

等速运动肌肉功能测量设备在医学领域主要应用于肌肉关节功能损伤的临床诊断、辅助诊断及后续康复治疗,此外也应用于神经肌肉系统损伤诊断,如腰椎间盘突出,脑外伤、脑卒中等导致的偏瘫,使临床医生准确掌握病理情况,为正确制定诊疗方案起到重要作用。目前等速肌力测试的评价指标及意义见表 6-3-4 所示。利用这些指标可以测试肌力(力矩)、耐力、爆发力和肌肉做功、功率等指标。

表 6-3-4　等速设备主要采取的参数指标

参数指标	指标意义
运动范围(Range of Movement,ROM)	关节的运动幅度,反映关节运动能力
峰力矩(Peak Torque,PT)	一次收缩中肌肉的最大力矩输出,反应肌力情况
峰力矩体重比/相对峰力矩(Peak Torque to Body Weight,PT/BW)	单位体重的峰力矩值,反映肌肉的相对肌力,用于不同体重人群之间的肌力对比
峰力矩角度(Peak Torque Angle,PTA)	PTA 出现时的关节角度,是关节的最佳用力角度
屈伸肌峰力矩比值(Flexion/Extension,F/E)	反映了屈伸肌群的平衡状况,评价关节稳定性
总功(Total Work,TW)	单个运动行程中扭矩与转速乘积对时间的积分
平均功率(Average Power,AP)	肌肉单位时间内作的功,反映肌肉功能
疲劳指数(Fatigue Index,FI)	连续运动过程中 FI=(初始峰力矩-末端峰力矩)/初始峰力矩×100%,评价肌肉耐力

等速运动设备因其应用途径广、运动输出模式多、训练部部位多、评估结果可量化等优点,在肌肉功能测量和评定中获得广泛应用。等速运动设备主要有包括:① 可提供肩、肘、腕、髋、膝、踝和躯干等多个部位,多个功能动作的肌力测试;② 可提供等速向心收缩、等速离心收缩、等速持续被动运动、模拟闭环运动链运动等多种形式下的肌力测试;③ 可提供力矩、功、功率、爆发力和局部肌肉耐力等多种数据,并能较完整、精确地同时完成拮抗肌交互收缩或向心收缩-离心收缩交互的测试,从而成为目前评价肌肉功能、研究肌肉力学特性的最佳方法;④ 可提供更为客观、准确、可重复的量化评定,并具有较高的敏感性。

(二) 等速运动肌力测试典型设备

1969 年,美国 Cybex 公司运用等速运动的原理研制出了世界上第一台等速肌力测试设备,也是应用比较广泛的一种设备,目前最新型号为 Humac Norm 型。该设备可以完成包括肩关节、肘关节、腕关节、髋关节、膝关节、踝关节和躯干等 22 种单独关节(44 个动作)的运动测试。配以附件,可以完成躯干的屈/伸运动,工作情景的模拟和闭合链运动模式的测试。1985 年,由 BIODEX 生产的 BIODEX-I 型问世,该装置目前可提供等速、等长、等张、离心、被动等运动模式,也可提供自动程序为患者进行康复训练,配以附件可测试抬举功能及工作模拟。还有德国 Physiomed 公司生产 CON-TREX 等速肌力与训练系统,实现多种运动模式,包括多关节运动模块、下肢运动模块、工作模拟模块和腰背屈伸模块。等速运动设备经过 40 多年的发展,设备功能也从最初的单纯肌力测试和训练,扩展到了肌肉功能的多方面测量与评估,如有的仪器带有同步肌电图描记系统,有的有生物反馈装置,有的甚至可以进行酶学和耗氧量的测试,为临床和科研带来极大方便。为适应不同的需要,新型的等速肌力测试训练仪还增加了离心、被动、等长、等张等多种运动模式,使这种仪器的功能更加丰富,形成了一个全面的肌肉功能测试和训练系统。这里以两款国内外典型多功能多关节等速肌力测试设备为例进行详细介绍。

1. CON-TREX 等速肌力测试与训练系统

CON-TREX 是由德国 Physiomed 公司生产的一款具有代表性的等速反馈式生物力学测试系统(图 6 - 3 - 1),该系统包括控制主机和多个独立的运动模块,即多关节运动模块、下肢运动模块、职业康复模拟模块和背部屈伸模块等。其中多关节运动模块可以通过 20 多个不同连接杆,做上下肢各关节的测试和训练。该系统基于以上运动模块可以自定义多种运动模式,包括等长运动模式、主动运动模式(等速向心运动、等速离心运动、等张向心运动和等张离心运动)和被动训练运动模式等。它可以进行动态和静态肌肉负载环境操作,可将主动运动和被动运动相结合,实现神经肌肉系统的早期诊断和其退化与损伤的预防性治疗。满足各个肌群可在恒定的速度(等速)或恒定的负载(等张)下完成训练。同时通过运动的可视反馈训练,完成神经肌肉失调的康复,可用于功能性康复的早期。

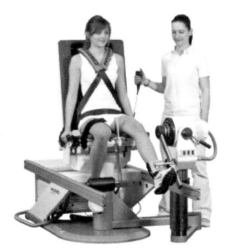

图 6 - 3 - 1 德国 CON-TREX 等速运动肌力测试设备

2. 多关节等速力量测试与训练系统

多关节等速力量测试与训练系统 A8 是由广州一康生产的一款的等速运动肌肉功能训练与评估设备(图 6 - 3 - 2)。该设备结合了等长和等张的优势,既能够让肌肉产生最大力量收缩及动态运动模式,又能够避免等长和等张的劣势。通过电机控制患者的运动速度为设定的恒定值,自动调节施加阻力时刻等于患者产生力量,使得患者在进行测试或运动时,能够在安全的情况下进行最大力量输出且不会超过患者的发力极限,并经过传感器及软件系统运算就能够出具患者的极限力量相关参数和相关力量曲线。

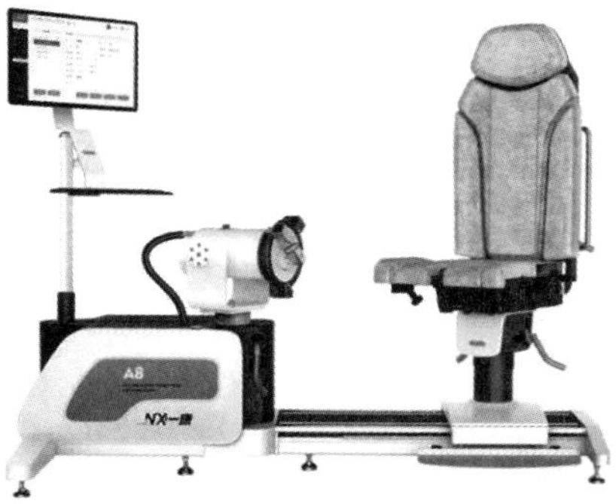

图 6 - 3 - 2 多关节等速力量测试与训练系统

该等速运动设备能够进行等速和等长模式下的测试评估,以及等速、等长、等张、持续被动运动(continuous passive motion,CPM)模式下的康复训练或运动训练,且在等速、等张模式中能够进行向心收缩和离心收缩之间的切换。作为多功能康复评估设备,能够进行肩、肘、腕、髋、膝、踝四肢六大关节及腰背的康复评估和康复治疗。同时量化肌肉功能的参数,包括峰力矩、做功量等,从而对患者进行力量评估分析、风险筛查,为制定科学的、具有针对性的康复方案提供数据性的支持,同时还可通过等速力量训练快速提高患者肌肉力量。

等速肌力测试技术在行业内是公认的力量测试金标准,也是公认的最安全、高效的力量训练手段之一。等速技术的信度和效度已得到多数学者的认可,在康复评定等领域得到了越来越多的应用。等速技术应用于临床上的神经康复、骨科康复和运动康复。可对脑卒中偏瘫患者相关肌群的肌力进行量化评定,制定科学合理的康复方案;对骨科疾病的相关评定可对该类疾病的治疗和预后进行判断,对非特异性腰痛、骨关节炎等骨科疾病有良好的治疗效果;对运动损伤患者进行整体评估,并进行合理的康复训练。但等速肌力测试同时也存在对操作者要求高、检测费时、费用高、设备体积大等问题,这在一定程度上限制了其在肌肉功能评价实践上的广泛应用。

除此之外,探讨神经电生理检测技术与评价肌肉功能的关系也吸引了越来越多的关注。值得注意的是,单一的评定方法在评定肢体肌肉功能方面存在很多局限性,结合多种技术综合评定肌肉功能、建立一套规范的标准化检测方案已逐渐成为共识。特别是如何将传统肌力检测方法与新兴的电生理技术相结合,使肌肉功能测试及评定标准化、客观化,将可能是未来肌肉功能测评研究的发展方向。

第四节　神经功能电生理评价系统

一、神经功能评价的基本概念

神经系统(nervous system)是机体内对生理功能活动的调节起主导作用的系统,主要由神经组织组成,分为中枢神经系统和周围神经系统两大部分。中枢神经系统又包括脑和脊髓,周围神经系统包括躯体神经系统(连接骨骼肌、皮肤和感觉器官的神经)和自主神经系统(控制心脏泵血、呼吸等内脏功能的神经)。进行神经功能评价主要对中枢神经功能评价和外周神经功能评价。神经功能评价又可分为脑功能和外周神经的临床量表评估和基于电生理信息的神经功能评价。

二、神经功能评价方法分类

(一) 神经功能的临床量表评价

临床上系统常见病损主要包括脑卒中、脊髓损伤和外周神经损伤,根据神经功能损伤的类型,临床量表评估分为脑卒中患者功能损伤程度评定、脊髓损伤和外周神经损伤评定量表。下面针对以上类型临床评定量表分别做一下介绍。

1. 脑卒中的康复评定

脑卒中的临床评价量表包括脑卒中神经损伤评估量表、运动功能评定、平衡能力评价、日常生活能力评价及生活质量评价等。

（1）脑损伤程度评估

脑损伤程度评估主要包括脑卒中患者临床神经功能缺损程度评价标准、美国国立卫生研究院卒中量表等。

脑卒中患者临床神经功能缺损程度评价标准是目前我国用于评定脑卒中临床神经功能缺损程度最广泛的量表之一，其评分为 0～45 分，0～15 分为轻度神经功能缺损，16～30 分中度神经功能缺损，30～45 分为重度神经功能缺损。

美国国立卫生研究院卒中量表（NIH stroke scale，NIHSS）是国际上公认的、使用频率最高的脑卒中评定量表，有 11 项检测内容，得分低说明神经系统功能损害程度重，得分高说明神经系统损伤程度轻。

（2）运动功能评定

脑卒中患者运动功能评定量表主要包括 Brunnstrom 评估量表（详见本章第二节）和Fugl-Meyer 评定法。Fugl-Meyer 评定法（表 6-4-1）主要包括肢体运动、平衡和感觉积分，以及关节被动活动度积分（包括运动和疼痛总积分）。

表 6-4-1   Fugl-Meyer 评分积分总表

	最大积分
运动	
上肢	36
腕和手	30
上肢总积分	66
下肢总积分	34
总运动积分	100
平衡总积分	14
感觉总积分	24
被动关节活动度	
运动总积分	44
疼痛总积分	44
Fugl-Meyer 总积分	226

（3）平衡功能评定

平衡功能评定主要包括三级平衡检测法、Berg 平衡量表等。

三级平衡检测法在临床上使用广泛，I 级平衡指在静态不借外力的条件下，患者可以保持坐姿和站立位平衡；II 级平衡指在支撑面不动（坐位和站立位）条件下，患者的身体的某个部位或者几个部位运动可以保持平衡；III 级平衡指患者在有外力作用或者外来干扰的条件下,仍可以保持坐姿和站立位平衡。

Berg 平衡量表是脑卒中患者临床康复与研究中最常用的量表。共有 14 项检测内容:① 坐→站;② 无支撑站立;③ 足着地,无支撑坐;④ 站→坐;⑤ 床→椅转移;⑥ 无支撑闭眼站立;⑦ 双脚并拢,无支撑站立;⑧ 上肢向前伸;⑨ 从地面拾物;⑩ 站立位转身向后看;⑪ 转体 360°;⑫ 双脚交替踏台阶;⑬ 双足前后位,无支撑站立;⑭ 单腿站立。每项评分 0~4 分,满分 56 分,得分高表明平衡功能好,得分低表明平衡功能差。

(4) 日常生活活动能力评定

日常生活活动能力评定(Activities of Daily Living,ADL)是脑卒中临床康复常用的功能评定,反映了人们在家庭内和社区中的最基本的能力,为了照顾自己的衣、食、住、行,个人卫生和独立的社区活动所必需的一系列的基本活动。其方法主要有 Barthel 指数和功能活动问卷(FAQ),详见如下。

Barthel 指数(the Barthel index of ADL)有 10 个评定项目,是国际康复医疗机构常用的方法,其评定简单、可信度高、灵敏度高,应用广泛,而且可以用于预测治疗效果、住院时间和预后(表 6-4-2)。

表 6-4-2 Barthel 指数项目和评分

ADL 项目	评分			
	自理	稍依赖	较大依赖	完全依赖
进食	10	5	0	0
洗澡	5	0	0	0
修饰(洗脸、梳头、刷牙、刮脸)	5	0	0	0
穿衣(包括系鞋带)	10	5	0	0
控制大便	10	5	0	0
控制小便	10	5	0	0
如厕	10	5	0	0
床椅转移	15	10	5	0
行走(平地 45m)	15	10	5	0
上下楼梯	10	5	0	0

Barthel 指数评分结果:满分 100 分,60 分以上者为良,生活基本自理;40~60 分为者为中度残疾,有功能障碍,生活需要帮助;20~40 分者为重度残疾,生活依赖明显;20 分以下者完全残疾,生活完全依赖。Barthel 指数得分 40 以上者康复治疗效益最大。

功能活动问卷(Function Activity Questionnaire,FAQ)原用于研究社区老年人独立性和轻症老年痴呆,后经修订改为评估脑卒中日常生活活动能力。FAQ 评定分值越高表明障碍程度越重,正常标准为小于 5 分,大于等于 5 分为异常。FAQ 项目较全面,能较好地反映患者在家庭和社会中的独立程度。

（二）脊髓损伤的评定

脊髓损伤是由于各种原因引起的脊髓结构、功能的损伤，从而造成脊髓损伤水平以下的运动、感觉和自我神经功能障碍。脊髓损伤造成上肢、躯干和下肢及盆腔脏器的功能损伤时称四肢瘫，胸段以下脊髓损伤造成的躯干、下肢及盆腔脏器功能障碍，不影响上肢时称为截瘫。

脊髓损伤可以分为完全性和不完全性损伤。不完全性损伤病程非进行性、可逆；完全性脊髓损伤脊髓内的病变呈进行性加重，故急救治疗很重要，通常损伤后 6 小时为抢救的黄金时期。

脊髓损伤的评定主要包括感觉功能、运动功能和损伤程度评定。

（1）损伤程度评定

ASIA 残损分级用于对残损程度进行分级判定。见表 6-4-3。

表 6-4-3　ASIA 残损分级

级别	程度	临床表现
A	完全损伤	鞍区 S4～S5 无任何感觉和运动功能保留。
B	不完全感觉损伤	神经平面以下包括鞍区 S4～S5 无运动但有感觉功能保留，且身体任何一侧运动平面以下无 3 个节段以上的运动功能保留。
C	不完全运动损伤	神经平面以下有运动功能保留，且单个神经损伤平面以下超过一半的关键肌肌力小于 3 级（0～2 级）。
D	不完全运动损伤	神经平面以下有运动功能保留，且单个神经损伤平面以下至少有一半以上（一半或更多）的关键肌肌力大于或等于 3 级。
E	正常	检查所有节段的感觉和运动功能均正常，且患者既往有神经功能障碍，则分级为 E。既往无 SCI 者不能评为 E 级。

（2）感觉功能的评定

通常采用美国脊椎损伤协会（American Spinal Injury Association，ASIA）和国际脊髓协会（International Spinal Cord Society，ISCoS）来评定感觉功能。

关键感觉点检查：选择容易定位的左右两侧 28 个关键点，均为骨性解剖标志点，详见 ASIA 和 ISCoS。每个关键点分别 2 种感觉，轻触觉和针刺觉（锐/钝区分）。感觉正常得 2 分，异常（减退或者过敏）减 1 分，消失为 0 分。分值越高越接近正常。

（3）运动功能的评定

运动检查，通过检查 10 对肌节（C5～T1 及 L2～S1）对应的肌肉功能来完成。肌肉的肌力分为 0-5 级：

0 级：完全瘫痪；

1 级：可触及或可见肌收缩；

2 级：去重力状态下进行全关节活动范围（ROM）的主动活动；

3 级：对抗重力下进行全 ROM 的主动活动；

4 级：肌肉特殊体位的中等阻力情况下进行全 ROM 的主动活动；

5 级：（正常）肌肉特殊体位的最大阻力情况下进行全 ROM 的主动活动；

5＊级：(正常)假定抑制因素(即疼痛、废用)不存在情况下，对抗重力和足够阻力情况下进全 ROM 的主动活动，即认为正常。

脊髓损伤运动评定，除检查 10 对肌节外，还需要进行综合评定。采用徒手肌力测试 (Manual Muscle Test,MMT)法则定肌力。可将上肢、下肢分开计分，上侧最高分均为 50 分。评分越高表示肌肉功能越佳，据此判断运动功能。

运动平面确定，通过 10 块关键肌肉判定，肌力为 3 级以上(仰卧位 MMT)的最低关键肌代表运动平面，同时上节段的关键肌功能 5 级。左右两侧可以不同，二者中最高者为单个运动平面。

(三) 外周神经损伤评定

外周神经损伤评定主要包括运动功能评定、日常生活能力评定和肌电图检查等。运动功能评定主要包括肌力评定、关节活动范围测定和运动恢复等级评定，详见本章第三节。电诊断学检查包括肌电图和神经传导速度测定。肌电图检查对周围神经病损有重要的评定价值，可判断神经损伤的范围和程度。由于神经损伤症状表现一般 3 周左右出现，故一般在 3 周后进行肌电图检查。神经传导速度是对周围神经损伤检查最有效的方法，四肢神经传导速度一般为 40～70 m/s。神经损伤后，传导速度会明显减慢。

三、神经功能电生理评价原理

基于电生理测量的神经功能评价系统主要包括两大类：(1) 中枢神经的脑电神经功能测量与评估设备；(2) 肌电神经功能测量与评估设备。由于脑电信号及肌电信号处理采集及处理方法在第二章第三节中详细阐述，这里主要介绍脑电设备硬件组成及典型测量系统基本原理。

(一) 脑电测量设备

1. 基本概念

脑电测量设备包括侵入式和非侵入测量设备，这里我们重点介绍非侵入的脑电图测量系统。

脑电图是脑生物电活动的检查技术，通过测定自发和诱发的有节律的生物电活动以了解脑功能状态。一般按照脑电极 10/20 放置标准，记录大脑半球电活动。脑电图是评价中枢神经功能障碍的重要工具，为临床诊断、疾病治疗提供依据。

2. 脑电信号测量原理及系统组成

脑电测量系统主要通过头皮脑电极拾取脑电信号，经过很小电阻的屏蔽线传给信号处理电路，进行信号放大、滤波、显示、存储、输出的复杂电路系统。其典型硬件组成包括脑电测量电极帽、主机系统(包括信号放大、滤波)、信号分析与处理模块、信号显示与输出等部分组成(图 6 - 4 - 1)。

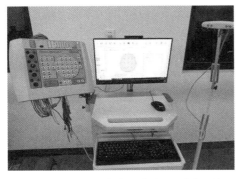

图 6-4-1　脑电神经电生理测量系统

（1）脑电极，又称为引导电极，一般为脑电测量电极帽，通常由金属细针或者金属网制成，一般采用银、氯化银和金属盘状电极。脑电极根据与皮肤接触的方法，可以分为干电极与湿电极，后者需要导电膏。测量脑电放置位置一般采用 10/20 导联系统，该方法头部电极位置与大脑皮层的解剖分区较为一致。另外脑电信号采集部分包括微弱脑电信号前置放大电路。电极皮肤阻抗一般不超过 5 KΩ。

（2）主机模块，接收记录电极传入的信号进行处理，首先经过工频陷波，然后进入中间级和后期放大电路以及信号调整补偿电路，然后获得高质量的信号通过计算机进行存储、显示和输出。

（3）信号分析与识别模块，目前基本上所有脑电测量系统都配置了分析与处理模块，配置内置多种脑电信号处理算法，能够实现全自动脑电图采集测量和分析功能，自动生成对比分析、相关/相干分析、小波分析和独立成分分析等功能。提供动态脑地形图、自动棘尖波探测、自动干扰伪迹去除等。

（4）显示与输出模块，主要包括硬件显示器，显示程序运行、操作以及结果等内容，并把需要的信号进行导出，将测定结果转移到其他介质（如光盘）进行存储，通过局域网连接可以在其他计算机上实时获得测定的结果。

3. 典型脑电测量系统原理

由于脑电信号处理采集及处理方法在第二章第三节脑电信号检测与分析方法中已经做了详细阐述，这里主要介绍脑电测量系统典型产品及测量原理。

目前市场上常用的脑电测量设备主要包括 Neuroscan 系列脑电仪、Emotiv EPOC Flex Saline 脑电仪、BioSemi 脑电仪、Neuron-Spectroum 系列神经电生理系统等。

（1）Neuroscan 脑电仪

Neuroscan 脑电仪由 SynAmps 公司生产，该公司拥有世界一流的、权威的新一代放大器。Neuroscan 所采用的放大器 SynAmps2 的 Headbox 由 64 个单极、4 个双极和 2 个 high level 输入组成，共计 70 导，同时采集每导的采样率能达到 20 000 Hz。其配套系统可提供多至 4 个放大器，实现 64～256 导的协调同步，并可确保所有通道的同步采集。精心设计的启动和时间锁定功能确保系统中所有通道无相位偏差。所有的通道都使用高质量的 24 位 A/D 模数转换芯片来处理数据，这些数据通过 USB 2.0 及以上接口传送到 SCAN 计算机。SynAmps2/SCAN 的结合提供了更强大的记录功能，可以在线实时处理数据。在线数字信号处理包括多种平均模式的建立、时域和频域地形图的绘制、数据重组，以及 EKG/EOG 伪迹的同步去除等。SynAmps2 还可以进行多导阻抗测量，研究者可同时看到所有导联的阻抗值。另外，可以进行精确的在线实时频谱分析，常用于实验室科学研究 。

（2）Neuron-Spectrum 神经电生理系统

Neuron-Spectrum 数字神经电生理系统是一款应用于科研和临床诊断需求的多功

能神经电生理系统,如图 6-4-2 所示。具有 32 通道脑电,同时兼容肌电、心电、呼吸、血氧等多种信号的实时监测与获取。该系统配置临床诊断的复杂处理系统,可以根据需要配置 EEG 脑电图、Video 长程视频记录、LEP 多通道诱发电位/事件相关电位、EMG 肌电图、ERG 视网膜电流图、BOSLAB 脑电生物反馈等功能模块。同时,配置内置多种算法,能够实现全自动脑电图采集测量和分析功能,自动生成对比分析、相关/相干分析、小波分析和独立成分分析等功能。提供动态脑地形图、自动棘尖波探测、自动干扰伪迹去除等,帮助临床研究者快速进行数据分析。具有功能强大的病案数据管理,一键添加自定义报告模块等。

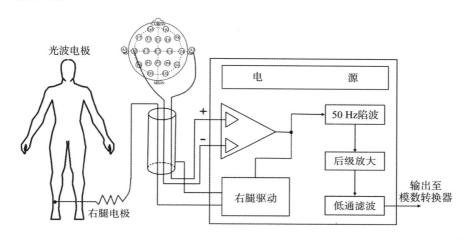

图 6-4-2　脑电信号采集系统结构图

(二) 肌电测量设备

1. **基本概念**

肌电图(electromyogram,EMG)可以判断所检查肌肉的功能,从而间接判断控制对应肌肉的神经功能情况。因此,肌电图检查是神经系统检查的延伸,是在神经解剖学的基础上,对感觉和运动障碍进一步定位,从而为临床提供更确切、详细和客观的定位诊断依据。另外,根据不同的肌电图测定参数,也可以从一定程度上反映疾病的严重程度,评估预后。肌电图在神经和肌肉疾病诊断广泛应用于神经科、骨科、职业病、运动医学、康复医学科等领域。

2. **肌电信号系统的基本原理及硬件组成**

肌电信号与脑电信号一样属于信号弱、噪声强、频率低和随机性强的信号,因此采集原理与方法同脑电信号基本类似。一般的表面肌电测量设备主要包括以下硬件:

(1) 电极及其导线,包括刺激电极和记录电极及地线。临床最常用的电极为表面电极和针电极。EMG 检查最常用的电极为同心圆针电极,由一根不锈钢针管内装有一条绝缘的细金属丝组成。内丝一般为镍铬、银或白金制成,直径约 0.1 mm。针尖为椭圆形,记录面积为 150 $\mu m \times$ 600 μm。内丝为记录电极而针管为参考电极,二者的电位差反映动作电位的变化;

（2）高性能的放大器，接收记录电极传入的信号并进行处理，一般系统采用 2 级放大，信号采集部分进行一级放大，滤波电路进行二级放大，最大程度地降低噪声，尽可能增大放大信号的增益；

（3）主机，采用计算机对信号进行处理、存储，也是肌电图操作系统运行的硬件基础。主要包括 CPU、内存、主板、硬盘、键盘等计算机系统；

（4）信号分析与处理模块，配置多种肌电信号处理算法，能实时显示原始信号时域信号、特征参数信号（均值、均方根肌电值、积分肌电值等），能够对信号进行频域、频域和时频域分析等功能；

（5）显示器，可以显示程序运行、操作以及结果等内容；

（6）其他，打印机可以输出结果，刻录机或移动硬盘可以将测定结果转移到其他介质（如光盘）进行存储，局域网连接可以在其他计算机上实时获得测定的结果；

（7）刺激器（可选项），可以产生不同强度和刺激时限的电流，并可通过软件设定不同的刺激方式。

3. 典型表面肌电测量设备原理

由于肌电信号处理采集及处理方法在第二章第三节肌电信号检测与分析方法中已经做了详细阐述，这里主要介绍肌电测量系统典型产品及测量原理。目前国际上常用的典型表面肌电设备主要包括美国 Noraxon 的系列表面肌电采集分析系统和 Delsys 表面肌电采集系统。我国也有企业研发出了多款国产的肌电测量系统。

（1）Noraxon 表面肌电采集分析系统

美国 Noraxon 表面肌电采集分析系统分别配置有 8/16/32 等多通道的无线遥测系统，其采样率可达到 3 000 Hz，EMG 通道硬件增益可达 5 000 倍率，同时配置有专门的 MyoResearch 肌电信号采集、分析和报告软件。目前 Noraxon 表面肌电系统已经增配了运动跟踪单元、足底压力测试和视频采集单元模块，实现肌电、运动、压力等运动检测于一体的全身运动移动检测系统。该系统也是目前市场上应用最为广泛的一种兼具肌电和运动监测功能的全身运动检测系统（图 6-4-3）。

（2）Delsys 表面肌电采集系统

Delsys 表面肌电采集系统（图 6-4-4）包括无线表面肌电仪、便携式可移动表面肌电仪、手持式表面肌电仪等系列型号，为便携性、可穿戴性以及单手操作等不同科研和临床需求提供了可匹配的采集系统。该系统主要用于探测和测量肌肉收缩时所产生的低幅度肌电信号，同时系统还可配置探测心电信号、关节活动角度、速度、加速度、力矩、足底压力的传感器，可进行动作捕捉和多输入数据采集。系统配置可实现 16 通道肌电，48 个加速度计通道、64 个实时运动捕捉采集通道，采样率最高达到 4 000 Hz，且具有 8 小时连续采集功能，满足长时间测量需求。系统配置有 EMGworks 信号采集分析软件，能够实时显示、综合控制，包括信号的基本参数的分析与处理工具。该系统广泛应用于人因工程学、康复科学、体育科学、运动机能学、生物力学和康复训练等研究。

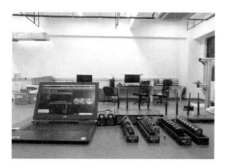

图 6 - 4 - 3　Noraxon 全身运动移动检测系统

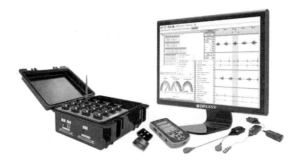

图 6 - 4 - 4　Delsys 表面肌电采集系统

第五节　言语与认知功能测评系统

　　一般的言语与认知康复系统包括评估与训练两个部分，为了全书内容的系统性，本书把言语与认知康复系统的评估（测评）与训练部分分别在功能测评系统与训练设备两部分对应的章节进行阐述。这里重点讲解言语与认知功能测评系统部分，言语训练系统部分将在第七章中介绍。

一、言语功能测评系统

（一）言语功能测评系统基本概念

　　语言最基本及最主要的形式是用口语说的言语，在日常生活中，能否听懂言语是判断听功能状态的最主要指标，检查受试者能否听到言语声和识别不同的言语声（听懂言语声所携带的意思），是评价听功能的重要检查项目。因此言语功能测量既包括言语及语言功能测评，也包括听觉障碍的听觉测评。

　　1. 听觉障碍与听觉测评

　　正常的听觉能力依赖于听觉系统的结构及生理功能。听觉系统的外周器官由外耳、中耳和内耳组成，其中外耳收集声音，中耳传导声音，内耳感受声音信号并形成神经冲动。之后在大脑听觉语言中枢将传来的语音信号进行解码，形成声音的概念，从而理解声音。

　　正常的听觉能力可归为四个水平：听觉察知、听觉分辨、听觉识别以及听觉理解。听觉察知指可以感受到声音的有无；听觉分辨指能判断声音的异同，区分不同的声音，包括音质、音量、音长的差异等；听觉识别指能够将声音与物体联系在一起，能够识别不同音节的词汇、进行声韵母单音节词的识别；听觉理解指能理解言语声音的意义。

　　听功能障碍最显著的表现是听力丧失或听不到较小的声音，能听到的最小声即为听阈。纯音听阈测定是受检耳对不同频率的纯音恰能听到的最轻声音，是判断听敏度的标准行为测听法。测定时通过观察记录和分析受试者对可控声刺激的反应来判断分析听觉系统功能。听力检查可以用来判断患者是否存在听力损失且这种听力损失是否需要康复治疗,并为之制定康复方案提供依据。

中耳的作用是传导声音,通过测试中耳的声阻抗或声导纳了解中耳的功能状态,为耳声阻抗/导纳测试。

目前,听性脑干反应已被用作客观检查听神经和脑干功能障碍的方法。听性脑干反应不受受试者不同意识状态(清醒、睡眠、昏迷、镇静剂或麻醉等)的影响,在试验过程中,受试者可以入睡,但需在较为安静的环境下进行。多频听觉稳态反应是由多个频率持续或者说是稳态的声音刺激信号诱发而产生的大脑反应。目前,该技术主要应用于:① 对婴幼儿及智力发育障碍者进行详细的分频率的听力评估,作为新生儿听力筛查的后续测试;② 对婴幼儿及智力发育障碍者进行客观的分频率的听力测试,为验配助听器及评定助听效果提供听力学依据。

2. 言语及语言测评

检查言语识别阈和言语识别率,是言语测听的基本方法。言语测听的主要目的是了解受试者识别言语信号的能力。言语测听将察觉 50% 的言语信号的声级称为听阈级,将能正确识别 50% 的言语信号的声级称为言语识别阈。言语识别阈和言语识别能力没有一定的相关性。言语识别率是指能正确识别言语材料的百分数,过去曾称为言语清晰度或言语辨别率。言语识别率对评估交谈能力和治疗康复效果,以及病变性质部位的诊断有重要意义。

(二)言语功能测评系统类型

1. 听觉测评

根据听觉发展规律,在不同听觉功能水平上进行专门的功能检查及康复治疗,如图6-5-1所示。听觉测评主要通过听力筛查、听觉评估导航仪和听处理评估与训练系统等手段进行。

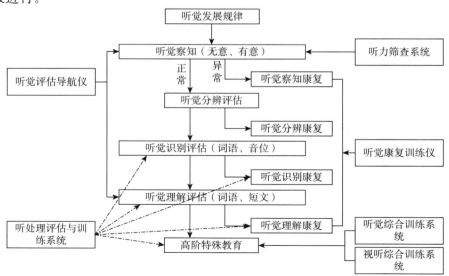

图 6-5-1 听觉发展规律及康复评估、训练设备

（1）听力筛查系统

根据声学及听力学原理设计的一套听力水平筛查系统,可对听觉察知能力、裸耳听阈及助听听阈等进行简单、快速的筛查评估。使用时,患者戴上耳塞隔绝外界干扰,点击"给音"按钮,系统将会发出声音,同时给音按钮右边会显示给音动画图片,患者听到声音点击"听到选择"按钮后,分贝显示轴光标会自动减少 10 dB 继续测听;听不到声音则点击"听不到选择"按钮,分贝显示轴光标则会自动加大 5 dB 继续测听。直到听到为止,频率则切换到下一频率,分贝大小则自动跳回 55 dB,如此下去,每个频率测完后,系统要求重复测听 1 000 Hz,继而到右耳测听。检测完成,系统自动化处理、提供听力水平评估报表。

（2）听觉评估导航仪

遵循听力学原理及听觉发展四阶段原理,可进行纯音、啭音、滤波复合音等进行评估,为助听（重建）效果的判断提供客观参考。通过数量评估和功能评估来测试受试者的助听听阈及语音识别能力,为助听（重建）效果的判断提供客观参考。

（3）听处理评估与训练系统

基于听觉的四个层次,采用计算机信息处理技术、多媒体技术实现定量分析,从而进行听觉评估以及训练。听觉评估分为功能评估和量表评估。功能评估即根据听觉四个层次的评估,量表评估即使用国内常用的听觉评估量表,两者均可根据相应计分规则在计算机中设计计算公式,以实现评估报告的自动呈现。治疗人员使用功能评估的过程中,让患者按指令操作完成测试内容,不需施加额外提示。以听理解阶段的评估为例,系统可进行单、双、三条件、词组和短句的听理解评估与训练。如图 6 - 5 - 2A,双条件评估项目中,系统界面上呈现"电视""电话""杯子""铅笔"和"台灯"五种常见的日常用品,患者根据系统播放出的语音"电话"选择答案,系统在患者答题结束会自动出评估报告,如图 6 - 5 - 2B。量表评估为国内常用量表评估,按量表要求填写即可。

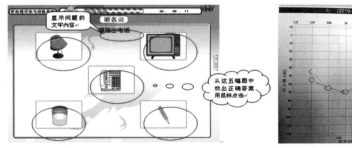

A 评估项目及系统界面　　　　　　　　B 评估报告

图 6 - 5 - 2　听处理评估与训练系统

2. 言语测评

言语是有声语言（口语）形成的机械过程。该过程中需要有正常的构音器官结构和与言语产生有关神经、肌肉的活动。言语障碍是指言语发音困难、嗓音产生困难、气流中断,或言语韵律出现困难。代表性的言语障碍为构音障碍。

正常人的发声是指在正常身体姿势基础上，使用正确的呼吸方法，使呼出气流冲击声带产生不同的频率振动，通过声道的传导和共鸣腔的共鸣获得可听声的过程。构音是指呼吸器官、声门、声道结构、共鸣腔及调音器官共同作用构成言语声的过程，构音产生的声音具有语言的特征，可以传递思想和信息。言语测评主要包括基于量表的言语测评和基于电生理设备的言语测评。其中基于量表的言语测评测量包括发声障碍评价和嗓音障碍指数评价，基于电生理设备的检查包括喉镜检查、电声门图检查、喉肌电图检查和共鸣障碍诊治系统等。

（1）基于量表的言语测评

1）发声障碍评价

发声障碍评价目前临床上应用较多的是日本音声语言医学会 1979 年制定的 GRBAS 评价标准，包括 5 个描述参数，分别是声音嘶哑总分度（overall grade degree，G）、粗糙声（rough，R）、气息声（breath，B）、无力声（astheia，A）、紧张声（strathy，S）。每个参数分为四个等级，正常为 0 级，轻度为 1 级，中度为 2 级，重度为 3 级。由于 GRBAS 评价是主观评价方法，各个检查者之间难免会出现不一致的地方，因此，在临床应用中一定要由有经验的嗓音医学专业人员、言语病理学家和语言治疗师来进行评估，可以由三或五名检查者共同评价计分最后取平均值。

2）嗓音障碍指数

嗓音障碍指数首先由 Jacobson 等人于 1971 年提出，该项调查是以交谈的方式让患者自己对存在的障碍或嗓音缺陷进行评价。嗓音障碍指数由情感、功能和生理 3 个方面共 30 个子问题组成，每个方面包含 10 个问题。对每个问题采用 5 级评估标准：0 级，从来没有；1 级，几乎没有；2 级，有时出现；3 级，几乎经常出现；4 级，总是出现。以调查问卷的形式作为患者初诊的诊断依据，以患者为中心，了解患者的主观感受，便于对后续的治疗重点作出针对性的治疗计划。

（2）基于电生理设备的言语测评

1）喉镜检查

喉镜检查包括间接喉镜检查、纤维电子喉镜检查和动态喉镜检查等。

间接喉镜检查是利用间接喉镜的反光作用，检查时将间接喉镜放入咽部，肉眼通过镜面中反射出声带的形态进行检查，同时也能观察在发声过程中声带的运动情况；

纤维电子喉镜检查是目前较为常用的检查方法，可实时直观的观察声带的运动，图像清晰，并可瞬时抓取影像，有利于对检查资料的保存；

动态喉镜检查是利用一定频率的闪光照到声带上，用于观察声带的振动。检查时检查者先将硬质内镜放入患者咽部，选择内镜的角度使声带暴露良好，然后嘱患者发"yi"音，检查者通过控制频闪光源的闪动频率来观察声带的振动情况。动态喉镜检查有利于观察声带表面的微小病变并能对声带振动状况作出分析，是嗓音医学上较常用的一种检查方法。

2）电声门图检查

电声门图检查是监测声带振动时电阻抗的变化，从而将声带的运动描记成特殊的声门波谱，通过观察分析声门波谱的图形来间接判断声带的振动特点和变化规律，是一种非侵入性的检查方法。检查时,把皮肤电极贴在甲状软骨的两侧皮肤上,通过测试微电流通过声门不同状态时电阻的大小,然后把结果放大并由记录仪记录、转化成电声门图。正常的电声门图为随时间变化、光滑有规律的类似正弦的弧形曲线,声带振动或运动异常会导致电声门图的波幅、波形和频率周期发生改变,以此来判断声带的病变。

3）喉肌电图检查

喉肌电图检查是一种电生理检查技术,可以用来研究喉部在发声、呼吸、吞咽时喉肌的生物电活动,判断喉神经肌肉系统功能状态。喉的发声动作是由喉部肌群的整体协调运动产生,外周神经对运动的支配主要是由喉上神经和喉返神经完成,通过对局部肌肉肌电活动的记录,观察动作电位的波形、波的数量等指标来判断喉部肌肉和神经发声时的功能状态可用于神经性喉疾患、吞咽障碍、痉挛性发声障碍以及喉部的肌肉神经损伤的诊断。喉肌电图检查可鉴别声带运动障碍性质,判断喉返神经损伤部位及损伤程度,并对治疗和预后进行评估。

4）共鸣障碍诊治系统

共鸣障碍诊治系统主要针对由于舌、唇、软腭等共鸣器官的运动异常导致的共鸣障碍进行设计,主观测评和客观测评相结合进行评测。评估系统一般包含:"器官评估""声学分析"和"主观评估"模块。比如"声学分析"模块,通过语音分析技术提取汉语拼音中三个核心韵母"a、i、u"的第一和第二共振峰等参数,科学的量化评估口腔共鸣功能。共振峰的测量是一项重要的评价口腔共鸣功能的客观测量方法,可定量分析言语的聚焦问题。系统测试完成后可打印声学分析表。

（三）语音评估系统工作原理

语音评估系统一般是与训练系统集成的。这里以一种言语评估与训练系统（图6-5-3）为例介绍其语音评估的功能。该系统基于超音段音位在语音水平训练的重要性,设计了包括音长、音强、音调、音质的评估,同时可以根据评估的结果,选择相应的内容进行训练。此外,系统针对发音方式和发音部分等进行了科学的评估,并且可根据评估结果进行针对性的训练。系统能进行音段音位（发音方式发音部位、语音清晰度）和超音段音位的（音长、音强、音调、音质）的语音功能评估。其中超音段音位评估包

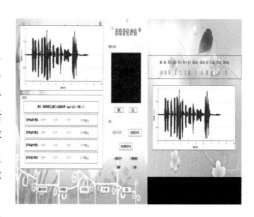

图6-5-3　语音评估与训练
系统-音段音位评估

括音调评估、音强评估、音长评估和音质评估;音段音位评估包括发音方式评估、发音部位评估和语音清晰度评估。

1. 发音功能评估

发音功能的定量化评估可以通过对被测者呼吸功能、发声功能、共鸣功能的言语表现进行测量,对声带振动和声门波进行定量分析。该系统可进行言语发音各阶段的量化评测,能提取呼吸、发声、共鸣和构音各阶段的语音学参数,可显示分析声门波和声带振

动情况。语音库管理方便收集管理不同方言人群的语音学参数，提高评测的准确度。可进行语音分析，例：录入元音字母"a"音的语音分析，可分析出语音时长、音量、基频（最大基频、最小基频和平均基频）、共振峰（F1，F2，F3 和 F1/F2）、噪音分析（基频微扰、振幅微扰和基频方差）、语音分析图（舌位图、声位图、音量图、音高图和声调图）、声门波和声带动态显示，如图 6 - 5 - 4 所示。

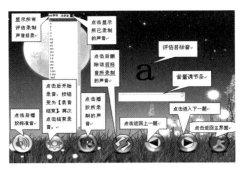
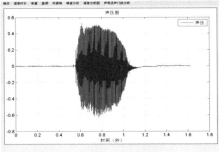

A 操作界面　　　　　　　　　　　　　　　　B 声压图

图 6 - 5 - 4　言语测量系统操作

2. 构音评估与训练系统

构音评估与训练系统采用多媒体技术将声音素材和视觉素材有机结合，通过数字信息处理技术实现言语功能评估与训练。该系统提供主客观相结合的构音功能评估，包括构音器官评估、运动评估、发音评估和交谈评估，能分析出下颌距、舌距、舌域距、口腔轮替运动速率、浊音起始时间、音征长度、走势、送气时间比率、清浊音比率、语音类型和构音清晰度等语音学参数及相关的舌位图、声位图等。

（1）器官评估模块

器官评估通过构音提供的形态和粗大运动检查来确定构音器官是否存在器官异常和运动障碍。常常需要结合医学、实验室检查和言语评价才能诊断。评估时，可通过摄像头视频框观察患者情况，通过学生显示界面框了解患者所看到的系统界面，如图 6 - 5 - 5 所示。

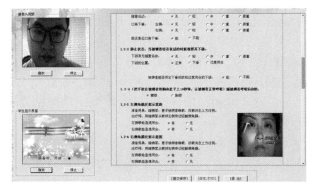

图 6 - 5 - 5　构音评估与训练系统—器官评估

（2）运动评估

运动评估分为 8 个项目：核心韵母、喉、呼吸、腭咽机制、唇、下颌、舌头和口腔轮替。以核心韵母"a"音为例，可选择韵母 a，嘱患者发"a"音并录音，分析录制的语音后得出语音语谱图。运动评估界面及评估报告记录如图 6-5-6 所示。

（3）发音评估

发音评估分为 5 部分：单韵母、复韵母、鼻韵母、辅音和声调。通过系统对患者所发出的语音进行提取分析，得出各种基本语音学参数，

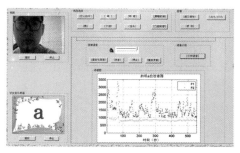

图 6-5-6　构音评估与训练系统—运动评估

为评价构音障碍提供客观的指标，如图 6-5-7 所示，包括下颌距、舌距、舌域距、口腔轮替运动速率、浊音起始时间、音征长度、走势、送气时间比率、清浊音比率、语音类型和构音清晰度、舌位图及声位图等。

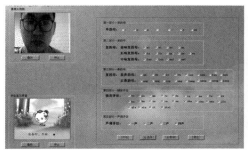

A 发音评估界面

B 发音评估-"a"音

图 6-5-7　构音评估与训练系统—发音评估

（4）交谈评估

交谈评估通过在限定连续的言语活动中，评估患者的音调、音量、韵律和呼吸运用等，也包括：粗糙声、费力声、气息声、沙哑度、无力声、鼻音是否过重等，如图 6-5-8 所示。

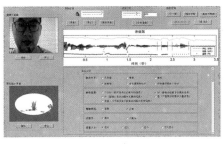

A 谈评估界面

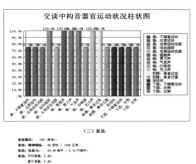

B 交谈评估报告

图 6-5-8　构音评估与训练系统—交谈评估

287

（四）语言测评

语言是一种约定俗成的符号系统，人们通过它达到交流的目的，包括对符号的运用和接受的能力。语言障碍是指在口语和非口语的过程中词语应用出现障碍，语言障碍往往涉及多种语言模式，影响到语言在大脑的加工和产生。代表性的语言障碍有脑卒中和脑外伤导致的失语症和大脑功能发育不全所导致的语言发育迟缓。语言障碍测评基于临床量表的测评和基于计算软件系统测评。前者主要有波士顿诊断性失语症检查、汉语标准失语症检查等。后者包括语言障碍诊断仪、S-S语言发育迟缓评价法和早期语言评估系统等。

1. 基于量表的语言测评

（1）波士顿诊断性失语症检查

波士顿诊断性失语症检查是目前英语母语国家普遍应用的标准失语检查。此检查由 27 个分测验组成，分为五个大项目：会话和自发性言语、听觉理解、口语表达、书面语言理解、书写。该测验在 1972 年标准化，1983 年修订改版。此检查能详细、全面测出语言各种模式的能力，检查需要的时间较长。河北省康复中心已将此方法翻译成中文，在我国应用并通过常模测定。

（2）汉语标准失语症检查

汉语标准失语症检查是中国康复研究中心以日本的标准失语症检查为基础，同时借鉴国外有影响的失语评价量表的优点，按照汉语特点和中国人的文化习惯所编制的，亦称中国康复研究中心失语症检查法。1990 年，该检查方法由中国康复研究中心李胜利等编制完成。此检查方法适用于我国不同地区使用汉语的成人失语症患者。检查包括两部分内容，第一部分是通过患者回答 12 个问题了解其言语的一般情况，第二部分由 30 个分测验组成，分为 9 个大项目，包括听理解、复述、说、出声读、阅读理解、抄写、描写、听写和计算。此检查项目只适合成人失语症患者。

汉语失语成套测验是由北医大神经心理研究室参考波士顿诊断性失语症检查和西方失语症成套测验并结合国情编制。汉语失语成套测验由会话、理解、复述、命名、阅读、书写、结构与视空间、运用和计算、失语症总结九大项目组成。该检查法内容包括语言各方面（听、说、读、写），能查出所有潜在障碍；利用检查法的亚项可区别有临床意义的不同失语症类型；能评测测试等级，便于观察严重程度；能区别被检查者的语言正常或失语。

国际常用的失语症评定方法还有日本标准失语症检查、西方失语症成套测验和 Token 测验等。

2. 语言测评系统

（1）语言障碍诊治仪

语言障碍诊治仪是一个建立在计算机平台之上，运用计算机的语音识别技术、智能模糊信息处理技术、多媒体技术设计的，能够对汉语语言障碍进行诊断筛查和康复训练的系统。诊断筛查是基于宏观功能模拟的智能运算，建立在心理语言学的基础上，包括"听检查、视检查、语音检查和口语表达"四部分。患者按指令完成四部分内容，计算机可以评估并分离出失语、构音障碍、听觉障碍、智能障碍和其他障碍，从而诊断出语言障碍类型,显示语言功能直方图及语音参数。该系统还提供诊断符合率,协助评价诊断的可信度。

评估过程中,患者根据系统提示(语音提示或视觉提示)要求完成评估。如患者因运动功能障碍无法按键,治疗人员可根据患者指示协助按键。此过程中治疗人员不得有任何提示,仅遵循患者指示完成选择。在评估时,系统将自动计时,并在显示界面上方有一方形条码代表评估进度。当评估项目全部完成后,系统将跳转至结果界面,可查看患者评估结果。

(2)语言发育迟缓评价

语言发育迟缓是指发育过程中的儿童语言发育没达到与其年龄相应的水平,但是不包括由听力障碍而引起的语言发育迟缓及构音障碍等其他语言障碍类型。其临床表现为说话晚,语言应用方面词汇和语法的应用均低于同龄儿童,语言理解困难等。评估的主要目的是发现和确定患儿是否存在语言发育迟缓,语言发育迟缓属于哪一种类型,患儿的语言能力与正常儿童相比处于哪个阶段,评估的结果将作为制定训练计划的依据,也是研究语言发育迟缓的重要资料。

皮博迪图片词汇检查共有150张黑白图片,每张图片有4个图,其中还有150个分别与每张图片内一个图词义相符的词,测验图片按从易到难的顺序排列。测验时测试者拿出一张图并说出一个词,要求被试指出图片上的4个图哪一个是最和词义相符的,记录下被试的反应结果,连续8个词中错6个停止测试。每一词答对记1分,最后根据被试的回答成绩转化成智龄、离差智商或百分位等级,即可比较该被试与同龄正常儿童之间的语言水平发育情况。该测验适用年龄为2.5~18岁。测验每张图片时,整个测验要求在10~15分钟内完成。一般情况下,因为皮博迪图片词汇检查只考虑到词汇的理解,所以对儿童语言发育的水平很难做出系统完整的评价。

S-S语言发育迟缓评价法是由日本音声言语医学会语言发育迟缓分会以语言障碍儿童为对象,于1977年开始研制试用,1980年通过试案一并发表,1987年对238名儿童进行测试取得了正常数据,增加了语言前阶段的检查项目,1989年正式定名为S-S语言发育迟缓评价法,简称S-S法。检查法由三个方面组成,符号形式-指示内容的关系、基础性过程、交流态度。检查法能比较全面的对各种儿童语言障碍进行评估并对与语言障碍密切相关的交流态度和非语言功能进行评估,在日本广泛应用,效果很好。1991年此方法被引进中国,但由于语言和文化背景不同,按照汉语的语言特点和文化习惯研制了汉语版S-S法。2001年经过对298名正常儿童的测试取得正常儿童的数据正式应用于临床。

(3)早期语言评估

早期语言评估与训练应根据儿童语言发育关键期以及语言发育的规律,甄选语言发育不同阶段的关键词汇、词组、句子及短文,引导儿童的语言从低阶段向更高阶段发展。早期语言评估与训练系统可对各种原因导致的语言发育迟缓的儿童进行语言专项评估或综合评估及训练。早期语言评估框架包括词语、词组、句子、短文各个阶段的评估,根据评估结果推荐康复训练,设定干预的目标和手段。语言评估可针对词语、词组、句子、短文各个阶段进行专项评估或综合评估,并且可根据参考标准判断儿童在词语理解方面所处的年龄段。

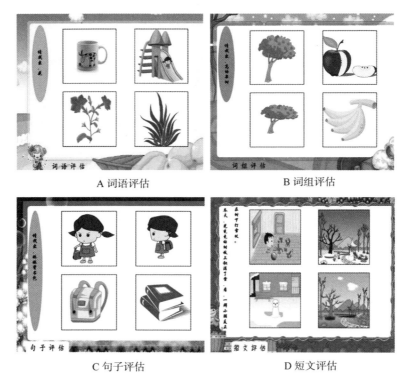

A 词语评估

B 词组评估

C 句子评估

D 短文评估

图 6 - 5 - 9　早期语言评估

如图 6 - 5 - 9 是语言评估各个阶段的评估内容。

（1）词语评估：从具体名词、抽象名词、动词、形容词等角度全面评价；

（2）词组评估：从动宾词组、主谓词组、并列词组、偏正词组和介宾词组等方面考察；

（3）句子评估：根据汉语语句特点设置和筛选评估项目，考查学生对句子整体含义的把握程度；

（4）短文评估：在结合短文类型和短文内容的基础上，考查学生对短文整体含义的理解，以及对其中部分信息的把握。

二、认知功能测评系统

（一）基本概念

认知是认知和知晓事物过程的总称，包括感知、辨别、记忆、学习、注意、理解、推理和判断等能力。认知障碍是认识过程一方面或多方面的损害，导致功能受损。

知觉是人对客观事物各部分或属性的整体反映，是对事物的整体认识或综合属性的判别。知觉以感觉为基础，但不是感觉的简单相加，而是对各种感觉刺激分析与综合的结果，是大脑皮质的高级活动。

注意力一般指人们集中于某种特殊内、外环境刺激而不被其他刺激分散的能力，包括警觉、选择和持续等多个成分。注意的类型分为重点注意、连续注意、选择性注意、交替注意和分别注意。注意是记忆的前提,这个过程的破坏对其他认知领域有负面影响。

记忆一般指既往经历、信息的获得、保留与提取,涉及编码、储存和提取三个过程。感觉性记忆是信息能否储存的关键,易受注意力的影响。短期记忆是记忆能力的临时储存库和过滤中心,将信息放在大脑中长期保存或是忘记。长期记忆大量信息材料长期保留在大脑中,并根据含意进行编码分类。

思维是指人脑对客观事物的间接和概括的反映,是借助与语言揭示事物本质特征以及内部规律的理性认知过程。根据不同标准,可以将思维分为许多类别,其中包括经验思维与理论思维,直觉思维与逻辑思维,发散思维与辐合思维等。

认知评测的目的主要是找出患者存在的问题,分析导致问题的原因,作出判断,为个体化治疗提供依据。目前认知评估很多,但尚未统一。

(二)认知功能评估方法

1. 简易智能状态检查量表(mini mental state examination,MMSE)

本量表用于筛查老年性痴呆的临床量表,涵盖的认知项目较为广泛,敏感度较高,操作简单方便,现已被全世界范围广泛使用。由于地域差别、人文及社会背景不同,简易智能状态检查量表采用的筛查痴呆界定值和区分早、中期分界值的标准尚不统一。量表评定内容包括定向能力、即刻回忆、注意和计算力、延迟回忆、语言能力,总分30分。目前国际及我国的标准为≥27分为正常,21~26分为轻度痴呆,10~20分为中度痴呆,<10分为重度痴呆。

2. 蒙特利尔认知评估量表(montreal cognitive assessment,MOCA)

用于针对轻度认知功能障碍进行快速筛查的评定工作,量表评定内容包括注意力、执行功能、记忆力、语言能力、视空间结构、抽象思维、计算和定向力,分值≥26分时为正常值。

Kohs立方体组合测验主要是对一般智能进行评定,评定过程可不借助语言,适合用于文化水平不高的老年人、有语言理解障碍的失语症患者和聋哑人。测验包括16个立方体,每个立方体涂有红、白蓝、黄以及红白、蓝黄各半的六种颜色,共18个模式图版,包括1个联系图版和17个测试图版。

3. 洛文斯顿认知评定量表(Loewenstein Occupational Therapy Cognition Assessment battery,LOTCA battery)

适用于各种脑损伤患者的认知功能评定。量表评定内容包括定向力、空间失认、单侧忽略、视空间组织推理能力、颜色失认、思维运作、注意力等。

此外,认知瑞文标准推理测验、阿尔茨海默病评定量表认知分表、神经行为认知状况测试、简易神经心理学筛查量表、画钟试验等均可进行认知功能评测。

4. 单项认知功能评价

(1)注意障碍评估

字母划消测验要求患者按要求划掉目标字母,以此进行注意力评估。测试字母共6行,每行52个英文字母,其中18个为目标字母,随机分散在每行字母中。根据患者划消速度、错误数和遗漏数评分。

同步听觉系列加法测验要求患者将 60 对随机数字做加法。如"1－4－8－5－3"，患者"4"后面开始做加法，即将后面一个数字加前面的数字并将答案写下。正确的反应是"5－12－13－8"。

连线测验是检查患者注意力和运动速度，分为 A 型和 B 型。其中 A 型主要反映右大脑半球的功能，是反映较为原始的知觉运动速率，B 型主要反映左大脑半球的功能，包括知觉运动速率、概念和注意转换的效应。

日常专注力测验适用于评测选择性及警觉性的专注系统。该测验将日常活动作为测验项目，通过不同的声音或指示灯，在无和有背景噪音中分辨双向电梯的位置、在电话簿中查阅指定的一组电话号码边数数边查阅电话号码、核对彩票等。

共同注意力训练系统将共同注意力理论和计算机辅助技术相结合，以应用性行为分析（Applied Behavior Analysis，ABA）和回合试验教学（Discrete Trail Teaching，DDT）为训练范式，采用阶段式康复设计理念，将共同注意力的发展分解为七个阶段，主要内容包括：对另一游戏的反应、对发出声音玩具的反应、对展示玩具的反应、眼神接触、跟随（手指、视线）指示、注视交替、原始宣告指示。系统提供阶段一至阶段七的共同注意力智能评估，可根据患者情况选择要进行评估的阶段，也可以全选。

璟云康复平台注意力单项认知功能评估，包括"选玩具""选礼物""选糖果或选皮球"三种评估，分别对被试者分配性注意力、集中性注意力、选择性注意等能力进行评估。

（2）记忆障碍评估

韦氏记忆量表和韦氏记忆量表修订版是国际上通用的成套记忆量表，包括个人和现状信息、定向、自控能力、逻辑记忆、数字空间、视觉图形复制、成对联想学习等七个分测验，可根据得分计算出记忆商来衡量记忆功能。因为韦氏记忆量表存在重词语记忆而轻非语词记忆功能评估的不足，我国龚耀先在 1983 年进行了修订，增加了延迟回忆、非语词记忆空间、视觉性成对联想学习和包含几何图形的视觉再认测量、可计算记忆指数、语词记忆指数、视觉记忆指数、延迟记忆指数和注意/集中指数。

临床记忆量表包括指向记忆、联想学习、图形自由回忆、无意义图形再认和人像特点联系回忆等五个分测验。该量表有有文化和无文化 2 个部分的正常值，便于文盲者应用。

Rivermead 行为记忆测验可评估正常生活所需的记忆功能，能够发现日常记忆机能障碍，并在治疗记忆困难时能够观察其变化，测验内容包括记姓名、记所藏物、记约定事情、图片再认、路线即时回忆和延时回忆、物品放置、故事即时忆述和延时忆述、图像再认、定向和日期等 12 个项目。

数字广度测验通过数字顺背和倒背进行瞬时记忆测验，一次重复的数字长度正常值为 7±2，低于 5 为瞬时记忆缺陷。测试时应详细记录每一次被试者复述正确的数字长度。

瞬时记忆评测时，检查者说出 4 个不相关的词，如足球场、电脑桌、大白菜、公交车，速度为 1 个/秒，随后要求被试者立即复述。正常者能立即说出 3～4 个词，检查中重复 5

遍仍未答对者为异常。只能说出 1 个,甚至 1 个也说不出,表面瞬时记忆缺陷。

瞬时记忆评测可以非言语形式进行评测,通过画图或指物来评测。如出示四张图形卡片,让被试者看 30 秒后将图卡收起,立即要求被试者将看到的图案画出来。不能再现图案,或再现图案部分缺失、歪曲或不紧凑均为异常。

短时记忆评测方法为同上述瞬时记忆评测方法,但需要求被试者在停顿 30 秒后再进行回忆。

璟云康复平台记忆功能单项认知功能评估"找刚看过的物品",评估时先在界面呈现 3 个物品,之后让患者进行再认,找出之前看过的物品,以此对被试者短时记忆能力进行评估。

(3)失认症评估

视觉失认指在非语言障碍、视觉障碍等情况下,不能通过视觉认识原来熟悉物品的质、形和名称。视觉失认包括物体失认、面容失认和颜色失认等。

物体失认是通过对物体命名、复制图形来进行评估,复制图形测试时要求被试者复制并命名常见物品的线条图形。

面容失认是通过对其亲人、朋友或熟悉的公众人物的照片进行辨认和命名。

颜色失认是通过对颜色进行命名、匹配、辨别来进行评测,评测时需准备数组不同颜色的图卡,被试根据要求将图卡进行命名、匹配或者辨别。也可通过给轮廓图填充颜色进行评测,如将香蕉的轮廓图给予患者,要求患者填充正确的颜色。

二等分试验是单侧忽略评估常用的方法,在纸的中央划一条水平直线,要求被试者目测找出中点,测量左右两端距离,计算出偏离百分数,向左偏离百分数＞1.16％或向右偏离百分数＞2.51％即为异常。

临摹测验,利用左右大致对称、含有多种因素的图形进行评测单侧忽略,要求被试者临摹要求的图形,如花、人体、立方体。

(三)认知功能评估系统类型

1. 儿童认知能力评估与训练系统

基于儿童认知能力发展规律,参考简易智能精神状态检查量表(Mini-Mental State Examination,MMSE)、神经行为认知状况检查表(the Neurobehavioral Cognitive Status Examination,NCSE)、格塞尔婴幼儿发育量表(Gesell Developmental Schedules,GDS)等国际通用认知功能检测方法,结合中国文化特点设计的认知评测及训练的设备。系统根据不同儿童的认知发展水平差异,自动导入相应的认知能力考查项目,详细考察其感知能力、注意能力、记忆能力、数的能力、思维想象能力等五项认知能力。另外,还对听理解和表达能力进行语言交流水平的考查,所获取数据结果分为等级得分、功能项得分。了解各项认知能力的数据情况、完成时间,通过大量样本数据的参照,分析其各项认知能力所对应的认知年龄,以便导入个体化训练方案,全面提高其认知与学习能力。各项认知能力的考查题型涉及声音感知、目标辨认、方位判定、数字推理、异类鉴别、情景认知、记忆策略、图形推理、动作序列、空间次序、逻辑类比等内容。

2. 成人认知能力测试与训练仪

基于 MMSE(简易精神状态检查表),结合成人认知障碍特点而设计,提供针对认知功能的智能筛查和认知障碍干预的计算机辅助工具。评估分为甄别式和等级式测试,包含定向能力、注意能力、语言能力、执行能力、记忆能力、计算能力、日常知识、推理能力八个方面。其中,语言能力又包括表达、听理解、视理解和命名四个方面。

3. 儿童智力测量系统

在国内外知名的专业心理测评量表的基础上,采用国内外测评标准和评分方法,研发出针对儿童的生长发育、智力智商、语言发育、认知发展和个性心理等方面问题的专业测评软件。系统内置 30 多套专业量表,囊括生长发育、智力、语言、认知、个性、感觉和神经心理等七大方面,检测过程智能化、自动化,无需人工计分,可自动保存和处理分析测评结果,生成相应的测评报告,提供专业可靠的分析和建议。同时,系统采用全国常模及标准的临床心理测量评分方法,能有效准确地测出受测者当前能力水平和心理状况。

4. 多元启能训练系统

分为传统模式和智能模式,传统模式提供瑞文标准推理、团体心理测验、LOTCA、评定量表(loewen stein)、舒尔特方格测验等,测验内容包括知觉、注意力、记忆力和思维力等多方面的认知智力元素,能够从多种角度全面衡量儿童和成人的认知智力发展情况。智能筛查模式采用两阶段筛查方式:甄别阶段初步评估注意、定向、记忆等六个维度的认知能力水平;等级阶段对六个维度进行程度划分,深度评估当前认知能力水平状况。智能筛查模式实现六个维度的多层甄别以及得分运算,并通过各个维度间的并行协作模块化大大提高了甄别的效率。

5. 早老干预系统

智能模式模块通过总结临床评测经验及结合 MMSE、LOTCA 量表、长谷川痴呆量表等传统痴呆临床的筛查方案,设计出通过计算机实现的筛查方案,分析出记忆能力、注意能力、定向能力、计算能力、语言能力、综合能力六种维度的情况。

(四) 认知测评系统举例

我国企业开发的言语认知评价软件系统"璟云康复平台"是基于"IEP"教育评估下的感知觉、认知、语言沟通、情绪与行为等八大领域,为学生提供各方面能力的发展评估及综合性分析。该系统结合筛查评估数据,为学生提供个性化的康复训练方案指标;并用于教师日常教学计划、教学内容、教学进度、康复训练计划、训练内容、训练进度等数据记录及管理;实时监控管理学生训练报告、跟踪训练情况、成长状况记录等数据信息。平台评估包括量表评估以及智能评估,量表评估提供认知障碍的测评量表及测评标准和评分方法,给予建议分析、干预导向、方案推荐。智能评估可提供单项认知功能评价,包括感知觉、注意力、数的能力、记忆力、思维能力等。

第七章　训练与治疗康复器械

　　康复医学中的康复治疗主要是指物理因子治疗（PT）、作业治疗（OT）、言语认知治疗（ST）及假肢矫形器治疗（P&O），其分别对应的康复器械主要是指物理治疗器械（包括运动康复训练器械及物理因子治疗器械）、作业治疗器械（包括技能训练器械、家务辅助器具、工作与职业辅助器具、休闲与娱乐辅助器具等）、言语认知训练器械（包括听力、言语及认知康复训练器械）以及假肢与矫形器。上述这些康复器械可以统称为康复训练与治疗器械。假肢及其他类型的作业治疗器械等将在其他章节中讲述，这一章主要讲述运动康复训练、言语认知康复训练、技能训练及物理因子治疗器械。尽管矫形器既有治疗功能也有辅助功能，但由于在我国是作为医用康复器械予以监管，且是以治疗作用为主，因此把矫形器也放在此章讲述。

　　训练与治疗康复器械主要是在康复医疗机构中使用的康复器械，部分也可以在家庭或社区康复机构使用，是康复器械最重要的类型之一。康复训练包括运动康复训练（含吞咽、盆底肌康复训练）、言语认知康复训练、技能训练等，其对应的运动康复训练器械在本章第一节讲述，言语认知训练器械在第四节讲述，技能训练器械放在第五节讲述；用于神经、肌肉、骨骼疾病治疗或功能辅助的矫形器放在第二节讲授；物理因子治疗器械是康复治疗器械中除运动康复训练器械之外的另一个重要类型，是通过声、光、电、热、磁等物理因子进行康复治疗的设备，将在本章第三节讲述。

第一节　运动康复训练器械

一、运动康复训练器械基本概念

　　运动康复是物理治疗的重要内容，也是目前康复医学的重要康复手段。偏瘫、脑瘫、脊髓损伤等造成的功能障碍的康复都离不开运动康复，而运动康复主要有治疗师手法治疗、患者自主运动训练及设备辅助运动训练三种形式，其中设备辅助运动是现代临床康复医学中运用越来越多的手段，而这种手段的基本支撑是运动康复训练器械。

　　运动康复训练器械是典型的康复工程产品，是以康复医学为基础、用工程技术方法设计的、用于替代或部分替代治疗师，帮助患者进行运动康复训练的设备、软件或系统。运动康复器械是康复器械，特别是医用类康复器械的最重要部分，也是现代康复治疗学的重要支撑。

二、运动康复训练器械分类

2018年,国家食品药品监督管理总局组织修订了《医疗器械分类目录》,对运动康复训练器械的类型、产品描述、预期用途、品名举例、管理类别等进行了详细的描述。目前,运动康复训练设备的类型主要包括如下几种。

(一)步态训练设备

步态训练设备通常由减重装置、主机、跑台、控制装置、固定装置等组成,是通过训练患者步态来促进康复,可附带步态评估功能,用于对下肢步行障碍患者进行步态康复训练。

(二)康复训练床

康复训练床主要包括两种类型:一类是有源型康复训练床,通常由床架、机械支撑部件、电动控制装置、固定保护装置等组成,通过改变体位、起立角度对患者进行训练促进康复,用于对脑中风、脑外伤等患者进行肢体运动康复训练;另一类是无源型康复训练床,与有源型相似,通常由床架、机械支撑部件、机械调节装置、固定保护装置等组成,用于对脑中风、脑外伤等患者进行肢体运动康复训练以及患者的早期站立训练等。

(三)平衡训练设备

通常由测量平台、辅助支架、平衡训练软件等组成,对站立或坐在测试平台上的患者进行平衡能力训练,可附带平衡能力评估功能,用于对平衡能力障碍患者进行康复训练。

(四)振动训练设备

通常由训练平台、控制装置、固定架等组成,通过周期机械振动方式,达到肌肉或关节康复的目的,用于改善运动功能障碍患者的肌肉功能、平衡性和协调性。

(五)关节训练设备

关节训练设备主要包括以下4种类型。

1. 连续性被动运动康复器械

通常由主机、固定部件、运动部件、控制装置等组成,通过训练患者关节促进康复,用于对关节功能障碍患者进行康复训练。

2. 关节运动器械

通常由基座、固定部件、运动部件、控制装置等组成的一种无源器械。通过训练患者关节促进康复,用于对关节功能障碍患者进行康复训练。

3. 四肢联动康复器械

通常由设备主体、触摸显示屏、座椅、可调角度脚踏鞋、四肢力反馈模块组成。患者坐在设备座椅上,四肢分别放在扶手和脚踏上,利用健肢带动患肢进行主动康复,提高患者四肢运动功能,用于训练偏瘫、骨关节损伤等患者四肢的肌力、关节活动度及协调性。

4. 肢体功能康复评定与训练系统

肢体功能康复评定与训练系统通常由传感器、软件、绑带等组成或由生物电采集处理部件、电刺激部件或训练部件、软件等组成,通过采集患者生物电信号并处理反馈,对患者肢体施加功能电刺激或用电动部件带动患者进行康复训练或直接对患者肢体施加功能电刺激进行康复训练,用于对脑卒中等导致肢体运动功能障碍患者进行康复训练。

(六)盆底肌肉训练设备

盆底肌肉训练设备主要包括两种类型:一类是用于小便失禁、阴道肌肉松弛、性功能障碍等患者的康复训练,其通常由主机、压力探头、空气导管组成,通过测定阴道、肛门周围肌肉的自发力,利用产品提供的生物反馈功能做肌肉强化运动;另一类主要用于分娩后或阴道肌力下降的女性锻炼阴道肌肉,提高盆底肌肉收缩能力,缓解压力性尿失禁、阴道子宫等器官膨出或脱垂等,其通常由不同重量的康复器主体和尾部引线组成,有的还配有压力探头、压力表等组件,康复器主体可完全由高分子材料制成,也可由高分子材料和内置配重金属块组成,尾部引线为尼龙线。

(七)舌肌康复训练器

舌肌康复训练器通常由吸球、吸嘴等组成。将吸嘴放置于患者舌尖上,利用负压使吸嘴吸住舌头,握住康复器吸球进行康复训练。其主要用于脑中风、脑疾病和脑损伤引起的伸舌受限或不能,伸舌时舌尖偏向患侧,舌肌萎缩、无力所造成的吞咽延迟、饮水呛咳、吞咽困难、食物滞留、发音含糊吐字不清,声音、音调及语速异常等患者的康复训练。

三、运动康复训练器械工作原理

康复机器人是运动康复训练器械的重要发展趋势,这里以上海理工大学研发的一种中央驱动式上肢康复机器人为例详细介绍运动康复器械设计的基本原理(图7-1-1)。

此中央驱动式上肢康复训练机器人主要功能是帮助由脑卒中导致的上肢功能障碍患者进行上肢的主、被动康复训练,因而在结构上除了设计多自由度的运动结构外,还需要有能进行主、被动训练的动力传输机构。同时,为了改善因电机放在关节处造成的机械臂体积庞大和电机产生的噪声及辐射给上肢功能障碍患者带来的影响,其关节的驱动采用了中央驱动式结构,通过齿轮传动轴等传动元件把动力从设备基座传送至肩、肘关节处,如图7-1-1所示。

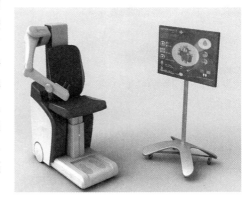

图7-1-1 中央驱动式上肢康复训练机器人

（一）需求分析

1. 机器人手臂自由度需求分析

本案例所涉及的中央驱动式上肢康复训练机器人主要通过末端引导的方式完成空间内动作训练，从人体单侧上肢的活动范围来看，决定上肢活动范围大小的最重要 3 个自由度分别是肩关节屈/伸、内收/外展以及肘关节屈/伸，故该康复机器人的设计需满足 3 个自由度。

2. 换向需求分析

为满足患者病症的个体差异性，即不同侧的特征，换向需求是上肢康复机器人设计中的重点。无论是外骨骼式上肢康复机器人还是末端引导式上肢康复机器人一般都需要考虑换向设计。换向可以实现同一机械手臂对患者左右手臂单独训练的目的，这种设计方式不仅可以减小康复机器人的整体体积，同时也能够提高上肢康复机器人的使用率。

3. 机器人关节活动范围需求分析

限制机器人关节活动角度范围是为了保护患者在训练过程中不受二次伤害，从需求收集的结果来看，不同研究机构对机器人的角度活动范围的定义有所差异。本案例将采用《运动康复干预研究》中的定义方式，将机器人的关节角度活动范围限制在正常人体上肢各关节角度活动范围之内。

上肢关节的运动形式和活动范围与关节的结构和旋转轴的数量、方向有关。上肢关节基本运动形式有屈/伸、内收/外展、内旋/外旋和环转等。如图 7-1-2A 所示，肩关节保持前臂中立且手掌朝向体侧，正常人肩关节屈曲角度达 180°，伸展角度达 60°，以肩关节屈曲方向角度为正，则其角度活动范围为 −60°～180°；如图 7-1-2B 所示，若以内收方向角度为正，则肩关节内收/外展角度运动范围为 −90°～45°；如图 7-1-2C 所示，坐姿状态下，上肢紧靠躯干，肘关节伸展，前臂中立位，正常人肘关节屈曲角度达 150°，无伸展角度，以肘关节屈曲方向角度为正，则其角度活动范围为 0°～150°。

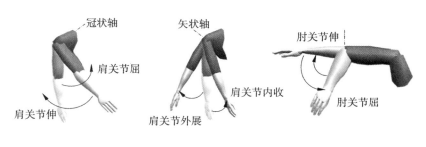

A 肩关节屈/伸   B 肩关节内收/外展   C 肘关节屈/伸

图 7-1-2 上肢运动示意图

（二）机械结构总体设计方案

中央驱动式三自由度上肢康复机器人通过轴套及齿轮将集中放置的动力系统互无

干扰的平行传出,然后通过连杆与锥齿轮将动力进行换向,最终将动力输出到上肢的肘关节与肩关节处,完成运动所需的肘关节屈/伸、肩关节屈/伸、内收/外展两个自由度的运动,如图7-1-3所示。

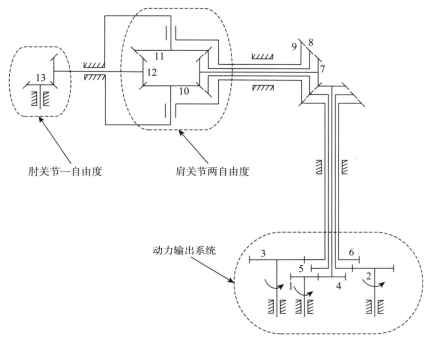

图7-1-3　中央驱动式上肢康复机器人结构简图

作为空间自由链,其自由度计算公式为:

$$F = 6n - (5p_5 + 4p_4 + 3p_3 + 2p_2 + p_1) \tag{7-1-1}$$

式中,n为活动链中的活动构件总数,p_5、p_4、p_3、p_2、p_1分别为机构所含Ⅴ、Ⅳ、Ⅲ、Ⅱ、Ⅰ级运动副的数目。

该机构中,活动构件总数$n = 13$,Ⅴ级运动副的数目$p_5 = 13$,Ⅰ级运动副的数目$p_1 = 10$,其余运动副数为0,由式(7-1-1)可得,自由度$F = 3$。

说明该运动链能产生三个独立的运动,在三个驱动电机带动下实现设计要求运动形式。

(三) 中央驱动式动力系统设计

动力系统的供电电源由隔离变压器输入,动力由驱动电机提供,动力调节功能则由磁粉离合器提供。动力系统的设计目标是完成三个自由度的主、被动训练,所以动力输出单元中设计有三台驱动电机,用于实现肩关节的内收/外展和屈/伸运动及肘关节屈/伸运动。三台驱动电机输出的动力经过各自的减速器减速增扭传递后输出。由于本课题设计的机器人要实现对力的控制,因此,本课题将选用三台磁粉离合器进行力矩的输出控制。驱动电机经减速器产生的动力通过磁粉离合器的调节输出给末端执行单元,进而带动上肢功能障碍患者的各关节运动。

1. 电机选型

根据 GB 10000‐1988,90%男性前臂长 253 mm,上臂长 333 mm,前臂机械结构重量约 1.5 kg,上臂机械结构重量约 3.5 kg。由于上肢重量包括机械臂的重量和患者手臂的重量,假设机器人上肢重量与男性相同,各关节所需的最大动力矩计算公式如下:

$$T = F \times l \tag{7-1-2}$$

肘关节屈/伸动力矩 $T_1 = 3.795$ Nm;肩关节屈/伸动力矩为 $T_2 = 20.51$ Nm;肩关节内收/外展动力矩 $T_3 = 20.51$ Nm。

2. 传动结构尺寸设计

主杆传力系统(图 7‐1‐4)的设计是中央驱动式上肢康复机器人整体结构设计的基础,需要对部件中的传力零件进行尺寸的确定及校核。大杆、中杆、小杆为传力的关键部件。由于连杆设计较长,因此在传递动力时,连杆不仅要满足强度条件,还需要满足刚度条件。

(1)强度条件

圆柱扭转时的应力计算应满足的条件为:

$$\tau = \frac{T}{W_p} \leqslant [\tau]_{max} \tag{7-1-3}$$

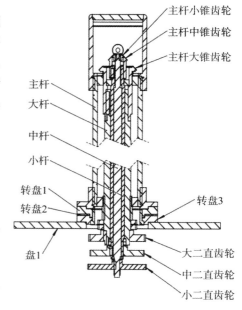

图 7‐1‐4 主杆传力系统

式中,T 为扭转时最大力矩,W_p 为抗扭截面模量,$[\tau]$ 为许用切应力。

(2)刚度条件

扭转刚度条件是将单位长度的扭转角限制在一定允许的范围内,即:

$$\theta = \frac{T}{GI_p} \leqslant [\theta] \tag{7-1-4}$$

式中,G 为材料的切变模量,I_p 为截面对圆心的极惯性矩,$[\theta]$ 为连杆的许用单位长度扭转角,单位为 rad/m。

对于实心圆截面有:

$$I_p = \int \rho^2 \mathrm{d}A = \frac{\pi D^4}{32} \tag{7-1-5}$$

$$W_p = \frac{I_p}{R} = \frac{\pi D^4}{32} \times \frac{2}{D} = \frac{\pi D^3}{16} \tag{7-1-6}$$

其中,D 为直径。

对于空心圆截面有:

$$I_\mathrm{p} = \int \rho^2 \mathrm{d}A = \frac{\pi D^4}{32}(1 - \alpha^4) \qquad (7 - 1 - 7)$$

$$W_\mathrm{p} = \frac{I_\mathrm{p}}{R} = \frac{\pi D^4}{32}(1 - \alpha^4) \times \frac{2}{D} = \frac{\pi D^3}{16}(1 - \alpha^4) \qquad (7 - 1 - 8)$$

式中，α 为空心连杆的内外径之比。

（3）连杆尺寸计算

考虑到机械臂的重量，本案例中小杆材料选用 45 钢，中杆和大杆材料选用 6063 铝合金。

经计算，大杆直径为：$D_{大杆} = 62 \text{ mm}$，$d_{大杆} = 31 \text{ mm}$；中杆直径为：$D_{中杆} = 30 \text{ mm}$，$d_{中杆} = 20 \text{ mm}$；小杆直径为：$D_{小杆} = 19 \text{ mm}$。

（四）机械臂传动机构设计

1. 肩关节屈/伸传动机构设计

三个动力系统源分别由主杆大锥齿轮、主杆中锥齿轮以及主杆小锥齿轮传出。设计与主杆大锥齿轮、主杆中锥齿轮以及主杆小锥齿轮相同的三个齿轮（分别称为大锥齿轮、第一中锥齿轮、第一小锥齿轮）分别与主杆大锥齿轮、主杆中锥齿轮以及主杆小锥齿轮啮合，使得动力由竖直方向传动变成了水平方向上传动。由于主杆大锥齿轮与大锥齿轮啮合传动，使得动力传至大锥齿轮上，同时，大锥齿轮与大 U 型筒螺纹相连，带动大 U 型筒转动，实现了肩关节的屈/伸运动。

2. 肩关节内收/外展传动机构设计

第一中锥齿轮与第二中锥齿轮之间使用平键分别与肩中杆相连。第一小锥齿轮与第二小锥齿轮之间使用平键分别与肩小杆相连。肩中杆与肩小杆之间设计有轴承，能够保持相对的转动。第二小锥齿轮通过第四小锥齿轮，将动力传至第三小锥齿轮上。第二中锥齿轮与第三中锥齿轮啮合，第三中锥齿轮与 U 型筒之间通过平键相连，带动中 U 型筒转动，实现了肩关节的内收/外展运动。具体机构见图 7-1-5。

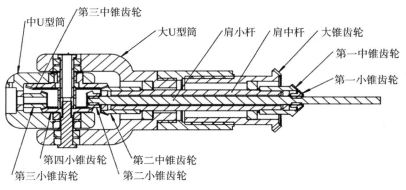

图 7-1-5 肩关节传动机构

3. 肘关节屈/伸传动机构设计

肘关节动力系统源在肩关节两自由度部件中传至第三小锥齿轮上并与第五小锥齿轮通过平键与大臂内杆相连,第五小锥齿轮与第六小锥齿轮垂直啮合,将动力传至与第六小锥齿轮通过平键相连的 U 型筒上,带动 U 型筒的转动,实现了肘关节的屈/伸运动。图 7－1－6 为肘关节屈/伸传动机构。

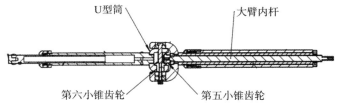

图 7－1－6 肘关节屈/伸传动机构

4. 左、右手臂训练转换的旋转机构设计

在中央驱动式传动系统的基础上,可以利用铜与铁之间良好的滑动摩擦特性,使主杆传力系统部件中的主杆能通过滑动摩擦进行转换,进而带动机器人机械臂的左右手臂转换。如此,既实现了转换功能,又保证了稳定性,从而实现了左、右臂均都能进行康复训练的功能。图 7－1－7 为左、右手臂单独训练转换的旋转机构示意图。

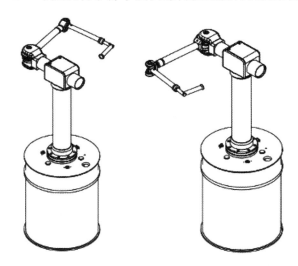

图 7－1－7 左、右手臂训练转换机构示意图

（五）运动学分析

1. 正运动学

建立中央驱动上肢康复机器人连杆坐标系,如图 7－1－8 所示。

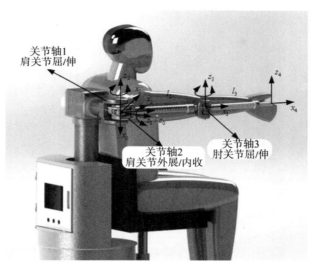

图 7-1-8　中央驱动式上肢康复机器人的连杆坐标系

根据中央驱动式上肢康复机器人连杆坐标系,写出中央驱动式上肢康复机器人连杆-关节参数,如表 7-1-1 所示。下文所涉及的 $c\theta_i = \cos\theta_i$,$s\theta_i = \sin\theta_i$,$\theta_{ij} = \theta_i + \theta_j$ 。

表 7-1-1　中央驱动式上肢康复机器人连杆-关节参数表

i	θ_i	d_i	a_{i-1}	α_{i-1}	θ_i 的取值范围
1	θ_1	0	0	0	$\theta_1 \subseteq \left[-\dfrac{\pi}{4}, \pi\right]$
2	θ_2	0	0	$-90°$	$\theta_2 \subseteq \left[-\dfrac{\pi}{2}, \dfrac{\pi}{4}\right]$
3	θ_3	0	l_2	0	$\theta_3 \subseteq \left[0, \dfrac{\pi}{2}\right]$
4	0	0	l_3	0	0

根据两相邻连杆间变换通式,可求得各连杆变换矩阵如下:

$$
{}^0_1\boldsymbol{T} = \begin{bmatrix} c\theta_1 & -s\theta_1 & 0 & 0 \\ s\theta_1 & c\theta_1 & 0 & 0 \\ 0 & 0 & 1 & 0 \\ 0 & 0 & 0 & 1 \end{bmatrix}
\quad
{}^1_2\boldsymbol{T} = \begin{bmatrix} c\theta_2 & -s\theta_2 & 0 & 0 \\ 0 & 0 & 1 & 0 \\ -s\theta_2 & -c\theta_2 & 0 & 0 \\ 0 & 0 & 0 & 1 \end{bmatrix}
$$

$$
{}^2_3\boldsymbol{T} = \begin{bmatrix} c\theta_3 & -s\theta_3 & 0 & l_2 \\ s\theta_3 & c\theta_3 & 0 & 0 \\ 0 & 0 & 1 & 0 \\ 0 & 0 & 0 & 1 \end{bmatrix}
\quad
{}^3_4\boldsymbol{T} = \begin{bmatrix} 1 & 0 & 0 & l_3 \\ 0 & 1 & 0 & 0 \\ 0 & 0 & 1 & 0 \\ 0 & 0 & 0 & 1 \end{bmatrix}
$$

中央驱动式上肢康复机器人坐标系{4}相对于坐标系{0}的变换矩阵为：

$$
{}_4^0\boldsymbol{T} = {}_1^0\boldsymbol{T}_2^1\boldsymbol{T}_3^2\boldsymbol{T}_4^3\boldsymbol{T} = \begin{bmatrix} c\theta_1 c\theta_{23} & -c\theta_1 s\theta_{23} & -s\theta_1 & l_3 c\theta_1 c\theta_{23} + l_2 c\theta_1 c\theta_2 \\ s\theta_1 c\theta_{23} & -s\theta_1 s\theta_{23} & c\theta_1 & l_3 s\theta_1 c\theta_{23} + l_2 s\theta_1 c\theta_2 \\ -s\theta_{23} & -c\theta_{23} & 0 & -l_3 s\theta_{23} - l_2 s\theta_2 \\ 0 & 0 & 0 & 1 \end{bmatrix} \quad (7-1-9)
$$

坐标系{4}相对于坐标系{0}的位姿用 A 表示为：

$$
{}_4^0\boldsymbol{A} = \begin{bmatrix} n_x & o_x & a_x & p_x \\ n_y & o_y & a_y & p_y \\ n_z & o_z & a_z & p_z \\ 0 & 0 & 0 & 1 \end{bmatrix} = \begin{bmatrix} c\theta_1 c\theta_{23} & -c\theta_1 s\theta_{23} & -s\theta_1 & l_3 c\theta_1 c\theta_{23} + l_2 c\theta_1 c\theta_2 \\ s\theta_1 c\theta_{23} & -s\theta_1 s\theta_{23} & c\theta_1 & l_3 s\theta_1 c\theta_{23} + l_2 s\theta_1 c\theta_2 \\ -s\theta_{23} & -c\theta_{23} & 0 & -l_3 s\theta_{23} - l_2 s\theta_2 \\ 0 & 0 & 0 & 1 \end{bmatrix}
$$

$$(7-1-10)$$

其中，n、o、a 表示了坐标系{4}相对于坐标系{0}的姿态，p 表示了坐标系{4}相对于坐标系{0}的位置。

中央驱动式上肢康复机器人的正运动学方程为：

$$
\begin{cases} n_x = c\theta_1 c\theta_{23} \\ n_y = s\theta_1 c\theta_{23} \\ n_z = -s\theta_{23} \\ o_x = -c\theta_1 s\theta_{23} \\ o_y = -s\theta_1 s\theta_{23} \\ o_z = -c\theta_{23} \\ a_x = -s\theta_1 \\ a_y = c\theta_1 \\ a_z = 0 \\ p_x = l_3 c\theta_1 c\theta_{23} + l_2 c\theta_1 c\theta_2 \\ p_y = l_3 s\theta_1 c\theta_{23} + l_2 s\theta_1 c\theta_2 \\ p_z = -l_3 s\theta_{23} - l_2 s\theta_2 \end{cases} \quad (7-1-11)
$$

2. 逆运动学

在机器人的控制过程中，往往不是通过各关节的运动角度来计算机器人机械臂手柄的位姿，而是需要先设定机械臂手柄的运动轨迹，再计算各时刻各关节的运动角度，最后利用计算机对电机进行控制，实现对机械臂手柄运动的控制。故可以简化为已知各时刻机器人机械臂手柄的位置坐标，求各关节角度的问题。

从正运动学方程(7-1-11)可以得到：

$$
\begin{cases} p_x = l_3 c\theta_1 c\theta_{23} + l_2 c\theta_1 c\theta_2 \\ p_y = l_3 s\theta_1 c\theta_{23} + l_2 s\theta_1 c\theta_2 \end{cases} \quad (7-1-12)
$$

解方程(7-1-12)得：$\theta_1 = \arctan\left(\dfrac{p_y}{p_x}\right)$ 和 $\theta_1 = \theta_1 + 180°$。

进一步的，从正运动学方程(7-1-11)，可以得到：

$$\begin{cases} p_x = l_3 c\theta_1 c\theta_{23} + l_2 c\theta_1 c\theta_2 \\ p_y = l_3 s\theta_1 c\theta_{23} + l_2 s\theta_1 c\theta_2 \\ p_z = -l_3 s\theta_{23} - l_2 s\theta_2 \end{cases} \qquad (7-1-13)$$

将式(7-1-13)的左、右平方相加得到：

$$p_x^2 + p_y^2 + p_z^2 = (l_3 c\theta_1 c\theta_{23} + l_2 c\theta_1 c\theta_2)^2 + (l_3 s\theta_1 c\theta_{23} + l_2 s\theta_1 c\theta_2)^2 + (-l_3 s\theta_{23} - l_2 s\theta_2)^2$$
$$(7-1-14)$$

整理得到：

$$\theta_3 = \arccos\left(\frac{p_x^2 + p_y^2 + p_z^2 - l_3^2 - l_2^2}{2l_2 l_3}\right)$$

将式(7-1-13)以 $\dfrac{(c)}{\sqrt{(a)^2 + (b)^2}}$ 形式化简，并令 $-\dfrac{p_z}{\sqrt{p_x^2 + p_y^2}} = k$，则：

$$s\theta_2(l_3 c\theta_3 + l_2 + kl_3 s\theta_3) = c\theta_2(kl_3 c\theta_3 - l_3 s\theta_3 + kl_2) \qquad (7-1-15)$$

即得：

$$\theta_2 = \arctan\left(\frac{k(l_3 c\theta_3 + l_2) - l_3 s\theta_3}{l_3 c\theta_3 + l_2 + kl_3 s\theta_3}\right)$$

通过以上计算，已知机械臂手柄的位置条件，得到三个关节的角度值分别为：

$$\begin{cases} \theta_1 = \arctan\left(\dfrac{p_y}{p_x}\right), \theta_1 = \theta_1 + 180° \\ \theta_2 = \arctan\left(\dfrac{k(l_3 c\theta_3 + l_2) - l_3 s\theta_3}{l_3 c\theta_3 + l_2 + kl_3 s\theta_3}\right), \theta_2 = \theta_2 + 180° \\ \theta_3 = \arccos\left(\dfrac{P_x^2 + P_y^2 + P_z^2 - l_3^2 - l_2^2}{2l_2 l_3}\right) \end{cases} \qquad (7-1-16)$$

其中 $k = -\dfrac{p_z}{\sqrt{p_x^2 + p_y^2}}$。

(六) 控制原理

1. 主控模块系统电路设计

主控模块系统能正常运行的必要条件包括时钟电路、复位电路、电源、程序下载接口和主控制器。主控制器可选用 STM32，可应用于要求高性能、低功耗的嵌入式应用场合。

2. CAN 总线通信模块

如图 7-1-9 所示，主控制器首先连接 CAN 控制器，CAN 控制器负责将要收发的

CAN 报文,转换为符合 CAN 通信协议的 CAN 帧,利用 CAN 收发器,将 CAN 帧以二进制码的形式在 CAN 总线上交换信息。此外 CAN 控制器还要进行位填充、添加 CRC 校验、应答检测、冲突判断、错误处理等诸多等操作。CAN 收发器是 CAN 控制器和物理总线之间的转换媒介,能够将 CAN 控制器输出的逻辑电平转换为 CAN 总线上的差分电平。

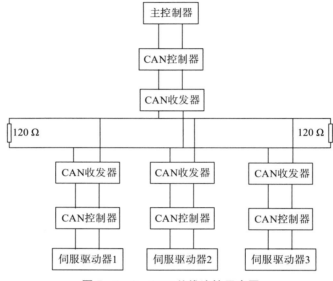

图 7-1-9　CAN 总线连接示意图

3. UART 串口通信电路

主控模块与图形用户界面系统以及虚拟现实系统通信采用 USB 转 UART 串口的通信方式,串口通信是全双工异步通信方式的一种,广泛应用在嵌入式系统场合。其传输波特率一般固定在 9 600 bps、115 200 bps、256 000 bps 等几种特定波特率,有 RS232 电平、TTL 电平以及 CMOS 电平等多种逻辑电平。数字电路中常用的有 TTL 电平和 CMOS 电平,具体采用何种逻辑电平需要根据主控制器的电气特性来确定。本案例设计的 STM32 单片机使用 TTL 电平,TTL 电平传输速度快,传输延迟时间短(一般在 5～10 ns 之内)。考虑到图形用户界面系统以及虚拟现实系统运行在个人计算机上,个人计算机与康复机器人的距离通常在几米的范围内,无需使用 RS232、RS485、CAN 等长距离传输方式,因此利用 USB 转 UART 串口通信来和个人计算机进行数据交互是最为方便。

4. 角度信息采集

绝对位置编码器的码盘上刻有多圈不同刻度的光栅,使其在每个基准的角度都有唯一的二进制数值与之相对应,通过内置的记数器件可以对位置进行记录和测量。绝对值编码器的接口信号基于同步串行方式输出,在传输的串行信号中包含有绝对位置信息、校验信息以及编码器的工作状态,其数据传输频率一般在 100 KHz 到 1 MHz 之间。绝对位置编码器凭借其高精度、抗震动等优良特性被广泛应用在航空航天、数控设备等领域。

5. 运动意图采集

运动意图采集模块负责采集使用者的运动意图,由安装在关节处的扭矩传感器以及信号放大器组成。

（七）人机交互系统设计

图 7-1-10 为人机交互系统总体框图，包含了用户图形界面和虚拟现实游戏两个部分。用户图形界面由康复治疗师操作，辅助治疗师进行患者信息管理、患者上肢功能评估、制定康复训练计划等。在助力或主动训练模式下，患者将通过具有任务导向性的虚拟现实游戏完成相应训练。

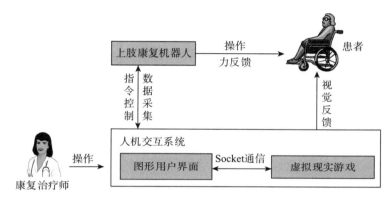

图 7-1-10 人机系统总体框图

基于上肢康复机器人的机械结构、控制系统设计和用户需求调查分析，要求人机交互软件系统需要具有以下功能：

1. 有良好的图形用户界面，人性化设计，无需复杂流程即可使用该系统；

2. 对康复治疗师和患者两个用户群体分权限管理；

3. 治疗师能对患者的资料信息进行全面管理，包含基本信息、评定结果和治疗计划、训练结果的详细内容查看、增加、修改、删除等功能；

4. 康复治疗师可以自主选择量表对患者进行康复评估；

5. 患者可以进行具有目标导向性的趣味游戏训练；

6. 数据处理和显示自动完成，无需人工干预；

7. 具有康复报告生成功能；

8. 能保证系统数据的安全性，对部分隐私信息加密处理。

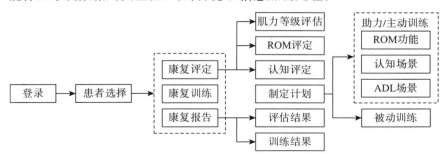

图 7-1-11 上肢康复评估和训练系统模块结构

本案例通过 Windows 平台,设计一套应用于康复机器人评估和训练的人机交互系统,实现康复治疗师通过人机交互界面操作控制上肢康复机器人,如图 7-1-11 所示。它包含一套适用于上肢康复机器人的上肢康复评估方法,可以为康复计划的制定提供依据,并结合虚拟现实游戏为患者进行康复训练,同时可以实时监测并保存患者的康复数据,通过图表直观展示当前康复状态和阶段性康复成果。依据人机交互的图形用户界面(GUI)的设计原则,设计了登录页面、患者管理页面、选择页面、评估页面、康复计划制定页面、管理中心、设备管理等功能界面。

(八) 康复数据管理与通信

1. 数据存储设计

数据库设计一般从概念设计、逻辑设计及物理设计三个方面考虑。概念设计是设计数据库的基础,用 E-R 模型来表述数据类型;逻辑设计结合具体特征建立数据库的逻辑结构;物理设计主要包括索引的简历、存取方法、数据项存储要求等设计模式的物理细节。本案例基于 MySQL 数据库实现数据存储。

根据上肢康复机器人自身功能和训练过程中的参数及其他业务需求分析,数据库中有以下 7 张表,分别为:

(1) hospital(医院信息表),包含医院名称、地址、等级、登录密码字段;

(2) doctor(治疗师表),包含姓名、年龄、性别、职级、主治方向等字段;

(3) patient(患者表),包含姓名、年龄、性别、身高、体重、病因、臂长,受损患侧等字段;

(4) rehabplan(康复训练计划表),包含开始时间、结束时间等字段;

(5) assessment(评估表),用来存放各关节活动角度范围;

(6) report(康复报告表),记录患者每次训练过程中的一些参数,例如关节最大角度以及达到最大角度的次数;

(7) game(游戏表),包含游戏名称、时间、等级、得分等字段。

2. Socket 网络通信

本案例中客户端和游戏在运行时分属两个不同的进程,通过 Socket 方式进行通信,客户端作为 Socketserver,游戏作为 Socketclient。在 Qt 中集成了 QTcpSocket 类,以提供一个 TCP 套接字,而 TCP 是属于 TCP/IP 四层中传输层使用的协议。

为了保证数据传输的可靠性,本案例定义了 PC 客户端和游戏之间的数据通信协议,通信协议格式见表 7-1-2。

表 7-1-2 Socket 通信协议格式

帧头	长度	指令	数据	……	帧尾
0x3F	0x00~0xff	0x00~0xff	0x00~0xff	……	x3F

表 7 - 1 - 3　Socket 通信协议内容

Client/Server	指令表示意义	指令内容
Client	请求登录	0x3f0x010x010x3f
	请求设置数据包	0x3f0x010x030x3f
	客户端请求各关节角度信息数据包	0x3f0x020x050x000x3f
	端返回游戏训练结束指令	0x3f0x010x070x3f
	返回游戏得分结果	0x3f0x030x090x00～0xff…0x3f
	退出指令	0x3f0x010x0b0x3f
Server	响应登录结果	0x3f0x010x020x3f
	响应设置数据包	0x3f0x060x040x00～0xff…0x3f
	PC 服务器端响应各关节数据包	0x3f0x140x060x00～0xff…0x3f
	请求游戏得分结果	0x3f0x010x080x3f
	请求 Unity 客户端自行关闭进程	0x3f0x010x0a0x3f

根据 PC 客户端和游戏之间的数据通信协议制定具体指令命令,详见表 7 - 1 - 3。

第二节　矫形器

一、矫形器基本概念

按照 ISO 9999:2011 中的定义,矫形器(Orthoses)是指用于矫正、支撑或调整神经肌肉与骨骼系统结构和功能特性的体外器具。矫形器主要用于人体的四肢、躯干等部位,通过力的作用达到人体功能辅助或增强的目的。矫形器主要有如下基本功能:

(一) 稳定与支持功能

通过矫形器限制关节的异常活动范围,稳定关节,减轻疼痛或恢复其承重、运动功能。这一功能为大多数矫形器所具备,即患者失去肌肉控制的肢体可通过使用矫形器而得到控制,使关节保持稳定,防止异常运动的出现,并有利于承受体重。具备这种功能的矫形器适用于弛缓性瘫痪、痉挛性瘫痪、关节疼痛、无力以及其他原因引起的功能障碍。

(二) 固定和保护功能

通过对病变肢体或关节的固定和保护以促进病变的愈合。如用于治疗骨折的各种矫形器。

（三）免荷和牵引功能

通过矫形器减轻肢体或躯干的长轴承重，促进病变愈合。具有这一功能的矫形器多用于下肢，适用于骨折、髋关节、股骨头无菌性坏死等疾病。

（四）预防和矫正功能

矫形器的预防和矫正功能多用于肌力不平衡、静力性作用而引起的骨、关节畸形。骨发育异常或外力作用可产生畸形，生长发育期间由于骨、关节生长存在生物塑性，应用矫形器能得到一定的矫正效果。然而对诸如成年人的骨性强直畸形等则是无效的。因此，具有这一功能的矫形器适用于儿童先天性髋关节脱位、胫骨扭转、特发性脊柱侧凸患者。

（五）助动及运动代偿功能

通过一定的装置（如橡皮筋、弹簧）来代偿失去的肌肉功能，使麻痹的肌肉产生运动。例如足下垂患者的弹性拉力带、手指肌腱损伤后的矫形器、动力矫形器（动力外骨骼）等。实际上现在的动力外骨骼是一种典型的具有助动或运动代偿功能的动力矫形器，因此，外骨骼机器人实际上也是一种具有助动功能矫形器，一般也称为"智能矫形器"。

（六）补偿肢体长度功能

补偿肢体长度功能主要是指通过矫形器对下肢长度进行补偿。双下肢不等长是临床中常见的问题，主要原因包括先天性或后天性发育障碍、创伤后短缩畸形愈合、关节畸形、关节功能障碍等。补偿的基本原则是使站立位达到骨盆水平。补偿方法是鞋内补高与鞋外补高相结合，使补高后的肢体承重符合生理对线要求。

二、矫形器分类

（一）矫形器的命名

我国国家标准 GB/T 16432—2016 对矫形器采用了统一命名方案，并使用各治疗部位的英文单词首字母作为缩写命名。其命名方式如表 7-2-1 所示：

表 7-2-1　矫形器的命名方式

中文名称	英文名称	英文缩写
脊柱和颅部矫形器	spinal and cranial orthoses	
骶髂矫形器	sacro-iliac orthoses	SIO
腰部矫形器	lumbar orthoses	LO
腰骶矫形器	lumbo-sacral orthoses	LCO

续表

中文名称	英文名称	英文缩写
胸部矫形器	thoraco orthoses	TO
胸腰矫形器	thoraco-lumbar orthoses	TLO
胸腰骶矫形器	thoraco-iumbo-sacral orthoses	TISO
颈部矫形器	cervical orthoses	CO
颈胸矫形器	cervico-thoracic orthoses	CTO
颈胸腰骶矫形器	cervico-thoraco-lumbo-sacral orthoses	CTLSO
颅矫形器	cranial orthoses	CRO
悬雍垂矫形器	uvula orthoses	UO
脊柱矫形器铰链	joints for spinal orthoses	JSO
腹部矫形器	abdominal orthoses	AO
腹肌托	abdominal muscle supports	AMO
腹疝托	abdominal hernia supports	AHS
上肢矫形器	upperlimb orthoses	
指矫形器	finger orthoses	FO
手矫形器	hand orthoses	HO
手-指矫形器	hand-finger orthoses	HFO
腕手矫形器	wrist-hand orthoses	WHO
腕手手指矫形器	wrist-hand-finger orthoses	WHFO
肘矫形器	elbow orthoses	EO
肘腕手矫形器	elbow-wrist-hand orthoses	EWHO
前臂矫形器	forearm orthoses	FO
肩矫形器	shoulder orthoses	SO
肩肘矫形器	shoulder-elbow orthoses	SEO
手臂矫形器	arm orthoses	AO
肩肘腕手矫形器	shoulder-elbow-wrist-hand orthoses	SEWHO
下肢矫形器	lower limb orthoses	
踝足矫形器	ankle-foot orthoses	AFO
膝矫形器	knee orthoses	KO
膝踝足矫形器	knee-ankle-foot orthoses	KAFO
小腿矫形器	leg orthoses	LO
髋矫形器	hip orthoses	HO

续表

中文名称	英文名称	英文缩写
髋膝矫形器	hip-knee orthoses	HKO
大腿矫形器	thigh orthoses	TO
髋膝踝足矫形器	hip-knee-anlde-foot orthoses	HKAFO
胸腰(腰)骶髋膝踝足矫形器	thoraco-lumbo/lumbo-sacral-hip-knee-ankle-foot orthoses	TLSHKAFO

(二)矫形器的分类

在临床应用中,矫形器一般按照治疗部位进行分类,与国家标准中的矫形器术语命名分类方式一致。除此之外,矫形器还可以按照治疗目的、制作材料、产品状态、使用场景等方式分类,现列举常用的四种分类方式。

1. 根据治疗部位分类,矫形器可以分为:① 脊柱矫形器;② 上肢矫形器;③ 下肢矫形器。

2. 根据治疗目的分类,矫形器可以分为:① 固定用矫形器;② 保护用矫形器;③ 矫正用矫形器;④ 免荷用矫形器;⑤ 牵引用矫形器;⑥ 助动用矫形器等。

3. 根据主要制作材料分类,矫形器可分为:① 石膏矫形器;② 塑料矫形器;③ 皮革矫形器;④ 金属矫形器;⑤ 碳纤维矫形器等。

4. 根据产品状态分类,矫形器可分为:

① 成品矫形器,按照肢体形状、规格及尺寸预先批量制作好的矫形器。如成品颈托、围腰、足垫等。

② 半成品矫形器,由预制件和其他组件组合而成。此类矫形器的主体结构通常用高温塑料板按照一定的规格尺寸模塑预制成型。

③ 定制矫形器,根据患者的解剖特点和疾病特征严格适配的矫形器,包括传统工艺制作的矫形器及现代 3D 数字化技术制作的矫形器等。

三、矫形器生物力学原理

(一)脊柱矫形器的生物力学原理

1. 脊柱矫形器对躯干提供支撑力使得腔内压力增加,从而减少脊柱及其肌肉、韧带的纵向负荷。

(1)提高腹腔内压力:通过来自躯干前方、后方及两侧的压力和限制作用使腹腔内的压力有所增加,可减少脊柱伸肌的负担,以及胸椎和腰椎上方的垂直负荷,使用脊柱矫形器对腹部产生足够的压力。

(2)"三点压力"系统或复合局部压力:通过"三点压力"或复合局部压力提供对躯干的支撑,特别是因肌肉麻痹使躯干偏高时,为了保持脊柱的正常对线关系,就需要利用

"三点压力"系统或复合局部压力(图7-2-1)。

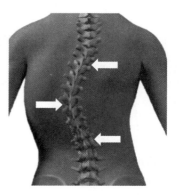

2. 脊柱矫形器对脊柱运动的控制,通过对躯干运动的限制,减少脊柱的运动。

3. 通过被动和主动的矫正力改变脊柱的对线关系。

(1)被动矫正:即矫形器产生外部压力,通过矫形器上各个压力垫施加在人体某个部位上。

(2)主动矫正:矫形器在人体各个压力垫相对应的区域有压力释放区,通过呼吸运动,腹腔和胸腔会扩大或缩小。但由于一侧受压,脊柱只能向有空间的释放区域偏移,一般矫形器在释放区域开有窗口,因此,人体可以通过呼吸运动产生矫正力。

图7-2-1　脊柱矫形器的三点压力系统

(二)上肢矫形器的生物力学原理

上肢矫形器按矫治作用可分为动态型(运动式)和静态型(固定式)两类。动态型矫形器能控制关节的运动形式,使畸变的形态得到矫正,功能得到补偿;静态型矫形器能够限制由于运动造成的疼痛,并且使关节的负荷减轻。动态型上肢矫形器一般采用三点力矫正原理,如图7-2-2所示,为促进指间关节伸展,在小指节和掌指节分别施加向上的矫形力,在手指上方利用弹簧施加向下的矫形力,形成三点压力矫正系统。

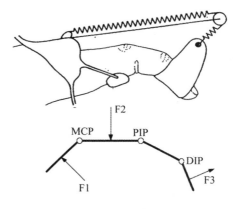

(三)下肢矫形器的生物力学原理

图7-2-2　手指矫形器的三点压力系统

1. 固定:通过增大作用力的杠杆臂长度,增加受力面积,减少局部压力,允许正常的生理运动,限制非生理运动,完全限制肢体某关节的运动。

2. 矫正:常用一组或多组"三点压力"系统,将非生理的力学关系转变为或接近为生理的力学关系,将非生理的对线关系转变为或接近为生理对线。

3. 免荷:分为完全免荷和部分免荷,通过在需要免荷的部位对肢体进行支撑,减轻某关节的轴向负重。需要注意的是,在克服重力对骨关节产生负荷作用的同时,一定要避免肌力对骨关节的负荷作用,对骨关节免荷的同时必须限制该节段的运动。

4. 补高:对缩短下肢进行高度补偿,达到双下肢等长的效果,补高后的肢体负重应符合生物力学规律。

四、矫形器临床应用

这里以举例方式说明矫形器临床应用的典型作用:固定、保护、矫正、助动、负荷等。

(一)固定用矫形器

固定用矫形器是将肢体保持在固定位置上的矫形器,用于固定病变部位,促进消炎和骨折愈合。主要包括上肢及下肢的各类静态矫形器等。

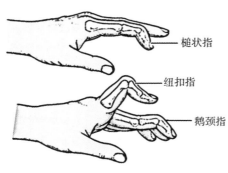

图 7-2-3　手指畸形

以手指静态矫形器为例说明固定用矫形器的应用。手指静态矫形器用于固定指间关节,使其保持屈曲或伸直。手指损伤后会造成手指畸形,包括纽扣指畸形、鹅颈指畸形和槌状指畸形(图 7-2-3),可通过手指静态矫形器对其进行矫正。

鹅颈指畸形表现为掌指关节(Metacarpophalangeal,MCP)屈曲,近端指间关节(Proximal interphalangeal,PIP)过伸,远端指间关节(Distal interphalangeal,DIP)屈曲,主要是由于手内肌挛缩、过度紧张、掌指关节屈曲挛缩、近端指间关节不稳定等因素造成。鹅颈指矫形器采用三点作用原理(图 7-2-4),将患指固定在近端指间关节轻度屈曲位、远端指间关节屈曲位,允许手指关节屈曲而限制其他伸展的运动。手静态矫形器也称手固定矫形器(图 7-2-5),将全部手指固定在一定的肢体位,适用于爪形手、偏瘫、烧伤瘢痕挛缩、福克曼缺血性痉挛(肢体严重缺血造成肌肉坏死或挛缩)等引起的手指、掌指关节、腕关节屈曲畸形等。

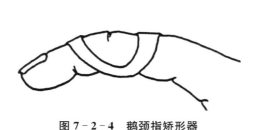

图 7-2-4　鹅颈指矫形器　　　　　图 7-2-5　手静态矫形器

(二)保护用矫形器

保护用矫形器用于保护肢体免受损伤或防止病变的软式矫形器。它可通过对病变肢体的保护来促使病变愈合,多用于对容易损伤的关节进行保护和缓解伤痛症状等。如各种颈托、弹性护膝、护肘、围腰等。

颈托安装在颈部，围住颈椎，帮助头部保持在双眼平视位置，松紧适中，不影响血液循环。软性颈托多由高密度海绵或聚氨酯泡沫材料外包棉布外套制成，两端用魔术贴调节松紧（图7-2-6）。

软性颈托只能限制中颈椎的运动，对颈椎后伸、侧屈、旋转运动的限制较小，可减轻头部重量加给颈椎的负担。适用于颈部软组织损伤、头部震颤症等轻度颈椎疾病者。

软性腰骶矫形器又称软性腰围是应用最广泛的一种脊柱矫形器。软性腰矫形器由软性材料（莱卡、弹力织物、帆布、皮革等）制成，内置与腰部曲线一致的钢条或压力垫以起到增强固定效果（图7-2-7）。

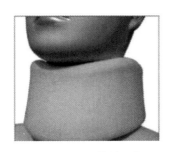

图7-2-6　软性颈托

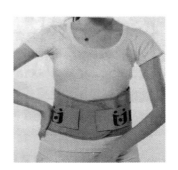

图7-2-7　软性腰骶矫形器

该矫形器对脊柱运动的控制能力主要取决于附加支撑条的数量、材质及位置。为了增加腹部压力，可以附加腹托，以减轻腰骶椎及周围肌肉的负荷。为防止腰围上移，可增加会阴带。为了增强软性腰围对腰骶椎活动的控制力，可以在腰围后侧附加一片热塑板材，也可以通过"三点力"作用矫正畸形消除疼痛。主要用于治疗因各种原因引起的腰痛症，其作用原理为：利用内加金属条增强的布带束紧，给骨和软组织施加一定的压力，提高腹腔压力，借以减轻脊椎及其周围肌肉的体重负担，并限制脊柱的运动，从而达到消除疼痛的目的。

（三）矫正用矫形器

矫正用矫形器用于矫正或预防肢体畸形的矫形器。它通过三点压力系统来矫正肢体的畸形。如各种脊柱侧弯矫形器、扁平足矫形器等。矫正用矫形器中比较典型是脊柱侧凸矫形器，它发展至今已出现多种不同的类型，主要包括密尔沃基矫形器、波士顿矫形器、大阪医大矫形器及色努矫形器。

密尔沃基矫形器（图7-2-8），适用于顶椎高于T6以上的侧凸，常用于胸弯及双弯的患者，对胸部（尤其是高位的胸椎）脊柱侧弯有较好的疗效。它的主要结构由模塑成型的骨盆围托，颈托部件（颈环、喉托、枕骨托），3条垂直金属条，数块腰椎垫、胸椎垫及其固定带等组成。该矫形器基本上要求全天穿戴（每天穿戴时间20～22h，余下的时间用于功能训练、运动及个人卫生等）。其最大缺点是，因颈部金属圈导致的舒适度下降、活动受限及自我形象不佳，使得矫形器治疗的顺应性降低；同时给大部分处于青春发育期的女性患者带来一定的心理障碍。

Boston式脊椎矫形系统由比尔·米勒和约翰·海尔1972年在美国波士顿市发明的,是一种腋下型脊柱侧弯矫形器(图7-2-9),多用于T10以下的轻度侧凸患者,对于高位侧凸畸形需在矫形器上方增加附件。矫形器用高分子热塑材料制作而成,并装配在患者身上。不需要像密尔沃矫形器一样需要多根金属支条来支撑。Boston矫形器采用预先制好的塑料标准件(有多个系列)组装而成,可根据患者的需要加压垫、支条、颈环等部件,其作用原理是在额状面上利用三点力系统进行矫正,利用压力垫减少水平面上的扭转,利用腹托减少腰椎前凸,提高腹腔内压以产生对脊椎的牵引力。

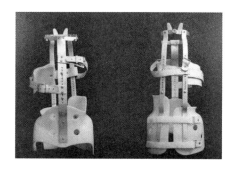

图7-2-8 密尔沃基矫形器

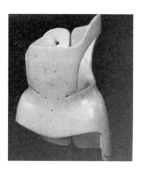

图7-2-9 Boston矫形器

色努矫形器由法国医生色努创造,又称为CTM矫形器,是目前在我国使用和最普及的一类矫形器(图7-2-10),适用于矫正侧弯顶椎T6以下Cobb角小于50°的特发性脊柱侧弯患者和其他脊柱侧弯患者的保守治疗。色努矫形器是用高温热塑板在阳模上整体热塑成形的,通过修型能获得较强的矫正力。其在波士顿式脊柱侧弯矫形器的基础上,增加了腋下向上的支撑力,并能通过躯干产生更大的抗旋转力。在穿戴中通过前面的窗口进行呼吸,起到调整胸廓、脊柱形状的主动矫正作用,能增加扩张容积,有助于改善呼吸功能。其作用与Boston矫形器一样,减少水平面上的扭转,并产生对脊柱的牵引力。

大阪医大式矫形器又称OMC式矫形器,它是在波士顿式脊柱侧弯矫形器基础上进行了改良,在胸椎主弯曲对面的腋下安装上高位胸椎垫,并利用搭扣带的牵引,提供矫正胸椎弯曲的上位矫正力量(图7-2-11)。OMC式矫形器的矫正作用的要点是以骨盆托为基础,确保对主弯曲以下部分的矫正,利用高位胸椎垫对胸椎的弯曲进行矫正和改善脊柱的平衡,适用于矫正侧弯顶椎在T8以下的脊柱侧弯患者。

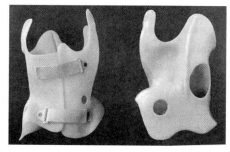

图7-2-10 色努矫形器

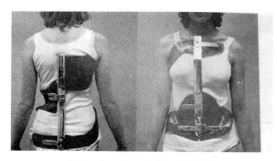

图7-2-11 OMC式矫形器

（四）免荷用矫形器

免荷用矫形器是为减轻下肢承载的负荷而使用的矫形器。常用的免荷用矫形器有髌韧带承重（PTB）矫形器和坐骨承重矫形器。

坐骨承重矫形器（图7-2-12）亦称免荷式膝踝足坐骨承重矫形器。此矫形器的主要作用是使步行中站立的体重通过坐骨传至矫形器，再传至地面，减轻髋关节、下肢的承重。其特点是大腿的上部设有类似大腿假肢的接受腔或坐骨圈。

其适应证有：① 骨折：坐骨结节以下的骨折，如胫腓骨上段、膝关节、股骨及髋关节部位的骨折与疾病，促进骨折愈合，辅助治疗骨折的延迟愈合、不愈合；② 脱位：坐骨结节以下的关节脱位，如髋关节、膝关节等处的脱位；③ 炎症：坐骨结节以下的炎症，如膝关节炎症等；④ 骨坏死：如股骨头无菌性缺血性坏死。治疗青少年的股骨头无菌性缺血性坏死时，应尽量做到全免荷，并注意保持髋关节处于外展、内旋位。

髌韧带承重矫形器（图7-2-13）亦称免荷式踝足矫形器，按制造材料分为金属条形与全塑料型，按免荷的程度不同，分为全免荷和不全免荷。免荷式踝足矫形器通过髌韧带承重达到免荷目的。

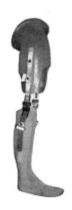

图7-2-12　免荷式膝踝足矫形器

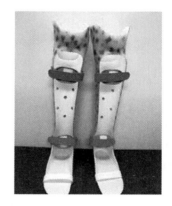

图7-2-13　免荷式膝踝足矫形器

（五）牵引用矫形器

牵引用矫形器是以牵引为目的而使用的矫形器。这种矫形器的治疗效果是通过牵引，缓解神经压迫症状，常用于颈椎和腰椎的牵引。如支条式颈椎矫形器、腰椎牵引带。

充气式颈托由可充气的气囊、充气泵组成。通过充气，对颈椎有一定牵引作用。适用于慢性的或者较轻的颈椎病、颈项肌肉韧带劳损等疾病（图7-2-14）。

金属支条式头颈椎矫形器（图7-2-15）由铝板或塑料板制成的下颌托、胸托、枕托和后背托及2条或4条可以调节长短的金属杆构成。各个连接杆的长度可以单独调节，便于得到理想的对线和所要求的牵引程度。

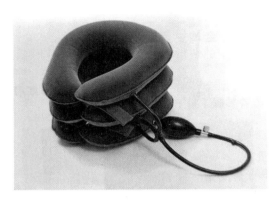

图 7‑2‑14　充气式颈托

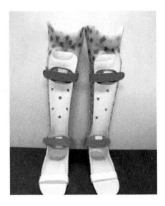

图 7‑2‑15　金属支条式头颈椎矫形器

该矫形器能够调节颈椎的屈曲伸展角度,限制颈椎的回旋与侧屈运动,减轻头部重量加给颈椎的负荷,以及牵引颈椎;对颈椎、胸椎的第1、2椎体有固定作用。适用于颈椎骨折、颈椎关节炎、椎体滑脱等疾病。

(六) 助动用矫形器

助力用矫形器是具有辅助肢体运动功能的矫形器,动力来源分为内动力和外动力,可以稳定已松弛的关节,代偿麻痹肌肉的部分功能。如手部的动态矫形器、夹持矫形器、带辅助的肘关节矫形器、下肢瘫行走支架、助力外骨骼等。

(1) 内动力助动矫形器

内动力助动矫形器是利用矫形器自身的储能元件进行助动的、无外动力的矫形,如由美国外科医生邦内尔设计的掌指关节(MCP)伸展辅助矫形器,利用橡皮筋的弹性,矫正掌指关节的伸展挛缩,适用于因尺神经、正中神经麻痹引起的手指内在肌麻痹(图 7‑2‑16)。

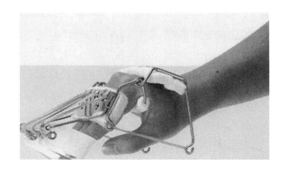

图 7‑2‑16　掌指关节伸展辅助矫形器

下肢截瘫行走支架可辅助截瘫患者行走,也是一类内动力助动用矫形器。下肢截瘫行走支架包括 RGO(Reciprocating Gait Orthosis)(图 7‑2‑17)、ARGO(Advanced Reciprocating Gait Orthosis)(图 7‑2‑18)、Walkabout 等。

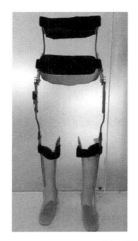

图 7-2-17 RGO 矫形器

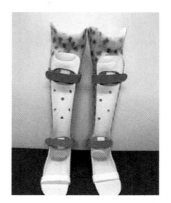

图 7-2-18 ARGO 矫形器

RGO 由一对髋关节、一条与髋关节相连接的导索或一组摇杆机构作为核心部分,另外还有与之相接的上躯干部分和下肢矫形器部分。髋关节的上下支条分别将躯干部分和大腿矫形器连接成一体,形成稳定体。躯干部分由两侧髋关节支条、前后固定躯干的绑带以及骨盆臀围组成。下肢矫形器由不带双腿内侧支条的膝铰链与包裹膝关节内髁、聚丙烯塑料制作的踝足矫形器连接组成。RGO 产品工作时,与行走矫形器的髋关节紧紧连接的导索或摇杆使一侧髋关节做过伸运动时,通过导索移动或摇杆的摆动使另一侧髋关节进行髋屈曲运动,从而达到带动下肢向前移动的目的。在患者使用时可通过躯干肌作用使人体重心向左、右两侧及向前交替移动。或通过主动躯干骨盆后伸运动带动矫形器下肢部分,实现主动向前步行,即可实现截瘫患者的功能性步行。RGO 适用于全瘫、不全瘫、转移性骨髓炎、肌源性或神经性疾病以及下腰部、骨盆和下肢需支撑的患者,但要求脊柱有较好的稳定性、关节活动度正常(挛缩在 10°以内)并有较强的上肢肌力。

ARGO 的工作原理与 RGO 相同,但由于增加了髋膝关节联动装置,患者在进行站位向坐位转换时,只需将髋关节解锁,并向前屈髋,膝关节锁就会自动解锁,实现髋膝关节联动,在助伸装置的作用下患者会感受到缓慢并非常自然的体位转换过程,同时在坐位状态下膝关节会自动锁定,确保坐姿稳定及安全。在由坐位到站立位转换时,也只需患者向前屈髋,髋膝关节联动装置会自动将膝关节解锁,在助伸装置的作用下患者可轻松站起,此时膝关节锁可自动锁定,确保膝关节站立可靠。由于 ARGO 增加了助伸装置,患者在实际使用行走矫形器过程中,感觉站立和行走时稳定性更好,近年来经临床验证,使用 ARGO 行走矫形器,其功能效果良好,氧耗及能耗明显降低,并已广泛应用于临床全性脊髓损伤患者。

(2)外动力助动矫形器

外动力助动矫形器又称为助力外骨骼,是指一种直接与人体下肢交互,以增强或协助身体活动的一种可穿戴机器人设备。助力外骨骼按照驱动方式可分为主动式和被动式两种类型。主动式外骨骼依靠便携式电源和执行器将电动、气动或液压驱动能量转换成机械能以获得其支撑结构的运动,也称为动力外骨骼。主动式外骨骼助力效果明显,在市场上应用广泛,主动助力外骨骼依靠电机、液压装置等提供动力,辅助患者肢体运动。被动外骨骼则利用人体运动对弹性元件储能,从而辅助肢体运动。助力外骨骼实质上是一种典型的具有助动或运动代偿功能的动力矫形器,这里对动力上肢和下肢外骨骼分别举例说明。

上肢动力外骨骼是对人体上肢进行助力的动力矫形器,可以帮助上肢机能不足或者严重衰退的患者进行上肢运动。穿戴者在运动过程中细微运动所产生的信号可以作为自适应人机交互的运动意图输入,经计算分析控制上肢助力外骨骼末端的精确运动,也可由上肢助力外骨骼直接带动患者上肢运动。上肢助力外骨骼一般可分为腕手助力外骨骼、肘腕手助力外骨骼和肩肘腕手助力外骨骼,自由度从1～甚至更大。例如 Myomo 公司开发的肌电式外骨骼 MyoPro 能通过传感器检测肌电信号,经算法判读后可启动电机来移动佩戴者的手臂,它可以辅助实现穿戴者肘关节屈曲和伸展以及手指抓握等动作(图 7－2－19)。

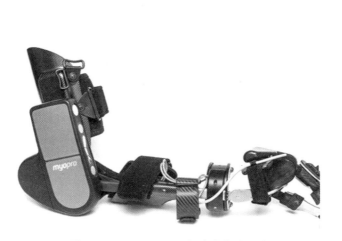
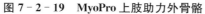
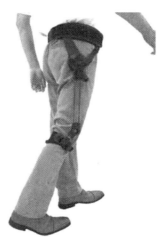

图 7－2－19　MyoPro 上肢助力外骨骼　　　图 7－2－20　下肢助力外骨骼

被动式下肢助力外骨骼利用下肢关节在运动过程中存在着做正功和负功的特点,使用弹性元件在下肢关节做负功时存储能量,并在做正功时释放,从而达到助力的效果。由于被动下肢外骨骼不需要外部能源驱动,利用人体自身能量减少行走代谢,目前正越来越受到重视。如图 7－2－20 为被动助力外骨骼"爱来奇",它根据"被动步行"原理将人髋部和膝盖当作轴点,借助自然重力完成超高效、和谐的辅助。穿戴者一侧腿着地,另一侧腿跨步身体前倾时,被动助力外骨骼髋关节处的储能装置受迫储能,当腿摆出时,储能弹簧释放能量产生扭矩帮助腿自然摆动产生助力。它适用于单腿或双腿虚弱、步行时摆动腿部时有困难、上楼梯抬腿困难及步态不自然、步行时不稳定的患者。

第三节　物理因子治疗设备

一、物理因子治疗设备基本概念

物理因子治疗又称理疗,因此物理因子治疗设备也称为理疗设备或理疗仪。理疗设备是将物理因子作用于人体,使病变组织产生好转的设备。常见的物理因子包括电、声、光、磁、热、冷、水、压力等等。与药物治疗相比,物理治疗安全、环保、价格低廉,已广泛应用于各大医院的综合康复治疗中。物理因子治疗设备是现代医院康复医学科的重要康复治疗设备,属于本书第一章定义的医用类康复器械。

应用物理因子治疗设备治疗疾病具有经济、安全、可靠、简单,疗效确切,长期使用无明显的毒副作用等特点,在软组织损伤的临床治疗中被广泛应用。各种物理因子疗法有其特殊的治疗作用、适应证及禁忌证,合理运用不同治疗方法,取长补短,可以取得更好的疗效又可降低不良反应。

物理因子对各系统、器官、组织的功能和代谢影响的基本作用规律:大剂量有抑制作用,小剂量则有调节作用或加强作用;针对疾病的不同性质及病情的不同阶段,应该采用不同的物理因子及不同剂量的物理因子治疗;个体的差异,可以采用同病异治或异病同治的方法,物理因子作用于不同的组织、器官时,所用的剂量也是有差别的;各种物理因子疗法的作用机制不同,因此选择使用的剂量也不同,这是确定剂量的基本依据。

物理因子治疗设备的发展趋势具有以下特点:① 应用人工物理因子治疗设备方兴未艾;② 更加重视物理预防和物理治疗相结合;③ 对各种疾病普遍实行科学的综合治疗;④ 心理及营养治疗与物理治疗结合使用;⑤ 实行分阶段分层次的连续性物理治疗;⑥ 理疗与临床预防基础医学等联系密切;⑦ 物理因子的共性和特性研究日趋广泛。

二、物理因子治疗设备分类

物理因子疗法一般按其应用的物理因子进行分类,如表 7-3-1。

表 7-3-1　物理因子疗法分类

物理因子		物理因子疗法类型
电	低频电疗法 <1 000 Hz	静电疗法、直流电疗法、离子导入疗法、感应电疗法、间动电疗法、电兴奋疗法等
	中频电疗法 1~100 kHz	等幅正弦中频电疗法、调制中频电疗法、脉冲中频电疗法、干扰电疗法、音乐电疗法、波动电疗法等
	高频或超高频电疗法 >100 kHz	中波透热疗法、短波透热疗法、超短波疗法、微波疗法

物理因子	物理因子疗法类型
光	红外线疗法(760 nm～40 μm) 可见光疗法,包括红光、蓝光、蓝紫光疗法 紫外线疗法,通常又分为短波紫外线和长波紫外线 激光疗法,常用的有 He-Ne 激光、CO_2 激光、氩离子及氮分子激光
声	超声波疗法、超声雾化吸入疗法、超声药物透入疗法
磁	静磁场疗法、脉动磁场疗法、低频交变磁场疗法、高频交变磁场疗法、磁处理水疗法
热	石蜡疗法、泥疗法、温热包敷疗法、热气流疗法等
冷	低温疗法、超低温疗法、冷冻疗法
水	水中运动、浸浴、淋浴、涡流气泡浴等
力	牵引、压力疗法等
其他	中医疗法(针刺、艾灸、熏蒸等)、生物反馈疗法等

(一) 电疗设备

电疗设备是利用电疗法对人体进行康复治疗的一类设备。电疗法是将一定电压和频率的脉冲电信号,通过电极与人体相连,由于人体组织的很多组成部分都存在一定的电特性,所以当受到电刺激时,人体的肌肉、神经和体液、血液都会产生一定程度的理化反应。直流电疗法是应用最早的电疗法之一。家用一般使用低频电疗仪和中频电疗仪。

1. 直流电疗设备

直流电疗设备利用直流电疗法对人体进行康复治疗的一类设备。直流电疗法使用低电压的平稳直流通过人体一定部位治疗疾病,是直流电离子导入疗法和低频电疗法的基础。

直流电对神经系统和骨骼肌有明显的影响,主要包括以下几点:

(1)直流电对中枢神经系统的兴奋和抑制过程有调整作用,即在兴奋与抑制过程失调情况下,直流电有使之正常化的作用。因此,直流电常用以治疗神经官能症和外伤、炎症等引起的大脑皮质功能紊乱的症状。

(2)直流电可改变周围神经的兴奋性,并且有改善组织营养,促进神经纤维再生和消除炎症等作用,因此,直流电常用以治疗神经炎、神经痛和神经损伤。

(3)直流电刺激皮肤或黏膜的感觉神经末梢感受器,能反射性地影响植物神经的功能,从而影响内脏器官和血管的舒缩功能,例如,直流电领区治疗,可通过颈交感神经调节颅内、头颈部和上肢的血液循环和组织营养;

(4)断续直流电刺激神经干或骨骼肌时,在直流电通断瞬间引起神经肌肉的兴奋而出现肌肉收缩反应,断续直流电可用以治疗神经传导功能失常和防治肌肉萎缩。

(5)直流电可使前庭神经、味觉、视觉等特殊感觉产生兴奋作用而引起相应的反应。

(6)直流电阴极有促进伤口肉芽生长,软化瘢痕,松解粘连和促进消散等作用,而阳极有减少渗出的作用。微弱直流电阴极促进骨再生修复,阳极有改善冠状动脉血液循环的作用。

直流电疗法中的电极包括金属电极板和衬垫。电极板多采用薄铅片,厚度为 0.25～0.5 mm,形状大小依治疗部位而定;铅片可塑性好,化学性能稳定;衬垫用无染色的吸水性好的棉织品制成,一般用白绒布叠成。治疗时衬垫用温水浸湿,贴在皮肤上,铅片放在衬垫上,用导线同直流电疗机连接。在治疗中,电极的放置方法有两种:对置法,一个电极置于身体的一侧,另一个电极置于身体的对侧,适用于局部和病变部位较深的疾病的治疗;并置法,两个电极置于患者身体的同一侧,适用于治疗周围神经、血管病变等。

现代理疗设备中要获得直流输出,一般都取自交流电源,通过变压整流这样一个交流变直流的过程,最后获得比较平稳的直流(图 7 - 3 - 1)。

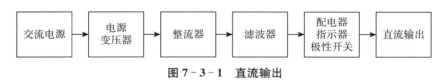

图 7 - 3 - 1 直流输出

2. 直流电药物离子导入法

直流电药物离子导入设备通过直流电将药物离子导入人体以达到治疗疾病目的的设备。直流电药物离子导入法是直流电疗法的一种特殊方式,其基本原理是利用正负电极在人体外形成一个直流电场,在直流电场中加入带阴阳离子的药物,根据直流电场内电荷"同性相斥,异性相吸"的原理,药物中的阳离子从阳极、阴离子从阴极进入体内。

药物离子主要经过皮肤汗腺管口和毛孔进入皮内,或经过黏膜上皮细胞间隙进入黏膜组织。汗腺导管内径 15～80 μm,所以蛋白质(1～100 μm)等大分子物质的离子也能经过汗孔导入体内。直流电直接导入的离子主要堆积在表皮层内形成"离子堆",一些离子直接作用于局部器官,一些离子被血液和淋巴液带到全身。进入血液循环后,有的药物选择性地停留在有亲和力的器官内,如碘主要停留在甲状腺,磷蓄积在中枢神经系统和骨骼中等。

药物离子导入的数量与很多因素有关。在一定范围内,溶液浓度越大,导入数量增多;通电时间越长导入量越多;大的电流强度导入的药物较多。不同部位导入的数量也有差别,以躯干导入最多,上肢次之,小腿最少。一般情况下,导入的药物占衬垫中药物总量的 2%～10%,所以总的来说,导入体内的药量是很少的。通常,金属、生物碱等带正电的离子从阳极导入,非金属、酸根等带负电的离子从阴极导入。

直流电药物离子导入法有镇痛、镇静、减轻肌肉萎缩、消肿、消炎、改善循环的作用,可用于治疗骨质增生病、椎间盘突出、脑卒中后偏瘫、肩手综合征、慢性肾功能衰竭、不孕症、盆腔炎、视网膜玻璃体出血、慢性鼻炎、慢性咽炎等疾病。

直流电药物离子导入法的仪器和直流电疗机相同。

3. 低频电疗设备

通常医学上把频率 1000 Hz 以下的脉冲电流称作低频电流,或低频脉冲电流。应用低频脉冲电流来治疗疾病的设备称为低频电疗设备。

低频电流是一种物理能，它作用于治疗部位时，引起体内电子和离子发生变化，主要是在神经末梢产生理化反应，从而引起局部生理效应。这种生理效应可激活脊髓突触前抑制，阻滞上行传导，激活下行痛觉抑制系统，引起内非肽以及其他一些血管性肽增加，从而起到镇痛、消炎、促进局部血液循环等作用；低频脉冲电流的动力作用还可以直接刺激神经细胞，达到锻炼、恢复功能的作用。低频电疗法的特点为：无明显的电解作用，特别是频率大于 100 Hz 的低频电流；对感觉、运动神经都有强的刺激作用；有止痛但无明显的热作用。

低频电疗法可分为感应电疗法、间动电疗法、经皮神经电刺激疗法（图 7-3-2）、神经肌肉电刺激疗法、功能性电刺激疗法（图 7-3-3）等多种类别。其中功能性电刺激疗法通过激活失去神经控制的肌肉群，达到改善或者恢复被刺激肌肉或肌群功能，在帮助患者提高日常生活活动能力方面具有良好的效果。功能性电刺激在刺激神经肌肉的同时，也刺激传入神经，加上不断重复的运动模式信息，传入中枢神经系统，在皮层形成兴奋痕迹，逐渐恢复原有的运动功能。

近年来，市场上出现了许多的低频治疗仪，以治疗疼痛为主，有些还能输出各种模拟人手的按摩手法，强度可调，而且有多种模式。

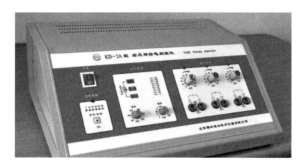
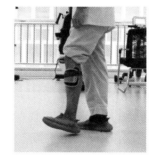

图 7-3-2　经皮神经电刺激仪　　图 7-3-3　运用功能性电刺激进行下肢康复训练

脉冲波形的产生和控制是一台低频脉冲治疗机的核心。从输出波形上说，有弧形波、尖形波、矩形波、三角波、指数曲线、梯形波。输出波形的形式不仅仅是单一的波形输出，更重要的是以波组或波群的形式输出。从幅度上看，有等幅波输出，更有依照各种变化规律的不等幅波输出，如起伏波、间升波、各种低频脉冲信号的调幅波；从频率上看，有单一频率的密波或疏波，更有多种脉冲频率的疏密波、断续波等。图 7-3-4 是一种多波形发生电路的原理。振荡器输出一系列对单稳态触发器的触发脉冲，其频率在一定范围内可供选择和调节，这将改变输出的矩形波、梯形波或三角波的周期或频率。单稳态触发器是一个矩形波发生器，当负触发脉冲到来时，电路从初始稳定状态翻转到暂稳状态，负脉冲过去以后，由于电路内部的原因，电路又从暂稳状态回复到稳定状态，从而输出一个矩形波。显然，电路处在暂稳状态的时间就是输出波形的脉冲宽度，这一时间应在一定范围内可供选择和调节。斜度调节电路一般是根据电容器的充放电原理，通过分别改变充、放电时间常数而达到改变输入矩形波前、后沿的倾斜度的目的,选择不同的充放电时间常数,可以使输入的矩形波改变为梯形波或三角波输出。波形选择开关 K 可以选择三种基本波形:矩形、梯形或三角波。幅度调制器可以分别对这三种基本波形进行幅度调制,也可以不经过幅度调制器,直接将上述三种基本波形进行放大输出。调幅信号一般采用锯齿波,使调幅波成为起伏波输出。改变锯齿波的频率就可相应改变起伏波的频率,改变调制深度就可相应改变起伏波的幅度大小。放大器的作用是将微弱的脉冲信号放大到实用的强度,然后输出到患部,在输出端接有输出指示电路。

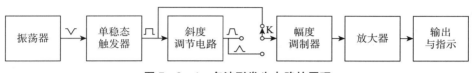

图 7 - 3 - 4　多波形发生电路的原理

4. 中频电疗设备

应用频率 1~100 kHz 的脉冲电流治疗疾病的方法,称为中频电疗法。中频电疗设备是最常见的治疗设备之一,对改善疼痛和调节神经功能具有一定的疗效。

中频电疗设备采用的是由低频调制的中频电流,这样既保留了低频电的特点,又发挥了中频电的特点,并且由于其波形、波幅、频率和调制度不断变化,人体不易产生适应性。患者在治疗过程中,会有推、拿、按、挤压、拔、敲、滚动、震颤等多种感觉。

物理疗法中,应用的中频电以正弦电流为主,在中频范围内,电流的每一周期已小于 1 ms。单个周期的电流已不能引起一次神经肌肉的兴奋,必须综合多个电流周期的联合刺激作用,才能引起一次强烈的肌肉收缩,这称之为中频电刺激的综合效应。当频率进一步上升超过 100 kHz,电流周期已短于神经肌肉的绝对反应期,虽然还有一定的刺激作用,但已不能引起真正可以传播的兴奋,因此将 100 kHz 定为中频的上限。由于中频电流没有正极和负极之分,人体组织内的离子只是在电流的每个周期的正半周与负半周内做往返移动,并不能移动到电极下,因而不产生电解反应。

中频电子治疗机可分为音频电疗机、干扰电疗机和调制中频电疗机三大类。

（1）音频电疗机

又称为等幅中频正弦电疗机,其频率范围一般为 1~5 kHz,常采用 2 kHz。因其所用的频率在音频范围内,所以称为音频疗法。音频电疗的主要作用是止痛、促进血液循环软化瘢痕、松解粘连。常用于治疗瘢痕增生瘢痕粘连扭伤、肌肉劳损、带状疱疹、坐骨神经痛、三叉神经痛等。

不同的音频治疗机,除 RC 振荡器可能不同外,其他部分基本上大同小异。而 RC振荡器一般根据选频电路的不同可采取三种形式:以 RC 相移电路作选频电路的叫RC 相移振荡器;以文氏电桥作选频电路的叫文氏振荡器;以双 T 型电路作选频电路的叫双 T 型电路振荡器。

下面以一种典型音频治疗机为例介绍其工作原理,如图 7 - 3 - 5 所示。本机由 RC振荡器、电压放大器、功率放大器、电流负反馈网络、输出和电源等部分组成。

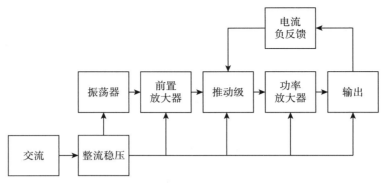

图 7 - 3 - 5　音频电疗机工作原理

① 振荡器:由晶体管和文氏电桥构成了一个典型的电压负反馈振荡器。

② 前置放大器:由两个三极管组成的串接放大器充当。对交流输入信号,采用双端输入、推挽放大的工作方式。前置放大器有一个重要的特点即输入阻抗很大,而输出阻抗很小,对振荡级和推动级之间起了很好的缓冲和桥梁的作用。

③ 推动级:由于输入信号比较大,工作点要选得高一些,为后级功率放大提供足够的推动电压和电流。为了使本级工作稳定,并减少非线性失真,输出电流稳定,设置了电流负反馈。

④ 功率放大器:由输入变压器的次级输入两个大小相等、方向相反的正弦交流信号,经功率放大器分别放大正弦交流电的正半周和负半周,在输出变压器的初级就得到了完整的放大了的正弦波输出。由于放大器工作在乙类(直流偏置电压为零),所以必然产生交越失真(这是晶体管的死区电压造成的),使输出波形不是很理想的正弦波。

⑤ 电流指示:本仪器电流指示仅供医生和患者参考,其要求精度不高。采用一般的桥式整流电路。

⑥ 电源电路:交流 220 V 电源经电源变压器降压,由四个硅管构成桥式整流,再经滤波、稳压后,输出稳定直流电压供给各级电路工作。

(2) 干扰电疗机

干扰电疗机又称为差频电疗机,利用 4 个电极将频率相差 0～100 Hz、幅度恒定的两组中频正弦电流交叉地输入人体,在交叉处两种频率不同的电流发生干扰,形成干扰场。在干扰场中按照"差拍原理"产生由两组中频电流的差频(0～100 Hz)所调制的中频脉冲电流。这种中频脉冲电流不是体外输入的,而是体内产生的,这种"内生"的电流是干扰电疗法最突出的特点。内生的低频调制中频电流可以同时发挥低频电与中频电的双重治疗作用。

由理论推算可知,产生干扰电流的局部所得的刺激效应要大于单个电极下局部的作用。为此,临床应用干扰电流时,要求两路电流在病灶处交叉。干扰电疗的主要作用是止痛、改善周围血液循环、促进水肿吸收。同时,它对运动神经、肌肉及平滑肌均有较强的刺激作用,常用于治疗神经痛、神经炎、挫伤、肌肉劳损、血肿、胃下垂、废用性萎缩等。干扰电疗法分为静态干扰电疗法、动态干扰电疗法和立体干扰电疗法三种。

（3）调制中频电疗机

低频电流调制中频电流产生调制中频电,利用调制中频电进行的电疗法兼有低、中频两种电疗法的特点。调制中频电疗机中的低频调制波频率多为 $1\sim150\ Hz$ 的低频电流,波形有正弦波、方波、三角波、梯形波等;中频载波频率多为 $2\sim8\ kHz$ 的中频电流,电流的波形、幅度、频率、调制方式不断变化。中频电流因调制方式的不同分为四种波形:连调,断调,间调和变调。电脑中频电疗机由于采用了微处理器控制波形的产生,它可输出各种中频电流。除此以外,它还能存贮针对不同疾病的处方及治疗方案。调制中频电疗法的主要作用是止痛、改善局部血液循环、促进淋巴回流、提高神经肌肉的兴奋性和提高内脏平滑肌的活力和张力,常用于治疗神经炎、神经痛、胃肠张力低下、创伤后遗症、末梢循环障碍、肌肉麻痹等。

5. 高频电疗设备

应用频率为 $100\ kHz\sim300\ GHz$,波长为 $3\ 000\ m\sim1\ mm$ 的高频电流或其所形成的电场、磁场或电磁场治疗疾病的设备称为高频电疗设备。高频电流与直流电流、低频电流对机体的作用有很大的区别。当高频电流施加于人体时,由于电流的频率高、方向变化快,使人体体液中的离子不会发生显著的位移,离子浓度的变化很小,只能在平衡位置附近来回振动,因摩擦而生热,所以高频电疗主要作用就是产生热效应。

医用高频电按照波长、频率分为长波、中波、短波、超短波、微波 5 个波段。高频电与低、中频电对人体的作用见表 $7-3-2$。

表 $7-3-2$　高频电与低、中频电对人体的作用比较

	低频电	中频电	高频电
电流频率	$<1\ kHz$	$1\sim100\ kHz$	$>100\ kHz$
人体组织电阻率	高	中	低
治疗方式	电极接触皮肤,电极下用厚衬垫以电流作用于人体	电极接触皮肤,电极下用薄衬垫以电流作用于人体	长波、中波电极接触皮肤,短波、微波电极可不接触皮肤,以电容场、电磁场、辐射场作用于人体
极性	有	无,交流	无,交流
电解作用	较直流电弱,不明显	无	无
对皮肤的刺激	明显	不明显	无,但过热会引起皮肤灼伤
作用机制	电解质电离为离子,向异名极移动	离子在正负半周内做相反方向的移动	电解质产生传导电流,欧姆损耗;电解质产生位移电流,介质损耗;极高频振荡产生谐振作用
作用深度	表浅,达到皮下	较深,可达到皮下及浅层肌肉	共鸣火花、毫米波只达表层,短波、分米波、厘米波可达肌肉,超短波深达肌肉与骨
对神经肌肉作用	每一次周期可引起一次兴奋	中和多个周期作用才能引起一次兴奋	降低神经兴奋剂,缓解肌肉痉挛

	低频电	中频电	高频电
温热效应	无	无	短波、超短波、分米波、厘米波中等剂量时产生温热效应,小剂量及脉冲波治疗时产生非热效应,毫米波只产生非热效应

高频电作用于人体主要产生两种效应。即温热效应和非热效应(热外效应),其中以温热效应为主。由于高频电流通过机体时,体内的各种组织可产生不同程度的热效应的机制有两个方面:一是高频电作用下,组织内产生传导电流的欧姆损耗产生热;二是高频电作用下,组织内产生位移电流的介质损耗产生热。因此,该疗法又称为透热疗法。

高频电的温热效应特点为"内源"热,即为组织吸收电能后转变的"内生"热,而不是体外热辐射的加热。热作用较深,可达体内深部组织,其深度依高频电的频率而别;热作用较均匀,包括皮肤、深部组织及体内脏器;热作用的选择性分布:高频电疗依不同的波长频率有不同的治疗方法,热效应也不同,如短波感电法,在浅层肌肉产热最多,电场法在皮下脂肪产热多,超短波电场法在各种组织中产热比较均匀,微波辐射在富含水分的组织中产热多。小剂量的高频电可使局部血管扩张,血流加速,血液循环改善,加速组织生长修复;中小剂量的高频电温热作用可促进炎症的消散;中等剂量的高频电温热作用对各种神经痛、肌肉痉挛性疼痛、因肿胀引起的张力性疼痛、缺血性疼痛、炎症疼痛均有较好的止痛效果;大剂量的高频电所产生的高热有治疗癌症的作用。表7-3-3是其中五种高频电疗法主要的特点与作用。

表7-3-3　五种高频电疗法主要特点与作用的比较

分类	短波疗法	超短波疗法	微波疗法		
			分米波疗法	厘米波疗法	毫米波疗法
频率(MHz)	3～30	30～300	300～3 000	3 000～30 000	3 000～300 000
医用波长(m)	22.12	7.37	0.69	0.1224	0.008
医用频率(Hz)	13.56	40.68	433.92	2450	37 500
波形	等幅正弦连续波	等幅正弦连续波	等幅正弦连续波	等幅正弦连续波	等幅正弦连续波
输出元件	电缆	电容电极	辐射器	辐射器	辐射器
治疗是否接触皮肤	不接触	不接触	可不接触	可不接触	几乎接触
作用方式	高频交变磁场感应	超高频电容场	特高频电磁波辐射	特高频电磁波辐射	极高频电磁波辐射
作用原理	涡电流,欧姆损耗	位移电流介质损耗为主	特高频振荡	特高频振荡	极高频振荡,谐振

续表

分类	短波疗法	超短波疗法	微波疗法		
			分米波疗法	厘米波疗法	毫米波疗法
作用方向	作用于一个侧面或环绕一个肢体	并置法（作用于一个侧面）	对置法（横贯人体于作用于一个侧面）	作用于一个侧面	作用于一个侧面
作用深度	稍深,可达皮下与浅层肌肉	较深,可达肌肉、内脏、骨	较深,7～9 cm	较表浅,3～5 cm,可达皮下与浅层肌肉	极表浅,<1 mm,只达表层

（二）磁疗设备

磁疗设备是一种利用磁场作用于人体局部或全身,以达到治疗疾病目的的设备。磁场作用于人体,可影响体内电流分布、荷电微粒的运动、膜系统的通透性和生物高分子的磁矩取向等,使组织细胞的生理、生化过程改变,产生消肿、镇痛、镇静、促进血液循环及淋巴循环、提高骨密度等作用。

磁疗止痛作用的机制可能是由于磁场降低了末梢神经的兴奋性,加速了炎症渗出物的消散,消除了对神经末梢的机械压迫所致。磁场对神经中枢的镇静作用主要为增强抑制过程、改善睡眠状态、延长睡眠时间。磁场的消肿作用与其影响血管通透性和胶体渗透压有明显关系。磁场可改善骨折部位的血液循环改善局部营养和氧供,有利于骨组织细胞的新生,从而有利于骨折的愈合。

经颅磁刺激(图7-3-6)是使用脉冲磁场影响脑的电活动的方法。它是利用一种放置在头皮的通电线圈,产生短暂的穿透颅骨的强磁场作用于大脑皮层,产生感应电流改变皮层神经细胞的动作电位,从而影响脑内代谢和神经电活动,促进脑功能完善的生物刺激。

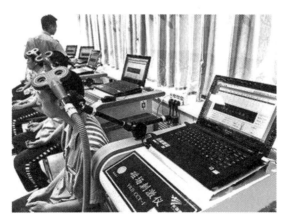

图7-3-6 患者正在接受经颅磁刺激治疗

(三) 超声波设备

利用每秒振动频率在 20 kHz 以上的声波作用于人体,以达到治疗目的的一种设备称为超声波设备,一般常用声波频率为 800～1 000 kHz。

具有压电效应性质的晶体受到压缩或拉伸时,在其受力面上就会产生数量相等的正负电荷,这种物理效应称为压电效应。压电效应是医用超声波发生器主要的工作原理,发生器中有一石英薄片,在相应频率的高频电场作用下,晶体薄片能迅速准确地随着交变电场频率而周期性地收缩与膨胀,使空气不断高速震动而造成交替稀疏和紧缩的弹性压力波向周围介质传播。

对于超声波的生物学作用机制,一般认为有三个基本的作用因素:具有物理学特性的超声机械作用;在机械作用的基础上产生分布特殊的"内生热",即温热作用;由超声机械作用、温热作用促发的物理化学作用。超声波在这三个因素的有机联系和相互作用的基础上,通过复杂的神经-体液调节途径来治疗疾病。

超声治疗与其他物理因子或化学治疗技术相结合,共同作用于机体以治疗疾病,从而达到比单一治疗更好的疗效,这种联合方法称为超声综合治疗法。它包括超声雾化吸入法、超声间动电疗法、超声药物透露疗法,其他还有应用超声波破坏性作用的大剂量治疗法。

超声波治疗设备一般由两部分构成:主机(高频振荡发生器)和声头(超声换能器)(图 7 - 3 - 7)。主机主要包括电源电路、高频振荡电路、调制器和定时器。电源电路提供电功率和电压,高频振荡电路产生振荡电压,使声头晶体产生机械振动。调制器用以调节电压幅度选择输出方式,定时器用以调节治疗时间。治疗时,用耦合剂(又称接触剂,是一种有利于超声能力通过的液体)填塞声头与皮肤之间的空隙,防止因有空气而产生的界面反射。

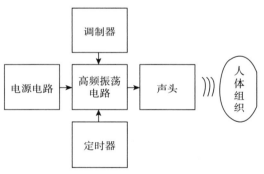

图 7 - 3 - 7　超声波治疗设备基本原理

(四) 传导热疗设备

传导热疗设备是利用加热的各种热源为介质,直接接触人体将热传递至体内以治疗疾病的设备。一般认为,40～45℃是取得治疗效果的最佳温度。

石蜡疗法是一种典型的传导热疗法。石蜡疗法利用加热熔解的石蜡作为传导热的介质,敷于局部将热能传导至机体以治疗疾病的方法。石蜡在常温下为保色半透明固体,熔点为 52～54℃,因其热容量大、导热性小、保温性强,具有可塑性、黏稠性、延展性和润滑性的特点。石蜡在溶解过程中吸收了大量的热量,而释放的过程非常缓慢,随着热能的放散,石蜡逐渐变硬,其体积可缩小 10%～20%,这些特性奠定了石蜡在医学中的应用基础。

石蜡疗法的温热作用可使局部皮肤毛细血管扩张,血液加快,局部组织新陈代谢活跃,血管通透性增强,有利于组织代谢产物的排除和对营养物质的吸收。石蜡在冷却过程中呈现一种机械压,能防止组织内淋巴液和血液的渗出,减轻组织水肿,对消散吸收炎性浸润及止痛作用良好,可以抑制炎症的发展,同时可使痉挛的肌肉得到放松,具有解痉作用。此外,石蜡的温热作用还有刺激上皮组织生长,促进表浅溃疡和创面愈合的效果。表7-3-4是传导热、辐射热、高频热疗法作用于人体的比较。

表7-3-4　传导热、辐射热、高频热疗法作用于人体的比较

	传导热	辐射热	高频热
定义	热源接触人体皮肤而传热	热源直接向空间辐射发射	高频电作用于人体引起位移电流
热源	加热的蜡、泥和热敷	红外线灯、白炽灯	高频电的电极、电缆或辐射器
热稳定度	逐渐下降、不易控制	强度、温度可以调节	作用稳定、强度可调
作用深度	表皮	表皮及皮下	深部肌肉与骨
非热效应	无	无	频率越高越明显
化学作用	有	无	无
机械压迫作用	蜡疗	无	无
人体耐受度	耐受	易于耐受	易于耐受
适应证	慢性疾病	慢性疾病	急性、亚急性
人体防护	皮肤破损处	保护眼睛	微波治疗时需保护眼睛和睾丸

(五) 光疗设备

光疗设备即利用各种光线的辐射能作用于人体来达到治疗疾病目的的一种物理治疗设备。光疗常用的物理因子,包括红外线、可见光、紫外线及激光。

(一) 红外线疗法

红外线治疗作用的基础是温热效应。红外线的波长是760 nm～40 μm,光量子能量低,无光化学效应。医用短波红外线(760 nm～1.5 μm)穿透力较强,可穿透至皮下1～10 mm的深度,医用长波红外线(1.5～40 μm),穿透力弱,可穿透皮下0.05～1 mm的深度。在红外线照射下,组织温度升高,毛细血管扩张,血流加快,物质代谢增强,组织细胞活力及再生能力提高。红外线治疗慢性炎症时,可以改善血液循环,增加细胞的吞噬功能,消除肿胀,促进炎症消散。红外线可降低神经系统的兴奋性,有镇痛、解除横纹肌和平滑肌痉挛以及促进神经功能恢复等作用。在治疗慢性感染性伤口和慢性溃疡时,可改善组织营养,消除肉芽水肿,促进肉芽生长,加快伤口愈合。红外线照射有减少烧伤创面渗出的作用。红外线还经常用于治疗扭挫伤,促进组织肿胀和血肿消散以及减轻术后粘连,促进瘢痕软化,减轻瘢痕挛缩等。

红外线治疗机的结构比较简单,主要由发光元件、开关等组成电路部分。基本上和一盏电灯线路相同,为了使输出红外线强度能得到调节,有的机器在电路内串入可调的电感或电阻器。在医疗中广泛应用各种不同功率的白炽灯泡作为红外光源。灯泡内的钨丝通电后温度可达 2 000～3 000℃,主要发射近红外光和少量可见光。适用于肩部、手部或足部的照射(图 7 - 3 - 8)。

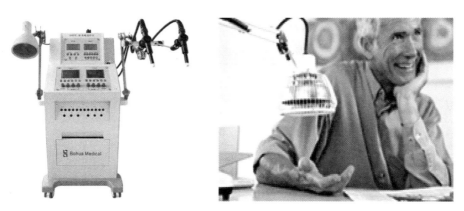

图 7 - 3 - 8　左图为一种红外线温热仪,右图是患者在接受红外治疗

(二) 可见光疗法

可见光在光谱中位于红外线与紫外线之间,波长 400～760 nm,为人眼可以看到的光线,辐射人体组织后主要产生温热作用和光化学作用。可见光对人的影响主要是通过视觉感受器,对人的神经系统影响较大。可见光能加强高级活动的兴奋过程,对大脑皮质细胞的兴奋性与工作能力有明显的刺激作用。红光疗法和蓝紫光疗法是两种主要的临床应用。红光疗法是应用波长在 640～760 nm 的红色光线对人体进行治疗的方法,用于增强神经系统的兴奋性。蓝紫光疗法是应用波长在 420～460 nm 的蓝紫光对人体进行治疗的方法,主要用于新生儿高胆红素血症的治疗。

最常见的人工可见光源是白炽灯,如果加不同颜色的滤板便可以获得各色的可见光。

(三) 紫外线疗法

紫外线在光谱中位于紫光之外、波长小于紫光的不可见光,波长为 180～400 nm,因其在光谱上位于紫光之外,故称紫外线。紫外线穿透皮肤的深度很浅,光量子的能量大,辐射人体组织后主要产生光化学效应。紫外线较红外线、可见光具有更多、更复杂的生物学效应。应用紫外线治疗疾病的方法称为紫外线疗法。

根据紫外线的生物学特性,将紫外线光谱分为三个波段:短波紫外线(180～280 nm),红斑反应较强,对细菌和病毒有明显的杀灭和抑制作用;中波紫外线(280～320 nm),红斑反应较强,能够抗佝偻、促进上皮细胞生长和黑色素的产生,抑制变态反应;长波紫外线(320～400 nm),红斑反应较弱,引起荧光反应、光毒反应、光变态反应。

紫外线灯的工作原理是石英玻璃真空灯管充氩气、水银,埋入金属电极,通电时,氩气电离,电极发热,水银变成气态,放出紫外线。常见紫外线灯的类型有高压汞灯(图

7-3-9)、低压汞灯和太阳灯。高压水银石英灯是最常用的人工紫外线光源,主要产生可见光的绿色部分,及中长波紫外线,其中辐射最强的是 365 nm 和 313 nm。灯管内温度可达 500℃,故又有热水银灯之称。

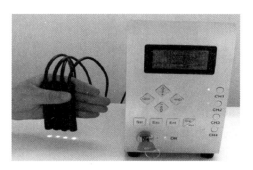

图 7-3-9　高压汞灯

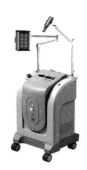

图 7-3-10　半导体激光治疗仪

(四) 激光疗法

激光是指受激辐射放大的光。激光是一种人造光,具有高度定向性、高亮度性、高单色性、相干性好的特点。临床上利用激光的光化学效应、电磁场效应、热效应、压强效应等生物学效应治疗不同的疾病。表 7-3-5 为不同类型的激光器的比较。图 7-3-10 为一种半导体激光治疗仪。低能量激光作为一种安全有效的方法,可与传统康复手段相结合,用于局部照射治疗来改善患者疼痛、脑功能、肢体功能、认知功能、吞咽功能、排尿功能等。高能量激光可直达组织深部,利用热效应促进组织内血管舒张,加快代谢产物与氧气的交换,与低强度激光相比,在改善脑卒中后患者肩部疼痛、肿胀以及上肢功能方面的效果更为明显。

表 7-3-5　不同类型的激光器

设备	名称	波长	功率	激光类型
小功率激光器	氦-氖(He-Ne)激光器	632.8 nm	5～30 mW	红外激光
	砷化镓(GaAs)半导体激光器	904 nm	—	红外激光
	镓铝砷(GaAlAs)半导体激光器	820 nm、830 nm	5～50 mW	红外激光
大功率激光器	二氧化碳(CO_2)激光器	10.6 μm	～40 W	红外激光
	掺钕钇铝石榴石(Nd-YAG)激光	1.06 μm	100～200 W	红外激光
	氩离子(Ar+)激光器	514 nm 415 nm	5～50 W	绿光、蓝紫光激光

(六) 压力治疗设备

压力治疗设备通过改变机体的外部压力差,以到达促使血管内外物质交换,同时改善由于血液黏稠度增大或有形成分性质的改变而引起的物质交换障碍,促进溃疡、压疮等的愈合,促进在生修复,促进水肿的吸收。

1. 正压疗法

（1）正压顺序循环疗法

正压顺序循环治疗设备为气袋式治疗装置，治疗仪器由主机（气泵和控制系统）、导气管道和上下肢气囊三部分组成，根据型号不同，目前厂家生产的有 4～12 腔不等的气袋治疗设备，每腔压力为 0～180 mmHg 可调，采用梯度加压的工作方式，可作用于上下肢。

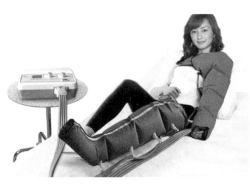

图 7-3-11　梯度压力治疗仪

图 7-3-11 所示的梯度压力治疗仪又称空气压力波治疗仪或四肢循环仪。单独设立各气囊充气的顺序及压力，即可完成由远端向近心端的顺序循环加压治疗，必要时亦可完成由近心端向远端的反向顺序循环加压治疗。对一些以改善末梢循环为目的的治疗，也可选用组合正向与反向加压交替的治疗模式。套在肢体上的气囊，由远端向近端充气及排气产生挤压、放松的效果，这种压力由远端向近端产生梯度式的压差，从而使静脉血和淋巴回流，有利于肢体水肿的消退。

（2）体外反搏疗法

体外反搏疗法是以心电 R 波作为触发信号，在心脏进入舒张早期时，将扎于四肢及臀部的气囊充气，并由远端向近端依次地快速加压，迫使主动脉流向四肢的血压受阻，并产生逆向压力波，提高主动脉的舒张压，从而增加冠状的动脉、脑动脉及肾动脉的血流量，起到辅助循环的一种无创性治疗方法（图 7-3-12）。

2. 负压疗法

负压疗法可分为全身负压和局部负压两种。目前仅局部负压用于临床治疗。局部负压有腹部负压、股部负压、下半体负压、肢体负压及拔火罐等。不同部位的负压疗法有其自身的适应证，如腹部负压最早用于缩短产程和减轻分娩疼痛，下半体负压用于治疗充血性心力衰竭。目前常用的是肢体负压疗法，主要用于动脉硬化性闭塞、血栓闭塞性脉管炎及雷诺病等。一般认为凡肢体缺血性疾病，若不宜手术或患者不愿手术，均可应用负压治疗。另外有的仪器在负压舱内配有药液雾化和吹氧装置，以取得更好的疗效。图 7-3-13 为负压疗法用于慢性伤口的处理。

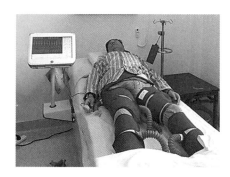

图 7-3-12　患者在接受体外反搏治疗

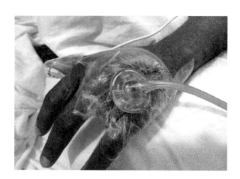

图 7-3-13　负压疗法用于慢性伤口的处理

3. 正负压疗法

正负压疗法目前主要用于人体四肢,通过改变肢体外部的压力,达到增加血管跨壁压力来促进肢体血液循环,不仅可用于肢体血管疾病,还可应用于由血液循环障碍所引起的各种疾病的治疗。

当施予高于大气压的压力时,肢体毛细血管、静脉及淋巴管内的液体受到挤压,向压力小即处于常压下的肢体近心端方向流动,促使外周游积的血液加速进入血液循环,随着毛细血管的排空,使组织间水肿的液体易于回到血管中,有利于水肿的消退。当负压作用于肢体时,由于外部压力低于体内压力,血管被动扩张,并且使沿动脉血流方向压力下降梯度增大,肢体被动充血,促使大量动脉血流入,改善组织循环,增加了肢体营养和能量供给,有利于组织的修复和建立侧支循环。

(七) 牵引设备

牵引是指通过拉力来牵伸软组织与分离关节面或骨碎片的一种技术。这种力必须足够大、持续时间够长、方向恰当,能抵抗与身体大小相等、方向相反的力。牵引长期被用来治疗颈腰椎疾病。牵引治疗的效果与牵引角度、重量、时间即力学基本三要素密切相关。牵引有各种不同的方法,包括徒手、机械、电动或液压,或者借助重力通过倒立装置来实施。

图7-3-14为一种常见的腰椎牵引床,该系统包括分离式床体、胸部或胸廓固定带、盆骨固定带。通过分离床面来减轻身体节段与床面之间的摩擦力,这是进行有效腰椎牵引的先决条件。牵引带在牵引的过程中,给腰椎提供一个方向相反的拉力。研究表明,如果牵引力小于患者重量的1/4,将不会产生腰椎分离。一般来说,腰椎处于中立位时椎间孔扩大最多,在牵引过程中,无论患者处于俯卧位还是仰卧位,腰椎处于中立位都是最常用的选择。

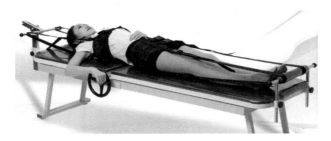

图7-3-14　腰椎牵引床

图7-3-15为几种颈椎牵引装置。颈椎牵引可以在仰卧位下完成(图7-3-15A),该体位下减少了头部的重量,但是增加了摩擦力,同时,在这个体位下,患者对头部的控制也比较舒适。坐位牵引(图7-3-15B)对牵拉角度的控制更加精确,但是头部控制少,患者感觉不舒服。颈椎牵引也可以在家庭中完成,使用门上悬吊装置(图7-3-15C)或仰卧位颈椎后部分离装置(图7-3-15D)。

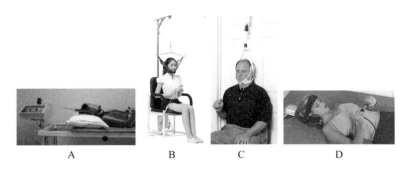

图 7 - 3 - 15　颈椎牵引装置
A 仰卧位颈椎牵引装置　B 坐位颈椎牵引装置
C 带有门上悬吊装的牵引装置　D 仰卧位颈椎后部分离牵引装置

(八) 水疗设备

水疗设备利用水的物理化学特性,以不同的治疗方法作用于人体,达到预防、治疗疾病和康复目的。水的比热容大(比热容为 1)、导热性强(为空气的 33 倍),又是良好的溶剂,因而利用水的温度、机械性质和化学成分的刺激作用来达到防治疾病的目的。尤以温度刺激最为显著。

水疗法的种类按温度划分有冷水浴(25℃以下)、低温水浴(25~32℃)、不感温水浴(33~35℃)、温水浴(36~38℃)、热水浴(38~43℃),在我国,人对温度的耐受力一般较高(1~2℃)。

水疗室光线充足,通风良好,温度应在 22~24℃,更衣室温度可在 19~20℃,相对湿度 55%~65%(不高于 75%),应有淋浴、厕所、休息室备卧位、座位床及椅等。地面防滑,电设备防水、防湿,电源开关必须安装底线,水疗室应有防声干扰装置,还应设计一个干燥空间保管被褥、床单、衣物等用品。

成人用治疗浴池多采用水泥瓷砖建成。儿童用浴池多采用圆形,材料多用不锈钢或陶瓷制成。治疗浴池辅助设备包括:① 电动悬吊装置:用于转移患者出入治疗池,有担架式、座位式、轮椅式,悬吊装置要求操作简便、启动灵活、安全可靠;② 治疗床或椅:为患者提供在水中的固定位置,这种床和椅子要求有足够的重量,而且要防锈;③ 步行训练用双杠:其规格与地面上的相同;④ 漂浮物:用于支撑患者头颈部或肢体,或作为在水中进行抗阻力运动以及促进运动的辅助工具;⑤ 水过滤与消毒装置:水中运动池应安装过滤、循环和消毒装置。

Hubbard 浴槽(图 7 - 3 - 16A),又称 8 字浴槽、碟形浴槽,因其横截面呈蝶形或 8 字形而得名,可适应大部分患者在患病状态下的身体姿态,可供患者在槽内伸展躯干及上、下肢。同时方便医护人员从多个角度接近患者进行治疗工作。适用于符合水中运动适应证有不便在大水池运动的各种患者。

涡流浴槽(图 7 - 3 - 16B),分全身、上肢或下肢用,槽底和槽侧方均有气泡发生装置,喷出涡流。

步行浴槽(图 7 - 3 - 16C),采用全透明的高强度玻璃隔板,便于治疗师观察。水深可以调节,以满足不同肌肉参与。

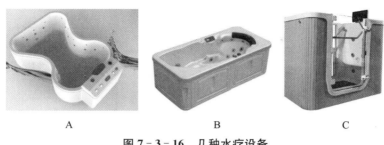

图 7 - 3 - 16　几种水疗设备
A Hubbard 浴槽　B 涡流浴槽　C 步行浴槽

水疗法的优点：水具有浮力、压力的传导、热容量及阻力的特性，因此，水在肌无力的治疗中有特殊效益。它能使肢体早日活动及肌肉松弛，并减少痉挛和疼痛，增加无痛的活动范围。水下运动对活动越是不便的病人操作越方便，寒冷的肢体被温暖和放松，运动的细微增加只需在较少能量消耗时即能实现。治疗师和病人可以直接观察并避免不良的替代姿势，他们允许更容易的被动和伸展运动。肢体和躯干的活动及增强对患者极为有利，能早期站立，减少患者在床上、支具和轮椅使用时间。

三、物理因子治疗设备工作原理

由于物理因子治疗器械种类繁多，这里以低频电刺激电疗设备为例进行原理讲解。2020 年，上海理工大学与海军军医大学第一附属医院合作研制了一款适合家用的智能多模式低频电刺激器（图 7 - 3 - 17）用于慢性疼痛疾病的治疗和管理。该刺激器采用经皮神经电刺激技术，在疼痛部位进行特定的外周低频脉冲电流或电压刺激，帮助慢性疼痛患者进行疼痛的缓解与治疗。

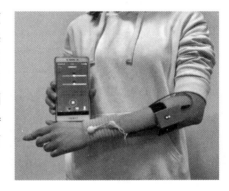

图 7 - 3 - 17　智能多模式低频电刺激器

1. 系统整体方案

系统包括穿戴端、智能终端及云存储端三部分，穿戴端与智能终端通过低功耗蓝牙进行无线通信。用户可以在手持智能终端设置穿戴端的电刺激脉冲幅值、频率、时间参数，并控制穿戴端的电刺激脉冲输出。该系统摒弃了传统的物理按键和旋钮等交互方式，大大减小了穿戴端的体积和重量。此外，智能终端还具有疼痛管理功能，在治疗前后根据主观疼痛量表对用户进行疼痛评估，并将评估结果及治疗参数存储于云端，用户可以在智能终端的健康档案中查看治疗历史及治疗效果。为了满足不同患者的镇痛需求，电刺激器的参数设置参照国内外相关产品的参数指标及相关临床经验，具体如表 7 - 3 - 6 所示。

表 7 - 3 - 6　多模式低频电刺激器的参数设置

实际参数	参数范围	调节步长
脉宽 /μs	1～500	100
频率/Hz	1～100	1
幅值/V	1～100	1
治疗时间/min	15～45	5

2. 硬件电路

主要包括信号控制模块、刺激信号发生模块和无线通信模块,结构框架如图 7 - 3 - 18 所示。其中,信号发生模块主要由升压电路和极性转换电路构成。

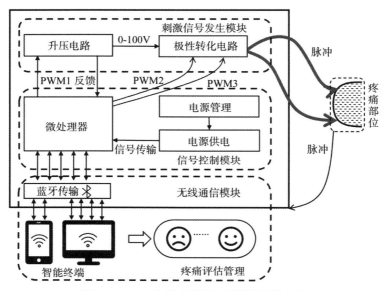

图 7 - 3 - 18　多模式低频电刺激器结构框架

信号控制模块系统采用 STM32L152RCT6 作为主控芯片,稳压芯片 MCP1700T 和可充电聚合物锂电池共同为可穿戴电路提供 3.3 V 的稳定电压,TP4056 电源管理芯片为锂电池提供电源,在提高电路的安全性、稳定性的同时,直观地显示电源状态。

升压电路是镇痛电路的核心部分,用以提供稳定的治疗强度。传统的镇痛设备通常采用变压技术,产品体积庞大,不适合佩戴。多模式低频电刺激器采用了电感用以储能,FMMT497A 晶体管作为开关管,UF4007 快速恢复二极管作为续流二极管,10 μF 电容作为充电电容以提高电路效率的升压策略。该升压电路不仅能将 3.3 V 电源转换为 1～100 V 可调的治疗电压,所需元件也比较少,均采用全芯片封装,具有小型化和可穿戴性。然而,升压电路的输出受负载电阻的影响较大,输出电压会随着负载电阻的变化而发生较大的变化。为了保证治疗电压的稳定性和考虑人体皮肤阻抗的变异性,该升压电路的输出采用闭环电压反馈。

极性转化电路治疗中使用的信号主要有单向脉冲电刺激信号和双向脉冲电刺激信号。然而长期的单向高压电刺激容易引起人体皮肤的耐受和极化,单向脉冲刺激对神经纤维的电化学损伤程度要高于双向脉冲刺激。因此,本系统采用 MMMBT 5551 和 MMMBT 5401 晶体管组成极性转化电路,输出对称的双向方波脉冲,较好地降低容差和极化响应。

无线通信模块采用世界上最小的蓝牙低能耗串口传输模块,尺寸为 50 mm × 6.2 mm,最大功耗时的工作电流为 280 μA,有效地减小了可穿戴设备的尺寸和功耗。

3. 智能终端设计

多模式低频电刺激器的智能终端主要包括无线通信界面、模式选择界面及疼痛评估界面。

无线通信界面用于与信号控制模块进行数据传输,包括蓝牙通信和参数配置。在治疗前,智能终端与微处理器通过蓝牙与无线连接。蓝牙连接成功后,智能终端进入参数配置界面。无线通信模块通过蓝牙向微处理器发送处理参数配置的指令,启动治疗、暂停治疗、结束治疗,输出相应幅值和频率的治疗脉冲。

模式选择及疼痛评估为了给予使用者不同的刺激感受,满足使用者的需求,系统设计了多种刺激模式,如针刺模式、敲击模式、促进血液循环等。

疼痛评估对于疼痛的处理是至关重要的,系统将视觉模拟量表与个性化疼痛量表相结合,基于智能终端平台设计一种具有可视化表情、数字表达和疼痛描述文件的自定义疼痛评估量表,对治疗前后的疼痛进行评估。此外,智能终端还能够记录和存储评估结果及疼痛治疗的历史数据。

第四节　言语与认知康复训练系统

一、言语康复训练系统基本概念

言语障碍主要包括构音障碍、发音障碍、听力障碍、儿童语音发育迟缓和口吃等。言语依靠人体的呼吸系统、发声系统及共鸣系统产生,此基础上形成呼吸功能、发声功能、共鸣功能、构音功能和语音功能五个功能,实现沟通交流。从言语功能角度,言语障碍临床主要表现为呼吸障碍、发声(嗓音)障碍、构音障碍、共鸣障碍,言语康复训练主要是指对这四个方面的训练。

言语康复训练系统利用语音产出及计算机病理语音分割技术,实现言语功能各个组分的分级评测及精准康复。

二、言语康复训练系统分类及原理

(一) 呼吸障碍者训练系统

呼吸障碍在临床上分为言语呼吸方式异常、言语呼吸支持不足、呼吸与发声不协调。

言语呼吸方式异常时临床表现为言语时胸部随呼吸而上下起伏。目前常用生理腹式呼吸训练、"嗯哼"法、拟声法或数数法进行治疗。如生理腹式呼吸训练(图7-4-1)，通过不同的体位让患者体验呼吸中"呼"和"吸"的过程，在治疗过程中需要治疗师不停给予指令辅助患者建立正确、自然、舒适的生理腹式呼吸方式。构音评估与训练系统中康复训练分为异常构音矫治、构音器官运动、构音运动训练、语音训练和绕口令等5个训练模块，其中构音器官运动模块可训练呼吸功能，将对应的治疗手法和方法，以卡通形象示范动作，患者更易接受理解，提高呼吸能力。

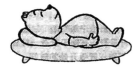 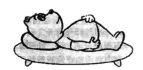

仰卧在一张诊疗台或一张床上，双手臂自然地放于身体两侧，闭眼，保持该姿势数分钟

观察呼吸情况，将一只手放在腹部，感觉这只手是如何随着呼吸而上下起伏的，保持该姿势数分钟

图7-4-1 构音评估与训练系统—生理腹式呼吸训练人机界面

言语呼吸支持不足时临床表现为说话时气短、气促、句长短、说长句时需多次停顿换气，还可能出现言语响度低等症状。目前常用快速用力呼气法、缓慢平稳呼气法、最长声时训练。如最长声时训练(图7-4-2)，训练时根据患者最长声时的基线数据，设置训练目标，如叮嘱患者深吸气后尽量最长时间发"a"音，治疗师根据患者语音进行主观判断，训练过程中无详细信息反馈患者。语言障碍诊治仪ZM 2.1系统中发声训练项目进行最长声时训练，根据患者音量大小设定难度等级，通过狐狸跳起高度给予患者视觉反馈，让患者更清晰了解任务完成情况。

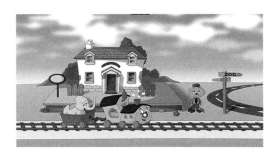 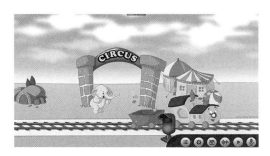

图7-4-2 语言障碍诊治仪—最长声时训练人机界面

　　构音评估与训练系统中构音运动训练分为喉、呼吸、下颌、舌、唇、软腭六个模块，通过不同的发音训练，侧重不同的构音器官，让患者在发音中练习不同器官的运动方式、控制能力。利用语音技术，提供语音学参数，实时判断结果，客观评价不同的发音运动。例如选择"小蝴蝶"训练（图7-4-3），可调节训练按钮，往左降低难度，往右提高难度。治疗人员嘱患者发"a"音，发音达到要求时蝴蝶会飞到花上去。

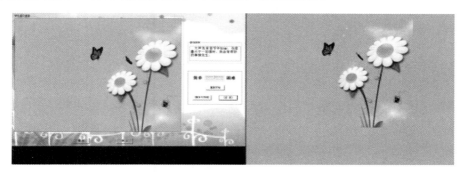

图7-4-3　构音评估与训练系统："小蝴蝶"训练人机界面

　　言语矫治训练系统声音感知模块（图7-4-4）训练利用视觉反馈代替听觉反馈，当患者发声时可直观地看到动画的变化，从而对自身的声音进行感知。

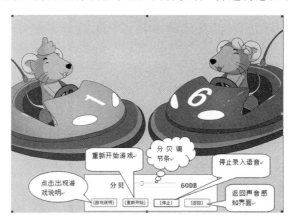

图7-4-4　言语矫治训练系统：声音感知训练人机界面

　　呼吸与发声不协调时临床表现为硬起音、软起音或说话一字一顿、说话漏气、言语响度忽大忽小等。目前常用唱音法、啭音法、逐字增加句长法进行康复治疗。如唱音法训练，通过让患者连续地发长音、短音或者交替发长音和短音，促进患者呼吸及发声协调，提高其言语时灵活控制气流的能力。短音训练时治疗师让患者深吸气后连续发短音"a—a—a"，根据患者情况调整短音数量。

　　言语矫治训练系统语音训练模块主要是建立在构音能力达到一定水平的基础上的一种训练，包括矫治患者言语中声母遗漏、音调不稳定、节奏韵律差等问题。

　　智能型声音标尺（图7-4-5）通过发音视觉反馈，使患者可直观感受自身的发音状态，从而判断说话音量是否适当，练习对发音音量的控制。

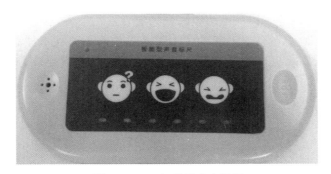

图 7 - 4 - 5　智能型声音标尺

(二) 发声(嗓音)障碍训练系统

发声(嗓音)障碍根据病因可分为器质性嗓音障碍、功能性嗓音障碍、神经运动性嗓音障碍。嗓音障碍的治疗首先考虑病因治疗,然后侧重于嗓音功能康复训练,其康复训练包括嗓音基本训练、对症治疗或功能代偿训练(无喉发声康复)。嗓音基本训练包括颈后部推拿、肩颈及发声器官放松训练、生理和言语腹式呼吸训练以及嗓音重读节奏训练。

言语重读训练系统(图 7 - 4 - 6)是为呼吸功能障碍引起言语障碍的患者设计的,针对呼吸异常进行训练,可逐渐改变患者异常的呼吸方式和起音方式,提高患者肺活量和呼吸协调性,建立正确的呼吸方式,促进呼吸肌与发声动作的协调性。训练方式包括慢板、行板和快板三种节奏。通过慢板、行板、快板节奏的结合实现在不同的速度下言语清晰度、流畅度提高,言语节奏和韵律协调稳定变化的目的。系统通过呼吸示范、声调图、波形图等动态反馈吸引训练者积极参与到训练中,同时使呼吸、发音和构音器官运动有机结合,从而提高训练者的言语清晰度和流畅度,达到提高其控制言语节奏和韵律变化能力的目的。其中"zh、zh、zh",三拍子(弱、强、弱),小写符号表示发弱音,大写符号表示发强音。

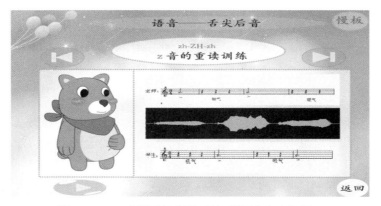

图 7 - 4 - 6　言语重读训练系统-慢板节奏人机界面

嗓音对症治疗包括音调治疗、响度治疗、音质治疗。

语音评估与训练系统 ZM 16.1 提供了相应的超音段音位和音段音位训练,其中超音段音位训练包括升调训练、降调训练和升降调训练,如升调训练,游戏形式为通过调节基频的最低点设定难度,患者发音达到相应的最低基频时,蝴蝶就会飞到花丛中。

言语矫治训练系统基于异常的言语矫治原理设计,用于改变发声障碍患者的发声费力和紧张状态。言语发声障碍的促进治疗包含多种语音声控游戏,包括发声放松训练、哈欠叹息法、张嘴法、手指按压法、乐调匹配法、音调梯度训练法等。如哈欠叹息法训练(图7-4-7),系统可提供语谱图、即时显示声调图和真人语音相结合的训练模式,或提供卡通动画显示、文字、拼音和真人语音相结合的训练模式。

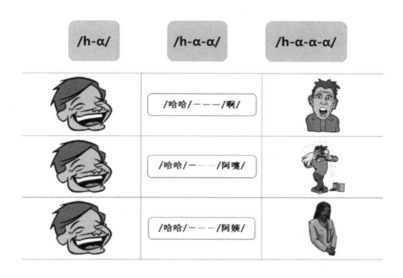

图7-4-7　言语矫治训练系统-哈欠叹息法人机界面

言语矫治训练系统音调感知模块训练,只要患者对准麦克风大声说话,小帆船的游动路线就是基频的变化过程。基频主要反映的就是音调的变化,通过描绘基频的变化曲线,即可驱动小帆船的行走路径,从而判断发音音调是否准确。

言语矫治训练系统响度感知模块训练主要对患者的发声响度进行控制,需要达到规定响度才能形成相应的动画鼓励,促使患者提高对发声响度的控制。

无喉者指因喉部肿瘤和喉外伤等情况进行了全喉切除术的人群。患者由于术后失去了通过喉正常发声的能力、交流能力及生活质量受到影响。针对此类患者康复主要采用替代方式进行康复,如食管发音法和人工喉,亦可通过辅助沟通训练系统进行。辅助沟通训练系统(图7-4-8)中"沟通与训练"模块训练可进行代替表达方式,使用替代的输出策略,系统可读出患者所选图片物品名称以代替患者发音,从而完成沟通交流,提升患者语言表达的能力、增进其社会参与能力、增加对职业的选择权和职场能力、改善人际关系及社会性互动等能力。

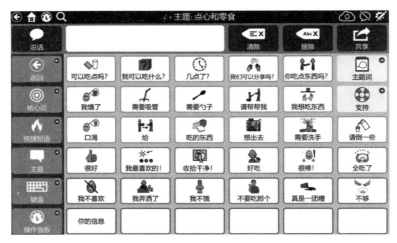

图 7 - 4 - 8 辅助沟通训练系统人机界面

(三) 构音障碍训练系统

构音障碍是指由于构音器官的运动或形态结构异常、环境或心理因素等原因导致的语音不准确的现象。主要表现为发声困难,发音不准,音量、音调、速度、节律等异常和鼻音过重等言语听觉特征的改变。根据病因可分为运动性构音障碍、器质性构音障碍和功能性构音障碍。

构音障碍康复治疗包括口部运动治疗、构音运动治疗和构音语音训练。

口部运动治疗包括下颌、唇、舌的治疗,达到增强构音器官感知觉、改善肌张力和肌力的目标。

常见的下颌异常运动模式主要有下颌运动受限、下颌运动过度和下颌运动转换障碍等。治疗方法首先可让患者进行主动或被动的下颌开闭运动,让患者感知这种运动及颞颌关节的运动,让患者咬紧牙关,治疗师用手指指腹深压、敲打或拉伸咬肌。

常见的唇异常运动模式主要有圆唇运动障碍、展唇运动障碍、唇闭合运动障碍、唇齿接触运动障碍、圆展交替运动障碍。治疗方法有手深压患者唇部,让患者吸吮酸奶、冰块等,增强患者唇部感知觉。亦可让患者模仿大笑、咧开嘴角、用杯子喝水、微笑、抿唇、噘嘴、发"i"音或交替发"i""u"音等。

常见的舌异常运动模式主要有舌向前运动障碍、舌向后运动障碍、舌尖上抬运动障碍、舌根上抬运动障碍等。治疗方法可通过刺激患者的舌尖、舌面和舌侧缘来增强舌的感知觉。让患者做各个方向的舌主动运动或利用康复工具进行舌的抵抗运动。

口部构音运动训练器(图 7 - 4 - 9)是一套专门用于构音器官功能训练的训练器。由专业语言治疗师使用,

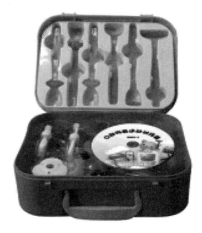

图 7 - 4 - 9 口部构音运动训练器

对下颌、唇、舌、悬雍垂等部位进行主动、主动-辅动、被动等各种形式的训练,使患者回归正常的发音模式,帮助矫正异常的发音,提高语音清晰度。

口部构音运动训练器由 12 种 15 件组成,包括咀嚼器、唇舌尖运动训练器、舌上位运动训练器、舌搞阻训练器、舌根训练器、舌定位训练器、下颌运动训练器、悬雍垂刺激器、唇肌刺激器、舌肌刺激器、指套型乳牙刷、压舌板。涵盖所有构音器官的训练,如舌、唇、下颌、软腭、硬腭、悬雍垂等。

1. 唇舌尖运动训练器:训练患者颏舌肌以及各舌内肌的力量,为发出舌尖音做好准备;亦可训练唇肌肌力,为发出各种唇音打下基础。

2. 舌抗阻训练器:训练患者舌外肌中的颏舌肌以及舌内肌的肌力,为精确构建舌尖音、舌面音以及舌前位运动打下基础。

3. 舌上位运动训练器:训练患者舌内肌,尤其是舌尖的肌力及灵活性,为构建舌尖音打好基础。

4. 舌根运动训练器:训练患者舌外肌中的腭舌肌、茎突舌肌、舌骨舌肌、颏舌肌以及舌内肌的肌力,为构建舌根音打下基础。

5. 舌定位训练器:训练患者舌定位精细运动功能,为准确地构建出舌尖音做好准备。

6. 咀嚼器:增强咀嚼肌肌力及下颌关节的活动度和灵活性,为构音训练做准备,并可以通过咀嚼训练缓解发声时构音器官过于紧张导致的硬起音和高音调,为正确的发音打下基础。

7. 下颌运动训练器:提高下颌肌群的综合运动能力,增加下颌的活动度。

8. 悬雍垂刺激器(图 7 - 4 - 10):提高舌根及软腭的运动功能,减轻鼻音化异常构音现象,为精确构建舌根音及纠正鼻音服务。悬雍垂刺激器适于咽反射减弱或消失的患者,咽反射正常的患者需慎用。

9. 唇肌刺激器:提高唇横肌、唇直肌、唇角肌以及口轮匝肌的肌力,通过促进患者唇部感知觉发育,为精确构建唇音做好准备。

10. 舌肌刺激器:促进舌部感知觉的发育,建立正确的舌运动模式。

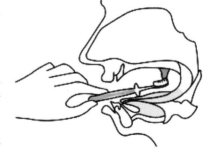

图 7 - 4 - 10　口部构音运动训练器-悬雍垂刺激器

11. 指套型乳牙刷:提高口腔感知觉能力,易化各构音器官的运动,为准确构音做准备。

12. 压舌板的设计:提高舌肌肌力和促进感知觉的发育,为精确构建舌尖前音、舌尖中音、舌尖后音、舌面音、舌根音做好准备,构音评估与训练系统提供异常构音矫治、构音器官运动、构音运动训练、语音训练和绕口令 5 个有针对性的训练模块,包含不同难度、灵敏度的趣味康复训练内容。如语音训练项目中语音学习项目(图 7 - 4 - 11):首先学习声母、韵母及音调的发音要点及技巧,再进行发音练习,最后以游戏的互动来巩固练习;各音节词语构音音位训练;并实时录音及评分。

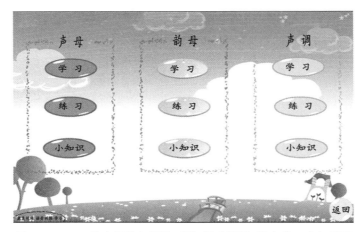

图 7‑4‑11 构音评估与训练系统‑语音训练‑语音学习人机界面

部分重度构音障碍患者通过各种治疗仍不能讲话或语音清晰度极低,可应用交流辅助系统。目前国内多使用交流图板和词板以及基于计算机信息技术设计的辅助沟通系统,作为替代口语表达的沟通方式。作为一种日常沟通替代方式,交流系统需满足以下几点:体积小、便于携带和操作、可表达内容丰富。由于患者个体差异性,不同患者习惯不同,交流系统最好可以按照患者习惯修改语音和图片资源进行个性化训练方案设计,如设计新的词条或排列常用词语顺序等。

(四)共鸣障碍训练系统

从病因上共鸣障碍可分为器质性和功能性两类。从部位上共鸣障碍可分为口腔共鸣障碍和鼻腔共鸣障碍,口腔共鸣障碍包括前位聚焦、后位聚焦、喉位聚焦;鼻腔共鸣障碍包括鼻音功能亢进和鼻音功能低下。

不同类型共鸣障碍其临床表现各不相同。前位聚焦障碍临床表现为说话时舌部过度向前伸展,言语微弱和单薄;后位聚焦障碍临床表现为说话时舌位过于靠后,言语压抑和单调;喉位聚焦障碍临床表现为说话时舌位过度靠下,声音听起来仿佛被锁在喉部。鼻音功能亢进障碍临床表现为说话时鼻音重,出现鼻漏气现象;鼻音功能低下障碍临床表现为无法发出鼻音。

器质性共鸣障碍需先进行手术等治疗,然后再进行康复训练;功能性共鸣障碍可直接进行训练。共鸣障碍康复训练可分为基础训练和对症治疗。基础训练主要包括口腔放松训练和鼻腔放松训练;对症治疗是根据患者不同障碍类型选择针对的康复训练方式,如前位聚焦障碍,需改善患者说话时舌部过度向前伸展的异常状态,可采用后位音法,通过发一些如"g""gu""ku"等舌根音来体会发音时舌位靠后的感觉。前位音法、伸舌法、口腔共鸣法、鼻腔共鸣法等康复治疗均可针对性治疗共鸣障碍。

共鸣障碍评估与训练系统 ZM4.1 设计了科学合理的康复训练内容,包括放松训练、口腔训练(开口、咀嚼、唇部、舌操、悬雍垂)、鼻腔训练(共鸣、轮替)和个性化康复计划(前位聚焦矫治、后位聚焦矫治、喉位聚焦矫治、鼻腔功能亢进矫治、鼻腔功能低下矫治)四大训练模块(图7-4-12)。

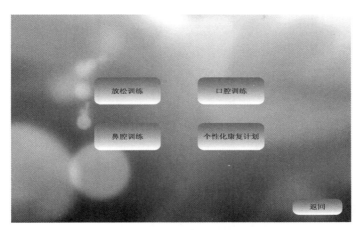

图7-4-12　共鸣障碍评估与训练系统ZM4.1人机界面

三、认知康复训练系统基本概念

认知是指人脑接受外界信息,经过加工处理,转换成内在的心理活动,从而获取知识或应用知识的过程,包括知觉、注意、记忆、语言、执行、计算和推理等能力。认知障碍是指认知功能中的一项或多项损伤。

常用认知康复方法包括:记忆障碍康复、注意障碍康复、知觉障碍康复以及综合认知康复。

四、认知康复训练系统分类及原理

(一)注意力训练系统

1. 共同注意力训练系统

共同注意力训练系统以共同注意力干预方法为指导,结合应用性行为分析(ABA)和回合试验教学(DDT)的训练模式,采用阶段式康复理念,通过触控人机交互和多媒体动画技术的形式,设计并实现共同注意力评估与干预平台,逐步提高患者共同注意力。

共同注意力训练系统训练平台模块包括有七个阶段训练项目,将共同注意力的发展分解为七个阶段,主要内容包括:对另一游戏的反应、对发出声音的玩具的反应、对展示的玩具的反应、眼神接触、跟随(手指、视线)指示、注视交替、原始宣告指示。从共同注意力最基础的阶段开始,逐渐过渡,最终达到主动与人分享的高层次,如图7-4-13所示。

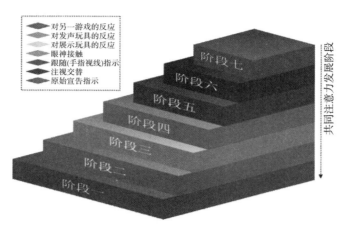

图 7 - 4 - 13 共同注意力发展阶段

以共同注意力七阶段训练法中第一阶段训练"对另一游戏的反应"阶段为例,界面呈现分为两侧,左侧会出现心形形状气球,患者点击一定数量气球后,左侧气球将消失,同时在右侧出现圆形气球。让患者在训练中将注意逐渐从左侧转移至右侧,训练患者注意某一游戏及对另一游戏的反应。

2. 多元智能方格训练系统

多元智能方格训练系统(图 7 - 4 - 14)采用"舒尔特方格"原理,通过数字矩阵,要求受训者按照数字(文字)的规律顺序或逆序次序依次点击,进行注意力及推理思维能力的训练。

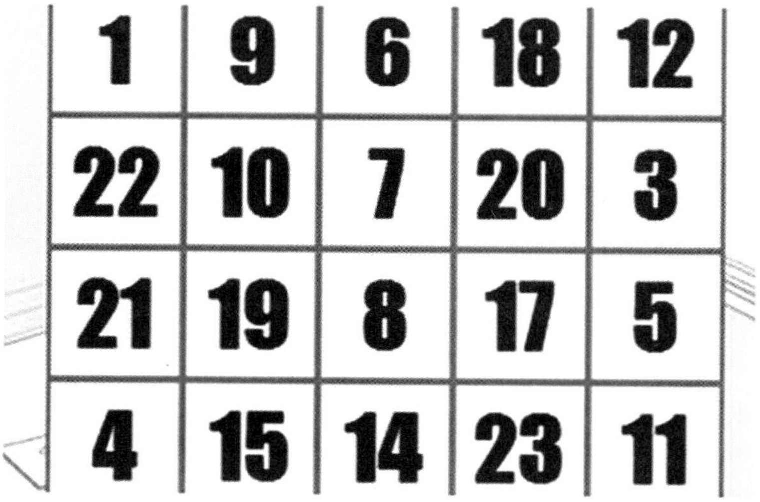

1	9	6	18	12
22	10	7	20	3
21	19	8	17	5
4	15	14	23	11

图 7 - 4 - 14 多元智能方格训练系统人机界面

3. 早老干预系统

早老干预系统设计中注意力训练(图7-4-15)主要进行注意能力因子的训练,包括注意力的稳定性、广度、分配性与转移性,可提高使用者日常活动中的注意力功能。如:注意训练(幸运大转盘)训练项目,要求在规定的时间内通过对生活常见的物品进行图片匹配,游戏通过干扰物的多少、颜色、形状、或方位的改变设计不同的难度,强化对常见物品的感官认识,提高注意能力。

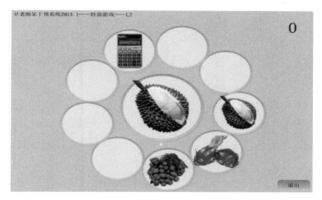

图 7-4-15　早老干预系统-注意训练(幸运大转盘)训练人机界面

(二)知觉训练系统

知觉是一系列组织并解释外界客体和事件产生的感觉信息的加工过程,具有整体性、恒常性、理解性、选择性等特征。它是客观事物直接作用于感官而在头脑中产生的对事物整体的认知。

多感官综合训练在欧美和港台日渐流行,可通过多感官的刺激和调节帮助患者将身体机能及情绪行为状态调适到最佳状态并进入学习。"史露西伦"的多感官室的训练和改善学习的方法,活动强调探索、自主、悠闲及选择。"史露西伦"强调给予有感官障碍和学习困难者一个悠闲和舒适的空间环境,并由照顾者为他们安排一个充满感官刺激的环境。他们不用依从别人的制定活动,也不需要运用太高层的智力,轻易地控制简单的器材,使环境产生多种变化,并与活动中得到感官经验刺激。

(1)视觉训练使用:无尽深度灯镜、动感彩轮、泡泡管、声光墙面板、颜色转换控制面板、无线说话方块、彩光 LED 球、幻彩光纤帘、幻彩镜球、彩转射灯、声控闪灯、彩像投射机;

(2)听觉训练使用:声音感知系统;

(3)触觉训练使用:幻彩波波、温控水床、豆袋、几何图形发光地毯、彩光地毯、无线互动地毯组、触觉套装;

(4)视听训练使用:引导性上肢协调训练器等;

(5)嗅觉训练使用:嗅觉套装;

(6)互动训练使用:聚光面板、互动学习系统。

(三) 综合认知训练系统

1. 多元启能训练系统

根据认知心理学原理,针对认知功能障碍的临床表现、障碍特点及其成因,设计出注意、定向、记忆、计算、语言和推理六大维度的智能筛查和认知训练。以定向训练为例进行说明,定向训练分为左手右手和综合定向。患者大脑接受系统界面出现图片的信息,并对其进行整合从而判断图片是左手还是右手。

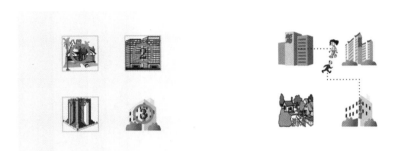

图 7-4-16　早老干预系统-记忆训练(穿越大都市)训练人机界面

2. 早老干预系统

包括定向训练、记忆训练、注意训练、算数训练、交流训练、综合训练六大模块,其中记忆训练通过模拟现实生活情景,对记忆能力进行训练,提高实际生活能力。如记忆训练(穿越大都市)训练项目(图7-4-16),模拟现实人物,通过动画和语音的呈现方式,人物经过的各种地方,并完成相应的任务,要求患者记忆人物所经过的地方,再进行回忆,背景模拟生活情境,事件贴近生活,训练的形式包括顺序、倒序、乱序、各种干扰等,每种训练形式又分多种难度级别,训练范围适合能力差异较大的人群。结合回合制的教育,在患者答错时,系统按顺序标记动态呈现正确答案,通过视觉、听觉的强化刺激提高患者的记忆能力。

早老干预系统中算数训练采取多种形式进行计算能力因子的训练。如:算数训练(市场采购游戏)训练项目(图7-4-17),模拟现实的市场采购,结合现实的日常生活情节,通过简单的游戏训练患者理财能力和实际的应用能力。

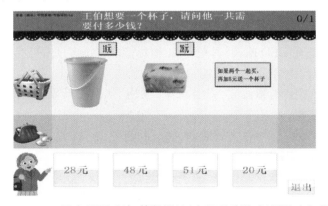

图 7-4-17　早老干预系统-算数训练(市场采购游戏)训练人机界面

3. 康复云平台

康复云平台往往以"互联网＋大健康＋大康复"为理念，以互联网、大数据、云计算等思维和技术为基础，打造一个集协同办公、康复信息、康复服务、康复资源、康复数据等于一体的多级化信息化康复管理平台。康复云平台认知功能模块（图7-4-18），包含5个副领域：感知觉、记忆力、算数、思维能力和注意力。可根据训练对象的情况选择不同的训练领域、年龄和适应证。如超市购物训练项目，通过平台呈现不同物品，约10秒之后让患者进行再认，训练患者短时记忆能力。

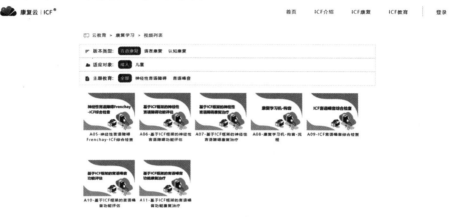

图7-4-18 康复云平台

随着计算机运算技术、大数据、人工智能、云计算的快速发展，互联网在语言认知康复领域的应用范围越来越广泛。其中集中在三方面：① 利用计算机存储能力，通过存储数据库，找出新样本，进行个体与大样本之间的相似性的判断，以此利用计算机协助康复评估，使康复评估从定性到定量，并向更加精准化的发展；② 利用互联网数据存储与数据分析判断的能力，应用于康复训练的实施，康复疗效的前后判断比较；③ 利用互联网的互联网功能，实施共用服务器，使用最佳康复方案成为一对多的最佳康复方案普及化，从而影响到多个区域实现，成为康复训练的标准化及普及。

4. 成人认知训练系统

成人认知能力测试与训练仪包含七项功能训练：定向能力、专注能力、结构能力、计算能力、记忆能力、推理能力及语音训练。每一种能力的训练分为初级、中级、高级和认知康复平台四个难度等级。以认知康复平台-视觉记忆-"小松鼠找食物"的康复训练游戏为例（图7-4-19），游戏开始后在一定时间内让其记住食物位置，然后系统隐藏所有食物，让其找出食物被隐藏情况下的位置，从而增强视觉记忆能力。该系统还能反馈训练情况。

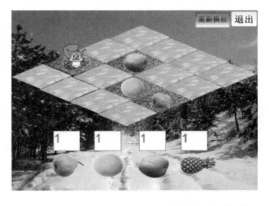

图7-4-19 成人认知能力测试与训练仪-视觉记忆训练人机界面

351

5. 儿童认知训练系统

推理能力差主要表现在不能正确理解问题,不能灵活的去思考,另外解决问题的速度缓慢,难以同时从多个维度对信息进行加工。图 7－4－20 是 RXZ－02 儿童认知能力评估与训练系统中的空间推理训练,可通过要求患者选出目标图片中事物的任务来强化患者空间推理能力。R－RZX－02 儿童认知能力评估与训练系统中,数的能力通过帮小熊回家的游戏方式进行训练。该训练要求患者按照数字顺序从小到大逐渐找出,以提高患者对于数的能力。

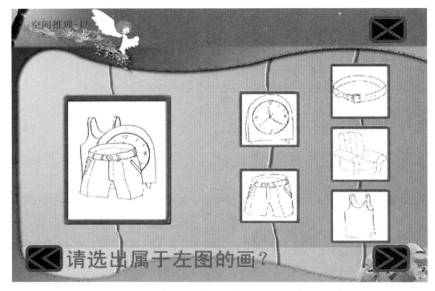

图 7－4－20　RZX-02 儿童认知能力评估与训练系统—空间推理人机界面

第五节　教育与技能训练辅助器具

一、教育与技能训练辅助器具基本概念

"教育"可以被看成是整个社会系统中的一个子系统,分配着且承担着一定的社会功能。由此可见,"教育"是一种提高人的综合素质的实践活动。在这个社会实践活动中,除了学与教,还包括了个人各个方面能力的展示,如沟通能力、生活自理能力、认知能力、艺术能力、社交能力等。

在 ISO 9999:2016 中,教育和技能训练辅助器具作为主类 05 被单独划分出来,旨在提供指导来改善个人的能力和身体、精神及社会活动的表现,以实现个人在所有相关领域里(如交流、自理、移动、家务、工作、教育和休闲)无障碍的目标。

二、教育与技能训练辅助器具分类及原理

教育和技能训练辅助器具在 ISO 9999:2016 中按照主要功能共划分了 11 个次类和 51 个支类,具体分类详见第三章,本节基于 11 个次类功能介绍这类辅助器具的主要功能及原理。

(一)沟通治疗与沟通训练的辅助器具

沟通是人与人之间、人与群体之间思想与感情的传递和反馈的过程,以求思想达成一致和感情的通畅。这种过程不仅包含口头语言和书面语言,也包含形体语言、个人的习气和方式、物质环境——赋予信息含义的任何东西。沟通能力看起来是外在的东西,而实际上是个人素质的重要体现,它关系着一个人的知识、能力和品德。具有沟通障碍的人,无法传递或理解信息,为个人的日常生活带来极大的障碍。

沟通治疗与训练辅助器具为相关功能障碍者可以提高书写和口头语言沟通技能的器具,包括语音训练和言语训练辅助器具、开发阅读技能训练材料、开发书写技能训练材料。语音训练和言语训练辅助器具主要用来训练和开发应用语音和言语功能,特别是与发声和感知声音相关功能的设备。在本章第三节中言语认知康复训练系统的介绍中,详细介绍了根据言语障碍类型所划分的言语康复训练系统。

除了言语功能外,阅读技能和书写技能在沟通活动中也同样占据重要地位。阅读技能开发训练材料主要用来训练和开发阅读技能,特别是策略、方法和效果的器材。例如阅读辅导程序"马达加斯加埃米尔和波琳",是专门为有学习障碍的儿童使用而设计的。通过游戏深化和巩固儿童计算、阅读和写作技能,包括写信、噪声的感知、文字识别、数字迷宫等多种功能。书写技能开发训练材料主要用来训练和开发书写技能,特别是策略、方法、效果和创造力的器材。例如学前运笔练习,提供其中不同曲线训练运算、增进大小肌肉发展,提高书写技能。还有我们常见的汉字描红本,为孩子进行书写汉字的基础训练而设计,图文并茂地介绍了书中每一个字的写法,从一个字的第一笔到末笔,结合图形能加深孩子们的记忆里,包括笔画、笔顺、结构和写一写四个部分。

(二)替代与增强沟通训练辅助器具

对于一些视觉、听觉等功能障碍者,替代沟通技能和词汇的辅助器具可以帮助他们重建沟通介体,如盲文、信号语言等,形成完整的沟通过程。

替代与增强沟通训练辅助器具主要包括手指拼读训练辅助器具、手语训练辅助器具、唇读训练辅助器具、提示语言训练辅助器具、盲文训练辅助器具、除盲文外其他可触摸符号训练辅助器具、图标和符号训练辅助器具、布利斯语言沟通训练辅助器具、图片和绘画沟通训练辅助器具、摩斯电码沟通训练辅助器具。

手指拼读训练辅助器具主要用于训练和学习手指拼读,即视觉和听觉障碍者用的触觉沟通的器具。例如汉语手指字母表通过该图标手指姿势的学习,使用者可以使用手指屈伸的各种姿势来代表不同的字母,也可以组成文字。这种辅助器具为拼写人名、地名、

著作等专有名词时使用。

手语训练辅助器具主要用于训练和学习手势语,即听觉障碍者用的视觉语言的器具。例如用于听觉障碍者训练的手语相关书籍《中国手语》。该书为听觉障碍者及其亲属、社会工作者提供的一部语言工具书。规范和统一了中国手语,可促进听觉障碍者参与社会活动,提高其文化素质。

唇读训练辅助器具主要用于训练和学习唇语的器具。唇语是听觉障碍者通过观察他人说话时的唇形来进行理解的辅助器具。例如唇语图卡是为幼儿、早期阅读者或语言、言语困难的学生使用而设计的学习语音、语言和言语技能的卡片。可用来训练听觉障碍者进行发音及其嘴型练习。包含彩色卡片,每张卡片上印有特写的嘴唇图像,以及口腔练习的单词表和每个声音怎样形成说明。

提示语言训练辅助器具主要用于训练和学习唇语加手势语的器具,例如唇读手势语言,唇读手势语言是使用八种手势,并且放在唇边四个不同位置,以手势辅助唇读的沟通方式。

盲文训练辅助器具主要用于训练视觉障碍者使用凸点字符书写系统的盲文代码阅读的设备。例如点字学习板可帮助学习点字机上个点的分布,也可帮助熟识每个点字的基本架构。两个长方形木块顶端固定于木制盘底中间,每个长方形木块有三个孔,内可放置小圆柱形的塑料钉子,将它垂直置入孔内。

除盲文外其他可触摸符号训练辅助器具主要用于训练视觉功能障碍者通过触摸认识各种图形和字母来提高的手的触摸能力。例如训练触摸符号和图形的器具,视觉功能障碍者通过反复触摸认识各种图形和符号以提高手的触觉。这种器具由挡板和几个触摸盘组成,不同触摸盘上有不同的图形和符号供触摸训练。

图标和符号训练辅助器具主要用于训练和学习代表某种信息的简化和格式化图片的设备,其包括图片符号等材料。例如沟通图库软件 Picture This pro 4.0,为增进言语障碍者的表达能力而设计的彩色色文对照图片,可通过图片进行认知学习。

象形语言(布利斯语言)沟通训练辅助器具主要用于训练和学习使用特殊图片语言(象形语言)沟通的器具。该类辅助器具主要用于不能说话、阅读或书写者,训练和学习使用特殊图片语言(布利斯语言)进行沟通。例如象形语言是为有沟通、语言、学习困难的人、聋哑人和严重言语障碍及智力障碍者使用而设计的一种使用特殊符号、图形的沟通方法。象形字符能够被组合和再重组,在无尽的方法中创造新的符号,并形成多种类型的句子,以及表示多种语法。学习者只需要掌握大约 100 个基本要素。现在已有 3 000 种以上的符号可供言语障碍者学习,并且可用这 3 000 多种符号进行组合来进行沟通。

图片和绘画沟通训练辅助器具主要用来训练不能说话、阅读或书写者,利用各种图片和绘画表达词语和句子沟通的设备进行简单沟通。例如个人沟通软件 Voice,为不能讲话或言语功能障碍者使用而设计的符号语言图片,能协助使用者学习图片表达和交流

摩斯电码沟通训练辅助器具主要用于教授和训练不能说话、阅读或书写者使用摩斯字母表(每个字母表示一个特定声音和信号序列)的设备。例如摩斯输入软件,为具有正常智力的肢体功能障碍者或言语障碍者熟练使用摩斯码而设计的摩斯输入系统。其可同时显示正确率和速度。系统包括系统概述、档案管理、功能设定、辨识方法、开始练习、

显示结果和离开系统 7 个模块。

（三）失禁训练辅助器具

失禁指控制大小便的器官完全或部分失去控制能力。它是一种先天或后天疾病,先天的是因遗传导致括约肌松弛或丧失对大小便排泄的控制,后天是因惊吓过度,身体受刺激过度,车祸或衰老导致的括约肌松弛或受损。在控制大小便的器官功能可恢复的情况下,功能障碍者可通过训练来帮助重新掌控大小便排泄问题,提高个人生活自理能力。

失禁训练辅助器具是人对膀胱和肠的控制训练器具,主要有失禁报警器。失禁报警器主要用于二便功能失禁者对膀胱和肠的训练,在尿便不自主流出时发出信号,并提醒尽快清洗排泄物的器具。例如为失禁的孩子而设计的控制训练小便的报警器,将金属的感应器放在小孩内裤上,连上警报器(警铃、蜂鸣器),只要有少量尿液就可以造成电流通路以启动警报器。响声会一直持续,有助于确保家长和孩子被警报声唤起,直到按动复位键去关闭它。无线接收器可以放在床头柜、梳妆台,最远可离儿童 50 英尺,并带有音量控制器。

（四）认知技能训练辅助器具

认知技能训练辅助器具是用来训练和提高推理、逻辑行为能力(如记忆、注意力集中、概念性和应用性思维)的辅助器具。包括记忆训练辅助器具、排序训练辅助器具、注意力训练辅助器具、概念启发训练辅助器具、分类训练辅助器具、解决问题训练的辅助器具、归纳(演绎)推理训练辅助器具、启发理解因果关系和启发理解的辅助器具。该类辅助器具原理请参见本章第三节的详细介绍。

（五）基本技能训练辅助器具

基本技能包括个体在日常生活中所运用到的基本逻辑能力、基本数学运算能力、时间理解能力、货币理解能力、度量衡能力等。

基本技能训练辅助器具包括早期计算训练辅助器具、编码和解码书写语言辅助器具、理解时间训练辅助器具、理解货币训练辅助器具、理解度量衡训练辅助器具、基本几何技巧训练辅助器具。

早期计算训练辅助器具是有助于理解物体、图片数目和基本数学运算之间概念关系的辅助器具。例如利用日常生活对象与粘贴巧拼结合的游戏,用以训练认知障碍或学习障碍人士对数量计算以及运算的概念。如数学训练玩具 Pertra Koffer,通过木块上数字学习数学概念、比较练习发展数学技能。

书写语言编码和解码辅助器具主要用于训练理解字母及对应的声音之间关系的器具。例如为认知障碍者训练字母、单字及对应声音之间的关系而设计的木制带磁条字母。由单个背面带有词条的木制字母和金属板组成。如意大利公司为发育迟缓儿童研发的字母拼读训练软件 MIMAMO,患儿可通过辨别系统发出的字母、单词的声音,以及音节组合的声音来进行正确理解和听写,从而提高自己的阅读理解能力。

时间理解训练辅助器具主要用于理解时间概念和功能的训练器具。例如利用标有

1～12时数字的方块,以组合的方式进行训练时间概念及认知。如一种时间学习辅助器具,使儿童更容易理解时间。据实验研究,在一个班级或一个小组里,为了能够合理地利用时间,培养孩子们对时间流逝速度的感觉很重要。他的基本思想是比普通的家用时钟更清晰地想象特定时间的流逝。明亮的红色字段显示可用的时间一目了然,而不必一直盯着手表。这样孩子们可以感觉时间的流逝,并可以准确看到剩下的时间。

货币理解训练辅助器具主要用于理解货币的基本概念和功能的训练器具。例如用于训练对货币的理解和使用的钱币纸钞组,如一种欧元认知钱包,该钱包为视觉功能障碍患者学习货币所使用,钱包内装有所有欧元面额货币,包括欧元硬币,内有九个装硬币的分装盒,盒的直径和硬币的面值有关,由此帮助视觉功能障碍者可以准确学习货币。

度量衡理解训练辅助器具主要用于训练掌握质量、体积和长度的概念并应用这些概念测量物体的器具。例如用于训练视觉障碍者的盲用点字尺及量角器组。如《金字塔的秘密》,引导孩子对度量衡概念的理解。

基本几何技巧训练辅助器具主要用于帮助人学习几何图形的主要特征、认识、说出形状名称并比较的器具。例如几何图形配对卡,其利用几何形状卡,平面几何形状及立体几何形状与形状卡配对,用以增加基本几何图形概念及其应用。如一种木制游戏积木,共有 145 块,孩子们通过对空间位置、空间关系和图形-背景的感知,建立空间图形、个性元素之间的关系。

(六)教育课程训练器具

教育课程训练器具包括辅助学习和掌握各领域能力的辅助器具等。主要有母语训练辅助器具、外语训练辅助器具、人文科学课程训练辅助器具、社会科学课程训练辅助器具、数学和物理科学课程训练辅助器具。

母语训练辅助器具是一种有助于培养人说、理解母语能力的训练器具。如德国研发的母语练习卡片,在收纳的方盒内有 6 个分隔,每个分隔都有一个主题,来提示学习者什么东西应该放在一起,例如反义词、介词等;每个主题可以通过不同方式编辑;通过听说读写及动作,可以单独练习、分组练习。

外语训练辅助器具是一种有助于培养人说、理解母语外其他语言或方言能力的训练器具。如一种英语学习软件,通过互动沟通训练帮助学习者进行英语听说读写的学习。

人文科学课程训练辅助器具是一种有助于人掌握历史、哲学和文学等人文课程知识的训练器具。如一种艺术学习软件,设有人文教育、艺术、艺术史三个模块,培养孩子们对艺术的理解及不同时代、不同文化的艺术魅力。该软件全面概述艺术文化的发展,详细描述了近 1300 件艺术作品,包括绘画、雕塑及建筑杰作。视听导览的结合给孩子们提供了一个多媒体博物馆的体验,方便进入专业的艺术欣赏。

社会科学课程训练辅助器具是一种有助于掌握社会学、心理学等社会科学知识的训练器具。如德国公司出版圣经故事盒,将圣经故事以图片卡的形式展示,孩子们可以沿着图片的线索复述故事,也可以通过移动卡片阐述故事中的关系,或者表达对故事的理解。通过这种方式,孩子们会找到适合他们年龄的文本和他们的图像语言,在对圣经故事的复述和解读中,完成他们的宗教教育。

数学和物理科学课程训练辅助器具是辅助数学、自然(如生物、物理、化学)教学的器材。如数学学习法教育软件——分数教学,该软件可以引导孩子们认识分数,学习分数计算原则并熟练运用分数计算。这个软件可以在学校和家里使用,内容还包括了详细的技术术语以及实际应用案例教学,将学校和家庭教学紧密联合在一起。

(七)艺术训练辅助器具

艺术训练辅助器具是用来掌握、练习在某领域内的艺术才能的器材和表演道具。包括音乐技能训练辅助器具、绘图和绘画技能训练辅助器具以及戏剧和舞蹈训练辅助器具。

音乐技能训练辅助器具主要为学习一般乐理、弹奏乐器、唱歌的器具。如互动音乐路,是一种通过游戏训练孩子们对乐理知识的学习。该设备设计了8个彩色的面板开关,并设计了声音风景,内置MP3播放器,根据音乐的节奏及音符创造不同的音乐轨迹,孩子们通过麦克风进行录音,与问题进行配对并得分。

绘图和绘画技能训练辅助器具主要为学习绘图绘画机能的器具。如一款轮椅使用者用的多功能画架工作台,该工作台具有4个脚轮(其中2个脚轮可锁定,用于固定支架);竖立支架可转换成绘图桌,通过2个拇指螺丝可从水平到垂直无级调节桌面倾斜;三层抽屉和一个大的储物间可以放置刷子、油漆、水杯和其他绘画材料。这个工作台适用于几乎所有的绘画技术,包括油画、水粉画,素描等。

戏剧和舞蹈训练辅助器具主要为表演和舞蹈技巧的器材。如维吾尔族乐器萨巴依,它是一种用于集体舞展示的舞蹈刀具,在舞蹈中可以发出动听的声音,为舞蹈表演增添灵动色彩。

(八)社交技能训练辅助器具

社交技能训练辅助器具有助于学习如何正确处理与外界(包括个人与社会的融合及个人与他人的关系)的交流能力,并帮助提升个人身体、心理和社交能力,包括休闲娱乐活动训练辅助器具、社会行为训练辅助器具、个人安全训练辅助器具及旅行训练辅助器具。

休闲娱乐活动训练辅助器具主要用来训练人参与休闲娱乐活动的器具。比如卡拉OK点唱机,引导人们提高自己的唱歌水平。

社会行为训练辅助器具主要用于训练处理与他人的关系并能和谐相处的器具。比如一种情感学习板Face先生,它由22个可拆卸部件组成,Face先生会根据情况或任务改变面部表情,来描述情绪和感觉。

个人安全训练辅助器具主要用于训练人识别外来危险及他人危险行为的器具。比如儿童安全宣传图。

旅行训练辅助器具主要用于训练人旅行相关技能的器具,如使用交通工具、地图、交通时刻表等。

(九)输入器件及操作产品和货物的训练控制辅助器具

输入器件及操作产品和货物的训练控制辅助器具包括鼠标控制训练辅助器具、操纵杆操纵训练的辅助器具、开关控制训练辅助器具和打字训练辅助器具。

鼠标操作属于手功能精细运动的一种,对于有手功能障碍的人需要对其进行训练,来使其可以控制鼠标。这一类辅助器具称为鼠标控制训练辅助器。Catchme 是一种训练鼠标操控的游戏软件。

电池开关适应器是一种开关控制训练辅助器具。它可用于辅助操控电池玩具、收音机或其他电子设备,通过调节开关阈值大小来达到使用者训练要求。

随着计算应用的普及,打字成为每个人必须拥有技能,黄金指是一款提升打字技巧和熟练度的训练软件。该程序在 27 节课中形成了十指打字系统。用户从字母练习开始,系统地计算出各个键。后来又增加了单词练习,直到最终可以不用看键盘就能写出整篇文章。

(十) 日常生活活动训练的辅助器具

日常生活活动训练的辅助器具包括使用矫形器和假肢训练辅助器具、个人日常活动训练辅助器具、个人移动训练辅助器具、家务训练辅助器具。其中个人移动训练辅助器具包括走路训练设备和使用轮椅训练设备等。

由于假肢和矫形器具有支撑和平衡作用,为了确保使用者的安全,在假肢或矫形器适配后要对使用者进行穿戴使用培训,包括肌力、使用规范及安全等几个方面,培训中所使用的辅助器具为假肢和矫形器训练辅助器具。

一个功能障碍者在日常生活中必须完成进食、清洁、大小便处理、如厕、床椅转移、走路和上下楼梯等基本生活活动。虽然为了他们的安全和使用便捷,我们研发了多种不同类型的辅助器具,但一些辅助器具需要经过其他辅助器具进行训练后方能使用。例如马桶拉手音乐训练器,采用马桶同样开关,当激活开关后音乐响起,使用者按指导完成动作,反复训练可感知开关用力大小。

为了初次轮椅使用者的安全,丹麦一家公司研发了一款轮椅使用虚拟训练软件(图 7-5-1),该软件可以帮助使用者更好的了解轮椅的性能及操作方法,属于个人移动训练辅助器具。

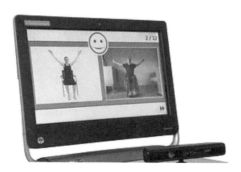 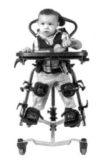

图 7-5-1　轮椅使用训练软件　　　　图 7-5-2　儿童站立架

(十一) 改变和保持体位训练辅助器具

体位(身体姿态)维持与改变训练辅助器具包括站立姿态维持和支撑辅助器具、倾斜台等。

　　站立姿态维持和支撑辅助器具,也叫站立架(图7-5-2),是一种帮助人保持正确站立姿态的固定设备。对于一个脑瘫患儿,长时间的坐姿或躺姿会阻碍他们的发展,也很容易产生压疮。此外,站姿的训练也可以帮助他们缓和肌张力,恢复功能。

　　倾斜台是为一种维持功能位的支撑辅助器具,用来帮助患者从躺姿到功能姿态的变换及功能姿态的维持,由此来帮助患者在此位置上实现功能。

第八章　职业与休闲娱乐康复辅助器具

本章所指的职业康复辅助器具在 ISO 9999:2016 中属于 28 主类（工作活动和职业参与辅助产品），是用于个人从事工作、商业、职业或专业等方面的辅助产品，包括职业培训。通过康复器械（康复辅助器具或辅助产品）的帮助，掌握一定的职业知识和技能，有助于提升自信心、培养积极的工作态度和独立工作能力，促进功能障碍者回归社会，实现个人价值。休闲娱乐康复辅助器具在 ISO 9999:2016 中属于 30 主类（休闲和娱乐辅助产品），是从事游戏、爱好、运动和其他休闲活动的辅助产品。休闲娱乐活动康复辅助器具不但可以增添个人生活的乐趣、陶冶人的情操，还可以帮助功能障碍者培养积极的生活信念。无论从个人的价值实现来讲，还是从社会服务角度来看，职业与休闲娱乐康复器械（辅助产品）都是帮助功能障碍者实现走向生活、走向社会这一康复最终目的的有效手段。由于大部分职业与休闲娱乐康复器械的工作原理比较简单，故本书将这两大主类辅助产品合并为一章进行讲述。

第一节　职业康复辅助器具

一、职业康复辅助器具基本概念

职业康复（Occupational Rehabilitation，OR）是个体化的、着重以重返工作岗位为目的，设计用来降低受伤风险和提升工伤职工工作能力的一种系统康复技术与服务。通过康复工程手段，帮助身体障碍者或伤病者就业或再就业，促进他们参与或重新参与社会。职业康复主要包括：职业能力评估，工作分析（医疗机构内或现场）；功能性能力评估；工作模拟评估；工作强化训练（医疗机构内或现场）；工作重整和体能强化；工作行为训练；工作模拟训练及工作安置。

围绕职业康复的内容，职业康复辅助器具主要为帮助功能障碍者从事任何职业，且包括职业培训在内的所有方面产品。这类辅助器具不仅包括了工作环境中所用的机器、设备、车辆、工具、计算机软件、生产和办公设备，还包括了为职业评估和职业培训用的家具、设备和材料。

职业康复辅助器具在 2011 年第五版 ISO 9999 标准中首次被单独划分成为主类 28，是为体现功能障碍者作为独立社会个体的个人价值和社会价值，从而达到康复的最终目的。在 2016 年第六版的 ISO 9999 标准中,职业康复辅助器具被重新定义为工作活动和参与就业的辅助器具,其只是在概念上更具体强调了这个主类辅助器具的使用环境,次类的范围与上一版保持了一致。

二、职业康复辅助器具分类

职业康复辅助器具根据其主要功能可以划分 9 个次类和 42 个支类,次类包括工作场所的家具与装饰元素、工作场所用运输物品的辅助器具、工作场所用起重和重新定位物体的辅助器具、工作场所固定、探取、抓握物品的辅助器具、工作场所用机器和工具、工作场所测试和监控设备、工作中行政办公室、信息存储和管理的辅助器具、工作场所健康保护和安全辅助器具、职业评估和职业训练辅助器具。

(一)工作场所的家具和装饰元素

工作场所的家具和装饰元素主要用于在工作场所中写作、阅读、绘图或制图或在工业设备旁用的工作桌、工作椅、办公椅、凳子、站立椅等,以及用于工业和手艺中手工工作的专用设备和配件的工作台(作业台)、在工作场所存取物品的设备、用于解决工作场所地面冰冷的加热地板垫及用于隔断工作场所的隔断墙等,如轮椅使用者的工作台等。

(二)工作场所运送物品的辅助器具

工作中长距离运输和移动货物或者其他物体是常见的工作任务,借助辅助器具不但可以减轻工作难度和工作强度,还可以保证工作中的安全性,清除工作活动参与障碍的问题。在这一次类中,包含了具有两个或多个车轮用于运输货物的设备,人可以站在与设备相邻地面进行操作,例如手推车等;此外,还包括具有两个或多个车轮用于运输货物的徒步操控的电动工业运输车,用于提升和移动负载的手动或动力驱动的手动升降车;具有两个或多个车轮用于运输货物的动力操控工业运输车,用于起重和运输货物的提升和搬运材料的动力工业运输车辆;以及使用移动的皮带、链条或一组辊、震动器或有角度的坡道等传送装置,如工业型推车、手推车、堆高机、升降平台车、电动拖拉机、叉式起重车、堆垛机、轿车、厢型车与货车、大众交通运输工具、汽车改装用组件、人力驱动运行装置、输送滑坡、滚筒式输送带、带式输送带、环状拖索式输送带与震动输送带等。

(三)工作场所用于吊装和重新定位物体的辅助器具

本次类的辅助器具主要用于在工作环境中升高或重新定位材料、设备或人员的装置,包括滑车、平衡装置、操纵器、升降台、升降和定位机器人、工业机器人、起重机和定位系统等,如一种用于修理、维护、安装和把物品放到合适的货架上的电动升降平台。

(四)工作场所固定、探取、抓握物品的辅助器具

本次类的辅助器具主要为便于使用而固定、夹紧、保持、搬运、操作和定位的装置。它包括运输和夹持工件和工具的辅助器具、固定和定位工件和工具的辅助器具。如帮助

上肢功能障碍者来夹持或固定物体的带有磁力的夹具等。

（五）工作场所用机械和工具

以帮助功能障碍者完成工作任务为目标，为其在工作场所使用而改造或设计的工具、重型设备和其他机器称为工作场所用机械和工具，包括为加工材料或物质而使用肌力来操作的手工器具：螺丝刀、钳子、镊子、真空吸取器等；为加工材料或物质而使用动力驱动的手持器具：钻床、压缩空气锉、磨床等；还有一些非手持式设备，可在生产或加工过程中重新塑造材料，连接部件或材料，分离攻坚或物质混合物，或将黏合剂层施加到工件上的生产和加工商品的机械，如研磨机等，用于加工和护理绿地、市政和农业区域，或用于建筑的手动或坐姿操作的景观美化和建设机械，用于室内或室外区域及工料的清洗机和清洗设备；工作场所中机器人和工具上保护人体的固定装置，工作场所中用于升降、定位和操作货物和其他物品，以及在工厂中实施机械作业的且可编程的、固定或移动的机器人。

（六）工作场所测试和监控设备

工作场所测试和监控设备是指生产或工作过程中定量分析和定性分析用的设备和软体，包括工作场所用测量仪器和设备、质量保证设备，如具有打字显示屏、彩色背光的LC显示器、能提供清晰和明确的质量信息的数显检重秤等。

（七）工作中办公室行政管理、信息存储和管理的辅助器具

本次类的辅助器具为行政工作区域里，帮助功能障碍者组织、归档、整理和处理工作的设备。包括纸质文件整理、分类和归档的辅助产品、邮件处理辅助产品、办公机器、办公设备（如碎纸机、复印机等）、办公软件和工业软件。

（八）工作场所维护健康和安全的辅助器具

本次类的辅助器具为工作中有助于保障健康和安全，以及控制和改善环境状况的装置。包括工作场所个人防护设备、控制照明的辅助器具、减小振动的辅助器具、空气清洁器、降低噪声的辅助器具、保障工作场所及工作周围区域的安全装置、预防和减轻身体或精神压力的特殊软件以及工作过程中状态恢复的辅助器具，如用于光疗的明亮灯光耳机。

（九）职业评估和职业训练的辅助器具

辅助器具在职业康复中不仅应清除工作环境中的活动参与障碍，还应对功能障碍者的职业适合性和适应性等能力进行评测，更快帮助功能障碍者从个体心理、个体能力及环境三方面提供康复辅助技术。职业评估和职业训练的辅助器具主要为用于评估职业的适合性和适应能力、或帮助人获取或开发基本和复杂的职业技能的设备、材料或软件。其包括职业评估和职业指导辅助器具、职业训练辅助器具，如为认知障碍者使用而设计的电话技能训练系统。该系统能够帮助功能障碍者学会运用读、写、听、说和数字技能去进行电话留言、订货、安排预约、商业订单和餐厅预约等活动。该系统包括电子模块、按键式电话、带有教师指南的电话技巧磁带、工作样本磁带，以及可重复使用的原稿。当电

子模块被切断时，电话可作为常规电话，工作磁带可记录和回放信息。

三、典型职业康复辅助器具工作原理

职业康复辅助器具以其应用物理空间（工作场所）的特点使其更具有通用性。这里以工业外骨骼为例介绍职业康复辅助器具与康复训练辅助器械设计目标与工作原理的区别。不同于康复训练辅助器械，工业外骨骼不但可用于自身肢体功能障碍者的能力增强，还可用于由于工作患者产生的活动参与障碍。工业外骨骼的主要目的是增强、放大或加强工人现有身体部位的表现——主要是下背部和上肢（手臂和肩膀）。工业外骨骼可以减少工作过程中的肌肉骨骼负荷，但实际工作过程中的外在负荷不会减少。

工业外骨骼从驱动力源上可以分为：

（1）"主动"外骨骼，其可以通过电机、气/液驱动器或混合驱动等提供动力辅助工人进行超出自己能力范围外的工作。

（2）"被动"外骨骼，其是通过人体自然运动带动弹簧或其他平衡减重装置来减轻工人的能量输出。

工业外骨骼从功能上可以分为：

（1）背部辅助外骨骼，背部辅助外骨骼主要用于为腰椎提供一般支撑，保持正确的姿势，并在举重或静态保持任务中提供帮助。

（2）肩部和手臂辅助外骨骼，"主动"肩部和手臂辅助外骨骼与康复训练外骨骼结构原理相同，具体可参考本书第九章中的介绍。"被动"肩部和手臂辅助外骨骼用于在持续的手臂抬起工作期间支撑上肢或协助支撑重型工具。多采用具有弹性结构的储能装置，利用人体上肢重力对储能装置进行储能，储存的能量在抬起手臂时进行释放，从而辅助工人进行过顶工作，减少疲劳。

（3）腿部外骨骼，腿部外骨骼是在简单的运动或负重时为髋关节、膝关节或踝关节提供支撑，或作为椅子的替代品，以减轻长时间站立的压力。

这里以 H-PULSE 外骨骼（图 8-1-1）的设计原理为例进行讲述。

H-PULSE 外骨骼是为手臂抬起工作环境下（头顶以上工作环境下）设计的助力外骨骼，由驱动模块、传动模块、人机接口模块、控制模块四个模块组成。

1. 驱动模块

驱动模块机构由两个齿轮连接，第一个齿轮（即肩部齿轮）的安装与辅助肩轴对应，而第二个齿轮（即杠杆齿轮）与第一个齿轮旋转连接，并通过弹簧系统与驱动模块的齿轮连接（图 8-1-2C）。当手臂在矢状面移动时，两个齿轮相对移动。弹簧与杠杆齿轮在偏心点相连接，这样弹簧的张力产生与重力相反的扭矩。该机构在大约 90° 时产生峰值扭矩，在手臂与身体平行时产生零扭矩（在后一种情况下，由于杠杆臂长为 0，因此输出

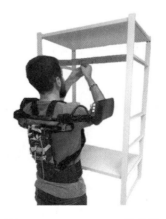

图 8-1-1　H-PULSE 外骨骼

扰矩为 0)。值得注意的是为避免扭矩轮廓中的不连续性,弹簧在外骨骼的整个运动范围内都处于张力状态,即在屈曲/伸展过程中活动范围在[-25°,180°]之间。

通过改变弹簧机构的预紧力,峰值扭矩在 4.5 Nm～6 Nm 之间。电动预紧系统可以通过移动弹簧一侧附着的滑块来主动调整辅助程度。滑块的驱动是通过一个主轴驱动器和一个 8 W 无刷电机实现的。主轴配备了一个增量编码器,通过启动系统的初始已知位置,使用霍尔传感器测量主轴驱动器的绝对位置。

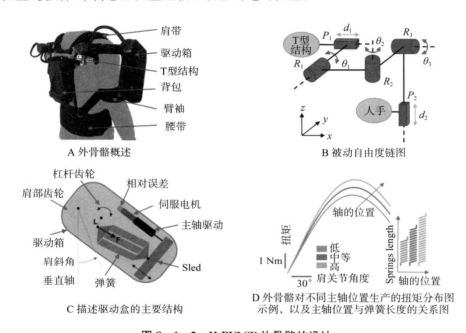

图 8-1-2 H-PULSE 外骨骼的设计
A 外骨骼概述　B 被动自由度链图　C 描述驱动盒的主要结构
D 外骨骼对不同主轴位置产生的扭矩分布图示例,以及主轴位置与弹簧长度的关系图

2. 传动模块

用于肩部支撑的可穿戴外骨骼需要符合盂肱关节的生理运动范围,才不会对使用者施加额外的力。盂肱关节有三个自由度,即屈曲/伸展、外展/内收和内/外旋转;这些运动与至少两个额外的平移运动相结合,即肩部抬高/压低和伸出/缩回。H-PULSE 的被动自由度链(图 8-1-2B)是通过人机接口将驱动模块产生的反作用力传递到骨盆区域,同时辅助盂肱关节的屈曲/伸展运动,并且不妨碍其他运动。对于每一侧,运动链有五个自由度,包括两个平移关节和三个旋转关节。线性滑块(P_1)与旋转关节(R_1)串联,旋转关节的轴必须手动与冠状面内的肩部内收/外展旋转运动对齐。R_1 关节与第二旋转关节(R_2)正交连接。P_1 和 R_2 关节的联合作用使得肩部在水平面内内/外旋转屈曲。然后,R_2 关节被连接到"辅助"旋转关节(R_3),其是驱动模块的一部分,并且其旋转轴与肩部屈曲/伸展关节对齐。另一个线性滑块(P_2)将活动框链接到手臂袖口。这种被动自由度使得 H-PULSE 能够顺应与相对高屈曲角度相关的盂肱关节的垂直平移运动,从而在关节错位的情况下减少沿肱骨轴的纵向剪切力。

3. 人机交互模块

人机接口模块的中央部分是一个可穿戴的背心状矫形器，由一个铝合金制成的 T 形框架和可调节的骨盆和肩部支架组成（图 8-1-2A）。

T 型框架的设计需符合人体工程学，以适应用户的脊柱和肩膀，T 型结构的下部搭配了一条轻质灵活的塑料条。所有与人体接触的矫形器部件都被柔软的织物覆盖。

骨盆带使得穿脱过程快速简单；由背带将外骨骼牢固地固定在骨盆区域，并利用人体的髂嵴来承重。胸部水平位置由一条绑带连接左肩和右肩，确保背心在使用过程中保持稳定。H-PULSE 的驱动模块通过 C 形袖口连接到用户的手臂上，利用粘扣将背带收紧。所有柔软部件的织物都具有很高的透气性。

4. 控制模块

H-PULSE 控制系统由一个两层的控制层结构构成，包括一个低级控制层和一个高级控制层（图 8-1-3）。控制系统运行在主系统模块上。这里的主系统模块具有双核实时 ARM 控制器和现场可编程门阵列处理器。

低级控制层以 1kHz 的频率在 FPGA 层上运行，并监督读取传感器信号，驱动伺服电机来调节弹簧的其余位置。利用一个位置控制回路实现了对所需主轴驱动位置（P_{des}）和实际位置（P_{act}）之间的误差进行比例控制。低级控制器的实验台特性显示平均稳态误差低于 0.02 mm。伺服电机的输出电流通过 $Elmo$ 控制器控制。

高级控制层在实时 ARM 控制器上以 100 Hz 的频率运行，并允许手动选择所需的辅助水平，对应于预定义的弹簧预张力。弹簧预张力的设定更便于优化程序在三个离散水平中的助力水平（即低、中、高）。高级控制层实现了一个图形用户界面，允许实验者设置所需的辅助级别、可视化和保存数据。

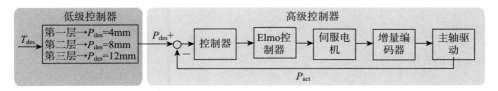

图 8-1-3　H-PULSE 控制系统的层次结构

第二节　休闲娱乐辅助器具

一、休闲娱乐辅助器具基本概念

每一个人都需要并且应该具备休闲娱乐的能力，然而一些人由于某些功能障碍，常常不能得到充分满意的休闲娱乐，而通过康复辅助器具的帮助，可以提高康复对象选择参与休闲活动的能力。当一个人能独立和成功的从事他所选择的休闲娱乐活动时，他就有机会在心理、生理和社会中受益,拥有健康高质量的生活。因此,休闲娱乐辅助器具旨在促进个人参与任何形式的游戏、运动或爱好,或其他形式的娱乐和休闲。

康复的最终目的是使功能障碍者最终走向生活、走向社会。一方面休闲娱乐康复辅助器具是帮助功能障碍者走向这一目标的重要基础。另一方面,康复治疗师还可通过休闲娱乐来促进功能障碍者的康复。康复治疗师通过了解康复对象休闲娱乐生活的过程,根据他们的不足而设计出合适和全面干预的措施,使他们享有丰富和主动的休闲娱乐生活,从而也有利于其本身的功能康复。因此,无论是帮助康复对象走向社会的康复目标,还是帮助其本身的功能康复需要,休闲娱乐康复辅助器具都具有重要的意义。在 ISO 9999:2016 中,休闲娱乐辅助器具作为一个主类正体现了其在康复中的这一重要作用。

二、休闲娱乐辅助器具分类

休闲娱乐辅助器具根据主要功能可分为 9 个次类和 24 个支类,包括玩耍辅助器具、运动辅助器具、奏乐和作曲辅助器具、照相/电影和录像制作辅助器具、手工艺的工具/材料和设备、打猎和钓鱼辅助器具、野营和旅行辅助器具、吸烟辅助器具和护理宠物的辅助器具。下面分别对以上各次类休闲娱乐辅助器具进行逐一介绍。

(一)玩耍辅助器具

玩耍辅助器具是让人们从事有规则的游戏,或无组织松散随意的游戏和自发娱乐活动的辅助器具,可辅助功能障碍者玩耍和娱乐。包括用于儿童的无固定规则的玩具;用于儿童无固定规则玩耍建设的室内和室外设施,即娱乐游乐场设备,如玩具房屋和轮椅秋千等;用来辅助人们从事有固定规则的娱乐活动的产品,如棋盘游戏、盲人纸牌扑克、游戏、猜谜等。

(二)运动辅助器具

运动辅助器具是辅助个人从事竞技、非正式或正式组织的游戏、体育赛事的器具,可单人表演或集体进行比赛。这类辅助器具包括团队球类运动辅助器具,如篮球轮椅;剑术辅助器具,如射箭用轮椅等;划船辅助器具,如轮椅乘坐者的独木舟等;保龄球辅助器具,如为辅助轮椅车使用者或平衡失调者、上肢残疾者等进行保龄球运动而设计的轮椅车;马术辅助器具,如为害怕骑马的初学者所设计的骑马模拟器;击剑辅助器具,如击剑轮椅,该轮椅是为轮椅击剑运动所用的特殊轮椅,双方运动员的轮椅都固定在可调节轨道的框架上进行比赛,运动员只能自由移动他们身体的上半部分,但他们出剑的速度并不比健全运动员慢;飞行辅助器具,如轮椅飞行滑翔伞,这个特殊设计的轮椅滑翔伞使轮椅乘坐者能连同轮椅一起跳伞;高尔夫辅助器具,如高尔夫球的运动球爪,该球爪利用一个带推杆的把手,不用弯腰就可以抓取高尔夫球;球拍和球板类运动辅助器具,如辅助功能障碍者进行乒乓球比赛的轮椅乒乓球台;射击辅助器具,如辅助功能障碍者进行射击运动的射击轮椅,射击台可固定在轮椅上,也可游离安置,射击台可安置一个防止小物品坠落的直立边棱,但不能用来辅助射手平稳,台上托肘部位使用的材料必须厚度相同,在台板和安装材料中不允许有空陷处;游泳和水上运动辅助器具,如辅助个人从事游泳和其他水上运动的产品;冬季运动辅助器具,如辅助个人从事包括冰球、滑雪和滑冰等任何冬季运动的产品;还包括为增强和锻炼认知障碍儿童的感觉和听觉能力而设计的可发光、可发声的玩具等其他运动辅助产品。

(三) 奏乐和作曲辅助器具

奏乐和作曲辅助器具主要是辅助个人演奏、识谱与创作音乐的辅助器具。如魔幻竖琴,是一种梯形竖琴,可用于智力或精神障碍者的音乐疗法,其特点在于琴弦下面的乐谱,在需要拨弦的位置上标有提示点,即使完全没有乐理知识,也可以用手指或辅助器具进行演奏。

(四) 照片、影片与录影制作辅助器具

照片、影片与录影制作辅助器具主要的功能是辅助个人拍摄和处理照片或制作电影和录像的器具。如辅助功能障碍者,进行拍摄和处理照片或录像等活动的照相机和照相机固定架等。

(五) 手工艺工具、材料与设备

本次类辅助器具主要是帮助个人创作艺术和工艺品的产品。包括纺织工具、材料与设备,如用于制作线类、织物类或其他纤维材料的工艺品的纺织手工艺的工具及材料和设备,如辅助功能障碍者进行手工编织纺织品的手工编织工具;制陶工艺的工具及材料和设备,其主要用于制作陶器和其他陶瓷工艺品的辅助器具,如电动制陶转盘;木工工艺的工具及材料和设备,其主要用于制作木质工艺品的辅助器具,如脚踏线距;金属加工的工具及材料和设备,即主要用于制作金属工艺品的辅助器具,如打磨机;图案设计的工具及材料和设备,其不借助计算机或其他电子手段制作图片的辅助器具,如油画、素描、速写和书画客人艺术等;其他材料的手工工艺的工具及材料和设备,如辅助功能障碍者使用石蜡制作的蜡烛制作器。

(六) 打猎与钓鱼辅助器具

打猎与钓鱼的辅助器具主要用于帮助个人去追逐捕捉和寻找猎物、钓鱼等所用的辅助器具,包括打猎辅助器具,可帮助功能障碍者追逐捕捉和寻找野生动物的辅助器具;钓鱼辅助器具,可帮助功能障碍者捕捞包括贝类在内的任何鱼的辅助器具,例如鱼竿固定器等。

(七) 野营和旅行辅助器具

野营和旅行辅助器具主要是辅助个人在户外露营,带露营车(camper)或其他旅游休闲车旅行的产品,包括帐篷、旅游休闲车等。本书中特指可辅助功能障碍者进行野外露宿或旅行等活动的器具,如轮椅使用者特制帐篷、供轮椅使用者出租的活动房车等。

(八) 吸烟辅助器具

辅助个人抽香烟、雪茄或烟斗的器具,包括适配的烟灰缸、打火机和香烟固定器,以及可阻燃的吸烟围裙、吸烟机器人等,如为卧床不起、手或手臂受伤等肢体障碍者专门设计的吸烟辅助产品。该产品由吸管和烟灰缸组成,吸管一端为吸嘴,另一端固定香烟,并固定在烟灰缸上,使用者通过吸嘴吸烟,即使睡着了,香烟的烟灰也总是掉在烟灰缸里;烟灰缸一侧装有两个夹子,可夹在轮椅上或床边;烟灰缸有一个沉重的底座,可以放在床头柜或椅子上,所以烟灰缸不容易滑落或翻倒。适宜于行动不便的吸烟者。

(九) 护理宠物的辅助器具

护理宠物的辅助器具是能够辅助个人进行宠物和家畜喂食、清洁及其他照护的产品,包括各类快速装带的宠物带、狗链、狗具及狗引线连接器等。

三、典型休闲娱乐辅助器具工作原理

休闲娱乐辅助器具中有很多工作原理与本书前面讲述的康复器械相同,但由于其使用的场景不同,设计目标与准则也不相同,例如用于体育运动的竞速轮椅就是典型的一例。这里简要介绍竞速轮椅的设计原理。

轮椅竞速的目的是在手臂动力的作用下,尽可能快地将轮椅推过预定路线。在竞速轮椅设计中,有许多因素会影响比赛的效率。为了保证轮椅在高速行进和高速转弯的稳定性、提高竞技速度,及减少运动伤害等,轮椅后轮的定位和轮椅推进生物力学等都是竞速轮椅研发中的关键问题。

(一) 轮椅后轮的定位

轮椅后轮的对齐是提高轮椅竞速比赛效率的一个重要因素。后轮定位不当会显著增加轮胎与路面之间的摩擦,导致轮胎过早磨损。此外,它需要运动员施加更多的能量来保持正确训练所需的相同速度。而当后轮正确对齐时,后轮平行且与竞速轮椅中心线的距离相等(如图 8 - 2 - 1 所示)。通常,使用模拟对准机构来确保轮椅后轮的定位准确性。这里介绍一种轮椅模拟定位机构原理。

模拟定位机构(如图 8 - 2 - 2 所示)通常安装在前横梁的中心。这个机构通过轮椅的"马蹄"型轮椅框架结构的柔顺性来调整相对竞速轮椅中心线角度的微小变化,从而保证轮椅后轮准确定位(如图 8 - 2 - 3 所示)。模拟定位机构端部的螺母焊接在后桥支座前部的横梁上。松开防松螺母并用扳手转动定位装置,直到车轮完全接合,即可对后轮进行定位。

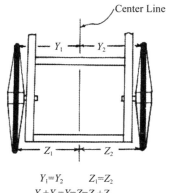

$$Y_1 = Y_2 \qquad Z_1 = Z_2$$
$$Y_1 + Y_2 = Y = Z = Z_1 + Z_2$$

图 8 - 2 - 1　轮椅后轮的定位示意图

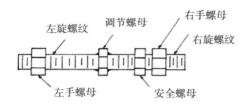

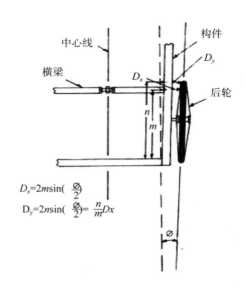

$D_x = 2m\sin\left(\dfrac{\varnothing}{2}\right)$

$D_y = 2n\sin\left(\dfrac{\varnothing}{2}\right) = \dfrac{n}{m}D_x$

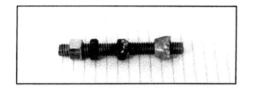

图 8-2-2　轮椅后轮的模拟对准机构

图 8-2-3　后轮定位原理

（三）轮椅推进生物力学

这里所讲的轮椅推进生物力学主要是针对人力轮椅车来研究的。在轮椅运动中,运动员更需要一种最能满足特定运动项目要求的轮椅设计。在轮椅篮球、网球和橄榄球中,轮椅的机动性和静止后的高加速度是最重要的特征。由此可见,要解决的最重要问题是轮椅使用者的施力策略。提高运动表现和轮转效率,同时最大限度地减少重复性劳损的发生率,故研究轮椅推进生物力学将是理解不同外部条件下的力量应用策略的合乎逻辑的结果。

1. 手轮轮椅推进时的运动轨迹

在最近的研究中,许多计时参数(循环时间(CT)、推动时间(PT)和恢复时间(RT))已被用于描述手轮轮椅推进中的推进技术(图 8-2-4)。推进周期通常分为 2 个阶段,推动(驱动、冲程)阶段和恢复阶段。推动阶段被定义为手与轮辋接触时的发力阶段;恢复阶段是非推进阶段,当

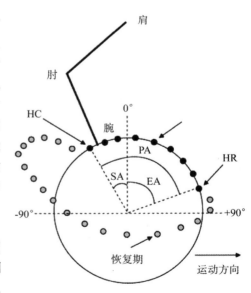

图 8-2-4　轮椅推进技术参数

手被定位以重新开始推动阶段时。

由于轮椅行驶速度增加会导致 CT 显著降低,这主要是由 PT 减少引起的。PT 随着速度的增加而减小不会影响推角的绝对值。这意味着更高的肌肉收缩速度与增加的能量消耗相关。

轮椅使用者的功能潜力将决定手轮上推动角的方向。与截瘫患者相比,四肢瘫痪患者的手相对于上死点的位置更向后。因为手轮上推角的方向取决于躯干的稳定性,脊髓损伤运动员的推动角与损伤平面的高低无关。无论外部条件如何,轮椅使用者尽量不改变推动角的大小(图 8 - 2 - 4)。

在推动阶段,手臂在闭合链条中移动,因此轮椅使用者的个人推进方式主要由恢复阶段决定。运动模式主要被归类为循环推动模式。

2. 手动轮椅推进过程中的受力模式

尽管在过去几十年中对轮椅运动的研究有所增加,但致力于轮椅推进技术的研究,特别是对力量产生的研究尤为重要。手轮推动轮椅的受力分析如图 8 - 2 - 5 所示。手动轮椅向前推进的合力 F_{tot} 由 F_x、F_y 和 F_z 产生,分别定义为水平向前、水平向外和垂直向下的分力。F_r 为 F_{tot} 的径向分量;F_t 为 F_{tot} 的切向分量;M_{wrist} 为手腕扭矩(Nm);M_{hub} 为轮毂扭矩(Nm)。

则手动轮椅推进的有效力为:

$$F_{eff} = F_x \cos\alpha + F_y \sin\alpha \sin\beta + F_z \sin\alpha \cos\beta (N)$$
$$(8 - 2 - 1)$$

其中 α 是从手标穿过轮轴的线与穿过轮轴的垂直线之间的角度,β 是车轮的外倾角。

3. 模拟特定的轮椅赛车推进

轮椅比赛中的特定运动动力学可以定义为启动、加速、稳态轮转和冲刺。在 1990 年代,竞速轮椅以最大限度地提高轮椅速度和降低机动性的设计目标。在讨论有关轮椅赛车运动动力

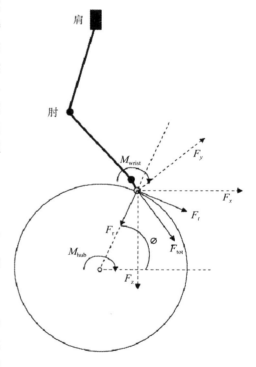

图 8 - 2 - 5 轮椅推进力(N)分析

学之前,应定义推进周期的不同阶段。Cooper 将手臂的整个运动模式分为 5 个分量,代表 3 个阶段:准备阶段定义为肘部到达最高恢复点的时刻,直到手接触手缘之前的瞬间;推进阶段被定义为从手接触到手释放的时间;恢复阶段定义为从手松开或停止与手缘接触到准备阶段开始的时间段。Higgs 将推进循环更详细地描述为 6 阶段循环,如图 8 - 2 - 7 所示,1 到 2 为加速阶段;2 为冲击能量传递阶段;3 为驱动阶段;4 为旋转力产生阶段;5 为脱离接触阶段;5 到 1 为后摆。

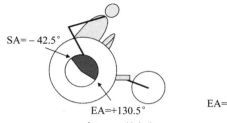 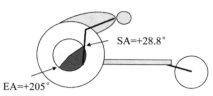

A 1986年 Higgs的方向　　　　　　　B 1995年的定义

EA＝端角　SA＝起始角

图 8－2－6　轮椅配置和座椅位置影响推动角度的方向

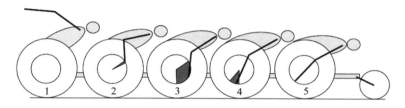

图 8－2－7　轮椅赛车推进技术

"加速阶段"期间的肘部速度和手接触时的手腕速度（即"冲击能量传递阶段"）是开发更有效的竞速轮椅推进技术的重要参数。较高的腕部速度，以及较短的将冲击能量传递到手缘的时间段，可以最大限度地减少因手部接触时手部速度不足而导致动量损失的可能性。

由此可见，竞速轮椅的设计不仅是机械设计的问题，还要耦合人因工程科学及生物力学才能达到设计目标。

第九章　康复机器人

第一节　康复机器人概述

一、康复机器人基本概念

康复机器人是康复器械的重要内容及未来主要发展趋势之一,目前尚未有标准的定义。简单定义:"康复机器人就是用于康复的机器人。"国际机器人联合会(International Federal of Robotics,IFR)对机器人的定义为:一种能够通过编程和自动控制来执行诸如作业或移动等任务的机器。因此,根据这一定义,我们可以把康复机器人定义为:"一种用于康复的机器人,即能够通过编程和自动控制来帮助功能障碍者进行康复治疗或功能辅助的机器。"

广义的康复机器人具备以下两个特征:

(1) 具有计算机控制系统,可以通过人工或自动编程或设置来改变执行功能;

(2) 具有输出执行机构,可以用于功能辅助或康复治疗。

从上述特征可以看出,广义的康复机器人可以包括由计算机(或微处理器)控制的、具有康复辅助或治疗执行功能的所有康复设备,例如连续被动式康复训练器(Continuous Passive Motion,CPM)也可以是广义上的康复机器人。

然而,严格意义上 CPM 设备并不是一种康复机器人。为了对康复机器人有一个更具体的概念界定,我们将对神经康复训练机器人作进一步概念阐述与界定。

康复机器人是以现代康复医学为基础,结合现代工程技术(计算机、机器人、人工智能等)形成的一种用于人体功能辅助或康复治疗的康复设备。进入 21 世纪以来,随着计算机、物联网、虚拟现实与机器人等技术的发展,康复设备逐渐进入到康复机器人时代。

二、康复机器人分类

按照功能,康复机器人主要可以分为如下三大类型:

（一）康复治疗机器人

康复治疗机器人包括如下两大类：

1. 康复训练机器人，主要是指用于步态与关节训练的运动康复训练机器人。

2. 物理治疗机器人，主要是用于物理因子治疗的、具有机械臂自动操作功能的理疗设备。

（二）功能辅助机器人

在国际机器人联合会（IFR）的机器人分类中，功能辅助机器人也称为助老助残机器人，国内也称为日常生活辅助机器人或康复护理机器人，主要包含如下八种类型：

1. 移动辅助机器人，是指帮助功能障碍者身体移动的机器人，如移位机器人、智能助行器、智能轮椅等。

2. 护理床机器人，是指由微电脑控制、可以辅助长期卧床的功能障碍者实现自动姿势改变、翻身或康复训练等功能的电动护理床。有的护理床机器人还具有床椅全自动分离与对接、健康监测等功能。

3. 助餐机器人，是指辅助功能障碍者进食的机器人。

4. 洗浴辅助机器人，是指帮助功能障碍者进行洗澡、洗头等个人身体清洁卫生的机器人。

5. 二便护理机器人，是指帮助卧床的功能障碍者自动处理大小便的机器人。

6. 导盲机器人，是指引导盲人或弱视力患者行走的导航辅助机器人。

7. 情感陪护机器人，是指陪伴老人或需要者进行聊天及情感交流的智能机器人。有的情感陪护机器人也集成了健康监测、生活服务等功能。

8. 健康与安全监测机器人，是指对居家老人或功能障碍者进行健康及行为安全监测的机器人。

（三）智能假肢与智能矫形器

尽管国际机器人联合会（IFR）及很多书把智能假肢与智能矫形器（外动力外骨骼康复机器人，简称康复外骨骼）也归入日常生活辅助机器人（助老助残机器人），但在国际上康复医学界，大多认同把智能假肢与智能矫形器（康复外骨骼）分别被作为单独类型的康复机器人，例如在 Delisa 等美国著名物理医学与康复专家所编写的《物理医学——理论与实践》一书中，将康复机器人分为四类：康复辅助机器人、康复治疗机器人、智能假肢与智能矫形器。

鉴于智能假肢与智能矫形器具有如下两个共同特性，因此这里把它们归为同一大类。

1. 辅助与治疗复合功能：智能假肢的功能代偿性兼具了功能辅助与治疗的双重功能，而智能矫形器（外骨骼机器人）也具有功能辅助与训练的复合功能；

2. 可穿戴性：事实上智能假肢与智能矫形器作为典型的移动式可穿戴设备，它们具有人体穿戴性这一共同特性。因此，智能假肢及智能矫形器（康复外骨骼）也可以称为可穿戴康复机器人。

由于康复机器人种类繁多,对于康复治疗机器人,这里我们只选取介绍几种典型的康复机器人。其中,康复治疗机器人我们只介绍运动康复训练机器人,而由于智能矫形器(外骨骼机器人)具有康复训练与功能辅助双重特性,为方便起见,这里把之放在康复训练机器人部分一同讲述;由于康复理疗机器人目前还不成熟,应用不多,因此本书不予详细讲述;对于功能辅助机器人,这里选择行走辅助的移动辅助机器人(智能助行器、移位机器人)、助餐机器人、沐浴机器人、二便护理机器人等几种常用的典型辅助机器人进行讲述。由于在第四章、第五章中分别详细介绍了电动轮椅与电动护理床,由于它们广义上也是智能轮椅与护理床机器人的基本形式,基本知识点已经讲解,这里不再详述智能轮椅与护理床机器人。第四章我们分别介绍了智能假肢,这里也不再赘述。

第二节　康复训练机器人

康复训练器械包括运动康复训练、言语认知训练、技能训练等。一般来说,康复训练机器人主要是指运动康复训练机器人。

一、康复训练机器人基本概念

康复训练机器人主要是指运动康复训练机器人,在目前康复机器人中应用最多、发展最快的重要类型。前面讨论了康复机器人的定义与广义上的特征。对于康复训练机器人,有必要对其概念做进一步的规范描述,以便更清晰地界定一般意义上的康复训练机器人。

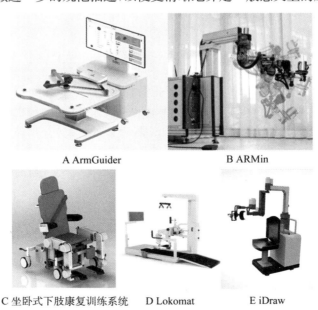

A ArmGuider　　　　　　B ARMin

C 坐卧式下肢康复训练系统　　D Lokomat　　　E iDraw

图 9 - 2 - 1　康复训练机器人

二、康复训练机器人分类

康复训练机器人系统主要包括机械结构模块、测量与控制模块及功能评估模块,有些康复训练机器人系统也包括虚拟现实以及物联网模块等。与传统的人工康复治疗相比,康复训练机器人的学习能力更强、训练模式更多、训练动作更精准、工作时间更持久,现已广泛应用于患者的康复治疗。根据被治疗患者病因的不同,运动康复训练机器人主要可以分为如下两大类:

(一)骨科康复训练机器人

主要指用于治疗肌肉、骨骼及外周神经损伤引起的功能障碍的康复训练机器人,具备被动训练与阻抗训练功能,一般不需要助力训练功能,但可以作为可选项,也可以不需要训练的生物反馈功能,如 CPM(连续被动训练器)就是一个典型的骨科训练机器人,因此骨科康复训练机器人是一种广义上的康复训练机器人。

(二)神经康复训练机器人

神经康复机器人主要指用于治疗脑卒中、脑瘫、脊髓损伤等中枢神经功能障碍患者的康复训练机器人,主要具备被动、助力、主动以及抗阻等训练功能或训练模式。由于神经康复的特点,主动参与及具有反馈的训练(虚拟现实与肌电等生物反馈等)是神经康复训练机器人的主要特征。因此,严格意义上说,狭义上的康复训练机器人一般是指神经康复训练机器人。

对于神经康复训练机器人,基于脑部运动神经可塑性原理,一般根据患者主动参与训练能力从弱到强依次设置了被动、助力、主动以及抗阻训练模式。游戏互动能够调动患者主动参与训练的积极性,这对患者的恢复十分有利。同时,随着物联网技术的发展,康复训练设备也将纳入物联网工程,从而更好地走进人类的生活。

由上述描述可知,神经康复训练机器人已经涵盖了广义上的康复机器人特征,除了一般康复机器人的上述两个特征之外,其还应至少具有如下 3 个特征:

1. 具有多种模式的训练功能,其中至少需要有助力训练功能,这也是现代中枢神经康复训练的主要特点;

2. 具有用于对患者训练前后进行功能评估的评估系统,以便评价训练效果及制定训练方案;

3. 具有虚拟现实训练交互功能或检测电生理信号(如肌电信号等)的功能用于神经反馈训练。

根据针对的不同部位,可以将康复训练机器人分为上肢康复训练机器人、下肢康复训练机器人、颈椎康复训练机器人、腰椎康复训练机器人、腹部康复训练机器人等类型,市场上主要以上肢康复训练机器人与下肢康复训练机器人为主。近年来出现了很多其他类型的康复训练机器人,如自 2017 年起,上海理工大学陆续研发了国内第一台腰椎康复训练机器人及颈椎康复训练机器人。上肢与下肢康复训练机器人按训练方式又可以分为移动穿戴式康复训练机器人与固定式的非穿戴式康复训练机器人,分类详见图

9－2－2。上肢和下肢康复训练机器人最为复杂,其类型颇多,这里重点介绍上肢和下肢康复训练机器人。

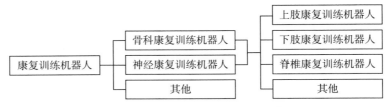

图9－2－2 康复训练机器人分类

1. 上肢康复训练机器人

上肢康复训练人可以按照不同的方法进行分类,按照是否可移动可以分为固定式上肢康复训练机器人及移动穿戴式上肢康复训练机器人两大类,如图9－2－3。

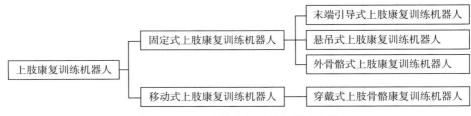

图9－2－3 上肢康复训练机器人分类

（1）固定式上肢康复训练机器人

固定式上肢康复训练机器人主要是在康复医学的基础上,通过一定的机械结构及工作方式,引导及辅助具有功能障碍的患者进行上肢康复训练。由于固定式上肢康复训练机器人的体积庞大且结构复杂,一般设有固定平台,使用者需在特定的指定点使用,固定式上肢康复训练机器人既不能达到生活辅助功能,也不能起到功能增强作用。

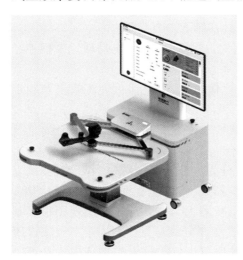

图9－2－4 ArmGuider上肢康复训练机器人

固定平台式上肢康复训练机器人是基于上肢各关节活动机制而设计的用于辅助上肢进行康复训练的康复设备,按其作用机制不同可分为末端引导式、悬吊式和外骨骼式,分类详见图9－2－3。

① 末端引导式上肢康复训练机器人

末端引导式上肢康复训练机器人是一种以闭键连杆机构或串联机构为主体机构,通过对上肢功能障碍患者的上肢运动末端进行支撑及引导,使上肢功能障碍患者可按预定轨迹进行被动训练或主动训练,从而达到康复训练目的的康复设备。

ArmGuider上肢康复机器人(图9－2－4)

是一种上肢力反馈运动控制训练系统。基于力反馈等核心技术，ArmGuider 可以精确模拟出各种实际生活中的力学场景，为使用者提供多样的目标导向性训练、最新的科学见解和最先进的技术，为康复和专业评估提供了一个先进的工具。该平台旨在上肢功能的神经可塑性，用于中枢或外周神经系统疾病患者的康复，包括中风、创伤性脑损伤、多发性硬化和脊髓损伤，以及肌肉骨骼和心肺功能障碍。它促进康复过程的执行和管理，使患者积极参与康复，使治疗更有效。

ArmGuider 上肢康复机器人让患者沉浸在游戏般的运动中，使用基于奖励的互动游戏来激励他们不断重复治疗性的、以任务为导向的动作，以便在不同的康复阶段取得进展。该平台使用触觉技术来检测病人的动作，并提供辅助力量来帮助他们完成任务。该平台还为治疗师提供治疗练习的客观评估，以及患者康复进展的友好报告。这些报告在每次治疗后自动生成和存储，包括运动范围、肌肉强度和运动轨迹的数据。

iDraw 上肢康复机器人（图 9 - 2 - 5）是国内第一台产品化的空间多自由度末端引导式上肢康复机器人。机器人配置了三个驱动关节和两个欠驱动关节，实现了帮助患者完成单臂 6 个自由度的训练要求，其中腕部尺偏/桡偏和掌屈/背伸共用机器人腕部机构的一个关节。机器人配置了高精度力矩传感系统，真正实现了三维空间内的人机力交互。

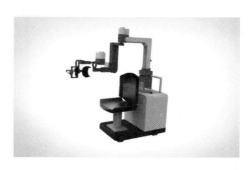

图 9 - 2 - 5　iDraw 上肢康复机器人

② 悬吊式上肢康复训练机器人

悬吊式上肢康复训练机器人是一种以普通连杆机构及绳索机构为主体机构，依靠电缆或绳索驱动的操纵臂来支持和操控患者的前臂，可使上肢功能障碍患者的上肢在减重的情况下实现空间任意角度位置的主、被动训练的康复设备。

NeReBot 是一台悬吊式康复训练机器人（图 9 - 2 - 6），该机器人用于上肢康复，采用三根柔索带动包裹着患者上肢的上臂托进行平缓、舒适的三维空间的运动（具有肩关节内收/外展和屈/伸和肘关节屈/伸），从而辅助患者进行上肢被动训练。机器人配有一个带轮的基座以便于移动，可根据不同患者调整不同的训练模式，以满足不同患者的使用需求。临床试验显示 NeReBot 对脑卒中后病人康复有着良好的效果。

③ 外骨骼式上肢康复训练机器人

外骨骼式上肢康复训练机器人是基于人体仿生学及人体上肢各关节运动机制而设计的，是用于辅助上肢功能障碍患者进行康复训练的康复辅助设备，根据其特殊的机械结构紧紧依附于上肢功能障碍患者的上肢，带动患者进行上肢的主、被动训练的康复设备。

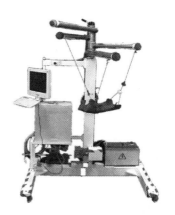

图 9 - 2 - 6　NeReBot 训练场景

ARMin 康复训练机器人（图 9 - 2 - 7）具有低惯量、低摩擦、可反向驱动的特性。该

装置具有 6 个自由度(4 个主动,2 个被动)及 4
种运动模式,其中,预定轨迹模式为医生指导患
者手臂运动,并记录下轨迹,其后由机器人以不
同速度对该轨迹进行重复;预定义治疗模式是
在预定的几种标准治疗练习中进行选择训练;
在点到达模式中,预定到达点通过图像显示给
患者,由机器人对患者肢体进行支撑和引导完
成训练;患者引导力支持模式中,运动轨迹由患
者确定,利用测得的位置、速度信息通过系统的
机械模型来预测所需力与力矩的大小,并通过
一个可调辅助因子来提供一部分力和力矩。
ARMin 康复训练机器人是专门为手臂的神经
康复训练而设计的,该机器人能够提供高强度

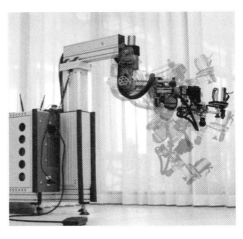

图 9 - 2 - 7 ARMin 康复设备

的手臂治疗,并定量评估状态和监测训练期间的变化。

(2)移动式上肢康复训练机器人

移动式上肢康复训练机器人是一种穿戴于人体上肢的、可随穿戴者移动的外部的康复
设备。通常是外骨骼式康复机器人,也有装在轮椅车上的上肢康复训练机器人,其也是一
种广义上的移动式上肢康复训练机器人。通过引导上肢功能障碍患者的患肢关节做周期
性运动,有助于恢复上肢关节的运动功能并促进神经康复,或加速关节软骨及周围韧带、肌
腱的愈合和再生,从而达到上肢康复的目的。

上肢外骨骼机器人系统在辅助人的过程中,需要保证上肢运动的准确与灵活性,这
就要求安装大量的传感器、控制器以及驱动装置,并且要求上肢外骨骼的驱动器体积小、
动力大,测量元件灵敏性高,与人体双手的随动性能好。

上海理工大学研制的肘关节外骨骼(图 9 - 2 - 8)使用了非侵入性传感器。这些传感
器位于皮肤上,可以检测身体的肌电图(EMG)信号,从而识别用户的上肢的运动意图,
辅助用户完成弯曲手臂、抓取物体等动作。

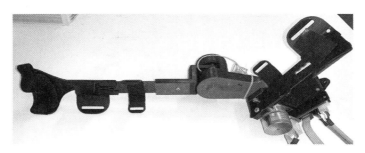

图 9 - 2 - 8 肘关节外骨骼

2. 下肢康复训练机器人

(1)固定平台式下肢康复训练机器人

固定平台式下肢康复训练机器人是基于下肢各关节活动机制而设计的用于辅助下

肢进行康复训练的康复设备,按其作用机制不同可分为末端引导式、悬吊式、外骨骼式和平衡辅助式,如图9-2-9所示。

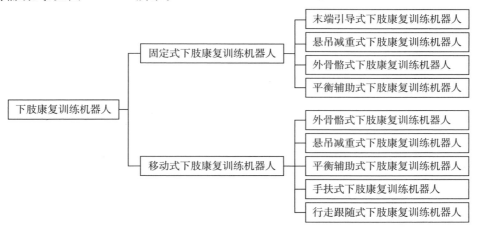

图 9-2-9　下肢康复训练机器人分类

1）末端引导式下肢康复训练机器人

末端引导式下肢康复训练机器人是一种以闭键连杆机构或串联机构为主体机构,通过对下肢功能障碍患者的下肢运动末端进行支撑,基于模拟步态,引导下肢功能障碍患者实现下肢各关节的主、被动协调训练,从而达到下肢康复训练效果的康复设备。

末端引导式下肢康复机器人作为康复领域的一个重要方向,一直以来都是相关从业者关注的重点。图9-2-10所示机器人使用曲柄机构来控制脚踏板模拟正常人体行走运动,从而帮助患者完成下肢康复训练。

2）悬吊减重式下肢康复训练机器人

在更需要减重的下肢康复训练机器人中,悬吊式设计得到了广泛的应用(图9-2-11)。悬吊减重式下肢康复训练机器人可以卸载一定比例的体重为患者早期康复提供可能,同时为患者和治疗师提供一个安全的环境。

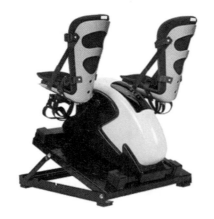

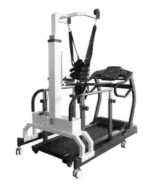

图 9-2-10　末端引导式下肢康复机器人　　　9-2-11　悬吊减重康复训练系统

瑞士 Harness 动态辅助减重下肢训练系统是一种典型的减重训练机器人(图 9 - 2 - 12)，属于悬吊减重式室内自由行走训练系统。该系统允许部分或全部承重，而不会影响患者的步态运动。系统采用深度学习神经网络算法，可以根据人的体重以及 120 个肢体动作"学习"人在向前走和向后走所需要力的大小。不仅可以根据病人的步行姿态动态调整辅助量的大小，还能让病人在一定空间内自由进行行走训练。这种动态单点悬架可兼容骨盆旋转和垂直位移，允许正向、侧向与逆向行走和转弯时功能性骨盆的旋转，患者可以在不重新定位整个支持系统的情况下进行反应性姿势控制练习或改变方向。

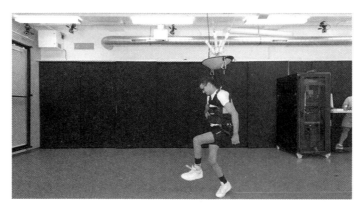

9 - 2 - 12　Harness 动态辅助减重下肢训练系统

3）平衡辅助式下肢康复训练机器人

一般悬吊减重式机器人通过把减重绑带同时安装在人体的胯下及腋下进行减重，在一定程度上还是会束缚患者的自由行走运动。平衡辅助式训练机器人是指仅在患者的胯部进行减重悬吊并用具有多自由度活动功能的机械臂来支撑患者的髋部(重心附近部位)，保持患者行走过程中的动态平衡，并最大限度地减少对身体行走的干扰，以便辅助患者以自由步态进行行走训练。

国产 NaturaGait 下肢训练机器人是一种典型的平衡辅助式训练机器人(图 9 - 2 - 13)。该系统能为患者提供自由行走训练的安全辅助与安全保护，运动自适应机械臂在患者髋部进行支撑并在胯下进行悬吊减重。该设备具有主动步行或抗阻步行等多种训练模式，

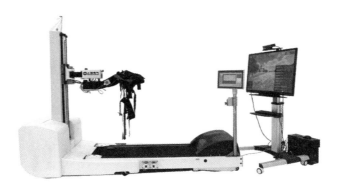

图 9 - 2 - 13　NaturaGait 平衡辅助式下肢训练机器人

通过设置骨盆运动自由度、步行速度和减重比例，可动态调整康复训练强度和难度，同时结合虚拟现实辅助训练，在一定程度上增加训练趣味性。系统还能为临床医师和治疗师提供采集和分析骨盆运动轨迹的方法。该机器人能够满足患者不同阶段的康复需求，主要适用于由神经损伤尤其是脑卒中引起下肢功能障碍患者进行中后期运动康复。

4）外骨骼式下肢康复训练机器人

① 悬吊减重外骨骼式下肢康复训练机器人

通过各种机械结构将患者悬吊起来，让患者在减重的状态下完成康复训练。

Lokomat 全自动机器人步态训练系统（图9-2-14）是第一台通过外骨骼式下肢步态矫正驱动装置辅助有步态障碍的神经科病人进行步态训练的康复训练机器人。Lokomat 系统通过一套在跑台上全自动运行的外骨骼式下肢步态矫正驱动装置，实现了机器人辅助的全自动步态训练，可以有效地提高神经科病人的行走功能。Lokomat 全自动机器人步态训练评估系统由"外骨骼式下肢步态矫正驱动装置""智能减重系统"和"医用跑台"组成。

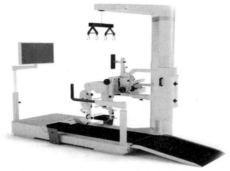

图 9-2-14 Lokomat 全自动机器人步态训练系统

② 倾斜减重外骨骼式下肢康复训练机器人

国产下肢康复训练机器人 Flexbot 是一种基于模拟步态并在各关节处配置相应自由度及活动范围，可自行进行步态模拟工作的康复设备。当工作时，外骨骼式下肢康复机器人通过机械机构及绑带将使用者上身固定或进行悬吊，在带动下肢功能障碍患者进行下肢的主动训练或被动训练的同时，可为患者提供保护和身体支撑作用。

Flexbot 是一款通过倾斜床及悬吊带共同减重的外骨骼或下肢康复训练机器人（图9-2-15），可以提供平躺、站立及倾斜等不同的体位训练，包含标准步行、蹬车、踏步、单关节独立运动以及自定义运动轨迹等不同训练模式，其内置训练评估系统可测定肌肉最大收缩力矩、关节活动范围以及测定病人实时抗力反馈。步态分析模块可记录髋膝踝关节和骨盆活动角度曲线、单/双支撑相数据、摆动相数据、内外翻数据、足偏角、步宽、步长、步频、步行周期等。

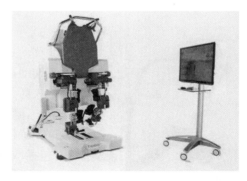

图 9-2-15 Flexbot 步态训练及评估系统

Flexbot 设有机械及软硬件三重安全防护，有痉挛保护功能，配合血氧和心跳监测实时关注病人的生理状态变化，设备可在 0°到 90°之间自由变化，以满足不同阶段的病人训练需求。

（2）移动式下肢康复训练机器人

1）外骨骼式下肢康复训练机器人

外骨骼移动式下肢康复训练机器人是一种康复训练和功能辅助复合功能的复合型

康复训练机器人,这类机器人体积及结构较为轻巧,并集成助行架保持患者行走平衡。

图9-2-16为一种下肢步行机器辅助训练机器人,依托于步态检测分析系统和动态足底压力检测分析系统,以多关节、多自由度、多速度的模式为下肢运动功能障碍患者提供主被动结合的康复训练,加速康复进程。其适用于早、中期的康复训练,对脊髓损伤、脑损伤、神经系统疾病、肌无力、骨关节术后等因素导致的下肢运动功能障碍有着显著治疗作用,为失能人群的站立行走提供安全可靠的恢复训练。

2）悬吊减重式下肢康复训练机器人

智能减重辅助步行训练机器人(图9-2-17)是一种电动支架辅助设备,能够将患者从座椅带到站立位置。当患者直立站立时其重心仍在设备的支撑范围内。这种智能减重辅助步行训练机器人为治疗师和患者提供更为安全的环境,患者可以更专注于他们的步态和平衡训练任务。

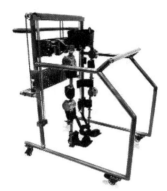
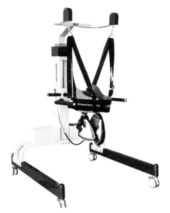

图9-2-16　下肢步行机器辅助训练机器人　　图9-2-17　智能减重辅助步行训练机器人

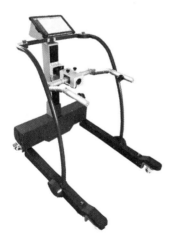

3）平衡辅助式下肢康复训练机器人

移动式平衡辅助行走训练的原理与上面介绍的固定式平衡辅助训练机器人类似。例如,国产 iReGo 智能减重训练机器人就是一种典型的移动平衡辅助式训练机器人(图9-2-18),同样适用于脑卒中患者恢复期的训练。iReGo 智能减重训练机器人的设计核心是有机械臂在患者髋部进行支撑(包括减重)和平衡保护。患者可以解放双手行走,机器人可以保证行走的安全性,以防突然跌倒。这种机器人还集成有游戏训练系统,可以提高患者的参与度,满足脑卒中后期康复需求。

4）手扶式/行走跟随式下肢康复训练机器人

图9-2-18　iReGo 智能减重训练机器人

除上述介绍的类型之外,下肢移动式康复训练机器人还包括手扶式智能助行训练机器人、自由行走辅助训练机器人等。

　　例如,电动助动式轮式助行架就是一种手扶式智能助行训练机器人(图9-2-19)。该装置是由驱动系统、传感器系统、微型计算机和机械结构构成的助动类助行架,可以帮助患者进行起坐和行走训练。该助行架可通过传感器收集到的人行走状态数据来进行分析判断,从而获取人的运动意图。当机器人通过力/力矩传感器感知到人体施加的外部作用力时,还可以根据受力大小和方向动态控制自身加速度和速度。

　　图9-2-20是一种具有跟随保护功能的、辅助患者自由行走训练机器人。机器人设计有激光雷达传感系统,可以控制机器人跟随人的步伐行走及转向,从而实时保护人体。在患者失去平衡时,绑在人体上的吊索会拉住身体以防其突然跌倒。

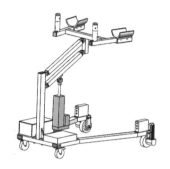

图9-2-19　电动助动轮式助行架

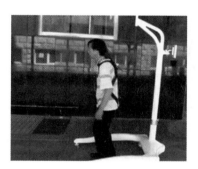

图9-2-20　行走跟随训练机器人

3. 脊椎康复训练机器人

　　颈腰椎康复训练机器人是针对患者颈椎及腰椎疾患设计的一种具有多自由度运动训练与轴向牵引功能的康复机器人。目前这类机器人的研究较少。

　　2009年开始,上海理工大学陆续研发了用于退行性腰椎及颈椎病变的新型智能腰椎康复治疗床系统(图9-2-21)、脊柱智能康复训练系统(图9-2-22)以及兼具康复训练与牵引的颈椎外骨骼和腰椎外骨骼机器人。

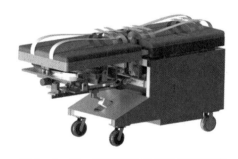

图9-2-21　智能腰椎康复治疗床系统

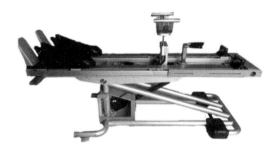

图9-2-22　脊柱智能俯卧式康复训练系统

　　上海理工大学研发的智能腰椎康复治疗床系统是一种通过仿生中医牵引按摩手法来完成多维度牵引治疗的新型腰椎康复训练系统,兼具牵引、按摩及运动康复训练功能。该系统将推拿手法中的腰部背伸法、腰部斜扳法、骨盆牵引法等对应为纵向牵引、左右旋转、左右摆角、上下成角四个牵引动作,将中医中的按压叩击法对应为腰部推顶按摩动作。针对各模块的动力传输和动作控制需求,设计了一套专用的液压系统和相应的控制系统。

上海理工研发的脊柱智能康复训练系统采用了跪撑爬行、攀高爬行、俯式爬行、扭腰摆动等多种被动训练模式。该设备实现了多种爬行训练的集成,可以进行多运动模式和强度的控制,首次实现了俯卧式腰部摆动训练及三维空间多模式的减重训练调节,并可以实现颈椎、胸椎、腰椎活动度和脊柱的角度与斜度等参数的测定和评估。

三、康复训练机器人工作原理

(一)上肢康复训练机器人

上肢康复训练机器人工作原理请参阅第七章第一节运动康复训练器械,其中介绍了上海理工大学研制的中央驱动式上肢康复机器人的设计原理。

(二)下肢外骨骼康复训练机器人

穿戴式下肢外骨骼康复训练机器人是一种帮助截瘫、偏瘫患者站立甚至行走的穿戴式装置。下肢外骨骼符合人体下肢的解剖结构,便于支撑患者身体稳定,并通过多信息融合的传感系统识别患者的运动意图。下肢外骨骼运动学设计取决于人类行走步态模式的生物力学,需要使用不同的下肢生物力学模型以及生物机电一体化特征技术。日本Cyberdyne 公司开发的 HAL 系列外骨骼是目前技术最为成熟的商业化产品之一。与其他下肢外骨骼相比,HAL-3 不检测佩戴者的运动,而是使用粘贴在皮肤表面的传感器直接检测与肌肉信号相关的电压,从而使驱动关节更快更准确的响应。此外,将肌电信号作为驱动外骨骼参数的另一个优点是它允许脊髓损伤或四肢瘫痪的人使用。这里以HAL-3 为例进行基本设计原理介绍。

1. HAL-3 系统设计

HAL-3 系统由骨架、执行器、控制器和传感器组成。图 9-2-23 为 HAL-3 系统的示意。

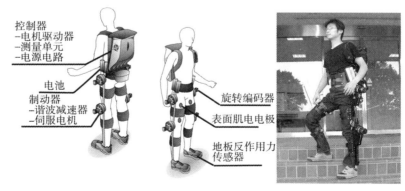

A 示意图概述   B 系统概述

图 9-2-23 HAL-3 系统

（1）骨架设计

外骨骼框架由三连杆、两关节机构组成，连杆分别对应于人体的髋部、大腿和小腿，关节分别对应于人体的髋关节和膝关节。两个关节处设有机械限位，使之与人体关节角度的运动对应，以确保使用者的安全。外骨骼框架与下肢外侧结合，将执行器产生的辅助力传递到下肢。外骨骼框架的材料采用铝合金和钢以保护强度和轻量化。

（2）执行器设计

HAL-3 的执行器系统为膝关节和髋关节提供辅助力矩。执行器由直流电机和谐波减速器来产生驱动每个关节的扭矩。采用谐波传动的执行器结构紧凑，减速比大，传动平稳。踝关节一般为内置弹簧储能机构的被动关节。

（3）控制器系统

HAL-3 的活动领域被假定为室外，控制系统主要是通过考虑移动性来开发。其控制器、驱动电路、电源和测量模块都装在背包里。控制系统需要实时处理和使用网络的通信，操作系统采用 Linux，可以实时进行测量、控制和监测。

（4）传感器系统

HAL-3 的传感器系统用于检测使用者的状况并估计辅助力。旋转编码器用于测量髋关节和膝关节的角度，安装于脚底的力传感器用于测量地反力（FRF）。图 9-2-24 为 FRF 传感器结构，由鞋底和电子电路组成，鞋底安装两个由圆形铝板夹住的盘绕聚氯乙烯管（内径 3mm），聚氯乙烯管的一端连接到连接在电子电路上的固态压力传感器。当脚踩下时，管内的气压发生变化，并由压力传感器测量。肌电传感器安装在膝关节和髋关节的伸肌和屈肌表面，用于检测肌肉活动。每个肌电传感器都由一个双极电极和一个前置放大器组成，可以大大降低噪声。

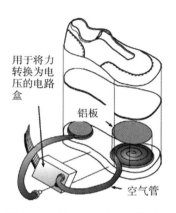

用于将力转换为电压的电路盒

铝板

空气管

图 9-2-24　FRF 传感器系统

2. 相位识别

在步行过程中，一个完整的步态周期分为站立期和摆动期。步态时序能够体现佩戴者的运动意图，在使用步态相序实现助力时，可根据正常人的步态周期来确定相位序列。鉴于人体下肢的大多数运动都能对 FRF 做出反应，可以根据 FRF 来确定相位序列。以左脚为例，当左脚跟接触地面时，检测左脚跟的 FRF，这个检测作为站立期开始的指示。摆动期开始于左脚离开地面，而此时左脚的 FRF 向前移动，检测到左脚前部 FRF 增加，并将其作为摆动期开始的指标。根据 FRF 的这些特征，设置了脚底前部和后部 FRF 的阈值（V_{lr}，V_{lf}）以指示地面接触状况。当足底前部的 FRF 值（f_{lr}）超过前部设定的 FRF 阈值（V_{lr}），则表示站立期转移到摆动期。当足底后部的 FRF 值（f_{lf}）超过后部设定的 FRF 的阈值（V_{lf}），则有摆动期向站立期转移。图 9-2-25 为相位序列识别流程图。

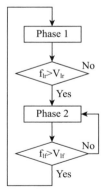

Phase 1

$f_{lr} > V_{lr}$　No

Yes

Phase 2

$f_{lf} > V_{lf}$　No

Yes

图 9-2-25　相位序列识别流程

3. 辅助力矩估算

肌肉的 EMG 信号与肌肉产生的收缩力有关,因此通过肌电信号估计辅助力是有效的通过一种基于 HAL-3 的参数标定方法来确定与肌电信号和关节力矩相关的合适参数。

（1）EMG 的获取

肌电信号通过双极皮肤表面电极粘贴在特定测量肌的皮肤表面获取。将肌电信号放大 10^6 倍,采用低通滤波器和高通滤波器进行滤波,以消除运动伪影的影响。滤波后的信号通过 A/D 转换器传输到上位机,输入信号通过 3 Hz 截止的低通滤波器再次滤波,从尖峰信号中获得肌力信息。

（2）关节力矩估算

首先,分别从伸肌和屈肌产生的肌电信号中获得关节力矩,膝关节和髋关节的关节力矩的计算过程如下:

$$\hat{\tau}_{knee}(t) = K_1 E_1(t) - K_2 E_2(t) \qquad (9-2-1)$$

$$\hat{\tau}_{hip}(t) = K_3 E_3(t) - K_4 E_4(t) \qquad (9-2-2)$$

$\hat{\tau}_{knee}$ 为膝关节力矩,$\hat{\tau}_{hip}$ 为髋关节力矩。图 9-2-26 中 E_1、E_2、E_3、E_4 表示从皮肤表面测量的肌电信号。在式（9-2-1）和式（9-2-2）中,正项表示伸肌,负项表示屈肌。K_1、K_2、K_3、K_4 是肌电信号与扭矩相关的参数。

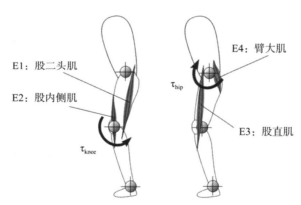

图 9-2-26 肌肉肌电图测量示意图

（3）参数确定

为了确定膝关节屈肌参数 K_1,作为校准信号的扭矩 $\tau_m(t)$ 由 HAL-3 膝关节执行器生成。受试者产生膝关节扭矩 $\tau_{fl}(t)$ 以与执行器力矩 $\tau_m(t)$ 相匹配。

$$\tau_{fl}(t) = \tau_m(t) \qquad (9-2-3)$$

由屈肌肌电图计算出的估计扭矩表示为:

$$\hat{\tau}_{fl}(t) = K_1 E_1(t) \qquad (9-2-4)$$

将实测扭矩 $\tau_{fl}(t)$ 与估计扭矩 $\hat{\tau}_{fl}(t)$ 之间的误差 $e(t)$ 表示为:

$$e(k) = \tau_{fl}(k) - \hat{\tau}_{fl}(k) = \tau_m(k) - \hat{\tau}_{fl}(k) \qquad (9-2-5)$$

性能函数 J 可以表示为：

$$J = e^2(k) = \sum_{k=0}(\tau_m(k) - \hat{\tau}_{fl}(k))^2 = \sum_{k=0}(\tau_m(k) - K_1E_1(k))^2 \quad (9-2-6)$$

性能函数 J 可以通过使其对 K_1 的导数为零来最小化。

$$\frac{\mathrm{d}J}{\mathrm{d}K_1} = -2\sum \tau_m(k)E_1(k) + 2K_1\sum E_1^2(k) = 0 \qquad (9-2-7)$$

综上，K_1 可以表示为：

$$K_1 = \sum \tau_m(k)E_1(k)E_1{}^2(k) \qquad (9-2-8)$$

其他参数 K_2、K_3、K_4 的计算同理。

$$K_2 = \sum \tau_m(k)E_2(k)/E_2{}^2(k) \qquad (9-2-9)$$

$$K_3 = \sum \tau_m(k)E_3(k)/E_3{}^2(k) \qquad (9-2-10)$$

$$K_4 = \sum \tau_m(k)E_4(k)/E_4{}^2(k) \qquad (9-2-11)$$

4. 整体控制方法

在设计和控制辅助装置时，须在个体基础上了解步态中的各关节力学行为，适当辅助力矩的大小和时间对于获得良好的生物力学响应至关重要。图 9-2-27 为控制系统流程，通过传感器完成对步态相位的识别，根据 EMG 信号预测瞬时关节力矩动态调整可穿戴外骨骼机器人设备的电机控制或辅助设置。

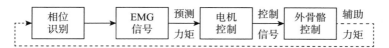

图 9-2-27 控制系统流程

第三节 智能助行器

一、智能助行器基本概述

智能助行器指用来支持移动功能障碍者（包括视觉功能障碍者、认知功能障碍者，以及平衡能力和肌肉能力下降的老年人）的室内室外行走，并确保行走安全性的助行机器人，是一种典型的功能辅助机器人。这里的智能助行器实际上是一个广义的概念，泛指基于微处理器控制的、具有机器人特性的助行器。实际上狭义的智能助行器应该是指具有智能导航、智能路况适应及智能安全保护的助行器。

智能助行器的结构与传统助行器基本相同,但为了辅助使用者获得健康步态,智能助行器集成了驱动模块和智能控制模块。在设计助行器时,我们不仅需要考虑使用者的运动功能障碍,而且还需要考虑使用者在认知和感官水平上可能存在的功能障碍。此外,智能助行器应该被设计成根据他们对用户需求的感知来不断地评估并纠正他们的错误行为,如不正常的步态。智能助行器还必须考虑可用性问题,例如,安全性、舒适性和设备使用的简单性。技术的发展和演变使得智能助行器能够集成一系列有用的功能,因此这些功能变得更容易掌握,用户也更舒适。

智能助行器一般包括五种典型的技术模块:身体支持系统、环境感知系统、智能导航(认知辅助)系统、健康监测系统和人机交互系统。

(一) 身体支持系统

为了提供更好的步态稳定性,几乎所有的智能助行器都具有身体支持功能。身体支持功能主要有两种类型:被动支持和主动支持。被动支持功能是通过机械结构增强人体的平衡能力,提高了行走过程的稳定性。通常通过增大智能助行器底座面积或放置配重元件(电机、电池、电子器件等)来增加其动态稳定性。对于上肢功能较弱的使用者,前臂支撑平台会被集成扶手的结构设计中。这种增加前臂支撑平台的设计不但增加了用户的行走平衡稳定性,使用户使用更易推动助行器,而且由于重量的增加,系统的摩擦部件的阻尼也增加了,降低了用户摔倒的风险。对于轮式智能助行器来说,主动支持成为预防用户摔倒的必要功能。主动支持功能是通过智能助行器根据人体危险运动意图的检测与识别做出主动安全防护手段(如刹车系统),从而提高用户行走过程的安全性和稳定性。目前常见的主动支持手段为将驱动电机安装在智能助行器的轮子上,通过对驱动电机的控制,补偿倾斜地面上的重力,并提供移动装置所需的推动能量。例如,PAM-AID(图 9-3-1)自适应智能助行器通过对助行器的驱动轮控制为用户提供在其使用设备的整个时间期间的智能支持与行走辅助。PAM-AID 的控制器通过将前轮的导向和把手的角度控制耦合实现用户手动与设备共享控制策略。

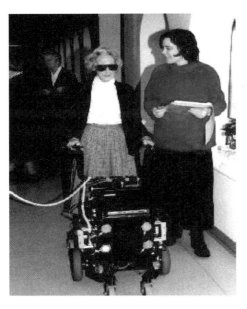

图 9-3-1　PAM-AID 自适应智能助行器

(二) 环境感知系统

对于使用助行器的人来说,环境障碍物检测是非常重要的。由于平衡功能障碍的影响,路况的突然变化有时会给平衡带来严重的挑战。搭载感觉传感器(超声波、视觉或红外传感器等)检测静态和动态障碍物,辅助智能助行器进行避障。例如,智能助行器可以通过声音、振动警报或直接操作设备的执行器来改变用户行走的路径从而帮助用户避开障碍物。这种通过信号报警等方式的避障功能常被用于帮助有视觉功能障碍者或认知功能障碍者在有多个障碍物的环境中安全行走。PAM-AID采用了声呐(导航和防撞)、红外接近传感器(接近检测)和保险杠开关(碰撞检测)三种传感器来构建周围环境的信息。助行器获取环境信息后以语音信息的形式提供给用户,语音信息描述周围环境并警告出现障碍物。然而,除了信息警告的功能外,智能助行器更应保证用户在使用过程中的安全性,所以除了利用感官传感器对环境进行构建外,还需要引导使用者在安全路径上行走。例如Nomad XR4000智能助行器采用了两个圆形阵列的超声波传感器、两个圆形阵列的Nomadics红外近距离传感器、三个大型触摸感应传感器和一个激光测距仪来检测行驶空间内不同高度的障碍物,根据障碍物的特征与位置重新进行路径规划,保证使用者在安全路径上行走。

然而,智能助行器的环境感知系统还不能规避在使用者引导助行器或助行器停止时可能发生的跌倒或其他事故的风险。他们只是评估环境的特征,没有检测用户行走的自身状态。因此,助行器的感知系统还必须具有预测和避免摔倒或类似情况的能力,通过检测用户跌倒风险特征立即执行驻车,避免助行器在行走时从使用者身边移开的可能性。通常通过使用位移传感器(如红外传感器)来评估使用者相对于助行器的距离来判断跌倒趋势。除此之外,还可在助行器扶手上建立了一个接触式传感器系统,确保用户用双手有效地引导助行器。

(三) 智能导航(认知辅助)系统

智能助行器针对有认知、记忆和方向感问题的人提供其所在的结构环境和户外环境的导航和自定位功能(例如使用GPS)。例如,一些临床上用的智能助行器在临床环境中建立地图,设定固定安全路径,来辅助使用者在规定空间内安全、自由移动,自定位也方便使用者或护理人员确认使用者位置。智能助行器还通过视觉界面或语音命令与用户双向通信,接收来自用户的指示,或通知用户地图中的当前定位和环境条件。例如,iWalker(图9-3-2)具有向用户配置环境地图及自定位和导航服务。其可以定义规划到某个目的地的路线,并通过语音指示实时跟随规划好的路线。如果导航路线被无法避免的障碍物中断,系统还可以建议一条新路线或向护理人员寻求帮助。

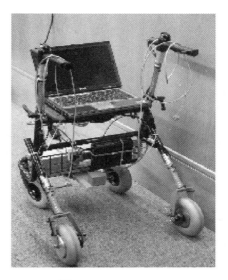

图9-3-2 iWalker

(四) 健康监测系统

智能步行器也可以用来监测用户的一些健康参数。该健康信息可以用于保存用户

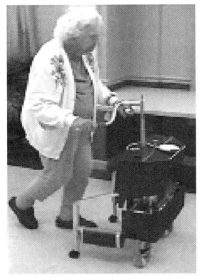

图 9 - 3 - 3　PAMM

的病史,或者在检测到紧急情况时通过无线通信网络通知健康中心或医务人员。例如 PAMM 智能步行器特别关注老年护理设施中用户的需求(图 9 - 3 - 3)。在为用户行走提供辅助的同时,还监控用户的健康状况(如心电图),并通知用户所设定的任务(如服药)完成情况。这些功能的开发都会使老年人能够更加独立地生活。

(五) 人机交互系统

人机交互系统是智能助行器智能化、友好化的重要系统模块,是建立人和助行器的交互桥梁与接口。在人机交互系统中,传感器的作用起到了至关重要的作用,它们可以测量环境、机器和人之间的交互情况,并将信息传输给主控系统,以便智能助行器能够完成预设任务。

一般智能助行器有两种交互接口:直接接口和间接接口。直接接口是将用户的命令或者意图直接传递给设备(如:操纵杆)。操纵杆以其易控性的特点常被应用在轮椅的控制上,但对于视觉障碍者来讲,不需要助行器提供身体支撑功能,所以可以通过操纵杆来向电机传递运动方向意图,并通过操纵杆的力反馈系统,识别前方障碍物,从而更安全地行走。

此外,力传感器也常被用于直接接口的意图识别中。它的控制原理类似于操纵杆,通过物理交互来检测用户的意图。如前所述一种基于 XR4000 平台智能助行器,将两个力传感器嵌入扶手中,通过在扶手中的力传感器识别用户运动意图和用户状态。

二、智能助行器分类

随着社会老龄化,辅助老年人日常生活的康复技术成为研究热点,特别是对于能辅助老年人维持/改善身体机能的智能助行器的研发。近几年,随着人工智能与机器人技术的发展,智能助行器技术得到了进一步发展。智能助行器有多种类型,可以按照辅助方式、辅助对象等方式进行分类。

按照辅助方式,智能助行器主要可以分为如下五类:

1. 手扶式智能助行器,具备外动力辅助的、能够分别进行上下坡助力和制动的电动轮式框架助行器,其使用方式大多为推行或者趴行,在助行器框架上设置有把手和臂托,通过双手抓握或者放置前臂,主要用于老人或步行功能障碍者,对其进行步行辅助,具备智能化的导航和避障功能。

2. 悬吊减重式助行器,一种可以移动行走的、具有智能导航功能的步行训练装置,其主要的使用方式为悬吊,通过背部和胯部的安全带将使用者悬吊于助行器框架之上,起到减重和防摔倒的功能,可用于居家或康复机构的步行康复训练。

3. 平衡减重智能助行器,利用作用在人体骨盆部位的自适应平衡辅助机械臂来对人体进行减重与步行平衡保持,以便无法确保安全站立及步行的患者进行行走或康复训练。这种助行器也可以同时在髋关节处增加动力外骨骼助力装置。

4. 外骨骼式智能助行器,一种具有人体智能柔顺交互功能的动力髋关节外骨骼行走助力装置,如日本 Honda 公司研发的老人髋部助力外骨骼 CES Asia。

按照辅助对象的功能障碍的类型可以分为如下四种:

1. 导盲智能助行器,是一种帮助低视力或盲人行走的、具有自动导航功能的手杖或轮式助行器。

2. 认知辅助智能助行器,一种帮助具有认知障碍患者行走的轮式助行器,这种助行器不仅可以帮助用户独立行走,还具备面部表情识别功能,可以更有效地探测用户周围的环境,从而为用户提供认知和情绪上的帮助。

3. 康复训练智能助行器,一种能够帮助运动功能障碍患者居家或在康复医疗机构进行步行训练的助行器。

4. 行走辅助智能助行器,一种专门用于体弱的老人或运动功能障碍患者行走的、具有智能助力与制动等功能的电动助行器。

三、智能助行器工作原理

这里以上海理工大学研发的助行机器人 PoWalk 为例(图 9-3-4),讲述智能助行器相关模块工作原理。因为 PoWalk 主要用于辅助老年人行走及康复训练,健康监测系统由佩戴使用者。针对应用环境动态与非结构化、人机紧密耦合、患者健康状态和失能情况多样性等突出特点,该助行器集成身体支持、驱动控制、姿态调节、人机交互、环境感知、自主导航(认知辅助)等系统模块,具备上坡助力、下坡控速、室内外自主导航、越障、康复训练等功能于一体。

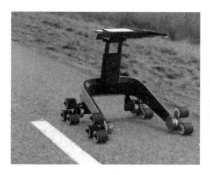

图 9-3-4 PoWalk 智能助行器

(一) 身体支持系统

PoWalk 采用轮式框架助行器的机械结构形式,通过手扶方式来支持患者身体。其驱动方式是前轮差动驱动,前轮侧边和后轮处安装有非动力驱动的行星轮。在遇到障碍物时,行星轮可以辅助主动轮进行越障,使驱动轮更加省力。在机器人前方安装有控制盒,控制盒可以放置电机驱动板、主控板、电池、工控机等,助行器内部安装有座椅,可供用户在休息时使用。

(二) 控制系统

智能助行器控制框图如图 9-3-5。控制系统可分为三个模块:电源模块、ARM 核心处理器模块、工控机模块。电源模块选用可更换锂电池为机器人系统供电;主控芯片选用 ARM 处理器,其通过隔离电路与外围电路进行隔离,使控制器具有抗干扰能力,保证处理器稳定运行;处理器通过外围电路与电机驱动控制器、压力传感器矩阵列、超声波传感器、无线 WiFi、触摸屏、语音、报警灯、预留通信接口相连。

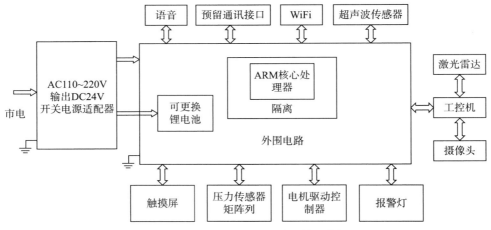

图 9 - 3 - 5 **PoWalk 控制系统整体结构框图**

1. 控制方案

助行器的控制要求包括:实现智能助行器的上坡助力、下坡控速;通过力传感器获取用户运动意图从而改变助行器的运动状态;实现基于激光雷达的助行器自主导航。

2. 控制程序设计

电机控制是实现不同控制模式的核心部分。PoWalk 助行器采用 MODBUS 协议通过 RS485 通信方式实现与电机驱动器的通信以控制电机运动。电机驱动对电机运行速度的闭环控制实现了速度与电流的双闭环控制方式。对于不同的控制模式,电机驱动器读取通过 RS485 发送过来的 MODUBS-RTU 帧,获取对应的换向频率,如果没有数据发送,则按照上一时刻的速度运行。

(三) 人机交互系统

PoWalk 助行机器人选择 Force-Sensing Resistors402 压力传感器(FSR 压力传感器),八个 FSR 压力传感器均匀分布在每个操作手柄上(图 9 - 3 - 6)。当用户使用助行机器人时,用户对助行机器人操作手柄,施加一定力的作用,机器人可根据用户施加在机器人手柄上的作用力,更改驱动电机的换向频率。

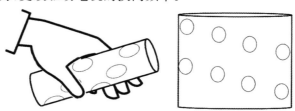

图 9 - 3 - 6 **八个 FSR 压力传感器组成的压力矩阵**

　　助行机器人使用导纳控制算法,将手柄 FSR 压力传感器获取的用户意图力,转化为机器人运行速度。将用户运动意图设定在用户运动方向前部 180°内,分成六种不同运动方向(图 9 - 3 - 7),每隔 500 ms 对 FSR 压力数据采集,根据用户不同的运动意图,会在手柄上产生不同的压力数据,通过对同一列压力传感器的数值上的变化,判断用户的运动意图,并将其转化为控制信号,控制助行器随着用户的运动意图工作。

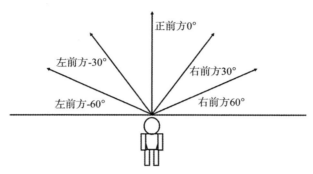

图 9 - 3 - 7　用户运动意图示意图

　　当 PoWalk 遇到上、下坡时,电机转速会由于坡度大小发生相应的变化,底层控制器将电机转速作为被控对象,引入反馈的闭环调节形成高精度的电机控制系统。闭环控制分为电流闭环控制、速度闭环控制、位置闭环控制。PoWalk 使用双闭环进行调节,速度环通过 PID 调节将电机实时转速作为反馈,与设定换向频率求取偏差,电流环采用电流滞环控制实现,对电机进行控制,双闭环具有控制精度高、调节速度快的特点。如图 9 - 3 - 8 所示双闭环控制基本框图。

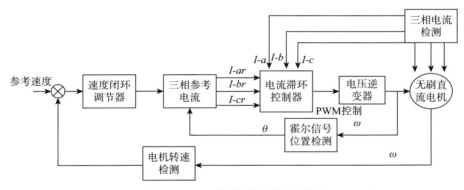

图 9 - 3 - 8　双闭环控制基本框图

(四) 智能导航系统

　　自主导航控制模式采用基于 ROS 的建图与导航方法,通过激光雷达、姿态角传感器以及轮式编码器实现对自身与环境的感知。利用 Gmapping 算法建立周围环境的二维栅格地图,当医生为患者指定了主动康复训练的目的地时,工控机会根据激光雷达的传感器信息与已有的地图信息,基于路径规划算法为用户规划出一条安全的康复训练路径,上位机会根据激光雷达的点云信息实时更新地图信息进行动态避障。自主导航控制流程图如图9-3-9所示。

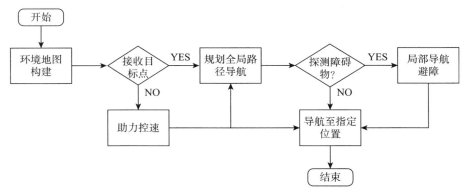

图9-3-9 自主导航控制流程图

第四节 移位机器人

一、移位机器人基本概念

移位机器人是一种个人服务机器人,属于日常生活辅助机器人,其功能是协助护理人员对卧床老人或者患者进行转运。现代社会随着老龄化问题的加剧,需要急救搬运的病人的数量也越来越多。传统搬运病人主要依靠人力或简单的担架等设备,不仅耗时耗力,并且在搬运途中很可能造成对病人的二次伤害。移位机器人作为一种智能机器人,开启了安全搬运的新时代。

移位机器人主要有以下几个特点:

1. 应用于医院、养老院、家庭等场合,具有辅助移位功能;

2. 它的作用对象主要是行动不便、生活能半自理或者不能自理的人群,需综合人体工程学、医学、生物学、社会学等各学科领域进行研究;

3. 移位机器人的结构设计以及此材料选择必须符合人体工程学,以容易灭菌和消毒为前提;

4. 由于作用对象是人群的缘故,其性能要求必须满足环境的适应性、人体的舒适性、作业的稳定性等。

二、移位器机器人分类

移位机器人按照工作方式主要可分为腋下式、吊篮式、轮椅式、床板式和拟人式五种。

1. 腋下式移位机器人

腋下式移位机器人是最常见的移位辅助机器人(图9-4-1)。其工作方式为利用带软垫的双机械臂置于患者腋下,并用承重绑带置于患者臀部,患者脚放置于机器人底板上,然后护理人员再操作升起按钮进行身体起吊,从而把人体从座位升起至半站立位,实现患者的移位。

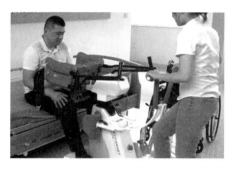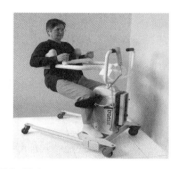

图9-4-1 腋下式移位机器人

2. 吊篮式人体移位装置

吊篮式人体移位装置指通过吊袋配合电动移位机将转运对象移动至目标位置的装置。

图示9-4-2所示的电动移位机,采用了电动起吊的方式。该机构底部装有滚轮,底部的两支腿之间存在一定的宽度,设计过程中考虑到该装置的占地面积,使用时的稳定性与放置时的省空间。同时该电动移位机具有良好的自锁性,基于人体工程学的设计采用了符合人体尺寸的吊袋式转运方式,即在转运过程中,使用对象位姿调整好以后,将吊袋合理地"穿"在使用对象身上,随着电动移位机的运动,实现使用对象目的地之间的转运。

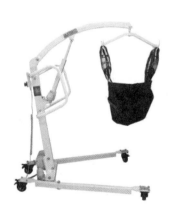

图9-4-2 吊篮式人体移位装置

3. 轮椅式人体移位装置

轮椅式人体移位装置的工作方式为转运对象坐在轮椅上,通过轮椅的运动达到移位目的的装置。

如图9-4-3所示的移位轮椅具有高度调节和坐板滑移两个主要功能。在使用对象需要从轮椅到休息床移位过程中,护理者首先将轮椅推到靠近床身并与之平行的位置,然后向下压安装在轮椅侧面的手柄,调节轮椅的座位高度,使得高度与床面等高,此时使用对象只需往上抬动小腿,护理者通过将轮椅坐板向侧面滑移,即可实现使用对象的人体移位过程。

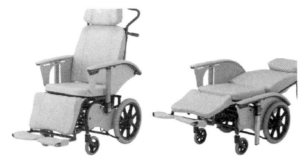

图 9-4-3　可用于人体移位的多功能轮椅

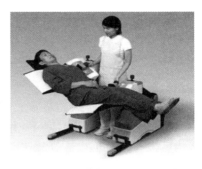

图 9-4-4　床板式人体移位装置

4. 床板式人体移位装置

床板式人体移位装置的工作方式为转运对象躺在床板上，通过床板的运动达到移位目的。

如图 9-4-4 所示为松下公司研发的一款协助移位机器人，该机器人将用于人体移位的床板分为两个部分，并分别在床板上面安装了移位传送带，每个床板有相应的操作手柄控制，用于实现通过调节两个床板部分的角度来实现人体位姿的调整。此外，该协助移位机器人还在移动底盘下方设计了用于调节重心的伸缩模块。用于保证稳定性。

5. 拟人式人体移位装置

如图 9-4-5 所示为一款由日本理化研究所研制出的护理机器人。该产品的初衷是希望借此机器人减少在搬运过程中伤病员二次损伤概率，缓解医院医护人员短缺的状况。该护理机器人拟人化，采用双手臂设计，安装有图像识别系统、红外传感、麦克风等装置，可通过无线遥控操作，双手臂可深入伤病员身体部位以下，将移位对象转运至其他场所。其主要辅助的对象是行动不便的人群以及残障人士。

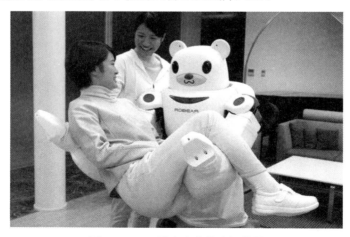

图 9-4-5　拟人式人体移位装置

三、移位机器人工作原理

如前所述,移位机器人具有不同的类型,这里以拟人式移位辅助机器人 RoNA 为例来介绍移位机器人的基本工作原理。

(一) 机械系统

RoNA 是一款自主移动的拟人式移位机器人(如图 9-4-6 所示)像人体的身体结构一样,其具有胸部模块、驱动模块、机械手臂模块、头部模块和下身模块。

上半身模块(如图 9-4-7)可仿生抬人的动作,采用中联弹性驱动器机构,用以提供 RoNA 上半身抬举的目标性能。使用三种 SEA 模型,即电动紧凑型旋转 SEA、液压传动电动 SEA 和蜗杆驱动电动 SEA。

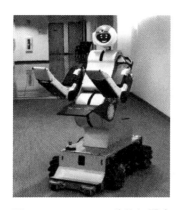

图 9-4-6　RoNA 移位机器人

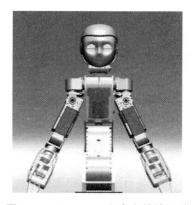

图 9-4-7　RoNA 上半身模块设计

驱动系统采用了串联弹性驱动器(蜗杆弹性执行机构在机械手臂上有两种不同的类型),每只手臂上的一个大型蜗杆弹性执行机构,其提供了肩膀的主要升力;三个小的蜗杆弹性执行机构组成了机械上臂装置,排列于一个串联的运动链之中,形成了下肩部和肘部,每个模块都要一条穿过其旋转中心的电缆,便于将电源和控制电缆布线到小臂装置。

当举起病人时,机械前臂是主要的接触面。因此,它应该紧凑、安全,符合人体工程学设计。相比于大臂,其负载要求较低。然而,小臂单元需要提高力的保真度和身体的依从性,才能让 RoNA 安全地引导它的手臂在俯卧的病人下方。

RoNA 有一个 5 自由度的表情头,便于人机交互,并为远程操作员提供视觉反馈。头部有一个可控的云台颈部、云台眼睛和眼睑。两个网络摄像头位于眼壳后面。图 9-4-8(A)显示了 RoNA 头的装配图。整个机械装置被安置在一个和蔼可亲的头部里,这个头部被设计成使机器人给人一种感同身受、平易近人的样子。(见图 9-4-8B)。

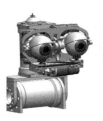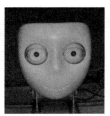

A　　　　　　B

图 9-4-8　RoNA 的头部结构

下身模块与胸部模块是相对简单的结构,主要提供机械臂及驱动、传感系统的支撑。

在病人狭小和受限的房间中,移动平台拥有小的占地面积和完整的控制是必不可少的。完整的平台能够在自己的足迹内横向、对角移动和旋转。一个改进的 Segway 机器人移动平台被集成到 RoNA 系统中。

(二)控制系统

RoNA 系统采用基于行为的分层控制系统来提供自主和半自主的能力。分层方案为物理机器人硬件提供了越来越高的抽象层次,总体控制策略如图 9 - 4 - 9 所示。Ro-NA 采用分布式和网络化的计算和数据管理系统。图 9 - 4 - 10 描述了 RoNA 的控制系统框图。OCU(操作员控制单元)电脑是一台 windows 笔记本电脑,配有一个麦克风、两

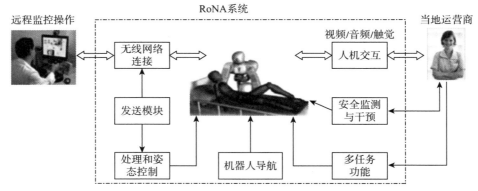

图 9 - 4 - 9 **RoNA 基于远程呈现的控制和直接控制的系统框架框图**

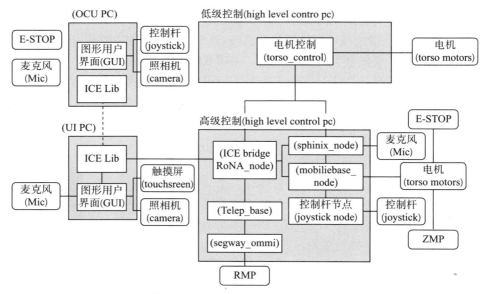

图 9 - 4 - 10 **RoNA 的控制系统框图**

个操纵杆和一个紧急停止按钮。图形用户界面向用户呈现机器人状态，并通过 ICE 中间件与 RoNA 机器人上的用户界面 PC 通信。用户界面电脑是一台视窗电脑，负责机器人的触摸屏界面，以及机器人与 OCU 的远程呈现连接。它还充当两台控制计算机的代理。高级控制计算机是一台运行 ROS 的 linux 计算机，负责协调所有高级控制功能。本地反馈、语音控制、计算机视觉和与各种子系统的接口都由这台机器处理。低级控制电脑是一个实时的 linux 电脑，专门负责 852 驱动 SEA 武器。它接受指令，并通过 ROS 向高级控制计算机返回状态。

（三）人机交互系统

RoNA 的一个重要测试功能是远程医生在医院环境中与患者互动和护理患者的能力。RoNA 的社交表达界面可以用来增强这种与病人互动和对话的能力。该远程人机交互系统包括：远程视频显示模块、基本运动控制模块、机器人手臂/躯干控制模块、远程机器人摄像头和机器人面部表情控制单元、本地患者信息模块、本地医生视频模块、管理员控制单元（OCU：operator control unit）配置模块、远程 RoNA 位置图模块、麦克风/扬声器音量控制模块及通信线路监控模块。图 9-4-11 展示了用于远程呈现操作的 RoNA 远程 GUI 设计。

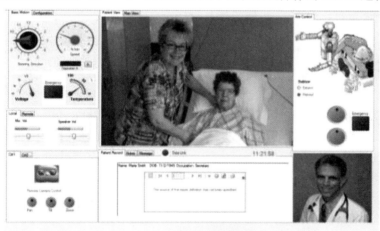

图 9-4-11 RoNA 远程 OCU 人机交互模块的总体设计

第五节 洗浴机器人

一、洗浴机器人基本概念

洗浴机器人（Bathing Robot）是日常生活辅助机器人的一种，也是一种个人服务机器人，其功能是辅助用户进行洗浴活动。它的主要服务对象是失能或半失能老年人、肢体缺失的残疾人以及肢体功能障碍患者。早在 20 世纪 70 年代，一些发达国家就已经开发出了个人卫生护理设备,不过多为机械或半机械式的。随着自动控制技术和智能控制技术的发展,运用人机工程学的设计原理对洗浴机构进行设计分析,使得洗浴机器人在近年来已经获得了迅速的发展。

二、洗浴机器人分类

洗浴机器人按清洗部位主要可以分为洗头机器人和沐浴机器人两大类。洗头机器人主要由洗发按摩装置和与其相连的躺椅组成;沐浴机器人主要由洗浴椅和洗浴缸(舱)等组成。

(一)洗头机器人

洗头机器人主要工作原理为用电机带动水泵产生强压水柱,再通过控制面板控制变频器进行适应性调整。这种设备一般具有多种不同的智能程序:自动恒温调节程序、喷洗力度调节程序、洗发水/护发素定量调节程序、多角度全方位水力深层清洗程序、多角度智能水柱头部按摩程序、长短发清洗自由调节程序、清洗及冲洗调节程序、变频节能调节程序、风干系统调节程序、余水加热调节程序等。

(二)沐浴机器人

沐浴机器人按照洗浴方式一般可分为淋浴机器人和水浴机器人,主要由搓澡系统、水控系统、水循环利用系统和生命体征监护系统组成。

如图 9-5-1 所示为日本 OG Wellness 公司设计的一款淋浴机器人。该洗浴机器人采用洗浴舱和洗浴椅分离设计,通过开放型设计将洗浴椅设计成担架的形式,在实现洗浴担架与洗浴舱的快速结合与分离的同时保证了洗浴舱空气的流通。可调节高度的洗浴担架方便护理人员将使用者转移至洗浴担架上,洗浴担架左右设置护栏与绑带防止使用者滑落。在洗浴舱内设置有 8 个喷嘴,上下各 4 个,喷嘴方向可调节从而实现全方位洗浴。在洗浴舱侧方设置有控制面板,可以对水温、清水与皂液转换以及喷洒强度进行控制。同时设置了外置花洒,方便护理人员针对较难清洗的部位进行清洗从而达到深度清洁的目的。

2016 年,瑞典的 Robotic Care 公司设计了一款淋浴机器人 Poseidon(如图 9-5-2 所示)。Poseidon 淋浴机器人将洗浴椅与洗浴舱结合,洗浴椅在洗浴舱内部通过升降柱连接,可实现将洗浴椅自动进出洗浴舱,以此降低使用者在进出洗浴舱过程中滑倒或摔倒的风险。在洗浴过程中磨砂玻璃的洗浴舱门可以关闭,使得洗浴舱处于半封闭状态在保持通风和在保证安全的同时,也保护了使用者的隐私。Poseidon 淋浴机器人设置了 13 个喷洒清水和皂液的淋浴喷头,可以自动帮助使用者进行全方位洗浴。使用者通过安装在扶手上的控制面板控制淋浴机器人的水压、水温、喷洒清水和皂液以及喷洒的区域。此外为了提高安全度,设定了水温的可调节范围,同时淋浴机器人的外部还设置了高级别的控制面板,供护理人员使用。

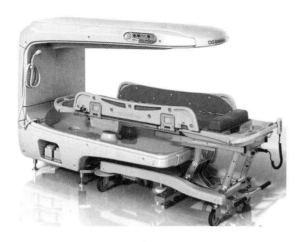

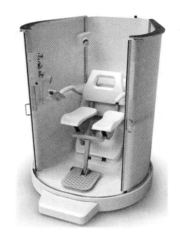

图 9-5-1　日本 OG Wellness 公司
Sereno 洗浴机器人

图 9-5-2　瑞士 Robotic Care 公司
Poseidon 淋浴机器人

如图 9-5-3 所示,是日本 Bishamon 公司设计的一款水浴机器人。该洗浴机器人从人机工程学的角度对浴舱和移位椅的尺寸进行优化,使各个尺寸符合人体约束。整体采用洗浴舱和洗浴椅分离设计,可实现快速便捷分离与安装调试,方便护理人员对使用者进行转移。此外用户还可通过调整浴舱角度实现人体倾斜角度的调节,可让用户方便舒适的进行洗浴,体现了对老年人和残疾人的人文关怀。

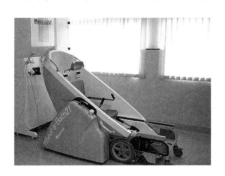

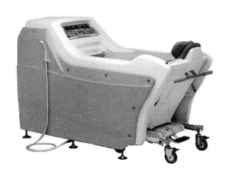

图 9-5-3　Wheel-a-Bath21/S 水浴机器人

图 9-5-4　Tutti 水浴机器人

日本的 OG Wellness 公司设计了一款水浴机器人(如图 9-5-4 所示)。该洗浴机器人同样采用洗浴缸和洗浴椅分离设计,以方便护理人员对使用者进行转移。在洗浴缸内设置有 4 个喷嘴构成的涡流喷水装置(2 个在脚下、2 个在侧面),以旋转的水流冲洗使用者的身体以提高清洁的效率。在洗浴舱上方设置有控制面板,可以对水温、喷水强度进行控制,同时当洗澡水温度出现异常或长时间洗浴时会有报警提醒。洗浴舱设置了快速注水和排水功能可以缩短等待时间,提高洗浴效率。在洗浴椅上的胸、腹、脚部各有一条固定带,确保使用者在洗浴过程中保持坐姿。

三、洗浴机器人工作原理

（一）洗头机器人工作原理

如图 9-5-5 所示是日本松下公司发明的一款全自动洗头机。这款自动洗头机主要由头罩、3 个独立的马达和 24 只机器硅胶包裹的手指（旧版 16 指）组成，能够自动 3D 扫描用户的头形，选择最适当的洗头方法。使用时用户只需躺在沙发上，洗头机会完全模仿人类洗头动作快速洗头。在洗完头发之后，洗头机还会自动帮用户保养和吹干头发，并且用户在洗头过程中还可通过操作触控面板，设置洗头机在特定点位置进行按揉以及按揉力道的强弱。

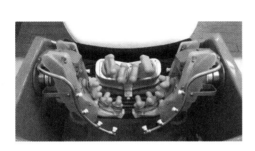

图 9-5-5　日本松下公司自动洗头机器人

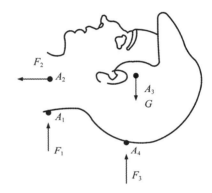

图 9-5-6　仰躺式头部受力分析图

在洗头机器人结构设计中，为达到洗发满意度、节水效率、节省空间、减轻护理人员的安全考虑等需求，对洗发过程中各运动部件稳定性和运动定位的准确性都提出较高的要求，同时为达到较高程度的自动化、智能化，测控系统的设计具有很重要的意义。

对仰躺式自动洗头机器人的理论数据进行分析，如图 9-5-6 所示。A_1 为颈部的受力点，A_2 假设为颈部的重心，眉心正下方的 A_3 假设为头部模型的重心，F_2 为人体颈部自身对头部的固定应力。

1. 喷水力的设计

根据人机工程学的原则，洗头机器人设计时一定要考虑用户的健康、安全及舒适度。所以，一般当用户躺下时，头部置于清洗池内，其支撑点不能仅仅依靠颈部在清洗池边缘的支撑，必须在后脑勺的下部添加一个支撑，以此保证用户在洗头过程中的安全以及舒适程度。并且在后脑勺下部的支撑处可添加清洗功能，在为头部提供支持力的同时也能够清洗后脑勺部位的头发。

如图 9-5-6 和图 9-5-7 所示，当在头部后脑勺下方设置一个支撑机构时，其为头部提供了一个额外支撑力 F_3，与颈部的受力点 A_1 的距离 $d_4 = D_2 = 120 \text{ mm}$。

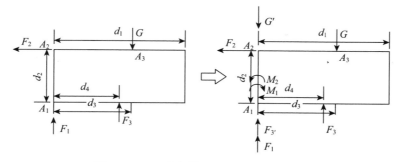

图 9 - 5 - 7　头部模型平面力系受力分析

根据平面力系的平衡条件,列颈部的受力点 A_1 处的平衡方程:

$$\begin{cases} F_1 + F_3 = 40 \\ M_1 - M_2 - F_3 \times d_2 = 0 \\ M_2 = F_3 \times d_4 \end{cases} \tag{9-5-1}$$

最终求得,在支撑机构为头部提供额外支持力时,颈部收到的压力

$$F_1 = 40 - F_3 \tag{9-5-2}$$

颈部收到的拉力为

$$F_2 = 57.78 - 1.33 F_3 \tag{9-5-3}$$

由此可见,颈部所受的压力 F_1 和所受的拉力 F_2 都随着额外支撑力 F_3 的增大而减小。当 $F_3 = 40$ N 取最大值时,颈部收到的压力 $F_1 = 0$ N,颈部所受的拉力 F_2 仅仅为 4.58 N。所以,在头部后脑勺下方设置一个辅助支撑机构,能有效减小颈部所受到的压力和拉力,减小头部的下坠感,提升舒适度。

2. 机械结构设计

根据零部件模块化设计原理,将整个自动洗头机器人划分为四个模块,分别为主清洗水池,环形清洗臂,脖颈、后脑清洗装置以及喷嘴清洗单元。这四个模块的设计是否合理以及工作性能的优劣,将直接影响洗头机器人的整体功能实现。

(1)主清洗水池

仰躺式自动洗头机器人的清洗过程均是在清洗水池中进行。因为清洗装置都是安装在清洗池内部,由清洗池提供动力以及控制其清洗运动,故清洗水池的大小、尺寸等数据需要与各清洗装置相互匹配,清洗水池的设计是其他清洗装置的基础。

(2)环形清洗臂

环形清洗臂主要由移动清洗装置、固定清洗装置和配水管组成。此类机器人的清洗方案中,将人体头部头皮面积分为两个区域,并分别由两个清洗装置负责清洗,

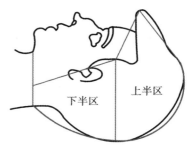

图 9 - 5 - 8　人体头部分区示意图

如图9-5-8所示。

上半区即由主清洗装置,即环形清洗臂负责;下半区由副清洗装置,即脖颈、后脑清洗托盘负责。对于头部上半区的清洗,主要有以下技术要求:

1. 结构尽可能简单、合理,方便加工制造;

2. 传动平稳,零部件方便安装、维修;

3. 清洗接触的压强和清洗毛刷的清洗速度控制在 $0.051\ \mathrm{N/mm^2}$ 和 $t=6\ \mathrm{s}$;

4. 清洗面积要覆盖上半区,同时清洗用水和洗发用品也要跟随清洗装置均匀、全面地喷洒;

5. 因性别、年龄、身高等不同,用户头、面部尺寸各不相同,故需要清洗臂具有自动调节功能,自动适应不同用户不同尺寸的头部。

(3)脖颈、后脑清洗装置

设计脖颈、后脑清洗装置,不单单是为了提高洗头效果,它可为用户的整个头部提供如图9-5-6所示的辅助支撑力 F_3,来增加用户的洗头舒适度。整个脖颈、后脑清洗装置由承载主体、传动支撑系统和清洗触点组成。和固定式清洗装置的清洗触点类似,脖颈、后脑清洗装置的清洗触点也是由弹性橡胶和轻质弹簧组成。

(4)喷嘴清洗单元

洗头机器人的总体结构如图9-5-9所示。其中圆弧状的喷嘴清洗单元内周侧以恒定间隔形成梳发齿,在该梳发齿的前端设有头皮清洗用的喷嘴。喷嘴在喷嘴清洗单元内划分为两路:供液路和供水路,供液路与喷射液切换部件连接。清洗剂和清洗液通过喷嘴的供液路向头皮及头发喷射来对头部的进行清洗。喷嘴清洗单元由齿条和小齿轮往复驱动,根据该结构,喷嘴清洗单元能够扩大头皮及头发的清洗范围。为了清洗人的头部整体的头皮及头发,清洗单元在齿轮的驱动下可以以支轴为中心而转动,与清洗单元的往复驱动部件共同被连动控制来执行头部清洗动作,实现全头范围内清洗的功能。

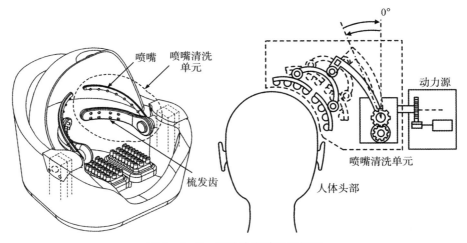

图9-5-9 自动洗发装置结构图

整个装置通过传动系统与清洗池相连接,旋转清洗的动力由清洗池内的电机通过齿轮传动提供。因为清洗装置的偏心转动,故在整个装置的重心处设计一个滚动支撑轮。且整个装置的重力以及用户脖颈、后脑提供的辅助支持力的反作用力的存在,整个清洗装置旋转时的正压力相对较大,而支撑轮将清洗装置与清洗池的滑动摩擦转化为滚动摩擦,极大的降低了摩擦系数,减小了运行阻力和运行噪音。同时,滚动支撑轮的存在是脖颈、后脑清洗装置的承载主体与清洗池存留了一定的间隙,使整个装置不在于池底的清洗污水接触,防水性能更好,也增加了整个传动系统的使用寿命。

(二) 洗浴机器人工作原理

这里以瑞士 Robotic Care 公司 Poseidon 淋浴机器人和日本 OG Wellness 公司 Tutti 水浴机器人为例说明洗浴机器人的基本原理。洗浴机器人是高度自动化、智能化的机械装置,机械结构和控制系统作为机器人的两大组成部分,对机器人的性能起到决定性的作用。通常采用洗浴座椅与洗浴缸(舱)结合的方式,方便对使用者进行转移并且完成洗浴流程。其功能一般由搓澡系统、水控系统、水循环利用系统和生命体征监护系统组成。

1. 搓澡系统

搓澡系统是洗浴机器人最主要的一部分,相比一般的工业自动化系统,它部分装置要与人体接触是一个高人机交互性的系统,且所以在设计搓澡系统的过程中应首先考虑安全因素。通常采用活动座椅式结构,完成对洗浴者洗浴时的辅助站立、腿部搓澡、臀部搓澡、背部搓澡、头部洗浴等功能。受空间指标、洗浴效果满意度指标和节省劳动力指标的限制,要求机械结构设计紧凑,各部分运动灵活且不出现干涉现象。在洗浴的过程中,搓澡时力度的大小、搓澡频率的快慢和搓澡幅度的大小也会直接影响着洗浴者的舒适感和搓澡的效率。

(1) 搓澡压力检测

在洗浴的过程中,搓澡时力度的大小直接影响着搓澡的强度,为达到较好的洗浴效果,需要在洗浴过程中检测搓澡的力度,通过推理产生的搓澡强度使搓澡头以相对应的速度和幅度移动做搓澡运动。为了实现在搓澡过程中实时检测力和力矩,一般采用多维力矩传感器检测。多维力传感器指的是一种能够同时测量两个方向以上力及力矩分量的力传感器,在笛卡尔坐标系中力和力矩可以各自分解为三个分量,因此,多维力最完整的形式是六维力/力矩传感器,即能够同时测量三个力分量和三个力矩分量的六维力矩传感器。

(2) 搓澡模式控制策略

在搓澡模块的 V 形弹性支撑架上安装电阻应变式传感器,采用全桥电路将不同压力下采集到的力信号通过转换、放大、滤波等送入控制器模拟量扩展模块 ACC-S0408A 的输入端,扩展模块通过 DB9-F 连接器与 GTS-800-PV-PCI 控制器的 CN15 端口相连进行通讯,扩展模块将采集到的模拟量信号经内部的 A/D 转换传输给控制器,控制器通过运算、判断,得到搓澡过程中搓澡运动的速度值和位移量。搓澡力度测试方案如图 9-5-10 所示。

搓澡模式的选择是基于专家系统的递阶搓澡控制策略。递阶控制系统上层为微专家控制系统,它根据历史数据库知识、实时测试搓澡压力和搓澡过程中洗浴者的反应,通过专家推理决策,输出搓澡强度(包括速度和运动幅度)指令;下层为搓澡系统速度位移控制系统,它根据专家系统决策的搓澡强度,控制搓澡装置,输出适当的速度和位移。搓

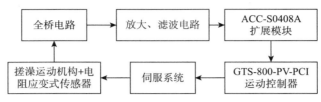

图 9-5-10　搓澡力度测试方案框图

澡系统速度位移控制器包括背部、腿部和臀部搓澡速度位移控制器。系统总体控制方案如图 9-5-11 所示。

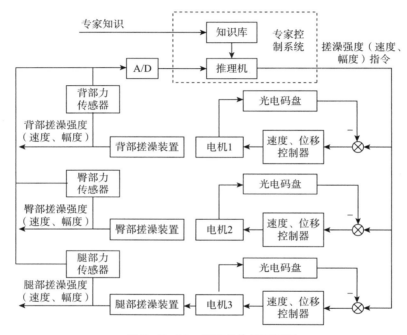

图 9-5-11　搓澡总体控制框图

2. 水控系统

水控系统是洗浴机器人另一种重要组成部分,针对不同的洗浴方式其水控系统也不同。淋浴机器人的水控系统主要功能是在洗浴过程中控制清水和皂液的喷洒,具体包括控制水温、控制清水和皂液的转换、控制喷洒区域以及喷洒的强度。其实现方式主要通过输水管道、可调喷头以及建立的软硬件控制系统来实现。水浴机器人的水控系统主要功能是快速蓄水/排水、蓄水量调控、水温调节以及水流模式切换,主要通过洗浴缸(槽)的控制系统实现,如图 9-5-12 所示。

3. 水循环利用系统

由于水浴机器人是通过洗浴缸(槽)内水的喷流来对使用者进行洗浴,因此水循环利用系统是水浴机器人重要的组成部分,其原理图如图 9-5-13 所示。水循环利用系统的主要功能是通过设置在水浴机器人洗浴缸(槽)内的喷嘴不断喷出水来冲洗使用者的身体,这个过程是不断重复的,因此在喷水过程中要对洗浴缸(槽)内的水进行收集并且源源不断的供给喷嘴,以实现洗浴缸(槽)内水的循环利用。同时,在收集水的过程中对所收集的水进行过滤杂质以及循环加热,以保证洗浴缸(槽)内水的清洁程度和温度。

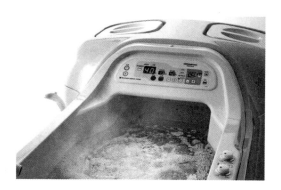

图 9 - 5 - 12 Tutti 水浴机器人水控系统

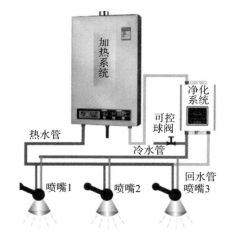

图 9 - 5 - 13 水循环利用系统原理图

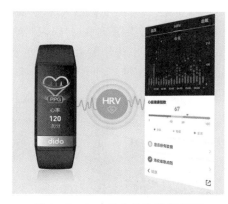

图 9 - 5 - 14 生命体征监护手环

4. 生命体征监护系统

由于洗浴机器人的服务对象包含失能、半失能老年人,因此洗浴机器人的安全性是首先要考虑的方面,生命体征监护系统是保证洗浴机器人安全性不可或缺的组成部分。生命体征是用来判断人身体状况的指征。主要有心率、脉搏、血压、呼吸、疼痛、血氧、瞳孔和角膜反射的改变等。结合现有的技术,洗浴机器人的生命体征监护系统主要检测心率、脉搏、血压三个指标。其实现方式是使用者通过佩戴可以实时检测心率、脉搏、血压的手环(如图 9 - 5 - 14 所示),同时手环通过蓝牙与洗浴机器人控制系统以及护理人员的终端(笔记本、平板、手机)连接,实时记录使用者的心率、脉搏、血压。一旦某项指标超出人体正常的范围便向护理人员发出警报,同时洗浴机器人停止洗浴流程,以保证使用者的安全。

第六节　助餐机器人

一、助餐机器人的概念

助餐机器人又称为助食机器人、喂食机器人、饮食护理机器人,是一种帮助手功能障碍患者实现自主进食的生活辅助型机器人。其工作原理是仿照护理人员对服务对象的饮食护理过程实现自动取食、刮食、送食等动作,以机器代替人以减小护理人员的压力,同时提高助餐效率。助餐机器人的服务对象主要为上肢功能障碍患者,例如失能老年人、手部残疾患者以及因脑血栓、肌肉萎缩等病症造成手部不灵活的患者等。

2000 年,日本 Secom 公司研制了一款助餐机器人 My Spoon(如图 9-6-1 所示)。My Spoon 包含一个六自由度机械臂和一个可拆卸餐盒,餐盒与机械臂一体固定在机械臂的底座上。在六自由度机械臂末端设置有餐勺和叉子,通过餐勺和叉子夹取食物然后喂食,能够适用于不用质地的食物,甚至能够夹取易碎的豆腐和无规则形状的米饭等食物。其餐盒仿照日本传统餐盒,分成四个小隔间以放置不同的食物。My Spoon 可以通过颌动、脚动以及按键三种方式控制。

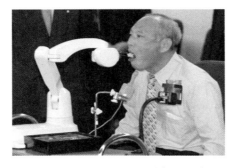
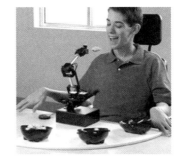

图 9-6-1　**My Spoon 助餐机器人**　　　图 9-6-2　**Meal Buddy 助餐机器人**

2009 年美国一家公司研发了名为 Meal Buddy 的助餐机器人(如图 9-6-2 所示),Meal Buddy 首次将四轴机械臂用于助餐机器人。Meal Buddy 的餐桌设计参考了磁吸附原理,机械臂和餐碗在磁力的作用下固定在餐盘上,可实现快速拆装并且方便携带。Meal Buddy 采用按钮交互的方式,喂食的速度可根据不同使用者进行调节,它配有三个餐碗可以满足用户食物多样化的需求。Meal Buddy 留有编程接口,可以根据用户要求改变喂食位置。开发者还为 Meal Buddy 配备了定制的手提箱、充电器和电池,使用便携。

2010 年,美国 Desin LLC 公司为手功能障碍患者研发了名为 Obi 喂食机器人(如图9-6-3 所示)。Obi 机械臂末端安装了汤匙,在使用过程中它可以充当着用户手臂的角色。Obi 可以通过示教的方式准确找到使用者的嘴部,机械臂上的触觉传感器可以在工作过程中触碰到阻碍物时自动停止喂食以保证用户的安全。Obi 助餐机器人不仅体积小，而且重量轻，便携性好。它的主要结构为底部主体托盘以及集成了汤勺的小机械臂，其可操作性强。在机器人底部托盘上有两个按键，用户可使用按键控制机械臂来选取不同餐盘中的食物以及递送食物。

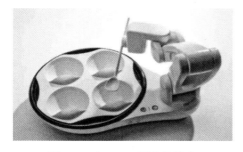

图 9 - 6 - 3　Obi 喂食机器人

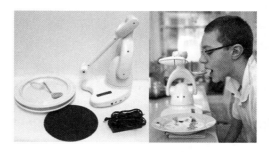

图 9 - 6 - 4　Bestic arm 助餐机器人

2014 年，瑞典的 Sten Hemmingsson 先生以及查尔默斯特奈斯卡公司的机械工程师 Ann-Louise Lindborg 在瑞典计算机科学研究所研发出了一个结构简单的、人机交互方式友好的 Bestic arm 助餐机器人（如图 9 - 6 - 4 所示）。Bestic arm 助餐机器人由一个四自由度机械臂和一个固定餐盘组成，长 22 cm、宽 20 cm，高 34 cm，其重量仅有 1.9 kg。机械臂可以通过一个按钮开关一键取食喂食或五个按钮装置进行更多的控制，可根据用户的座位位置设置勺子的高度。Bestic arm 助餐机器人体积小，结构紧凑，便于转移。

2018 年上海理工大学研发了基于语音交互的助餐机器人，使用者可以通过预先设置的语音指令来选择对应位置的餐碗中的食物，同时语音指令还可以实现暂停、开始和复位的功能。机器人使用四自由度机械臂，由底座、肩关节、肘关节以及腕关节构成。系统采用主一从四的控制策略，即主控制器控制每个关节的从控制器，从控制器再控制相应的驱动器来转动电机。系统还采用了硬件和软件结合的消抖方式以保证用户有更好的体验。该语音交互式助餐机器人采用了便捷的人机交互方式，而且满足了用户多餐化的需求，用户可以通过语音控制机器人选择不同餐碗中的食物以及发出开启和暂停等命令。

二、助餐机器人分类

近年来，国内外相继研发了各种饮食护理机器人，这些饮食护理机器人大致分为以下几类：

1. 按使用形式分类

按使用形式可将助餐机器人分为轮椅式助餐机器人和餐桌式助餐机器人。轮椅式助餐机器人主要由电动轮椅车和安装在轮椅车上的机械手臂组成。用户可通过操纵杆自由操控机械臂完成饮食活动。轮椅式助餐机器人可实现用户在不同地点进餐但需要较大的活动空间。餐桌式机器人主要由助餐机器人和餐桌组成。餐桌式机器人通常置于餐桌上，用户需要移位至餐桌前方能够进行饮食活动。餐桌式机器人体积较小但使用时需置于餐桌上，固定了用户的进餐位置，较轮椅式的而言不够方便灵活。

2. 按餐盒型式分类

按照餐盒的位置是否固定,助餐机器人可分为固定餐盒型和运动餐盒型。固定餐盒型助餐机器人主要由固定的餐桌、餐盒或餐盘和一个多自由度(5DoF 或 6DoF)的机械臂构成。运动餐盒型助餐机器人通常由旋转(移动)的餐桌、餐盒或餐盘和一个自由度较少(2DoF 或 3DoF)的机械臂构成。两者的使用形式均是用户通过控制操控机械臂完成饮食活动,但运动餐盒型助餐机器人通过餐桌或餐盒的旋转简化了机械臂的运动,降低了机械臂设计的复杂度。

3. 按人机交互方式分类

按人机交互方式,饮食护理机器人可以分为三种类型:机械触摸式:机械触摸式人机交互方式包括操纵杆(颌动、手动、脚动)输入、按钮(手按、脚踏)输入、键盘输入、触摸屏输入等方式;语音识别式:语音识别式交互方式是利用语音处理技术实现患者和机器人之间的语音交互;视觉识别式:视觉识别式人机交互方式是利用图像处理技术,通过识别患者的头部视觉信息,判断患者的头部运动特征,作为控制信号,控制机器人完成喂食任务。

早期研发的饮食护理机器人主要是采用机械触摸式的交互方式。随着语音技术和图像处理技术的发展,越来越多的饮食护理机器人已经将语音交互和视觉识别交互运用到机器人中。

三、助餐机器人工作原理

目前市场上的助餐机器人多采用机械臂与餐盒的组合形式,其人机交互方式主要分为机械式按键控制、语音控制、视觉控制以及脑电波控制。

1. 机械式按键控制

机械式按键控制是最简单也是最常用的控制方式,因此早期的助餐机器人均采用这种控制方式。机械式按键控制的实现方式主要是通过使用者按下按键来控制转盘转动和机械臂运动取食,其电路原理图如图 9 - 6 - 5 所示。以 AVR 单片机举例,PB0-PB3

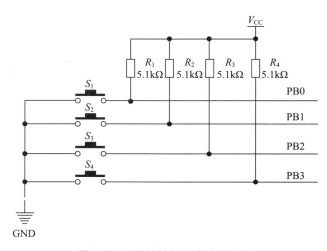

图 9 - 6 - 5 按键控制电路原理图

为单片机 IO 口。每个按键输出端采用上拉电阻,目的是当按键断开时,使单片机输入端口(PB0-PB3)处于高电平状态,只有当按键按下时才处于低电平。按键的基本原理是设置单片机 IO 口(PB0-PB3)为输入状态,如 DDRB＝0XF0(方向寄存器,"1"为输出,"0"为输入)。单片机一直检测按键端口(PB0-PB3)的状态,当端口为低电平时(即按键按下),实行相应的动作(比如控制 LED 灯)。

2. 语音控制

助餐机器人的服务对象都是具有手部功能障碍的人群,传统的机械式按键控制无法满足使用者的实际需求。而随着语音识别技术的日益成熟,语音控制已经开始应用于助餐机器人的人机交互中。助餐机器人的语音模块采用非特定语音识别的方式,可识别不同人的语音,通过程序设定助餐机器人复位、取食、喂食、暂停、开始五个指令。语音模块使用 HBR740 作为处理芯片。带有麦克风放大器的 16 位 ADC,信噪比大于 85 dB,外围电路简单,采用标准 UART 接口与主机进行通讯。采用非特定人语音识别技术,可对用户的语音进行识别。HBR740 系统架构如图 9－6－6 所示。VCC 是系统的供电模块,HBR5A0 是程序控制器,SPI Flash 是数据存储器,MIC 及前端电路提供语音信号输入,通过 UART 接口与主控系统进行通讯。

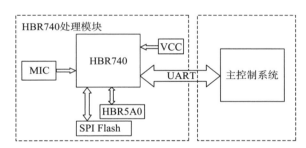

图 9－6－6 语音控制模块原理图

3. 视觉控制

随着人工智能技术的飞速发展,机器视觉技术已经开始应用于助餐机器人。其主要实现方式是采用视觉交互的方式控制助餐机器人开启喂食和停止喂食,其原理如图 9－6－7 所示。具体是通过训练 YOLOv3 目标检测模型来识别眼睛以及嘴的张开和闭合状态,当眼睛和嘴同时处于张开状态且持续 3 秒时则给机器发起开启喂食指令,当眼睛和嘴同时处于闭合状态且持续 3 秒时则给机器人发起暂停指令。同时,为了保证用户使用过程的安全,系统还设置了紧急按钮进行断电保护装置。

视觉交互的助餐机器人采用改进的直接线性变换算法来求解相机的位姿(PnP 问题),根据建模后人脸三维关键点坐标和对应的 Dlib 库中二维关键点坐标使用 Realsense D415 深度相机来实时推算出三维空间中用户嘴的位姿。此智能感知方案,打破了传统的助餐机器人固定位置的编程方式,通过视觉交互实时识别使用者嘴部位置并控制机械臂将食物送至使用者嘴边,实现了机械臂跟随使用者嘴部位置的变动而变化,真正意义上实现了助餐机器人的智能化。此外,为了提高机器人的喂食效率,在每次执行取食后系统会通过改进后的轻量化模型 Mobilenetv3-SSD 实时检测勺子上是否有食物,如果判断取食失败机器人就会发出相应的反馈信号。

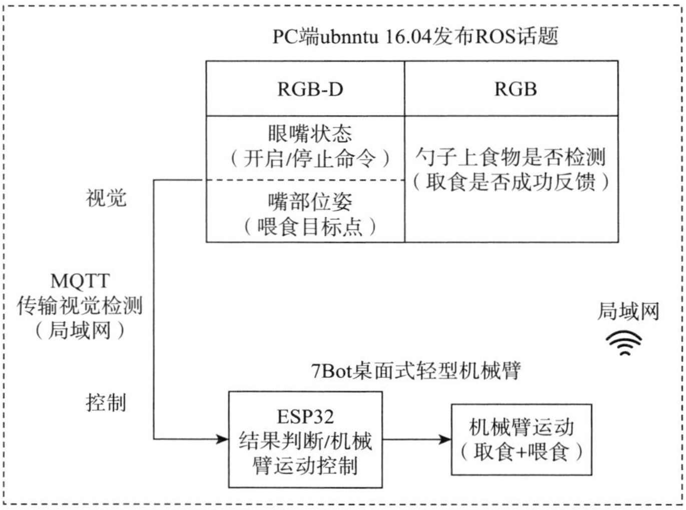

图 9 - 6 - 7　视觉控制助餐机器人原理图

4. 脑电波控制

脑电波控制技术是通过佩戴于使用者头部的电极片采集脑电压波动并以脑电图(EEG)的形式记录,然后对脑电图解码分析,识别出人在向助餐机器人发出不同指令下的脑电活动,以此来对助餐机器人进行控制。2015 年,德国 Sebastian Schröer 等人设计了一种基于脑电控制的全自动助餐机器人,如图 9 - 6 - 8A 所示。这种助餐机器人可以在深度相机的帮助下精准地将杯子中的饮料喂给用户。硬件使用 KUKA omniRob 平台,配备了一个具有 7 个自由度的轻型机械臂。为了抓取物体,在机器人的手臂上加装了一只三指机械手。使用 Kinect RGB-D 传感器观察整个场景并检测杯子、使用者的嘴巴和潜在的障碍。最后,为了实现与用户沟通,他们使用脑机接口从脑电图信号中提取控制信号。该助餐机器人的目标是将杯子中的饮料精准送到用户的嘴里。因此,机器人需要识别杯子和用户嘴的三维位置,以规划适当的运动轨迹。如上所述,作者使用了一个 RGB-D Kinect 传感器,当 Kinect 传感器在其局部坐标系中测量杯子和用户嘴的位置时,需要确定机器人和摄像机坐标系之间的转换。在嘴部位姿检测过程中,难点是解决用户的嘴被杯子以及脑电帽遮挡的特殊情况,在这种情况下,深度相机只能看到大约 50% 的面部。作者将相机获取的 RGB 图像转换为灰度图像,使用 OpenCV 提供的 haarcascade 分类器检测用户的面部,然后通过人脸的黄金比例(人脸高度的 7/9,宽度的 1/2)计算出用户嘴部位置(如图 9 - 6 - 8B)。识别用户嘴部深度的方法是将 fh(前额)、lc(左脸颊)、rc(右脸颊)三个不同点所描述的平面,根据用户特定参数 u 进行平移,使其与嘴部重合。通过计算相机帧中通过嘴部位置的线与实线平面的交点,最终得到嘴部的深度值。

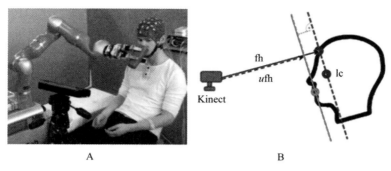

图 9-6-8　视觉控制助餐机器人原理图

第七节　二便护理机器人

一、二便护理机器人的概念

二便护理机器人即个人卫生护理机器人,是一种集成大小便自动监测与清理、除臭、排泄口清洁烘干等功能于一体的机器人系统。对于长期卧床的老人来讲,大小便清理涉及个人隐私问题,在他人的帮助下进行大小便难免会给他们带来一定的心理负担。另一方面,对于护理人员来讲,大小便护理工作具有复杂性与特殊性,会给他们带来心理负担。随着二便护理机器人的发展,二便护理开始从传统的人工护理向智能机器人护理转变,不但减轻了护理人员心理负担还降低了他们的工作强度,同时也可以保护患者隐私。

二、二便护理机器人分类

从 20 世纪 80 年代中期开始,二便护理机器人越来越受到重视,日本护理机器人技术目前一直处于世界领先地位。其中个人卫生护理机器人技术作为护理机器人中非常重要的一类功能机器人也有了长足的发展。

二便护理机器人按是否能单独使用主要分为两类:分体式二便护理机器人;集成式二便护理机器人。

(一)分体式二便护理机器人

这类产品是目前大多数厂家的产品形态,包括:韩国的天使之翼与 curaco、日本的 minelet、n-

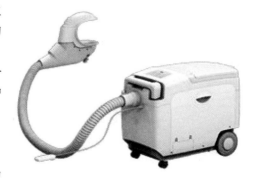

图 9-7-1　分体式二便护理机器人

biosystem、国内的苏州伊利诺等。分体式二便护理机器人包括主机及集便器工作头,作为一个独立的产品销售和使用,这类产品设计的出发点是直接在床上可以使用(图9-7-1),其缺点主要有:

1. 集便器高于床垫,当把集便器固体在患者下体时,患者下体一直与集便器接触,而集便器是高出床垫的,患者是平躺在床上的,这样患者下体与集便器接触产生较大的压力,而集便器一般是用塑胶制造的,长期在有压力的情况下会很使患者患压疮;

2. 集便器工作头固定在患者下体时,容易发生泄漏,这样大小便会泄漏到床上,使患者下体长期处在潮湿的环境中,容易滋生细菌引发感染;

3. 一些厂商为了使集便器工作头部分轻巧,大部分功能放在了主机部分,比如暖风单元放在了主机部分实现,但经过管子吹到患者下体时,已经成为冷风,而且吹风压力越大,风越冷,穿戴舒适感差。

(二)集成式二便护理机器人

集成式二便护理机器人通常也包括集便器工作头和主机,但为了避免工作头穿戴不舒适的问题,其工作头常集成在护理床、轮椅等产品上。比较常见的一种是集便器平时隐藏在护理床床垫或轮椅垫下面,当患者排便时,可将工作头升至床铺上,将排泄物自动吸入收集桶,完成温水清洗、暖风烘干、负离子净化等等操作。当患者不排便时,可将集便器工作头翻转至床垫下(图9-7-2),使患者躺坐时更为舒适。这种类型的产品目前主要集中在国内几家企业,如山东旭日妙护士、日照旭祥、浙江新丰、中山科的康等。集成式二便护理机器人存在的问题主要在于护理床的床垫必须特殊设计,通用性较差;其次在产品销售时,要连电动护理床或轮椅一起卖给用户,使用户在选择上不方便。

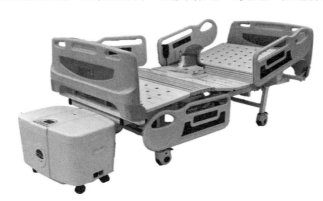

图9-7-2 集成式二便护理机器人

三、二便护理机器人工作原理

二便护理机器人的产品繁多,包括机械系统、控制系统及人机交互系统。此处以一种集成式护理机器人为例,分别阐述各部分工作原理。

（一）机械系统

二便护理机器人集便器工作头是二便护理机器人的"感知系统"，与患者直接接触，安装有多种传感器用来检测患者是否进行排泄、翻身等动作，同时传感器还会检测集便器工作头内部环境参数，如温、湿度等，并将实时数据显示在控制板上。集便器工作头内部铺设水路和气路，工作头在检测到患者大小便后执行对排泄患者身体的清洗和烘干操作。主机部分是二便护理机器人的"大脑"，接收集便器工作头检测到的信息并作出处理，执行对应的操作。主机内部还装有二便护理机器人的执行机构，如水泵、风机、加热器等，用于执行冲洗、清洗、烘干操作。主机上装有控制板，可以对护理机器人进行控制和状态监测。主机和集便器工作头通过管路连通，管路有电路、气路和水路三大路。各部分协同工作，一同帮助患者实现大小便自理。二便护理机器人机械系统结构图如图9－7－3所示。

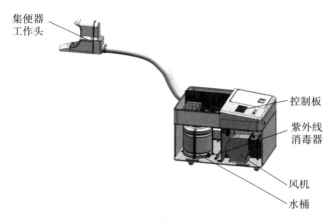

图9-7-3 二便护理机器人机械系统

（二）控制系统

二便护理机器人控制系统包含检测模块，冲洗、清洗模块，烘干模块，显示模块等（图9-7-4）。在集便器工作头固定到患者下体后，用户可通过主机上的控制板或护理机器人搭配的遥控器自行选择工作模式。工作模式分为自动和手动模式两种。选择自动模式，二便护理机器人会自动检测患者是否进行排泄，再根据排泄的是大便还是小便来进行后续冲洗和清洗处理。当护理机器人检测到是大便时，则执行大便冲洗程序。开启水泵和水路电磁阀将净水水箱中的温水抽取出来经连接器至冲洗喷嘴对大小便进行冲洗，同时启动气泵，打开气路电磁阀对储气罐中的气体进行抽压，被抽吸的气体通过消毒处理排出，这样便会在连接器的容纳腔内产生负压，将大小便抽吸至污物箱中；随后开启水泵和水路电磁阀，将温水抽取出来经连接器至清洗喷嘴对人体下体进行清洗；最后开启气泵和气路电磁阀，对下体进行吹风干燥。当护理机器人检测到是小便时，系统将执行小便冲洗程序。小便冲洗程序和大便冲洗程序的区别在冲洗的次数少，清洗时间短，节省水资源。

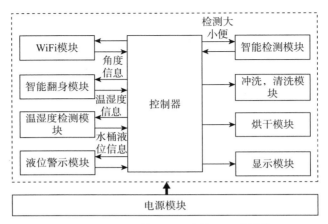

图 9-7-4　二便护理机器人控制系统模块图

当选择手动模式时,患者排泄检测依然是系统自动检测的,但是排泄物处理操作由用户控制手动开关进行。没有知觉的用户可以通过控制板看到是否排泄,再对是否进行冲洗、清洗进行操作,可以根据一定时间内不再检测到有排泄物,来判断排泄是否结束。个人卫生护理机器人的工作原理如图 9-7-5 所示。

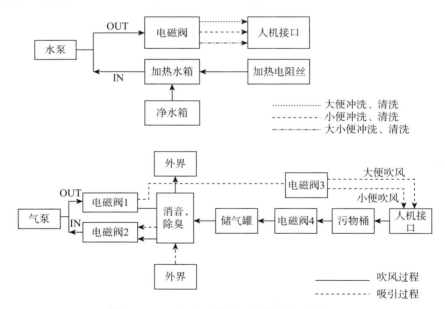

图 9-7-5　个人卫生护理机器人的工作原理

(三)人机交互系统

二便护理机器人的人机交互方式有多种,主要有护理器控制台交互、遥控控制板交互、远程 App 交互、语音交互、手势交互等。这里以 EVERCARE 护理机器人为例进行介绍。

EVERCARE 全自动智能排泄护理机器人的人机交互系统选用护理器控制台交互方式。护理器上面装有一块操作板（如图 9-7-6 所示），操作板上可以进行自动、手动模式选择，调整控制水温、水压，对大小便区别冲洗，同时显示患者大小便次数情况。

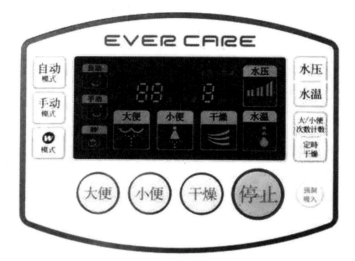

图 9-7-6　二便护理机器人人机交互界面

第十章　物联网远程康复技术

随着现代医学技术的发展,由于意外事故、脑卒中等原因引起的肢体功能障碍者的住院时间逐渐被缩短,在完成急性期的康复治疗后,功能障碍者常被转入下级医疗单位或直接返回家中进入康复阶段。然而疾病康复是一个复杂的过程,由康复专家与康复治疗师直接提供的传统康复治疗方法与手段无法满足多地点、多方面、长时间等特点的康复方式以及功能障碍者在社区和家庭进行居家康复的需求。远程康复(tele-rehabilitation)以其不受空间、时间约束的优势将成为未来重要的康复手段之一。

本章将讲述远程康复与物联网远程康复(或称康复物联网)的基本概念,并重点介绍作为远程康复主要发展形式的康复物联网技术及其构成、设计与实现等。远程康复技术的应用不但是人口老龄化社会康复服务的高效应对手段之一,还将为患者在康复训练计划、安全性与有效性等方面提供有力保障。随着无线通信技术、机器人技术、大数据及云计算等技术的发展,远程康复技术必将成为连通医生与患者的空中桥梁。

第一节　远程康复基本概念

远程康复的发展起源于远程医疗(tele-medicine)。美国远程医学协会和国防部卫生事务处对远程医疗的定义为:以计算机技术、互联网通信技术等现代高新技术为依托,充分发挥大医院的技术设备优势,对医疗条件差的边远地区进行远距离诊断、治疗或医疗咨询。

远程康复也称为电子康复(e-rehabilitation)或在线康复(online rehabilitation),最早出现于 20 世纪 90 年代,是康复医疗专业人员以远程通信技术、远程感知技术、远程控制技术、计算机技术等为依托,应用康复诊疗技术为在家中、社区或偏远地区患者实现跨地区的康复医疗服务。这种电子康复服务交流包括远程监测(monitoring)、教育(education)、环境控制(environmental control)、社区接入(community access)、辅具适配(assistive device fitting)和康复评估与训练(assessment and training)。通过电子信息和远程交流技术,可在一定距离内传送医疗康复服务,其可能应用的领域包括:① 在功能障碍者或残疾者、家庭成员或照顾者、康复专业人员或临床专家之间通过视像会议(video-conferencing)的形式进行交流、追踪和随访,并解答存在的问题;② 帮助患者制定日常生活能力(Activities of Daily Living,ADL)计划并及时给予提醒,如对记忆障碍者按日程表设计定时器,提醒其按时服药,完成家务杂事及功能性活动等;③ 协助患者完成活动记录(自我记录);④ 远距离居家康复患者的安全监测,如使用炉灶、烟雾安全报警,以及其他行为安全监测等;⑤ 指导上网浏览信息和寻找支持;⑥ 远程辅具适配,如远程对患者进行功能评估或身体测量,制作适合的辅助器具或提供辅具适配方案指导;⑦ 康复评估与训练,如提供远程功能评估及训练处方指导、居家康复训练设备的远程交互控制等。远程康复的目的是最大效率地帮助康复专家为更多患者提供远程的个人康复服务,增强日常生活活动中的自立能力,降低整体医疗护理及支持费用,提高与健康有关的生存质量的满意度。

远程康复作为远程医疗的一个新兴发展的领域,能够有效提高边远地区和经济条件不好的患者的康复保健水平,是远程医疗应用到康复的具体体现。与远程医疗领域的其他学科相比,远程康复具有以下主要技术特点:

1. 远程康复系统所采集、处理、显示的数据通常是二维、三维和多维数据,包括视觉数据、触觉数据和声音数据等等。如,为功能障碍者设计轮椅时,需要将功能障碍者的人体三维运动图像、身体局部(特别是臀部)的压力分布情况、功能障碍者的居室及工作场所图像进行综合,从而确定轮椅的最佳设计方案。

2. 远程康复系统对应的计算机网络状况的差异和变化较大。在不同的时间、不同的地点,功能障碍者和每个康复专家都可能采用不同的方式接入网络。如在第一次康复评定中,功能障碍者使用公共电话入网,治疗师采用 ADSL 入网,辅助器具设计师采用光纤入网;而在第二次康复评定中,功能障碍者使用 ISDN 入网,治疗师采用 DDN 专线入网,辅助器具设计师采用公共电话入网。所以,远程康复系统应具备这样的能力:根据通信带宽的变化、网络拥挤程度的变化以及康复服务的内容,动态调整数据采集、压缩、传送和显示(如图 10-1-1)。

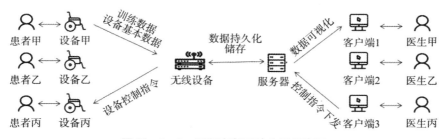

图 10-1-1 远程康复系统交互示意图

3. 远程康复系统所对应的设备类型繁多,技术标准问题显得尤为重要。康复服务对象是数量众多的、个性化特征突出的功能障碍者,所需使用的通信设备、辅助器具、康复治疗/训练设备、计算机操作系统和微传感器等多种多样。由于系统中存在着大量并非医疗领域专用的设备,遵循着各自领域的通用技术标准,而如果强制要求厂商为这些设备实现医疗标准的接口,则产品的成本会大幅上升,使康复服务的代价大大提高。因此,在远程康复系统的设计过程中,必须以用户为中心,尽量支持各类通用技术标准,以降低系统的使用费用。

现代远程康复技术是顺应现代信息社会发展和人们对康复的需求而发展起来的。

纵观远程康复技术的发展历史,通信技术、现代信息技术的每一个进步,都极大地推动了远程康复技术的发展。因此,随着通信、信息技术的不断发展,远程康复技术将逐步进入常规的医疗保健体系并发挥极其重要的作用。具体来说,现代远程康复技术将呈现出以下的发展趋势:

1. 物联网化,随着社会的老龄化及康复事业发展,越来越多的现代康复诊疗及功能辅助设备应用到康复临床和居家康复中,这些设备需要融入现代远程康复系统中,从而使现代远程康复越来越区别于传统的远程医疗技术,呈现出向物联网化方向发展的趋势,特别是机器人技术及通信技术的进步,进一步加快了这一趋势的发展。

2. 智能化,由于现代康复需求快速增长,加之我国呈现老龄化与少子化并存的人口结构,康复服务能力越来越难以满足日益增长的康复需求。随着人工智能、大数据、云计算技术的发展,远程康复将更多地融入智能诊断、智能功能评估、智能处方、智能控制等功能,实现基于物联网的智能化康复服务。

第二节 物联网远程康复技术

一、物联网远程康复基本概念

远程康复可以避免地域空间和时间给康复造成的障碍,减少患者病痛,提高患者的康复效果和生活质量,是康复服务未来的发展趋势。随着现代康复医学的发展,越来越多的康复设备被接入远程康复系统,因此远程康复系统实际上已经是一个康复物联网。随着通信技术、人工智能、大数据、云计算及物联网技术的发展,远程康复也正逐渐发展成一个智能化的物联网远程康复(康复物联网)。

物联网(Internet of Things,IoT)是通过智能设备与信息传感设备,按照约定好的协议,把物品与互联网连接起来,进行信息交换和通信,以实现智能化识别、定位、跟踪、监控和管理等功能的一种网络。它的核心基础在于物与物之间的相互连接,通过射频识别、传感器、全球定位系统等小型设备,将检测到的数据通过互联网经特定的通信协议传输到指定智能设备上进行智能化处理。

物联网按照三层架构来定义,最底层为感知层,中间层为网络层,最上层为应用层。感知层负责对环境及设备自身的状态进行感知,收集所需要的关联数据;网络层负责数据的传输;应用层是具体的应用场景。

康复物联网是基于物联网的概念提出的,是指通过集成信息传感设备的,具有康复评估、治疗、辅助等功能的康复设备,将康复智能设备与互联网连接,通过云计算、大数据等技术实现康复信息智能化处理的智能网络。

康复物联网的形成远程康复的实现提供了高效便捷的途径,是实现远程康复的基础。远程康复以康复物联网为基础通过设备的连接和应用实现远程监控、远程护理和远程治疗,以更加精细和动态的方式优化康复过程。

二、康复物联网基本组成

物联网技术在医疗领域的应用,实现了对人的智慧化医疗和对医疗器械的智慧化管理。而康复机器人作为医疗机器人的一个重要分支,与物联网技术的结合将在医疗行业的应用中开辟新的方向。康复物联网是未来康复技术发展的重要方向,其基于计算机控制的康复设备以及云计算、大数据与互联网技术,建立功能障碍者、家属、医生、治疗师及康复设备之间的连接与交互,是未来实现远程康复的技术平台(图10-2-1)。

康复领域与物联网技术相结合而成的康复物联网作为智慧医疗的一种新模式,它的组成主要有以下三个方面:

(一) 微电脑控制的康复设备

康复物联网的数据来源主要是康复设备,因此联入物联网的康复设备需要有基于微处理器的传感与数据处理单元。这些带有微处理器的康复设备包括生活辅助设备、行为安全监测设备、康复训练设备、康复评估设备(含穿戴式设备)、物理因子治疗设备等。这些微电脑控制康复设备自身搭配的传感器可作为物联网全面感知的方面进行信息采集和获取。

(二) 微控制器系统

微控制器系统在康复物联网整体架构中起到承上启下的作用,微控制器系统实现的功能包括但不限于传输传感器感知信息、传输由通信协议制定的无线控制指令、传输康复设备电机驱动命令、电路板电路集成、WiFi等网络设备的接入与驱动等。微控制器通常用于面向控制的应用,使用微控制器可以减少元器件的使用数量,通常通过一个微控制器、少量的外部元件和存储在ROM中的控制程序就能够实现控制功能。

(三) 计算机信息系统

计算机信息技术是物联网整体架构的核心,主要进行相关指令如康复机器人控制指令的下达、康复设备数据的传输、采集的相关康复数据的存储及处理等。通过计算机相关技术的应用,开发出对应康复设备的智能信息系统,为不同康复设备提供个性化的定制,如基于不同操作系统(Windows、iOS、Android等)开发适用于不同康复机器人的康复系统。通过康复系统的远程操作,一方面远程控制指令(如机器人控制指令)的下发,一方面通过操作收集数据(如康复机器人传感器采集的数据),并且将收集到的数据通过大数据、云计算等技术进行整合和利用,为康复训练提供科学有效的指导。

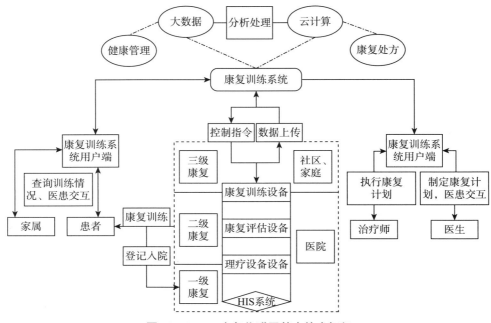

图 10－2－1　康复物联网基本技术框架

第三节　物联网远程康复技术构成

在门诊中,康复专家可以从不同角度观察功能障碍者的运动状况,如可以用自己的双手触摸功能障碍者的皮肤,观察其皮下组织特性,可以直接与功能障碍者进行交谈,或操作某种仪器来进行某项能力的测试。而在远程康复系统中,所有这些工作都成为一种间接行为,都必须在一系列技术手段的支持下才可以完成,同时还需要采用许多工程技术方法来提高工作效率和工作质量。物联网远程康复系统是一个多技术集成的大系统,几乎可以集成现有康复工程中所有与智能化、自动化、网络化、信息化相关的康复器械。物联网远程康复系统体现了当代多项高科技技术的实际应用价值,包括医学传感器技术、计算机信息技术、虚拟现实技术以及智能人机交互技术等。以下介绍这些主要的技术。

一、医学传感器技术

信息技术的三大支柱包括计算机技术、通信技术和传感技术。远程康复中采集的健康信息相关传感数据是远程诊断和评估的依据,也是远程康复的基础环节。在信息科学领域,传感技术是从信源获取信息,并对之处理(变换)和识别的科学与技术,它涉及各类传感器和换能器,所依托的物理原理也是多种多样。传感器在医学领域的应用是通过传感器节点采集人体生理参数,通过对应的数据格式转换以特定的通信协议通过无线或有线的方式把数据传到客户端平台或云平台,最后经过处理呈现在医护人员面前,及时对病人进行信息反馈。

医学传感器是电子信息技术与医学交叉的产物,是把人体的生理信息转换成为与之有确定函数关系的电信息的变换装置。以微机电系统(micro electro-mechanical system,MEMS)为代表的传感器被大量应用于生物医学领域。微机电系统是由微传感器、微执行器和微能源组成,同时与微电子信号处理和微控电路有机结合而成的智能化微系统。微机电系统以它自身体积小、重量轻、功耗低、耐用性好、性能稳定等特点成为康复物联网重要的组成部分。

微机电系统的特点归结起来有以下几点:

1. MEMS 器件体积微小重量轻,同时谐振频率高、响应时间短、耗能小,这些特点是它成为新兴产业大量需求的原因之一;

2. MEMS 器件的主要材料为硅,硅的强度和硬度与铁相当,热传导率与铜、钨等传导性能好的金属接近,这使得 MEMS 器件的机械性能与电气性能优良;

3. MEMS 在加工上,通过硅微加工工艺可以在一片硅片上同时制造大批量的微型机电装置或是完整的 MEMS,自动化程度高,生产成本较低,同时,MEMS 可以将功能不同、制动或敏感方向不同的传感器或执行器集成一体,形成微传感器阵列或微执行器阵列;

4. MEMS 器件自身产生的力和积蓄的能量十分的小,同时因为尺寸小的缘故使得它的热膨胀影响较小,因此其本质上比较安全。

将 MEMS 技术应用于康复治疗领域上,开发相对应的康复机器人或可穿戴设备,通过微传感器采集包括压力、加速度、温度、湿度等各种物理化学参数。

二、计算机信息技术

基于物联网的远程康复需要为那些远离医疗资源的人提供便捷有效的康复服务,而实现远程康复需要通过计算机信息技术的支持。现代计算机技术的发展以大数据、云计算为代表,融合物联网、5G 通信技术、工业 4.0 技术实现了流程自动化,在远程康复上实现智能化、智慧化的体验。

计算机信息系统包含大数据、云计算、通信协议、数据库系统、虚拟现实技术、远程呈现技术等几个方面。

(一)大数据(big data)

最早提出"大数据"时代到来的是全球知名咨询公司麦肯锡,麦肯锡称:"数据,已经渗透到当今每一个行业和业务职能领域,成为重要的生产因素。人们对于海量数据的挖掘和运用,预示着新一波生产率增长和消费者盈余浪潮的到来。"其是指从各种类型的巨量数据中快速获得有价值信息的技术。目前所说的"大数据"不仅指数据本身的规模,也包括采集数据的工具、平台和数据分析系统。

一般认为"大数据"具有"4V"的特征。

1. 数据体量(volumes)大

大数据指代大型数据集一般在 10 TB 规模左右,但在实际应用中很多企业用户把多个数据集放在一起已经形成了 PB 级的数量级;

2. 数据类别(variety)多

数据来自多种数据源使得数据种类和格式日益丰富,已冲破了以前所限定的结构化数据范畴,囊括了半结构化和非结构化数据;

3. 数据处理速度(velocity)快

在数据量非常庞大的情况下也能够做到数据的实时处理;

4. 数据真实性(veracity)高

对于远程康复来说,大数据技术通过采集病人信息导入数据库中进行预处理,然后在数据分析的帮助下给医生提供诊断判断依据,确定优化的治疗方案,实现远程监护治疗等功能。

(二)云计算(cloud computing)

2006 年,27 岁的 Google 高级工程师克里斯托夫・比希利亚第一次向 Google 董事长兼 CEO 施密特提出"云计算"的想法,在施密特的支持下,Google 推出了"Google 101 计划",并正式提出"云"的概念。由此,拉开了一个时代计算技术以及商业模式的变革。

云计算是指透过网络的方式将庞大的计算处理程序自动拆分成无数个较小的子程序,再交由多个服务器组成的庞大系统进行搜索计算分析之后再将结果回传给用户。通过这项技术可以在数秒内达成数以千万计甚至数以亿计的信息处理,达到和"超级计算机"同样强大功能的网络服务。

远程康复的实现离不开大数据的支持,而大型数据集分析需要动态的向多台计算机分配任务,云计算的本质就是为了在服务和数据中心之间创建一个流动的资源池,而用户可以根据需要存储数据和运行应用。为了实现这些功能,云计算网络不管它们是公共的、私有的或是混合的云都必须具有如下能力:① 在需要时增加和降低带宽;② 在存储网络、数据中心和 LAN 之间实现非常低延迟的吞吐能力;③ 允许在服务器之间实现无阻断的连接,以支持虚拟机(Virtual Machine)的自动迁移;④ 管理面板上的功能能够延伸到企业和服务提供商网络中,能在不断变化的环境中始终提供可见性。

(三)通信协议(communication protocol)

计算机网络软件具有高度结构化的特征。对于远程康复系统设计来说,网络软件往往比网络硬件更为重要,它耗费了系统开发和维护人员更多的精力。计算机网络软件主要包括网络协议和应用程序。当前常见的协议有 TCP/IP、Apple Talk、OSI、X.25 等。

(1) TCP/IP

TCP/IP 是一组工业标准协议,支持各种不同类型计算机的通信,是不同类型计算机之间进行相互操作的标准协议,是当前 Internet 上最常用和最重要的协议。

（2）Apple Talk

Apple Talk 是 Apple 公司的专用协议，用于网络中 Apple Macintosh 计算机之间的文件和打印共享。

（3）OSI

OSI 是由国际标准化组织建议的一组协议，包含路由和传输协议、IEEE802 系列协议等。它可提供全面的网络功能支持，如文件传输、打印、终端仿真等。与 TCP/IP 协议相比，OSI 协议的层次结构较为清晰，在网络技术发生变化时，比较容易将某一层次的软件替换掉。但 OSI 协议的设计比较复杂，效率也不高，在 Internet 上未能成为主流协议，其接受程度远远不如 TCP/IP。

（4）X.25

X.25 是报文交换网络中使用的协议，是一种早期用于连接远程终端与大型机系统的数据协议，主要是用电话线路来传输数据，传输速率低下，大多在 64Kb/s。由于出现的时间较早，在当时使用得比较广泛，使得目前仍有许多公用网络在使用该协议。

虽然目前大多数 Internet 用户选用 TCP/IP 协议，但在设计远程康复系统时，为了提高系统的通用性，应对多种常用通信协议加以综合考虑。计算机网络系统的应用程序是建立在网络协议基础之上的服务程序，它是用来给用户提供人-机界面，支持用户完成各种业务的。

对于远程康复系统来说，康复专家组成员（包括康复医师、物理治疗师、作业治疗师、假肢与矫形器师、康复工程师、辅助器具厂商等）的工作地点在医院或公司里，拥有较好的网络条件，有时可以在同一个局域网内，数据传输速度高；而用户（功能障碍者）则常常在家中或偏远的社区诊所中，网络条件较差，与康复专家组成员只能通过 Internet 连接，数据传输速度低，但这部分数据又恰恰是最重要的数据。因此系统软件设计应能够根据不同的通信条件，动态调整系统在网络上的工作模式，以使系统达到最佳的综合性能。特别需要关注用户所拥有的接入方式和数据传输速度。

（四）数据库系统（Data Base System, DBS）

数据库系统是指在计算机系统中引入数据库后构成的系统，由数据库、数据库管理系统（及其开发工具）、应用系统、数据库管理员和用户构成。数据库系统从产生到今天经历了三代演变，第一代数据库系统被称为网状数据库（mesh database），以数据库任务组（data basetask group, DBTG）系统为代表。第二代数据库系统是关系数据库系统，它奠定了关系模型的理论基础，给出人们普遍可以接收的关系模型的规范说明。第三代数据库系统最主要的是面向对象数据库系统（Object Orientated Data Base System, OODBS），它是数据库技术与面向对象程序设计方法相结合的产物，这里重点介绍面向对象数据库技术。

面向对象数据库技术是数据库技术与面向对象程序设计方法相结合的产物，它既是一个数据库管理系统（Data Base Manager System, DBMS），又是一个面向对象系统。因而既具有 DBMS 特性，如持久性、并发性、数据可靠性、查询处理和模式修改等，又具有面向对象的特征，如类、封装性、继承性和可扩充性等特性。

在数据处理领域,关系数据库的使用已相当普遍,然而现实世界存在着许多具有更复杂数据结构的实际应用领域,而层次、网状和关系等3种模型对这些应用领域显得力不从心。例如多媒体数据、多维表格数据、CAD数据等应用问题,都需要更高级的数据库技术来表达,以便于管理、构造与维护大容量的持久数据,并使它们能与大型复杂程序紧密结合。而面向对象数据库正是适应这种形式发展起来的,它是面向对象的程序设计技术与数据库技术结合的产物。

面向对象数据库系统的主要特点:

(1)对象数据模型能完整地描述现实世界的数据结构,能表达数据间嵌套、递归的联系。

(2)具有面向对象技术的封装性(把数据与操作定义在一起)和继承性(继承数据结构和操作)的特点,提高了软件的可重用性。

对于远程康复来说,康复机器人采集的康复数据需要进行存储,存储后的数据可以根据需要进行相应的处理,同时通过康复医疗设备采集的数据由于网络等因素不能及时的实现数据储存与读取,这时就需要建立本地数据库进行康复数据的存储,待网络连接上之后同步到云数据库中进行远程数据的读取与处理。

(五)虚拟现实技术(Virtual Reality,VR)

虚拟现实又称"灵境",由三维计算机图形学技术、多功能传感器的交互式接口技术以及高清晰度和高更新速度的显示技术构成。VR技术就是在计算机中建立一个模拟真实世界效果的特殊环境,通过各种传感器设备,使用户"沉浸"在这个虚拟环境中并进行操作和控制,以达到特殊的目的。

1. VR技术的主要特征

VR技术具有交互性(interaction)、沉浸性(immersion)和构想性(imagination)三个主要特征。对VR技术的详细介绍见本书第十一章第二节。

2. VR在远程康复中的应用

现代康复治疗中越来越多地应用了VR技术,但目前大多数VR用在康复训练设备上是增强训练趣味性与训练效果。未来VR可以更多地用于远程康复。康复物联网平台通过提供网络虚拟现实训练系统,可以为居家或异地的患者提供便捷的康复训练,例如认知、言语的康复训练及运动康复训练,患者都可以通过网络虚拟现实系统进行训练。

(六)远程呈现技术

远程呈现(telepresence)是一种虚拟实在,能够使人实时地以远程的方式于某处出场,即虚拟出场。此时,出场相当于"在场",即你能够在现场之外实时地感知现场,并有效地进行某种操作。

远程呈现与虚拟现实(VR)概念完全不同。VR是让真实的人进入一种虚拟场景,而远程呈现是让人以"虚拟人"的身份进入一种真实场景,它能够使人实时的以远程的方式于某处出场,即虚拟出场。随着通信与信息技术的不断发展,特别是头戴式显示技术的出现,使得远程呈现系统变得越来越具有沉浸感,给人以身临其境的感觉,并允许人可远程移动和操纵物体,实现交互式的远程呈现体验。

2010年,一种全息远程呈现由亚利桑那大学光学科学院发明,能让观众在不佩戴特殊眼镜的情况下,看到三维立体全息影像。该技术曾被用来制作三维图,让外科医生在距离患者数百英里外的地方实施手术。

目前远程呈现应用于康复服务的研究还较少,随着该技术及通信技术的发展,远程呈现将可以帮助医生、治疗师等康复专家"亲"临患者身边,进行康复服务,具有巨大的发展前景。

第四节　物联网远程康复系统设计与实现

本节以上海理工大学研发的基于 Web 的远程康复医疗网络平台为案例讲述对物联网远程康复系统的设计与实现。

一、系统总体设计

(一)开发的软硬件环境

1. 硬件环境:采用 Intel Core i5/2.3 GHz 的 CPU,内存为 8GB;
2. 软件环境:HTML、JavaScript、Ajax、EChart;
3. 系统架构:采用 MVC 架构,Spring＋SpringMVC＋Mybatis 业务框架,MyBatis 数据持久层框架,MySQL 数据库。

(二)系统软件总体结构

本系统采用 JavaEE 程序开发平台,而 JavaEE 软件设计架构通常采用多层架构开发原则,结合软件设计中的高内聚、低耦合设计思想,并根据系统功能模块划分,将本系统软件的设计划分为三个层次,从上到下分别是用户访问层、服务器层和数据持久化层,如图 10-4-1 所示为系统软件总体结构图,分层结构使得每层独立负责自己的业务,只需提供接口供上层调用即可。

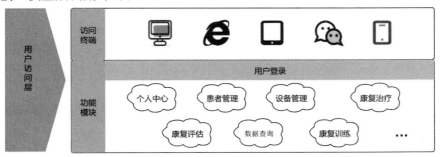

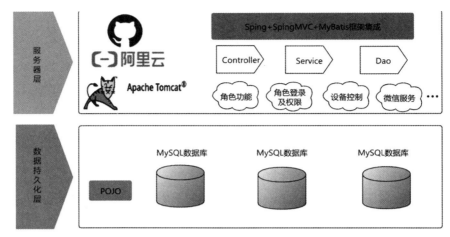

图 10‐4‐1　系统软件总体结构图

二、系统数据持久化层设计

数据持久化层是 J2EE 中实现数据持久化的一个层次，主要是通过对系统功能的分析，确定系统包含的实体，并明确实体与实体之间的对应关系，利用 MySQL 数据库技术，将数据库表的概要设计转化为数据库表的物理结构。在本系统中，主要是对系统涉及的用户和业务相关的数据进行存储表结构和表之间的关系的设计，从而为服务器层请求获取数据提供服务。

本系统将四类用户的公有属性抽离出来设计形成一张用户基本表进行存储，以满足数据检验等请求的查询，而患者数量大且包含属性与医护人员区别大，将患者独立出来设计一张表进行存储，医护人员包含属性类似，用一张表存储，用一个字段加以区分即可。每个用户都可以通过用户 id 与基础表进行关联获取数据，且治疗师和医生与患者存在一对多的关系，在相关业务表中会进行关联。根据前述数据表规范约定，对所有用户表进行命名，其命名情况如表 10‐4‐1 所示。

表 10‐4‐1　用户表命名情况

表名	描述
tblu_base	用户基础表
tblu_patient	患者表
tblu_user	医护表

同样，通过对系统功能模块的划分，该系统应包括用户登记、医嘱诊断、康复评定、康复治疗、设备监管、配置管理、查询统计等功能模块，根据数据库设计原则，对每个模块进行分析之后，系统主要包括如下业务表（表 10‐4‐2）。

表 10－4－2 业务表命名情况

表名	描述
tblb_rehaprogram	康复治疗方案
tblb_assessdetail	康复评估方案
tblb_assessresult	康复评估结论
tblb_treatmentplan	康复治疗计划
tblb_trainplan	康复训练计划
tblb_trainreport	康复训练报告
tblb_treatmentexecuting	康复情况记录
tblb_deviceset	康复设备集合
tblb_devisetype	康复设备类型管理
tblb_devicetreatmentbinding	治疗-设备绑定
tblb_treatmenttypeset	治疗类型集合
tblb_communicationinformation	医患沟通信息表
tblb_roleauthority	角色权限
tblb_role	角色表
tblb_permission	权限表
tblb_deviceuserecord	设备使用记录
tblb_wheelchair1data	轮椅设备 1 训练数据

三、系统服务器层设计

本系统服务器端程序采用模型-视图-控制器（Model-View-Controller，MVC）架构模式进行设计，它采用模块设计思想，将数据、业务逻辑与界面显示的代码分开管理，使得修改其中任何一个模块的代码，而不需要改变其他模块的代码，有效的减少了编码的时间，使得系统可扩展、易维护。其中，视图（view）是提供给用户的交互界面；模型（model）用于封装系统的业务逻辑代码和对数据的处理方法；控制器（controller）是视图和模型之间沟通的桥梁，主要负责读取视图传来的数据，并向模型发送数据，然后获取模型处理后的数据，进而选取相应的视图反馈给用户。其调用关系如图 10－4－1 所示。

本系统选取当前最流行的 MVC 业务框架 SSM Spring＋SpringMVC＋ MyBatis 进行设计，将整个系统代码层次划分为表现层、控制（controller）层、服务（service）层、数据访问接口（data access object，DAO）层等四层。表现层和控制层与 MVC 架构中的表现层和控制层对应，而服务层和数据访问接口层两层对应模型层。在框架应用上，SpringMVC 负责请求的转发和视图管理；Spring 作为容器，实现业务对象管理，并提供接口与其他框架进行集成；MyBatis 作为数据对象的持久化引擎，将业务实体与数据表联合起

来,实现程序对数据库的操作。整个框架工作流程如图 10－4－2 所示,步骤如下:

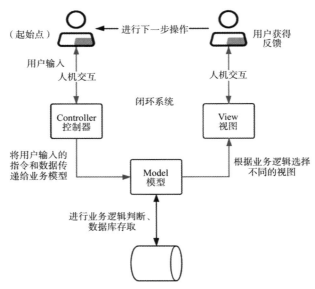

图 10－4－2　MVC 模型内部调用关系

(1) 客户端发送请求到分发器;

(2) 由分发器控制器查询映射,找到处理请求的控制器;

(3) 控制器调用相应的业务逻辑进行业务处理;

(4) 业务逻辑层调用数据访问接口对象,进而通过 MyBatis 框架实现与数据库的交互获取数据返回给业务逻辑层,业务逻辑层在完成业务处理后返回数据给控制层;

(5) 控制层返回模型和视图给分发器;

(6) 分发器负责找到模式和视图中指定的视图并返回给客户端进行显示。

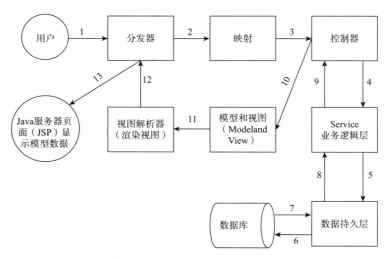

图 10－4－3　SSM 框架工作流程图

四、系统数据安全设计

为保证系统中与用户相关的敏感信息在网络传输或存储过程中不被第三方窃取产生数据安全性问题,在系统设计过程中,对用户相关的敏感信息通过高级加密标准(advanced encryption standard, AES)加密算法加密后保存到数据库中存储,如需读取数据返回给前端可视化展示,在程序中在通过 AES 解密算法解密数据后返回。AES 算法是一种对称加密算法(加密和解密密匙相同),加密和解密函数公开,在加密和解密过程中通过将数据进行分组后,用密匙进行 n 次(密匙长度决定)复杂的加解密函数运算后得到对应的数据。

在本系统中,敏感信息加解密流程如图 10-4-3 所示,分为用户输入数据加密、设备训练数据加密、用户访问层可视化展示数据解密三个过程。其中,用户输入的数据可分为控制设备的指令数据和用户的个人信息数据,控制指令数据传输路径(如箭头 2 所示),由于不需要 db(database)存储,加上网络传输使用 https 协议进行传输,本身已具备高度安全性,因此,这部分数据不需 AES 加密,经过服务器直接发送给设备;用户个人信息数据传输路径(如箭头 1 所示),这部分数据需要保存到 db,因此,由服务器层加密函数进行加密后保存进 db;设备训练数据传输路径(如箭头 3 所示),设备产生的相关数据传输到服务器层后,经过加密函数加密后保存进 db;用户访问层可视化展示数据包括以上两部分保存进 db 的数据,由于展现给用户的数据是需要解密的原始数据,因此,需要将 db 中的数据读取出来后,经由服务器层的解密函数解密后返回给用户访问层(如箭头 4 所示)。

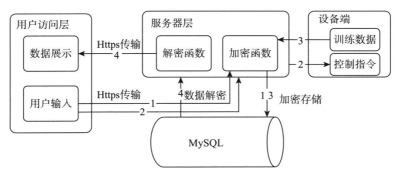

图 10-4-4　系统敏感信息加解密流程图

五、系统的人机交互界面实现

1. 系统登录界面

为了保障系统的信息安全和患者的个人隐私,首先实现了一个登录界面。如下图 10-4-4 所示,页面设计包括了系统的标志(logo)和名称,并提供给用户登录和注册时的信息填写输入框,通过点击登陆或注册即可实现系统的登录和注册功能。在 Web 系统中通过登录页面输入用户名、密码和验证码之后，会提交到系统后台进行身份验证，认证成功方可进入登录成功页面。

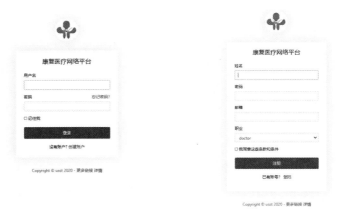

A 登录页　　　　　　　　　　B 注册页

图 10－4－4　系统登录注册页

2. 角色中心页面总体设计

系统根据不同的用户角色设计不同角色的中心页面，分为患者、治疗师、医生和管理员。进一步调研分析医患角色业务组成，结合系统需求，患者应具有康复处方查询、康复评估、康复治疗计划查询与预约、康复效果查询等功能；医生应具有康复处方管理、康复治疗方案管理、康复评估管理、患者管理等功能；治疗师应具有查看康复医生制定的康复治疗计划、患者管理、康复训练计划管理和设备管理等功能；管理员应具有设备管理、平台信息管理和用户管理等功能。采用 CMS 页面风格进行设计，各用户角色中心页面部分效果图如图 10－4－5 所示。

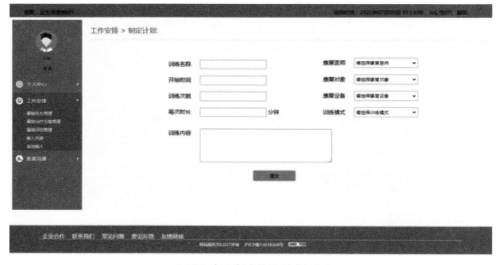

A 医生中心制定训练计划页面

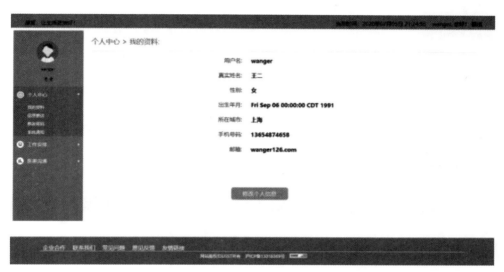

B 患者中心个人信息页面

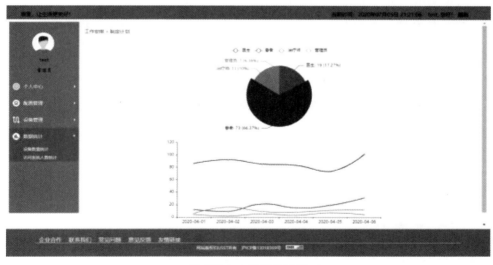

C 管理员中心数据统计页面

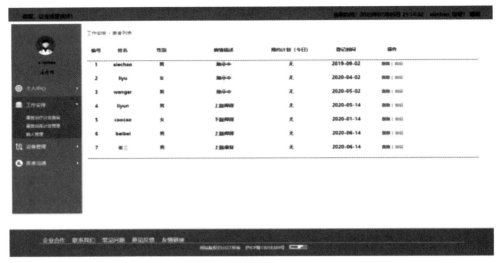

D 治疗师中心患者列表页面

图 10‐4‐5　各角色中心页面部分效果图

3. 设备控制及数据展示页面设计

轮椅的控制主要包括复位、开始、暂停、站立、坐下、平躺、平衡训练、下肢训练等功能，因此，可采用网页按钮式设计，用户通过点击相应按钮即可实现轮椅车的相关动作；其数据展示主要采用开源数据可视化分析工具 ECharts 实现数据的图表化展示，轮椅车在运行过程中需要监控的数据包括平衡训练中的左右足压力数据、电池电量数据和轮椅车轮的车速数据，在轮椅车运行过程中，通过服务端数据上传接口可实现相关数据的前端可视化展示，整个监控页面设计如图 10‐4‐6 所示。

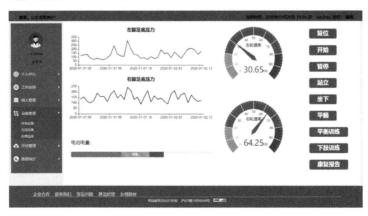

图 10‐4‐6　轮椅式下肢康复机器人监控页面

4. 康复评估页面设计

康复评估页面设计是指康复评定量表的页面设计，考虑系统是一个综合性的康复服务网站，会涉及各类康复患者，因此，此页面的设计需包含用于不同功能评估的各类康复量表。

通过查阅相关文献资料获得各类康复量表信息,结合前端相关技术,康复评估页面设计如图 10 - 4 - 7 所示,通过量表上方的选择栏可选择不同的量表,下方便会展示选择量表包含具体内容。

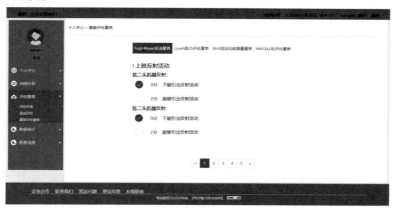

A Fugl-Meyer 运动量表

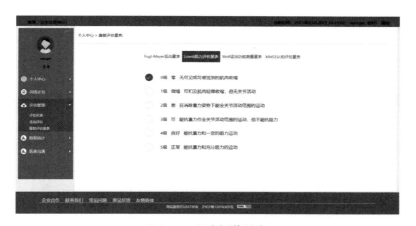

B Lovett 肌力评估量表

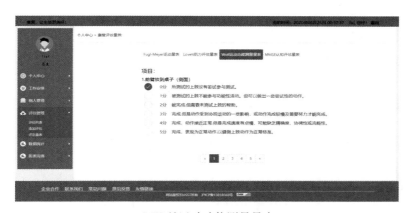

C Wolf 运动功能测量量表

图 10 - 4 - 8　康复评估页面

5. 微信访问设计

随着移动互联网的高速发展,移动端作为当下人们最常用的终端平台已经超越了PC端,随之而来的是,各种手机应用应运而生,其中以微信为主的社交应用 App 更是发展迅猛。据统计,截至 2019 年,微信注册用户数已超过 11 亿,微信公众号超过 2 000 万个,微信也从最开始的单一社交功能,转变成为用户提供金融、旅游、购物、医疗等多方面功能的手机 App,因此,本系统除了为用户提供 Web 端应用访问入口外,也为用户提供移动端——基于微信公众号的用户访问入口,主要为用户提供信息服务功能,包括康复训练计划查询、康复评估结果查询、康复训练预约、康复处方查询等。

由于系统微信访问入口对用户提供信息服务功能,因此,该访问入口需在原有微信公众号基础之上进行功能的二次开发,其交互原理如图 10-4-8 所示,在整个交互过程中,微信服务器主要提供用户请求转发和微信用户个人信息查询服务功能,而入口整个业务功能是系统业务服务器提供的。其具体实现步骤如下:

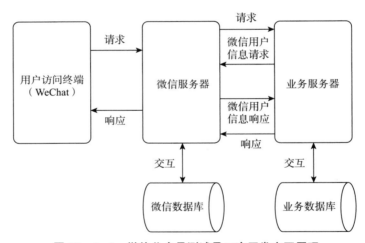

图 10-4-9　微信公众号测试号二次开发交互原理

(1) 用户通过微信公众号访问系统,微信服务器转发请求到开发者配置的 url;

(2) 业务服务器验证微信用户信息,通过请求微信服务器获取此次请求用户的微信用户信息并返回给业务服务器;

(3) 业务服务器通过微信用户信息查询业务数据库验证此用户是否为平台注册用户,若否,则返回注册页面给微信服务器进而返回给用户注册,若是,则获取该用户系统用户信息,并返回相应的查询响应请求给微信服务器进而返回给用户。

在微信公众平台上通过登录个人微信申请微信公众平台测试号,之后,登陆测试号首页,进行相关信息配置,如图 10-4-10 所示:

接口配置并验证 URL 成功后,接下来,即可接入系统服务端接口,依据自身业务逻辑对用户请求进行响应。测试号与服务端通信接口设计可分为两部分,一是微信用户账号与系统账号关联设计,二是业务逻辑实现。其中微信用户账号与系统账号关联需要微信服务器与业务服务器双方参与,而业务逻辑接口只需业务服务器提供服务即可。

由于系统移动端涉及的各种信息服务功能均在系统 Web 端访问入口实现,因此,在移动端微信访问入口执行操作向系统服务器端请求信息查询时,只需调用对应的信息查询接口 url 即可实现信息的获取,此部分不过多赘述。

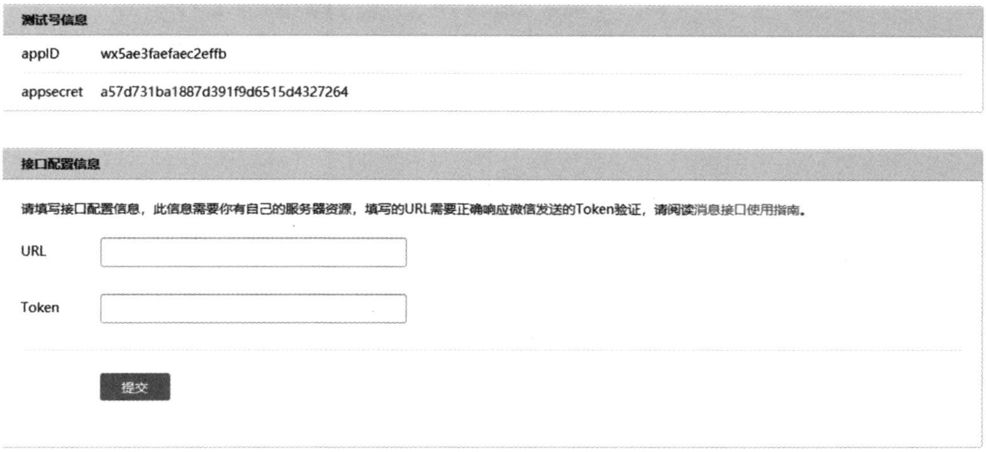

测试号信息

appID	wx5ae3faefaec2effb
appsecret	a57d731ba1887d391f9d6515d4327264

接口配置信息

请填写接口配置信息,此信息需要你有自己的服务器资源,填写的URL需要正确响应微信发送的Token验证,请阅读消息接口使用指南。

URL [   ]

Token [   ]

[提交]

图 10 - 4 - 10　微信公众平台测试号信息配置

第十一章　康复工程中的新技术

第一节　康复工程中的 3D 打印技术

一、3D 打印技术基本概念

（一）3D 打印技术概述

3D 打印（3D printing）又称"增材制造"（additive manufacturing），是以数字模型文件为基础，使用粉末状金属、塑料等可黏合材料，通过逐层打印的方式构造物体的技术。与传统的减材制造（切削加工）或等材制造（铸造、锻压、焊接等）技术不同，3D 打印是一种全新材料累加的增材制造方法。

3D 打印技术是 20 世纪 80 年代末期开始兴起的高新制造技术，是通过累积实现制造的打印方式，是快速成型技术的具体制造方式。快速成型技术是在计算机控制下基于离散、堆积原理，用不同方法堆积材料，最终完成零件成型与制造的技术。和传统减材制造技术不同，3D 打印技术无需模具，直接根据三维 CAD 数据模型快速且精确的制造出任意形状的零件，实现"个性化制造"。3D 打印技术广泛运用于航空航天、电子、建筑、军工、艺术设计、医疗康复器械等领域，特点是小批量的快速、个性化和直接制造，因而适用于创新设计。

近年来，随着个性化医疗需求的增长，3D 打印技术在医疗行业得到快速发展。在康复工程领域，3D 打印技术主要用于个性化假肢与矫形器、穿戴式外骨骼、高适配性矫形鞋垫和个性化康复辅具制造等方面。

（二）3D 打印技术的特点

3D 打印技术的优势和技术特点主要体现在：

1）制造复杂物品和多样性的产品不增加成本。制造复杂物品和多样性产品时，不需要增加很多模具的成本，只要量身定做，多样化小批量生产即可，由于加工方式的特殊，物品的复杂度不会增加制造难度；

2）设计空间无限。设计空间不受加工方式限制，只要可以设计出来的物品，大多都

能通过 3D 打印方式制造出来;

　　3) 节省流程费用。零件无需组装,可以直接一次成型;

　　4) 节省运输和库存。可以实现零时间交付,甚至省去库存和运输成本,只要有材料和打印机,可以实现随时随地的加工制造;

　　5) 减少废弃副产品。可以减少测试材料和加工过程中的副产品,加工工艺的剩余材料还可以重复利用;

　　6) 精确的实体制造。材料可以任意组合,并且通过模型重建的方式,精确复制物体的实体模型。

　　虽然 3D 打印以其独特的优势,在很多领域初步得到应用,但是 3D 打印的缺点也十分的明显。主要包括以下几点:

　　1) 材料价格昂贵。虽然多种材料的打印已经取得一定的进展,但是在很多领域,特别是医疗领域,材料价格依然是一个比较大的障碍;

　　2) 机器种类有限。由于打印需要种类繁多,现有的机器种类和材料,应用需求无法得到完全满足;

　　3) 单件价格成本高。由于 3D 打印的价格是按重量单位计算,对于批量生产需求的产品,3D 打印价格仍然有些偏高。

二、3D 打印工艺分类及原理

　　3D 打印是基于材料累加原理的成型过程,即一层层地离散制造零件。三维立体是由二维平面叠加构成,二维平面可以看成是由一维直线构成,一维直线又由无数点构成。所以 3D 打印就是由点成型构成线,再由线成型构成面,最后由面分层叠加再构成立体模型零件。自 3D 打印技术诞生以来,出现了十几种工艺方法,随着设备和材料的创新,打印方法也越来越多。此处仅介绍目前工业领域常用的典型工艺方法。占主导地位的 3D 打印技术有以下几种:

(一) 光固化成型法

　　光固化成型法(Stereo Lithography Apparatus,SLA)是目前应用最为广泛的快速原型制造工艺,是采用将液态光敏树脂固化到特定形状的原理。以光敏树脂为原料,在计算机控制下,激光或紫外光束以预定零件各分层截面轮廓为轨迹,对液态树脂逐点扫描,使被扫描区树脂薄层产生光聚合反应,而形成零件薄层截面。光固化打印成型所能达到的最小公差取决于激光的聚焦程度,通常是 0.125 mm。

　　光固化因其具有精度和强度高、打印速度快、材料利用功率高等特点,已成为第一个投入商业应用的快速成型技术。目前全球销售的 SLA 设备约占 3D 打印设备总数的 70%。SLA 具有工艺精度高(一般尺寸精度控制在 ±0.1 mm)、表面质量好、原材料利用率接近 100% 等优势,能制造形状特别复杂、精细的模型,但设备和材料成本相对较高,因此主要应用于工业生产。

（二）熔积沉积制造法

热熔融沉积技术（fused deposition modeling，FDM）是将丝状材料由送丝机构送进喷头，高温下将融化丝状材料融化液态，将 CAD 模型分成一层层薄片，形成喷头的二维运动轨迹，在计算机的控制下，喷头将沿此轨迹，挤出半流动的熔融材料，形成沉积固化的零件薄层。熔融材料层层黏结沉积，生成实体零件。

FDM 制作复杂零件时，必须添加工艺支撑，且需要独立于模型材料单独挤出支撑材料，支撑材料可以使用比模型材料强度低的低密度熔丝，在零件加工完成后可容易拆除。

FDM 的优点是材料韧性好，设备成本低，工艺干净、简单，易于操作，对环境影响小；缺点是精度低，不易制造复杂零件，表面质量差，打印成型效率低，不适合制造大型零件。该工艺适合于产品的概念建模、形状和功能测试，以及制作中等复杂程度的中小原型，FDM 常用材料为 ABS 和 PLA 塑料，FDM 已经是较为常用的 3D 打印技术之一。

（三）选区激光熔化技术

选区激光熔化技术（selective laser melting，SLM）是利用高能量激光束，按照预定扫描路径，扫描预先铺覆好的金属粉末将其完全熔化，再经冷却凝固后成型的一种技术。SLM 技术具有以下特点：

① 成型原料一般为金属粉末，包括不锈钢、镍基高温合金、钛合金钴-铬合金、高强铝合金以及贵重金属等；

② 采用细微聚焦光斑的激光束成型金属零件，成型的零件精度较高，表面粗糙，稍经打磨、喷砂等简单处理后即可达到使用精度要求；

③ 成型零件的力学性能良好，可超过铸件，达到锻件水平；

④ 进给速度较慢，成型效率较低，零件尺寸受铺粉工作箱限制，不适合制造大型整体零件。

SLM 技术实际是在选区激光烧结（Selective Laser Sintering，SLS）技术的基础上发展起来的激光增材制造技术。由德国弗劳恩霍夫（Fraunhofer）激光技术研究所 Meiners 与德国 Fockle 和 Schwarze 研发了第一台基于不锈钢钢粉末的 SLM 成型设备，随后德国、美国、日本等国的研究人员针对 SLM 设备制造和成型工艺两方面开展大量研究，例如：美国的 PHENIX、3D SYSTEM 公司，德国 EOS、CONCEPT、SLM SOULITION 公司，日本 MATSUUR、SODICK 公司等，均生产性能优越的 SLM 设备，其中德国 EOS 公司生产的 EOS M400 型 SLM 设备最大加工体积可达 400 mm×400 mm×400 mm。目前在航空航天等工业领域进行了成功的应用。

（四）聚合物喷射技术

聚合物喷射技术（Polymer Jetting，PolyJet）是将光敏材料通过喷头喷射到工作台上后，紫外光沿着喷头工作方向对光敏树聚合材料进行固化；随着一层固化完成，工作台逐层下移完成物体制造。该打印技术的原理与喷墨打印机类似，是当前最为先进的 3D

打印技术之一。

PolyJet 打印技术优势主要体现在：

① 质量高。使用 PolyJet 聚合物喷射技术成型的工件精度非常高，领先于市场，最薄层厚能达到 16 微米，确保获得流畅且非常精细的部件与模型；

② 精确度高。精密喷射与构建材料性能可保证细节精细与薄壁；

③ 清洁。打印后的后处理只需要使用 Water Jet 水枪就可以十分容易地把这些支撑材料去除，获得具有整洁光滑表面的成型工件。采用非接触式树脂载入/卸载，容易清除支撑材料，容易更换喷射头。由于设备提供封闭的成型工作环境，特别适用于办公室环境；

④ 快捷。由于打印机采用全宽度上的高速光栅构建，因此可实现快速的流程，并且可同时构建多个项目，无需事后凝固；

⑤ 多用途。适用 PolyJet 打印技术的材料品种多样，可适用于不同几何形状、机械性能及颜色部件，PolyJet Matrix 技术还支持多种型号（多种颜色）材料同时进行打印。

表 11-1-1　适用康复工程的几种工艺特点比较

3D 打印方式	打印精度	打印成本	优点	缺点	应用	材料
熔融沉积成型（FDM）	中等	成本低	成本低，强度好	速度慢	塑料，玩具，工艺品	蜡材，ABS，PC，尼龙
光固化成型（SLA）	高	价格较高	体积大	强度中等	验证设计原型	光固化树脂
选择性激光烧结（SLM）	较高	很贵	体积大，材料多样，强度高	表面粗糙	金属成型，铸造砂型	金属、黏合金属、砂
聚合物喷射技术（PolyJet）	高	高	精度高、快速、清洁、可彩色	价格高，强度中，需支撑	实体制造、模型验证	光敏树脂

三、3D 打印常用材料

3D 打印技术根据打印对象和目的不同选择不同的材料。由于材料不同，所使用的打印技术也不同。因此，在对康复辅助器具或者其配件进行 3D 打印时，首先要确定 3D 打印过程中需要使用的材料及工艺方法。

在康复工程领域，根据使用方式不同对打印的原材料有不同要求。外骨骼、假肢、人造关节等对支撑人体、保障功能运动，以及对耐磨损、高强度等特性要求较高的康复辅具，一般选用硬度较高、可长期使用的钛合金作为打印材料。矫形器等个性化辅具则根据康复目的和支撑、矫形功能的不同使用不同的材料，一般为工程塑料、合金等。下面依据材料的性质不同分别阐述。

（一）金属材料

近年来，金属材料的 3D 打印技术发展迅速。欧美发达国家在国防领域，将 3D 打印金属零部件作为研究和应用的重点。3D 打印使用的金属粉末要求纯净度高、球形度好、粒径分布窄、氧含量低。目前，主要使用的金属粉末材料有钛合金、钴铬合金、锈钢和铝合金材料。

钛是重要的结构金属，因其强度高、耐蚀性好、耐热性高等特点被广泛用于制作飞机发动机压气机部件、火箭、导弹和飞机的各种结构件。

钴铬合金是以钴和铬为主要成分的高温合金，抗腐蚀性能和机械性能非常优异，制作的零部件强度高、耐高温，打印出的金属零部件强度高、机械性能优越、尺寸精确，最小尺寸可达 1 mm。

高温合金指以铁、镍、钴为基，能在 600℃ 以上的高温及一定应力作用下长期工作的一类金属材料，因其强度高、化学性质稳定、不易加工成型和传统加工工艺成本高等因素，已成为航空行业应用的主要 3D 打印材料。随着 3D 打印技术的研究和进一步发展，制造的飞机零件因其加工工时少和成本优势明显的特点已得到广泛应用。

不锈钢以其耐空气、蒸汽、水等弱腐蚀介质和酸、碱、盐等化学侵蚀介质腐蚀而得到广泛应用。不锈钢粉末是金属 3D 打印经常使用的性价比较高的金属粉末材料，具有较高硬度。但打印出的高强度不锈钢模型表面略显粗糙，存在麻点，一般用于低精度模型制造。不锈钢具有各种不同的光面和磨砂面，常用于珠宝、功能构件和小型产品的 3D 打印。

（二）非金属材料

非金属材料在 3D 打印技术的实现和应用中发挥重要作用，是其发展的重要物质基础。目前主要运用工程塑料、树脂、橡胶、陶瓷等材料，此外，彩色石膏、人造骨粉和细胞生物也在 3D 打印领域有着广泛应用。

1. 工程塑料

工程塑料是用做工业零件或康复设备外壳材料的工业塑料，强度高、耐热性强、硬度大及抗老化性强。由于出色的物化性质，工程塑料被广泛应用于 3D 打印，主要有 ABS 丙烯腈-丁二烯-苯乙烯塑料（Acrylonitrile Butadiene Styrene，ABS）、PC 聚碳酸酯塑料（polycarbonate，PC）、PLA 聚乳酸（poly lactic acid）、尼龙类材料等。

（1）ABS

ABS 塑料是丙烯腈（A）、丁二烯（B）、苯乙烯（S）三种单体的三元共聚物，其中三种单体相对含量可任意变化。ABS 塑料兼有三种组元的共同性能，丙烯腈（A）使其具有耐化学腐蚀、耐热等特性，并有一定表面硬度，丁二烯（B）使其具有高弹性和韧性，苯乙烯（S）使其具有热塑性塑料的加工成型特性，并能改善其电性能。总的来说，ABS 塑料具有综合性能良好、价格便宜、用途广泛等优势。在 3D 打印技术中，ABS 塑料因强度高、韧性好、耐冲击等优点，是熔融沉积造型快速成型工艺常用的热塑性工程塑料。ABS 塑料正常变形温度超过 90℃，可进行钻孔、喷漆及电镀等机械加工，同时颜色多样,如黑色、白色、蓝色、红色和玫瑰红色等,在汽车、家电、电子消费品等领域中广泛应用。

（2）PC

PC 塑料具有高强度、耐高温、抗冲击和抗弯曲等优势,成为工程塑料中增长速度最快的通用工程塑料。PC 塑料只有白色,制作的样件可直接装配使用,但强度比 ABS 塑料高 60%,具备超强的工程材料属性,广泛应用于电子消费品、家电、汽车制造、航空航天、康复器械等领域。

（3）PLA

PLA 是新型的生物降解材料,具有良好的生物降解性,使用后能被自然界中微生物完全降解,生成二氧化碳和水,不污染环境。PLA 具有极好的机械性能、物理性能、生物相容性和可降解性,打印出的产品适用于医药器具和各种工业模型制造。

（4）尼龙玻纤

尼龙玻纤是在尼龙材料中加入玻璃纤维形成的混合材料,能够大幅提升原材料拉伸强度和弯曲强度,但尼龙玻纤表面粗糙,抗冲击强度较低,主要运用于汽车、家电、电子消费品等领域。

（5）PC-ABS

PC-ABS 材料是应用最广泛的热塑性工程塑料,是 PC 材料和 ABS 材料的结合体,具备 ABS 材料的韧性和 PC 材料的高强度及耐热性,多用于汽车、家电以及通信行业。同时由于 PC-ABS 材料在使用 FDM 技术时可提升产品硬度,因此,也可用于打印康复器械的概念模型、功能模型以及最终零部件等热塑性产品。

（6）PC-ISO

Polycarbonate-ISO（PC-ISO）材料是通过医学卫生认证的白色热塑性材料,具有很高的强度,广泛应用于药品及医疗器械行业,如手术模拟、颅骨修复、牙科等;同时,具有 PC 材料的所有性能,也可用于食品及药品包装行业,做出的样件可作为概念模型、功能原型、制造工具及最终产品使用。

2. 光敏树脂

光敏树脂（Ultraviolet Rays,UV）是液态光固化快速成型材料,又称液态光敏树脂,主要由齐聚物、光引发剂、稀释剂组成,可用于制作高强度、耐高温、防水材料,因其优秀的特性受到行业青睐。目前,研究光敏材料 3D 打印技术的主要有美国 3D System 公司和以色列 Object 公司。常见的光敏树脂有 SomosNext 材料、树脂 Somos11122 材料、Somos19120 材料和环氧树脂。

（1）SomosNext 材料是类 PC 形白色材料,韧性好,基本达到选区激光烧结（Selective Laser Sintering,SLS）制作的尼龙材料性能,而且精度和表面质量更佳。SomosNext 材料制作的部件拥有迄今最优的刚性和韧性,同时保持了光固化立体造型材料做工精致、尺寸精确和外观优美的优点,主要用于汽车、家电、电子消费品等领域。

（2）Somos11122 材料看上去更像真实透明的塑料,具有优秀的防水和尺寸稳定性,并具有与 ABS 和 PBT 等在内的多种工程塑料的类似特性,适用于汽车、医疗及电子类产品领域。

（3）Somos19120 材料为粉红色材质，是铸造专用材料。成型后可直接代替精密铸造的蜡膜原型，避免开发模具的风险，缩短周期，具有低残留物和高精度等特点。

（4）环氧树脂是一种便于铸造的激光快速成型树脂，含灰量极低，可用于熔融石英和氧化铝高温型壳体系，因不含重金属锑，可用于制造极其精密的快速铸造型模。

3. 橡胶材料

橡胶（rubber）是具有可逆形变的高弹性聚合物材料，室温下富有弹性，在很小外力的作用下能产生较大形变，除去外力后恢复原状。橡胶属于完全无定型聚合物，玻璃化转变温度（T_g）低，分子量大，具备较高的硬度、断裂伸长率、抗撕裂强度和拉伸强度，非常适合于要求防滑或柔软表面的应用领域，包括消费类电子产品、医疗设备、汽车内饰、轮胎、垫片等。

4. 陶瓷材料

陶瓷材料具有高强度、高硬度、耐高温、低密度、化学稳定性好、耐腐蚀等特点，在航空航天、汽车、生物等行业有着广泛应用。

氧化铝陶瓷粉末是 3D 打印技术中最常用的陶瓷粉末。氧化铝陶瓷粉末是白色无定形粉状物，质极硬、熔点高、耐酸碱、耐腐蚀、绝缘性好，主要用作冶炼铝、耐火材料、陶瓷等的原料。高纯氧化铝陶瓷粉末主要用作高压钠灯、新型发光材料、特殊陶瓷、高级涂层、三基色、催化剂及高性能材料的原料。将 5%～10% 的纳米氧化铝粉末添加到各种丙烯酸树脂、聚氨酯树脂、硅丙乳液等水性液体中，可提高树脂硬度。

除上述 3D 打印材料外，目前还用到彩色石膏、人造骨粉、细胞生物原料、砂糖等材料。

四、3D 打印在康复工程中的应用

随着 3D 打印的发展和精准化、个性化医疗需求的增长，3D 打印技术在医疗行业应用的广度和深度得到显著发展。3D 打印为制造高度定制化、低成本的康复辅具创造了条件。

3D 打印技术的特点是其数字模型具有个性化，可针对不同用户设计、制造满足不同康复需求的康复辅具。同时，3D 打印技术通过快速制造、打印模型产品，为康复辅具设计和开发提供更多思路和指导，能够很好地符合康复辅具个性化定制的要求。另一方面，3D 打印技术可以根据异地传送过来的用户人体模型，设计个性化的三维康复辅具并进行产品的直接打印，为远程适配康复辅助器具提供非常有效的手段。因此 3D 打印技术是未来康复辅具设计及临床应用中具有巨大发展前景的新技术之一。

（一）假肢

1. 下肢假肢

下肢假肢的 3D 打印制造通常是应用于接受腔的制作，近年来也逐渐用于打印假肢主体。传统的假肢接受腔制作工艺是基于残肢取形、制作阳模、石膏模型修改、热固或热塑成型接受腔等手工工艺制作而成。传统接受腔制作工艺复杂，工作量大，制作时间长，且残肢信息容易丢失和扭曲及较大的测量误差等因素导致假肢在使用过程中容易引起截肢患者不适感。所以 3D 打印技术近年来正逐渐应用到假肢主体及假肢接受腔的设计与制作工艺中。

目前 3D 打印技术在下肢假肢应用主要在以下几个方面：

（1）基于 3D 打印的数字化假肢接受腔 CAD/CAM 系统，通过对残肢进行 3D 扫描，对受试者肢体进行三维模型重建，并把数据储存下来，以备后续打印和加工，也可以跟踪受试者的身体结构的变化，同时与其他受试者的数据相比较；

（2）优化不同的 3D 材料来制造假肢接受腔和假肢，研究人员采用更先进的打印技术来制造多种材料复合的假肢接受腔，以减少残肢端骨突部位的接触压力，同时提升了受试者使用假肢以后的步行速度；

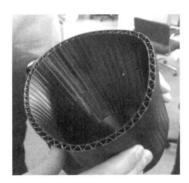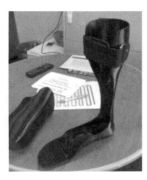

图 11－1－1　3D 打印假肢

（3）制造不同刚度的足部假肢，研究者采用 3D 打印技术制作出不同刚度的足部假肢和下肢假肢外壳，以增强假肢在步行过程中能量的储能和释放。如图 11－1－1 所示为美国密西根大学 WuCenter 实验室利用添加有碳纤维的尼龙打印假肢壳，使假肢既轻便又结实，并且符合个性化需求。该团队还探索湿态固化硅胶弹性体 3D 打印，直接打印硅胶（传统的硅胶多是先打印模具后，再翻制橡胶），这种打印的硅胶具有稳定的化学性质，不易与任何物质发生反应，用途非常广泛，尤其在医疗领域。

2. 上肢假肢

由于 3D 打印材料更能适应上肢假肢强度要求相对较低的特点，因此在上肢假肢的研究领域中，3D 打印技术的应用相比较下肢假肢的应用更广、发展更迅速。我国在 2016 年已经有第一例应用了 3D 打印制作的上肢假肢的临床病例报告。早期通过 3D 打印部件拼接而成的功能性假手，可以通过屈伸腕关节来实现手部抓握。美国很多的公益性组织致力于在网上提供开源的 3D 设计假手的源文件，为截肢患者提供价格低廉、功能灵活、加工方便的 3D 打印假手设计与制作。对于需要假肢的儿童能够适应残肢的快速生长，而应用 3D 打印技术提供低成本可替换的假肢无疑相比传统方法更具有优势。Jones 等致力于使用 3D 打印技术制作无传感器的电动假手，提出一种可以实现手指关节操控的开关有限状态机（COFSM），采用 3 个扭矩和速度的控制器实现特定抓握，该电动假手可以实现 10 种常见的抓握。同时也有基于 3D 打印的手部外骨骼，用于恢复功能的同时降低手部痉挛。

（二）矫形器

1. 上下肢矫形器

在传统工艺中,矫形器的设计需要铸造、成型、建模和铣削等环节,其复杂结构和不同材料厚度要求已达到现有加工工艺极限;对于融合多种功能的产品,必须以手动方式将多个零部件组合形成成品,过程非常耗时;儿童患者需频繁更换矫正器,对制造的灵活性带来更大挑战。为解决这些问题,可采用3D打印技术,利用逆向工程对患者肢体建模,并采用3D打印设计,根据患者不同需求量身定制矫形器(图11-1-2)。采用3D打印工艺,设计自由度得到提升,可实现复杂造型及功能集成;在同一个矫形器中可以变换不同材料厚度,达到增强特定部位灵活性或硬度的效果。

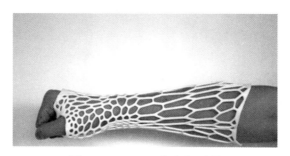

图 11-1-2　3D 打印矫形器

2. 脊柱矫形器

青少年特发性脊柱侧弯是最常见的结构性脊柱侧弯,会导致脊椎持久偏离身体的中线,使得脊柱向侧方弯曲呈"C"或"S"形,生理弯曲亦随之发生改变,使人体的生理功能受到影响。非手术治疗方法中公认最主要和最可靠的手段是矫形支具治疗,其侧弯30°以内,可以通过矫形支具进行矫正。因采用3D打印技术设计和制造的矫形支具有个性化程度高、透气性好、重量轻、易于穿戴等优点,特别是更加符合生物力学矫正原理,使得其成为最常用的脊柱矫形器设计和制造的一种方式。3D打印脊柱矫形器也大大降低了患者佩戴时间(图11-1-3)。

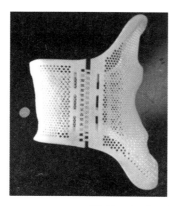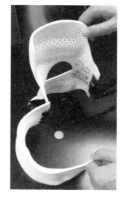

图 11-1-3　3D 打印脊柱矫形器

3. 足部矫形器

足部矫形器主要是矫形鞋垫,其主要用于医学康复领域,针对患者出现的骨质疾病进行调节。患者多出现足部骨骼异常、脚部病变,或长期足部疼痛。矫形鞋垫可减轻上述病痛,并改善其行为活动能力,重获行走能力。

软性矫形鞋垫针对体重偏轻或正常的人群,可减轻骨质与地面在运动过程中出现的摩擦力,降低不适感,或对糖尿病患者使用,减少外力对糖尿病患者足部的伤害。硬性矫形鞋垫针对体重偏重的人群,减少大体重的压力伤害,实现脚踝保护。高跟型矫形鞋垫可调整行走过程中出现的高低不平现象,用于腿部明显差异的康复调节。儿童型矫形鞋垫可保证儿童特有的身体条件能够适应康复过程。

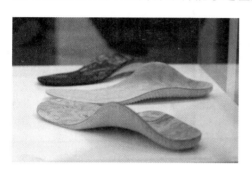

图 11 - 1 - 4 3D 打印矫形鞋垫

矫形鞋垫的设计针对患者实际情况,包括足部受力、疾病、年龄等因素,设计出满足实际需求的矫形鞋垫。首先进行步态分析和足底压力测试,通过步态和压力数据获取患者运动过程中足底受力情况,根据受力情况,构建三维足部和鞋垫模型,确保两者对应;随后根据患者生理情况和病症特点选取合适的材料,通过模型3D 打印制作矫形鞋垫;成品的矫形鞋垫必须试穿体验,并记录试穿过程中的足底压力数据和感受。

此外,矫形鞋垫通过生物力学原理设计,达到减少压力、缓解疼痛、矫正畸形、增强足踝稳定性的作用,普遍应用于足部及下肢疾病的预防和治疗。2014 年,比利时 3D 打印公司 Materialise 与足底压力测量专业公司 RScan International 展示了 3D 矫形鞋垫,这是全球首次大规模使用 3D 打印定制矫形鞋垫。如图 11 - 1 - 4 所示。

(三) 穿戴式康复外骨骼

穿戴式康复外骨骼机器人在功能辅助与康复训练中发挥重要作用,患者穿戴外骨骼后可以很方便地在进行功能辅助的同时进行相关康复训练,因此穿戴式康复外骨骼是具有功能辅助与康复训练复合功能的康复设备,在肢体功能康复中具有重要意义。

通过 3D 打印外骨骼装置中强度要求相对较低的零部件,可以快速及个性化地制作出适应不同患者需求的外骨骼机器人产品,特别是上肢外骨骼产品中需要个性化的零部件,可以适用 3D 打印的零部件也较多,例如硬性手部外骨骼的手指、手背的外骨骼零件等通过 3D 打印可以快速实现对不同患者的个性化产品适应。3D 打印技术对这种具有强个性化需求的外骨骼康复产品将发挥越来越重要的作用。图 11 - 1 - 5 是上海理工大学研发的外骨骼机器人,其实验室样机中很多零部件采用了 3D 打印方法来制造,以快速实现对原型样机的功能验证。

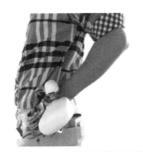

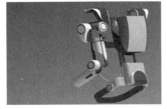

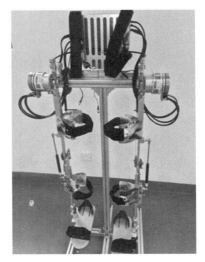

A 手部和上肢外骨骼　　　　　　　　　　　B 下肢外骨骼

图 11‐1‐5　集成 3D 打印零部件的穿戴式康复外骨骼

第二节　虚拟现实技术

一、虚拟现实技术的基本概念

虚拟现实(virtual reality,VR)是以计算机为核心的综合集成技术,结合了先进的计算机交互技术、计算机图形学、传感器和测量技术、仿真技术、人工智能技术、网络并行处理等。其目的是在计算机中建立一个逼真的视觉、听觉、触觉、嗅觉、味觉等一体化虚拟环境,用户需借助一些特殊的输入(如摇杆、数据手套、数据衣等一系列传感辅助设备)、输出设备(如立体眼镜、头戴显示器等显示设备),采用自然的方式实时地与虚拟世界的物体进行交互,能使用户产生身临其境的感觉。

在 1993 年的世界电子学年会上,美国科学家柏笛发表的《虚拟现实系统及其应用》一文,简明表示了虚拟现实技术的三个基本特征,即三个"I"(immersion、interaction、imagination)。

(1) 沉浸性(immersion):指用户置身于虚拟环境中的真实程度。计算机生成一种人为虚拟的环境。这种虚拟的环境是通过计算机图形构成的三维数字模型,编制到计算机中从而达到逼真的效果,能够使得用户在视觉上产生一种沉浸于虚拟环境的感觉;

(2) 交互性(interaction):指用户可操控虚拟环境内的物体,虚拟环境能够快速的响应用户的行为,达到自然的人机交互,虚拟现实不是一个静态的世界,而是一个开放、互动的环境,虚拟现实环境可以通过控制与监视装置影响或被使用者影响;

（3）构想性（imagination）：虚拟现实设计反映了设计者的思想，既包括真实现象的重现，也有天马行空的想象，虚拟现实可以把这种构思变成看得见的虚拟物体和环境，比如建筑设计，虚拟现实技术能够比图纸描绘更形象生动，有真实感。

虚拟现实技术应用广泛，如军事、航空航天、医学、教育、建筑设计、娱乐等诸多领域。在康复工程方面，主要应用有远程康复、神经与认知康复、虚拟康复训练、功能辅助、虚拟手术等各种模拟训练系统等。

二、虚拟现实技术分类

康复工程中的虚拟现实系统依据功能和实现方式的不同分为桌面式、沉浸式、分布式及增强式四类。

1. 桌面式虚拟现实系统：桌面式使用普通显示器或立体显示器作为用户观察虚拟环境的一个窗口。借助各种输入设备实现现实与虚拟世界的交互，这些外部设备包括鼠标、追踪球、力矩球等。桌面虚拟现实最大缺点是缺乏真实的现实体验，参与者缺少完全的沉浸，仍然会受到周围现实环境的干扰。但是成本也相对较低，因此，应用比较广泛。常见桌面虚拟现实技术有基于静态图像的虚拟现实 QuickTimeVR、桌面三维虚拟现实等。

2. 沉浸式虚拟现实系统：沉浸式可以利用头盔式显示器、位置跟踪器、数据手套等设备，使得参与者获得置身真实情景的感觉，提供完全沉浸的体验。高级虚拟现实系统利用头盔式显示器或其他设备，把用户的视觉、听觉和其他感觉封闭起来，并利用位置跟踪器、数据手套、声音及其他手控输入设备等给用户提供新的视觉、听觉等感觉的反馈，使用户以为"置身"于虚拟现实。常见的沉浸式系统有基于头盔式显示器的系统、投影式虚拟现实系统等。此类系统可用于康复训练、教育培训以及高级游戏等。

3. 分布式虚拟现实系统：它在网络环境下，充分利用分布于各地的资源，协同开发的各种虚拟现实系统。它通常是浸沉式虚拟现实系统的集成，也就是把分布于不同地方的沉浸虚拟现实系统通过因特网连接起来，共同实现某种用途。美国大型军用交互仿真系统 NPSNet 以及因特网上多人游戏 MUD（Multiple User Domain，MUD）即为这类系统。

4. 增强式虚拟现实系统：是指把真实的环境和虚拟环境叠加在一起，现已成为虚拟现实技术的一个分支，被称为"增强现实"（Augmented Reality，AR）。增强现实是一种将真实世界的信息和虚拟世界的信息进行"无缝"链接的新技术，其基本的支撑技术包括成像设备、跟踪与定位技术以及交互技术，具体通过三维建模技术、实时视频显示及控制技术、多传感器融合技术、实时跟踪技术、场景融合技术等手段，将虚拟世界的一些信息通过模拟后进行叠加，然后呈现到真实世界的一种技术，这种技术使得虚拟信息和真实环境共同存在，大大地增强了人们的感官体验。

三、典型虚拟现实系统的应用

虚拟现实技术被广泛应用于康复治疗的各个方面,如在运动不能、平衡协调性差、舞蹈症等运动障碍康复,注意力缺陷、空间感知障碍、记忆障碍等认知康复,焦虑、抑郁、恐怖等情绪障碍和其他精神疾患的康复等领域都取得了很好的康复疗效。将虚拟现实技术应用于康复领域,相较于传统康复,具有多方面的优势,包括能够提高训练的趣味性、提供任务导向性任务以及多感官刺激,通过激励的方式激发和维持患者主动训练的动机,具有经济便利和安全的优势。以下介绍应用于康复的典型虚拟现实系统的应用。

(一) MindMotion PRO 无线虚拟环境神经康复系统

MindMotion PRO 虚拟现实神经康复系统是新一代 VR 治疗系统(图 11-2-1),也是一种可以完全移动的无线虚拟环境神经康复系统。该系统专为早期上肢运动康复而设计,患者在神经损伤后 4 天就可使用它来进行康复训练,最早可在中风后 1~6 周开始用于恢复上肢运动功能的辅助训练。它基于可靠的循证神经康复原则而设计,通过虚拟现实结合游戏技巧对患者进行上肢运动及认知模式康复训练,以提高上肢的灵活性。

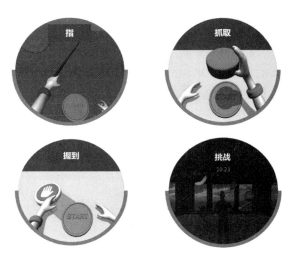

图 11-2-1　MindMotion PRO 虚拟环境

MindMotion PRO 虚拟现实上肢神经康复系统结合了基于光学的运动捕捉和虚拟现实技术,以及与身体感知相关的认知原理,使用定制的三维运动捕捉摄像机结合 2 个无线惯性传感器用于记录固定在手腕、肩肘部的 6 个标记点,捕捉患者细微动作并将其放大映射到游戏的虚拟环境中,从而使患者通过多种形式的上肢运动来完成不同的游戏任务。游戏可以训练患者的肩、肘、前臂和手腕,可提供强制性诱导运动疗法、镜像疗法、行为观察疗法以及运动想象疗法等的综合治疗(图 11-2-2)。该系统通过虚拟环境增强患者的动力,通过即时反馈以及神经生理学测量来分析改善结果,并可根据每个患者的水平进行剂量调节,允许早期干预、增加互动以在早期神经可塑性窗口期间最大限度地提高恢复潜力。

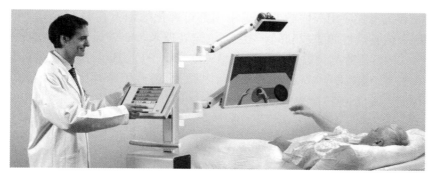

图 11-2-2　患者使用 MindMotion PRO 神经康复系统

（二）GRAIL 实时运动分析与训练交互实验室

GRAIL 实时运动分析与训练交互实验室是集实时互动的集成式步态分析与虚拟现实训练于一体、实现诊断与治疗的结合并将评估与实时反馈融为一体的功能性步行测试与训练系统（图 11-2-3）。GRAIL 系统集成了自适应双带跑台技术、三维运动捕捉技术及肌肉可视化等技术，将 180°视觉流与步行速度实时匹配，快速收集并显示数据，并能利用虚拟现实技术营造逼真训练环境，实现模块平台化、数据开放化以及编程可视化。

GRAIL 系统包含双带自适应跑台、一套综合动作捕捉系统和 3 个视频摄像头，可以实时计算所有步态参数（时间-空间参数、运动学参数、动力学参数和肌肉活动情况等）。其离线分析工具可以进行数据分析，并将数据映射和显示在虚拟环境中。系统包括 6 个自由度运动平台，即 X、Y、Z 轴方向的轴向运动，以及倾斜、坡度、前摆在内的控制，具备自适应步速功能，能够使训练者最自如的行走，能实现多种环境的情景模拟再现。可以在减重系统、足底压力分析系统、防跌倒系统三位一体的安全环境下，对患者进行数据采集和训练设计，进行实时的训练与评测。通过多种传感器的数据采集及映射，患者可根据大屏幕显示了解自身的运动参数以及训练情况，可做即时的数据对比等处理，大大缩短了步态分析及步态训练的时间。

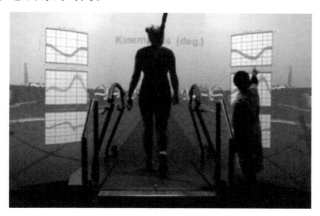

图 11-2-3　GRAIL 实时运动分析与训练交互实验室

交互式和沉浸式应用程序的开发采用内部可视化编程工具 D-Flow 套件。D-Flow 软件能够统合多种硬件源集成和同步数据,快速处理来自红外运动捕捉相机、惯性测量单元和 EMG 传感器等测量数据信息。多感觉输入设备可测量对象的行为,而输出设备可返回运动感觉、视觉和听觉反馈。D-Flow 内置 3D 游戏引擎,可提供交互式和动态的虚拟现实环境。其支持多个显示设备同步显示,可以创建 VR 环境来模拟与患者互动的现实情况。

(三) Neuro Rehab VR 三维沉浸式虚拟现实康复系统

Neuro Rehab VR 康复训练系统提供了一个完整的虚拟现实应用程序和训练库。该系统可针对每个患者的特定需求,定制针对性的治疗计划,并具有通过实时数据反馈来测量、跟踪和量化进展的能力。基于此系统的康复训练可为神经受损的患者提供个性化的功能、训练计划与评估。

结合 VR 技术,患者可以在 3 个维度上与虚拟世界进行互动,以提供沉浸式的体验,从而充分刺激患者的多种感官和大脑神经。与物理治疗的高级集成需要与屏幕投影、运动跟踪系统等结合使用。大多数训练仅需要将 VR 头盔显示器和 2 个控制器戴在患者身上。更细化的训练计划需要根据训练需求作调整,如通过 Neuro Rehab VR 与不同外接设备的配合使用。如图 11-2-4 所示,通过与定制的 GeoDome Panorama 及其 Opti-Track 运动跟踪系统的结合,可以用于中风患者上下肢康复训练。使用 OptiTrack 系统,可以跟踪每个患者的全身,并将运动数据同步到虚拟环境的映射对象上。GeoDome 的高度和视野能够在屏幕上以真实比例将患者的信息真实地显示在虚拟环境中,并且患者可以像在现实生活中一样与虚拟对象进行交互。屏幕弯曲的显示和屏幕分辨率有助于使患者沉浸在他们正在执行的任务中,提高训练效果。

Neuro Rehab VR 系统可以进行身体不同区域的神经肌肉训练。结合机器学习算法,针对患者的特定治疗需求和能力进行量身定制,实现针对性的治疗,使他们能够获得最有效的护理,以促进康复。例如,Neuro Rehab VR 练习之一的零售疗法,是一种杂货店购物模拟,是日常生活的一项功能性活动。通过精确控制用户体验到的感官刺激程度和认知负荷,可以创建复杂的虚拟疗法训练。Neuro Rehab VR 系统应用深度数据分析

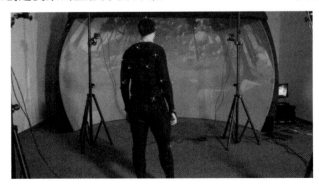

图 11-2-4　Neuro Rehab VR 结合 GeoDome Panorama 及其 OptiTrack 运动跟踪系统进行训练

技术来测量、跟踪和量化患者生理和运动学反应,并评估虚拟现实训练的效果。因此治疗师可以查看患者的上肢关节的活动度等功能评估结果,包括游戏得分和其他指标。随着时间的推移,可以量化患者的康复进展。

第三节　人工智能技术

一、人工智能技术基本概念

人工智能(Artificial Intelligence,AI)是研究计算机模拟人的思维过程和智能行为(如学习、推理、思考、规划等)的学科,主要包括计算机实现智能的原理、类人脑智能的计算机制造,主要目标是使机器胜任需要人类智能才能完成的复杂工作,使计算机实现更高层次的应用。人工智能涉及计算机科学、心理学、哲学和语言学等各类学科,是一门极富挑战性的基于自然科学、社会科学和技术科学的交叉前沿科学。

自 1956 年达特茅斯研究会议上人工智能的概念被正式提出,人工智能的理论与技术日益成熟,应用领域不断扩大,如机器人、语言识别、图像识别、自然语言处理和专家系统等,同时在个人助理、自动驾驶、电商零售、安防、教育与医疗健康等应用场景中逐步渗透。随着近年来数据爆发式的增长、计算能力的大幅提升以及深度学习算法的发展和成熟,人工智能发展的第三次浪潮已经到来,已成为新一轮科技革命和产业革命的核心驱动力,正对世界经济、社会进步和人类生活产生极其深刻的影响。

人工智能的蓬勃发展,也给康复医疗产业带来了革命,人工智能在康复医疗上的应用前景广阔,其主要包括智能交互、智能导航以及智能评估等。基于语音识别技术的 AI 虚拟助理,能够自主记录并分析患者的电子化病情档案,从而提高诊断效率;基于数据处理和传感器技术的智能健康管理,可以采集患者的各类健康数据,持续监测患者生命体征,预测险情并及时给出处理方案;基于计算机视觉技术的医疗影像智能诊断,通过对医疗影像进行快速读片和智能诊断,来辅助人工诊断并降低误诊率。人工智能技术的引入,使康复医疗产业呈现高效率、高科技、高精确性的发展趋势。

二、人工智能在康复工程中的应用

人工智能已经横跨了康复医学方面的许多核心领域,从诊断评估、康复治疗到辅助技术,推动了智能康复设备的发展。目前,机器学习、智能交互、自主导航等技术将更多地应用到康复领域,例如一个"康复机器人医师"将掌握现在世界最先进的康复理念,并不断在人类的指导下升级临床康复诊疗知识库,可以实现极具针对性的个性化智能评估。以下分别对人工智能在康复工程中典型应用进行介绍。

1. 智能交互

人口老龄化进程及人们对于生活质量的追求推动了市场对于智能康复训练设备的需求。智能交互技术在康复训练设备中的应用可提高运动功能障碍患者的用户体验,在患者物理康复过程中产生积极的影响。康复领域的智能交互实际上是指通过检测或识别功能障碍者的残余功能生理信息实现与设备的交互,是一种无障碍人机智能交互技术,包括脑机交互、肌电交互、语音交互、眼动交互、姿势交互等。

智能交互需要计算机对人体的生理信号进行实时智能识别和加工,同时映射到康复设备的控制决策。如肌电信号用于多自由度电动仿生假手的控制时,需要利用机器学习对多肌电电极的信号进行智能识别,以便判断截肢者的运动意图,从而控制仿生手的具体动作。眼动及姿势交互需要通过视觉图像信号的识别来判断人与机器交互的不同意图。

2. 智能导航

智能导航在康复领域中的应用主要是辅助出行障碍患者的助行系统,使用的主要技术有里程计、超声波、激光、视觉传感器和 Wi-Fi 技术等,是一个引导机器人由起始位置沿着最优轨迹运动到终点位置的过程,主要包括路径规划和智能避障。用户通过上位机或语音系统表达出自己的服务需求之后,智能导航系统会自动匹配到相应的数据库,进行线路设计和自动线路规划,由用户确定起点和目的地,智能导航系统会自动设计最佳的行驶路线,如最简单路线、最快的路线。传统的拐杖和助行器一定程度上解决了运动功能障碍者的辅助行走问题,随着智能技术的崛起,逐渐将视觉和语音等与导航结合起来应用到康复设备,增加了使用的安全性。

机器人导航系统如图 11-3-1 所示,主要包括定位和导航两部分,其中 SLAM、UWB、RFID、GNSS 是定位的核心算法,EKF 是辅助算法。SLAM(simultaneous localization and mapping)指即时定位与地图构建或并发建图与定位,UWB(ultra wide band,超宽带)是一种以极低功率在短距离内高速传输数据的无线技术,RFID(radio frequency identification)指射频识别,GNSS 一般指全球导航卫星系统,EKF(extended kalman filter)指扩展卡尔曼滤波器,是一种高效率的递归滤波器(自回归滤波器)。导航又可以分为全局规划、局部避障和轨迹与控制三部分,全局规划常用的算法有 A*、RRT 等。A*(A-Star)算法是一种静态路网中求解最短路径最有效的直接搜索方法,也是解决许多搜索问题的有效算法。快速扩展随机树法(Randomly Exploring Randomized Trees,RRT)是从起始点开始向外拓展一个树状结构,而树状结构的拓展方向是通过在规划空间内随机采点确定的。局部避障常用的算法有 APF 和 VFH 等。人工势场法(artificial potential field,APF)是一种将机器人的外形视为势场中的一个点的算法,这个势场结合了对目标的吸引力和对障碍物的排斥力,将得到的轨迹作为路径输出,VFH(vector field histogram)指向量区间柱图法。

对于运动功能障碍者和生理机能衰退的老年人,轮椅是智能导航在康复领域应用最多的产品。根据医学统计数据显示,大约十分之一的老年人在路况复杂时,存在使用轮椅困难的情况,所以性能优越的代步工具就显得越来越重要。融合自定位、导航、避障、人机交互等核心技术的智能轮椅,不仅操作简单,还能在动态环境下完成自主移动。美国麻省理工学院计算机科学和人工智能实验室的 Matt Walter 和 Sachi Hemachandra

两位研究人员研制出了一种非常具有革命性意义的机器人轮椅。这款轮椅根据用户发出的指令,通过 WiFi 系统将 CPU 中的控制单元联系起来绘制周围的环境地图,并结合对应轨迹规划算法和避障功能,控制轮椅以最优路径移动到对应位置。

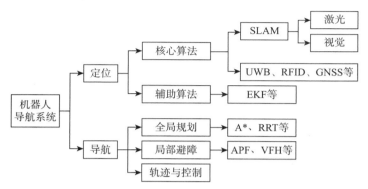

图 11 - 3 - 1 机器人导航系统的组成

智能导航在康复领域的应用还有导盲拐杖。随着年龄的增高,多数老人的视力有所下降,这种智能导航拐杖可以通过语音控制读出当前时间与拐杖所处的地理位置,在遇到障碍物时,语音播报模块会提醒老人前方有障碍物,遇到紧急状况时,语音系统可以提示老人,也可以通过语音控制对应按键进行电话求助,然后救援者可以用 GPS 将其定位并实施救援,从而保证老年人日常出行的安全。

3. 智能控制

康复工程中的智能控制主要是指康复机器人等设备通过人工智能技术实现人机融合的环境及动力学适应的控制等。机器人在康复领域的应用非常广泛,比如神经康复训练机器人、智能假肢、外骨骼等,智能控制的应用,都可能解决这些康复机器人针对不同患者的动力学或者路况进行自适应的问题。

神经康复训练机器人是典型的人机耦合系统,是一种复杂的非线性的动力学模型,需要用到人工智能技术来控制其运动,以保证康复训练(尤其是主动训练)时人机交互控制的柔顺性。另一方面,由于患者所需的康复治疗方案非常复杂,不同的病因导致的运动功能障碍不一样,所以机器人要匹配不同的治疗方案。人工智能可以充分发挥从大样本复杂数据中寻找规律的功能,通过大量的临床数据学习康复训练目标和训练计划,实现智能规划与动态人机交互,提高患者的康复训练效率。

传统的微电脑控制假肢多是通过少量运动、电生理传感对人体运动意图做规模有限的识别从而控制假肢运动,人工智能可为多传感的人-假肢交互提供更多可能性,尤其是更丰富的人体运动意图识别。借助深层感知机参数学习,假肢不仅仅能识别人体运动意图做出运动反应,还能动态感知环境交互为截肢者提供更丰富的本体感觉反馈(触觉或电生理刺激)和更具鲁棒性的假肢运动能力。以下肢假肢为例来具体说明,下肢假肢最重要的特性是保证步态对称性以减少人体能量消耗,因此下肢假肢的控制需要满足以下三个要求:① 提供支撑期膝关节支持,满足不同患者在不同步行状态条件下的要求;② 在整个步速范围内提供各种屈曲阻力来优化足跟提升能力;③ 满足所有步行速度的可靠的助伸控制。由此可见,智能控制方法在下肢假肢控制中必不可少,从而适应假肢控制目标的不确定性(步行速度的变化)、环境与任务的不确定性(工作模式/路况的变化)以及动力学模型的不确定性(不同患者、衣服、鞋重的变化),详见第四章智能假肢部分。

4. 智能评估

功能评估是康复的重要环节,传统的评估方法大多是主观的,缺乏客观性及标准化,其准确性在很大程度上取决于临床医生的经验和能力。随着智能康复技术的出现,智能评估逐渐成为传统康复评估的补充和改进方法,能为患者提供客观准确的功能评估,继而指导调整和更新治疗策略。基于大数据的医生专家知识库可以对测量结果进行智能判断,自动给出评估结果,评估准确性将可能超越人类康复医师。康复医生对患者的传统功能评估工作大部分将被人工智能及机器人所取代,实现对患者步态、肌力、肌张力、活动范围、平衡、认知能力等进行自动与定量的智能评估。

人工智能算法在智能康复评估中起着至关重要的作用,如运用多模态数据驱动下的特征学习与分类,构建神经网络模型,采取数据学习及数据挖掘的方法,对患者的运动、认知等功能进行定量化的评价,运用自学习理论和智能算法等,获取患者的习惯特点,针对性地提供训练等。另外,融合多种人工智能技术的智能评估方法也逐渐应用于临床。

2020年,河北工业大学及郑州大学联合研究了一种基于 Xception-LSTM 的下肢运动能力评价方法。这是一种基于 Xception、长短期记忆网络(Long Short-Term Memory,LSTM)并联的 Xception-LSTM 网络与核主成分分析(Kernel Principal Component Analysis,KPCA)相结合的下肢运动能力评估方法。在此基础上,建立融合步态图像特征、膝关节角度和地面反作用力(Ground Reaction Force,GRF)的下肢运动能力评估指标步行能力评分(Gait Ability Score,GAS),并证明了该方法在下肢运动能力评估方面的有效性与临床相关性。该研究利用视频信息和运动信息,通过提取步态特征并由此建立指标,实现人体运动能力客观评价,为康复训练方案的制定和辅助行走设备的控制提供了应用案例。

2020年,美国卡内基梅隆大学提出了一种交互式个性化智能康复评估方法,如图11-3-2所示。该方法结合了数据驱动模型和基于规则的知识模型。数据驱动模型自

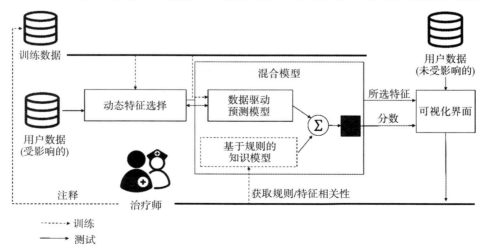

图 11-3-2　个性化智能康复评估流程图

动选择特征和预测运动质量,以生成特定患者的报告,治疗师可查看此报告,并提供基于特征的反馈调整模型,形成个性化的康复评估。该研究应用交互式的机器学习对康复训练进行自动评估,将数据驱动的预测模型与来自专家的基于规则的知识模型相结合,形成混合模型并进行迭代,形成整体的评估模型。此外,该模型将通用的评估模型调整为个性化模型,以此提高预测评估的质量。此研究证明了具有特征选择的机器学习模型可用于基于运动特征的分析和预测,融合专家知识,可以更好地实现个性化的康复评估。

5. 智能处方

智能处方是指在疾病诊疗时,利用人工智能技术分析病患的临床病症,综合相关疾病诊疗指南及临床医师经验,从而给出病人的诊断结果和治疗方案。智能处方技术在康复领域中的应用为患者康复提供一个全面、准确、多维度的诊断方法和手段,同时将损伤部位、功能障碍水平、日常活动、环境因素及个人因素相结合,为患者个性化康复处方的实现提供了保障。

智能康复处方系统通过大数据和深度挖掘等技术,对病人的医疗数据进行分析和挖掘,自动识别病人的临床变量和指标。智能处方系统会"学习"并存储康复领域的专业指南,结合医生、治疗师的康复治疗知识来模拟医生的诊断思维和推理流程,从而给出个性化的康复训练处方及康复辅具适配处方。

康复医学虽然起步较晚,但是随着康复数据的增加,智能康复处方技术也在不断的发展。1991 年,密西西比州立大学失明低视力康复研究训练中心开发了一款视觉辅具推荐专家系统 CAT-KBES,该系统主要用于帮助视觉障碍患者推荐计算机访问技术。2005 年,阿库雷里大学信息技术学院开发了脑卒中后康复专家系统 REPS,通过在线量表评估,可以为脑卒中患者提供康复治疗方案建议,该系统证明了专家系统在物理治疗及康复领域实现智能处方的可行性。2015 年,海法大学信息系统学系提出了一种知识驱动的辅具处方推荐方法,使用计算机辅助技术实现康复辅具推荐。上述智能康复处方系统都是早期的专家系统,仅利用了康复领域知识及临床医师经验。2019 年,上海理工大学康复工程与技术研究所提出了一种基于"规则推理-案例推理"结合的混合推理的脊髓损伤患者智能辅具适配系统,为肢体功能障碍患者提供了个性化的康复辅具。

6. 智能陪护

随着人类生活环境的改善以及现代医疗水平的提升,人类的平均寿命不断增加,全球人口老龄化问题日益凸显,催生了对智能陪护的刚性需求。近年来,随着机器人技术的不断发展,以人工智能技术为核心的智能陪护成为当下研究热点,越来越多的陪护机器人正走进人们的日常生活中。

人工智能陪护机器人涉及多项关键技术。通过神经网络技术,训练情感识别模型,用以实现情感识别。基于自然语言处理技术,从老人的对话中抽取出有效的信息,给出护理评价与建议。构建闲聊语料库,通过相似性测度判断语料库中最为接近的闲聊答句,以实现智能化交流。新松机器人推出的"家宝",不仅包含智能看护、亲情互动、远程医疗、家政服务等功能,还拥有强大的家庭卫士、环境感知、自主学习等能力,采用先进的

SLAM算法加红外辅助对环境进行建模,实现自主行走、避障、漫游、充电,同时内置语音识别模块,能够在5米范围内轻松识别人类语言,进行语音交互。

由于目前人工智能技术还处于弱人工智能阶段,还无法真正实现具有准确情感及语义识别的情感陪护。然而,人工智能将有可能在未来获得从弱智能到强智能的突破,具备通过多通道数据识别受照料者的情绪及情感的"智慧",全部或部分接近"亲属",实现耐心、全方位、智能化的陪护,提高老年人和功能障碍者的生活质量。

三、人工智能典型应用的基本原理

人工智能技术能够模仿、实现和扩展人类的智力行为,已逐步被应用到康复领域。随着人工智能技术的不断完善和成熟、图形处理器(Graphics Processing Unit,GPU)和张量处理单元(Tensor Processing Unit,TPU)价格的下降、便携式和嵌入式硬件设备成本的降低等,未来康复领域的智能化将成为新的发展趋势。以下将以智能助食机器人和智能评估为代表介绍康复工程中典型应用的基本原理。

1. 智能助餐机器人

瘫痪、帕金森氏症和脑瘫等疾病严重时会导致人们无法完成独自进食,为了帮助患者实现自主进食,研究人员开发了多种助食机器人。目前的喂食系统几乎没有配备感知方案,无法感知用户或环境中姿势的变化。上海理工大学康复工程与技术研究所研发了一款基于视觉交互的全自动助食机器人(Mealbot),Mealbot主要由一个6自由度的轻型机械臂、一个深度相机、一个RGB相机以及一台装有Ubuntu16.04系统和ROS环境的个人笔记本电脑组成,如图11-3-3A所示。

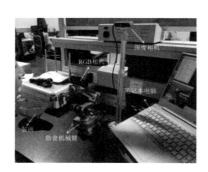

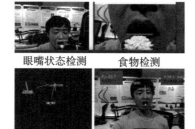

A 助食系统的硬件结构图　　　　B 视觉系统功能组成

图 11-3-3　Mealbot 助食系统

Mealbot采用视觉交互的方式控制助食机器人开启喂食和停止喂食。通过训练的YOLOv5m目标检测模型实时识别用户眼睛以及嘴的张开和闭合状态,当眼睛和嘴同时处于张开状态且持续3秒时则给机器人发出开启喂食指令,当眼睛和嘴同时处于闭合状态且持续3秒时则给机器人发起暂停喂食指令。系统采用EPnP算法根据测量得到的人脸模型三维关键点坐标和对应的二维关键点坐标通过Realsense D415深度相机实时推算出用户嘴的位姿。由于喂食过程中用户嘴部可能在移动,因此系统的路径规划算法需要根据更新的嘴目标位姿快速重新计算它的路径。Mealbot 采用基于梯度的规划算法将勺子的末端从当前位置沿直线方向迭代移动到用户的嘴边。为了提高机器人的喂食效率,在每次取食后系统会通过训练好的 YOLOv5s 检测模型来判断勺子上是否有食物(是否取食成功),如果判断取食失败,机器人就会给护理人员发出反馈信号。图 11-3-3B 为 Mealbot 助食系统的视觉系统功能组成,包括眼嘴状态检测、食物检测、坐标系可视化及嘴部位姿估计。

2. 智能评估

步态分析是智能评估中重要的一部分,适用于判断所有因疾病或外伤(包括神经系统和肌肉骨骼系统)导致的行走障碍或步态异常,并预测潜在疾病,譬如帕金森、糖尿病、阿尔茨海默病等。在 2019 年人工智能大会(AAAI2019)中,Hanqing Chao 提出了 GaitSet 步态智能识别模型,用一种新颖的视角来看待步态识别问题,GaitSet 能够高效地提取空间和时间信息,是步态识别领域的突破。

步态识别任务是根据给定的训练样本和测试样本,找出测试样本中和训练样本具有相同身份的样本,常用数据集如 OU-ISIR MVLP/LP、CASIA-B 等。步态识别中每个目标的样本是一段连续序列,且一般是轮廓图,如图 11-3-4。目前,主流的步态识别方法分为两类:基于模板和基于序列,前者会导致时序信息得不到利用,后者则会由于引入了时序约束而丢失了灵活性。GaitSet 并不属于上面的两类,而是一种将步态序列视为一组无序集合来处理的方法,主要思想来自人类对步态的视觉感知,即步态中的轮廓图从视觉上很容易辨认时序上的前后关系,即使将图片的顺序打乱,也可以单凭外观特征将其重新排列回原本的顺序。因此,作者将步态轮廓图当作没有时序关系的图像集,利用深度神经网络自身优化去提取并利用这种关系。

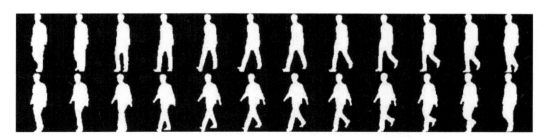

图 11-3-4 完整步态周期轮廓图(来自 CA52A—B 数据集)

GaitSet 模型的整体设计架构如图 11-3-5 所示,可以分成帧级特征提取、集合特征聚集以及区别性特征映射三部分。其中涉及的多特征集合池化 SP(set pooling)、水平金字塔映射 HPM(horizontal pyramid mapping)和多层执行全流程管线 MGP(multilayer global pipeline)。首先采用卷积(CNN)和池化(pooling)操作对不同帧进行特征提取,即帧级特征提取,SP 用于将帧级特征聚合为集合特征,即将(n,c,w,h)维度的特征聚合为(c,w,h)维度,其中(n,c,w,h)指训练数据的维度,包括图像张数、图像通道数、水平和竖直方向的像素数。HPM 部分将 SP 提取的(c,w,h)维特征映射为 m 维特征,使其区分性更强,便于计算步态特征间的相似度。MGP 结构用来汇总不同层下的集合信息从而提取特征。最终，GaitSet 在 CASIA-B 和 OU-MVLP 的验证中均取得了很好的结果，具有很强的实用性，其宽松的输入限制使其具有更广泛的应用场景。

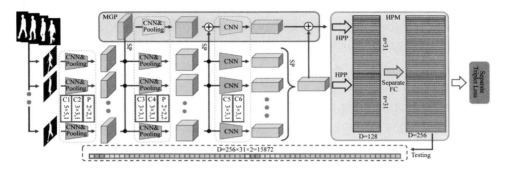

图 11 - 3 - 5　GaitSet 模型框架

（注：CNN：Convolutional Neural Networks，卷积神经网络；Pooling：池化；SP：Set Pooling，多特征集合池化；MGP：Multilayer Global Pipeline，多层全流程管线；HPP：Horizontal Pyramid Pooling，水平金字塔池化；HPM：Horizontal Pyramid Matching，水平金字塔匹配；FC：Fully Connected Layers，全连接层；Triplet Loss：三元损失函数；Separate：单独的；Testing：测试）

参考文献

［ 1 ］Stephens D．World Health Organization's international classification of functioning，disability and health－ICF［C］// Egs General Assembly Conference．2001.

［ 2 ］张济川，金德闻．康复工程在现代康复医学中的作用和进展［J］．中国康复理论与实践，2004，10(05)：6—9.

［ 3 ］喻洪流，石萍．康复器械技术及路线图规划［M］．东南大学出版社，2014.

［ 4 ］喻洪流，孟巧玲，石萍，等.国际康复辅助器具产业与福利政策［M］．东南大学出版社，2015.

［ 5 ］朱图陵．辅助产品发展史综述［J］．中国康复理论与实践，2007，13(04)：309—311.

［ 6 ］喻洪流.康复机器人:未来十大远景展望［J］．中国康复医学杂志，2020，35(08)：900—902.

［ 7 ］王钰．康复工程基础:辅助技术［M］．西安交通大学出版社，2008.

［ 8 ］朱图陵，范佳进，张翔.基于ICF环境因素诠释现代康复［C］// 北京国际康复论坛．2014.

［ 9 ］何清华，黄素平，黄志雄.智能轮椅的研究现状和发展趋势［J］．机器人技术与应用，2003(02):12—16.

［10］黄楚红，黄文华，黄国志.3D打印技术在康复医学中的应用与研究进展［J］．中国康复医学杂志，2020，35(01):95—99.

［11］张明，樊瑜波，王喜太.康复工程中的生物力学问题［J］．医用生物力学，2011，26(04):291—293.

［12］樊瑜波，蒲放．康复辅具与生物力学［J］．医用生物力学，2016，31(06)：476—477.

［13］王艳.骨骼肌肉运动解剖学［M］.中国中医药出版社，2010.

［14］王艳，朱路文.肌动学［M］.中国中医药出版社，2020.

［15］全国卫生专业技术资格考试专家委员会编写.康复医学与治疗技术［M］.人民卫生出版社，2006.

［16］Jacquelin Perry，Judith Burnfield，姜淑云.步态分析:正常和病理功能［M］.上海科学技术出版，2017.

［17］王成焘.人体骨肌系统生物力学［M］.科学出版社，2015.

［18］樊瑜波，王丽珍.骨肌系统生物力学建模与仿真［M］.人民卫生出版社，2018.

［19］Shah S G S，Robinson I，Alshawi S．Developing medical device technologies from users' perspectives：A theoretical framework for involving users in the development process［J］. Int J Technol Assess Health Care，2009，25（04）：514—521.

［20］De Eyto A，Ryan A，McMahon M，et al. Health futures lab：transdisciplinary development of T shaped professionals through "wicked problem" challenges ［C］// 8th Engineering Education for Sustainable Development（EESD），UBC，Vancouver，Canada，2015.

［21］Abras C，Maloney‐Krichmar D，Preece J. 'User‐centered design'. Bainbridge，W. Encyclopedia of Human‐Computer Interaction［J］. Thousand Oaks：Sage Publications，2004（04）：445—456.

［22］Feigin，V. L，Forouzanfar，et al. Global and regional burden of stroke during 1990‐2010：findings from the Global Burden of Disease Study 2010［J］. The Lancet，2014；245—255.

［23］Lawrence E S，Coshall C，Dundas R，et al. Estimates of the prevalence of acute stroke impairments and disability in a multiethnic population［J］. Stroke；a journal of cerebral circulation，2001，32（06）：1279—1284.

［24］United Nations Department of Economic and Social Affairs Population Division，World Population Ageing 2013［C］// New York：United Nations. 2013.

［25］Hung W W，Ross J S，Boockvar K S，et al. Recent trends in chronic disease，impairment and disability among older adults in the United States［J］. Bmc Geriatrics，2011，11（01）：47—47.

［26］Chatterji S，Byles J，Cutler D，et al. Health，functioning，and disability in older adults——present status and future implications. ［J］. The Lancet，2015，385（9967）.

［27］Krantz，Oskar. Assistive devices utilisation in activities of everyday life‐a proposed framework of understanding a user perspective［J］. Disabil Rehabil Assist Technol，2012，7（03）：189—198.

［28］Wolff J，Parker C，Borisoff J，et al. A survey of stakeholder perspectives on exoskeleton technology［J］. Journal of NeuroEngineering and Rehabilitation，2014（01）：169—169.

［29］Wolff J，Parker C，Borisoff J，et al. A survey of stakeholder perspectives on exoskeleton technology［J］. Journal of NeuroEngineering and Rehabilitation ，2011（01）：148—157.

［30］Avin K. G，Hanke T. A，Kirk‐Sanchez N，et al. Management of Falls in Community‐Dwelling Older Adults：Clinical Guidance Statement From the Academy of Geriatric Physical Therapy of the American Physical Therapy Association ［J］. Physical Therapy，2015，95（06）：815—834.

［31］Falls：assessment and prevention of falls in older people | about‐this‐guideline

│Guidance and guidelines│ NICE[J]. NICE.

[32] Sale P, Franceschini M, Waldner A, et al. Use of the robot assisted gait therapy in rehabilitation of patients with stroke and spinal cord injury[J]. European journal of physical and rehabilitation medicine，2012，48(01):111—121.

[33] Chen G, Chan C K, Guo Z, et al. A review of lower extremity assistive robotic exoskeletons in rehabilitation therapy[J]. Critical Reviews in Biomedical Engineering, 2013, 41(4/5):343—363.

[34] 拉杰什 P. N.拉奥，张莉，陈民铀. 脑机接口导论[M]. 机械工业出版社，2016.

[35] 李建华，王健. 表面肌电图诊断技术临床应用[M]. 浙江大学出版社，2015.

[36] 俞栋，邓力. 语音识别实践[M]. 电子工业出版社，2018.

[37] 刘海龙. 生物医学信号处理[M]. 化学工业出版社，2006.

[38] R Barea, L. Boquete, M. Mazo, et al. Wheelchair Guidance Strategies Using EOG[J]. Journal Intelligent and Robotic Systems，2002:279—299. .

[39] 王波，吴小培. 基于 EOG 的扫视角度识别与分类研究[J]. 电子测量技术，2010 (08):39—49.

[40] 张更林，金宝士，张宇光. 人体下肢假肢发展概况[J]. 佳木斯大学学报:自然科学版，2002，20(03):336—339.

[41] 仇玉书. 碳纤维及其织物的假肢制品[J]. 高科技纤维与应用，1996，Z5(11): 37—40.

[42] 郝磊. 低温热塑板材的临床应用[J]. 现代康复，2001(10):28.

[43] 赵正全. 热塑矫形器在我国康复医学中的应用前景[J]. 中国康复，2000(04): 252—253.

[44] 陈祥宝. 树脂基复合材料制造技术[M]. 化学工业出版社，2000.

[45] 文九巴. 材料科学与工程[M]. 哈尔滨工业大学出版社，2007. .

[46] 靳尔刚，王海鹏，余制波，等. 康复器具基础学概要[M]. 中国社会出版社，2008.

[47] 刘劲松，刘志泉. 现代高分子材料在假肢矫形技术领域中的应用[J]. 中国康复理论与实践，2004，10(10):634—635.

[48] Jung H S, Cho K H, Park J H, et al. Musclelike Joint Mechanism Driven by Dielectric Elastomer Actuator for Robotic Applications[J]. Smart Materials and Structures, 2018, 27(07):.

[49] 张涵琦. 电致伸缩材料的研究进展[J]. 当代化工研究，2018(12):4—5.

[50] 周树伟. 高介电常数聚轮烷弹性体基复合材料的制备及性能研究[D]. 南京航空航天大学，2017.

[51] 王东兴. 驱动器效率和力学性能提高及变形变色功能的研究[D]. 上海大学.

[52] 张文毓. 磁致伸缩智能材料研究进展[J]. 传感器世界，2009(02):11—14.

[53] 张燕丽. 磁流变材料的研究与应用进展[J]. 化学工程与装备，2017(10): 192—194.

[54] 王丁 陈建升. 机器人用功能材料的研究与应用进展[J]. 材料导报:纳米与新材料

专辑，2015，29(25)：376—380.

［55］吴雨芬，汪郁明，王一婷，等. 生物医用纺织材料在康复医学中的应用［J］. 生物医学工程学进展，2017，38(04)：208—214.

［56］王钰. 康复工程基础：辅助技术［M］. 西安交通大学出版社，2008.

［57］沈志祥. 运动与康复［M］. 北京大学医学出版社，2008.

［58］王安民. 康复功能评定学［M］. 复旦大学出版社，2009.

［59］于兑生. 康复医学评价手册［M］. 华夏出版社，1993.

［60］章稼，王翔，王蓓蓓. 康复功能评定［J］. 人民卫生出版社，2009.

［61］UNE—EN ISO 9999 - 2017，Assistive products for persons with disability - Classification and terminology (ISO 9999：2016)［S］.

［62］GB/T 16432—2016，康复辅助器具 分类和术语［S］.

［63］国家食品药品监督管理总局. 国家食品药品监督管理总局令第 15 号(医疗器械分类规则)［J］.

［64］朱图陵. 功能障碍者辅助器具基础与应用［M］. 海天出版社，2019.

［65］曹武警，喻洪流，石萍，等. 日常生活辅具的发展现状与趋势(上)［J］. 中国残疾人，2015(08)：48—49.

［66］曹武警，喻洪流，石萍，等. 日常生活辅具的发展现状与趋势(下)［J］. 中国残疾人，2015(09)：40—41.

［67］喻洪流. 康复器械临床应用指南［M］. 人民卫生出版社，2020.

［68］Liu H，Bin Z，Liu Z，et al. Design of a Lightweight Single - Actuator Multi - Grasp Prosthetic Hand with Force Magnification［J］. Journal of Mechanisms and Robotics，2020(05)：1—33.

［69］Naceri D. The Hannes hand prosthesis replicates the key biological properties of the human hand［J］. Science Robotics，2020，5(46).

［70］Orr J F，James W V，Bahrani A S. The History and Development of Artificial Limbs［J］. Engineering in Medicine 1982，11(04)：155—161.

［71］Aukes D M，Heyneman B，Ulmen J，et al. Design and testing of a selectively compliant underactuated hand［J］. The International Journal of Robotics Research，2014(05)：721—735.

［72］Mouri T，Kawasaki H，Yoshikawa K，et al. Anthropomorphic robot hand：Gifu hand III and real time control system ［J］. The Proceedings of JSME Annual Conference on robotics and Mechatronics (robomec)，2002：112—113.

［73］Cannata G，Maggiali M. An embedded tactile and force sensor for robotic manipulation and grasping［C］// 5th IEEE - RAS International Conference on Humanoid Robots. IEEE，2005：80—85.

［74］胡旭晖，宋爱国，李会军. 基于表面肌电图像的灵巧假手控制系统［J］. 控制理论与应用，2018，35(12)：1707—1714.

［75］Dosen S，Cipriani C，M Kosti ?? ，et al. Cognitive vision system for control of dexterous prosthetic hands：Experimental evaluation[J]. Journal of NeuroEngineering and Rehabilitation，2010，7(01)：42.

［76］Degol J，Akhtar A，Manja B，et al. ［IEEE 2016 38th Annual International Conference of the IEEE Engineering in Medicine and Biology Society（EMBC）- Orlando，FL，USA（2016.8.16—2016.8.20）］2016 38th Annual International Conference of the IEEE Engineering in Medicine and Biology Society（EMBC[J]. 2016：431—434.

［77］Fluit R，Prinsen E，Wang S，et al. A comparison of control strategies in commercial and research knee prostheses[J]. IEEE transactions on bio - medical engineering，2019(01)：277—290.

［78］李瑁，喻洪流，曹武警,等. 智能假腿膝关节的控制方法研究及发展趋势[J]. 中国康复医学杂志，2017，32(08)：963—965.

［79］Thiele J，Schöllig C，Bellmann M，et al. Designs and performance of three new microprocessor - controlled knee joints[J]. Biomedical Engineering，2019(01)：119—126.

［80］Maqbool H F，Husman M，Awad M I，et al. A Real - Time Gait Event Detection for Lower Limb Prosthesis Control and Evaluation[J]. IEEE Transactions on Neural Systems & Rehabilitation Engineering，2017(09)：1500—1509.

［81］Sun Y，Huang R，Zheng J，et al. Design and Speed - Adaptive Control of a Powered Geared Five - Bar Prosthetic Knee Using BP Neural Network Gait Recognition[J]. Sensors，2019，19(21)：4662.

［82］Villarreal D J，Gregg R D. Controlling a Powered Transfemoral Prosthetic Leg Using a Unified Phase Variable - ScienceDirect[J]. Wearable Robotics，2020：487—506.

［83］Srinivas P，Anoop G，Amit V，et al. An Affordable Insole - Sensor - Based Trans - Femoral Prosthesis for Normal Gait[J]. Sensors，2018，18(03)：1—18.

［84］王启宁，郑恩昊，许东方,等. 基于非接触式电容传感的人体运动意图识别[J]. 机械工程学报，2019，55(11)：19—27.

［85］Kristjansson K，Sigurdardottir J S，AÖ Sverrisson，et al. Prosthetic Control by Lower Limb Amputees Using Implantable Myoelectric Sensors[M]. Converging Clinical and Engineering Research on Neurorehabilitation II. Springer International Publishing，2017.

［86］Baby C J，Das K J，Venugopal P. Design of an Above Knee Low - Cost Powered Prosthetic Leg Using Electromyography and Machine Learning[M]. Soft Computing for Problem Solving. Springer，Singapore，2020.

［87］Gupta R，Agarwal R. Single channel EMG - based continuous terrain identification with simple classifier for lower limb prosthesis[J]. Biocybernetics and Biomedical Engineering，2019，39(03)：775—788.

［88］Spanias J A，Simon A M，Finucane S B，et al. Online adaptive neural control of a robotic lower limb prosthesis［J］. Journal of Neural Engineering，2017，15（01）:016015. 1 – 016015. 16.

［89］Popovi?? D，Oĝuztöreli M N，Stein R B. Optimal control for the active above - knee prosthesis［J］. Annals of Biomedical Engineering，1991，19（02）: 131—150.

［90］Bernal - Torres M G，Medellín—Castillo Hugo I，Arellano - González Juan C.. Design and Control of a New Biomimetic Transfemoral Knee Prosthesis Using an Echo - Control Scheme［J］. Journal of Healthcare Engineering，2018（）: 1—16.

［91］张晓玉. 轮椅选用养护技巧［M］. 中国社会出版社，2010.

［92］ISO 9999:2016. Assistive Products For Persons With Disability – Classification And Teminology［J］.

［93］Chu J U，Moon I H，Choi G W，et al. Design of BLDC motor controller for e-lectric power wheelchair［C］// Mechatronics，2004. ICM '04. Proceedings of the IEEE International Conference on. IEEE，2004.

［94］GB/T 18029. 26—2014,轮椅车 第 26 部分:术语［S］.

［95］周灵德，余海湖. 防止眼球摘除后上睑内陷的充填材料——国内文献综述［J］. 实用美容整形外科杂志，1997(06):46—48.

［96］冷旭，张大鹏，王书明，等. 基于赝复体指导的义耳种植术前设计与修复［J］. 口腔颌面修复学杂志，2014，15(06):343—346.

［97］吴国锋. 颌面缺损与颌面赝复［J］. 中华老年口腔医学杂志，2015，13(02): 64—64.

［98］Persaud K C，Pelosi P. An approach to an artificial nose［J］. Transactions - A-merican Society for Artificial Internal Organs，1985，31.

［99］周大成. 种植义齿（综述）［J］. 国外医学参考资料. 口腔医学分册，1976(04): 146—155.

［100］Guillaume，B. Dental implants: A review［J］. Morphologie Bulletin De Lassoci-ation Des Anatomistes，2016(31):189—198.

［101］秦嘉，王晨，于泳，等. 对我国定制式义齿监管现状的研究与对策［J］. 首都医药，2014(20):15—17.

［102］喻洪流. 假肢矫形器原理与应用［M］. 东南大学出版社，2011.

［103］赵辉三. 假肢与矫形器学［M］. 华夏出版社，2005.

［104］沈敏. 矫形器与假肢康复［M］. 上海科学技术出版社，2019.

［105］赵正全. 假肢矫形器技术与临床应用［M］. 电子工业出版社，2020.

［106］赵正全. 矫形器与假肢治疗技术［M］. 人民卫生出版社，2019.

［107］Carlos V B. Geriatric urinary incontinence – special concerns on the frail elderly ［J］. Alhasso A Urinary incontinence，2012.

[108] 宋英. 智能床机一体大小便护理装置(铱鸣):202030459548.9,2021—03—02.

[109] 何学斌,罗敏雄. PP/PET 混合 S 型结构吸音棉的制备与吸音性能研究[J]. 广州化工,2013,41(12):128—129.

[110] 潘腊木,周文敏,罗永才. 活性炭除臭装置的设计[J]. 通风除尘,1983(01):35—40.

[111] Okuno M, Wyss U, Costigan P, et al. Knee joint forces during contra－lateral cane assisted gait[J]. Proc Int Soc Biomech, 1995(15): 694 － 695.

[112] Bennett L, Murray M P, Murphy E F, et al. Locomotion assistance through cane impulse[J]. Bull Prosthet Res, 1979, 10 (31): 38 － 47.

[113] Singh V, Paul R, Mehra D, et al. 'Smart' Cane for the visually impaired: design and controlled field testing of an afford able obstacle detection system[C]// TRANSED 2010: 12th International Conference on Mobility and Transport for Elderly and Disabled Persons, Hong Kong Society for Rehabilitation S K Yee Medical Foundation Transportation Research Board, 2010.

[114] Moon I S, Hwang J K, Kim J I. Recurrent Upper Extremity Embolism Due to a Crutch－Induced Arterial Injury: A Different Cause of Upper Extremity Embolism[J]. Annals of Vascular Surgery, 2010, 24(04):554. e7—554. e12.

[115] Einbinder E, Horrom T A. Smart Walker: A tool for promoting mobility in elderly adults[J]. Journal of Rehabilitation Research & Development, 2010, 47 (09):xiii—xv.

[116] Yeoh W L, Loh P Y, Muraki S. D2—2 Smart Walkers from an Ergonomics Perspective: A Review[J]. The Japanese Journal of Ergonomics, 2017(53): S392 － S395.

[117] Gray D B, Quatrano L A, Lieberman M L. Designing and using assistive technology : the human perspective[M]. P. H. Brookes, 1998.

[118] Bateni H, Maki B E. Assistive devices for balance and mobility: Benefits, demands, and adverse consequences[J]. Archives of Physical Medicine & Rehabilitation, 2005, 86(01):134—145.

[119] Cook A M, Polgar J M. Assistive Technologies: Principles and Practice[M]. Ed 4, St. Louis, Elsevier, 2015.

[120] Galloway N R, Amoaku W M K, Galloway P H, et al. Common diseases of the eye[M]. Ed 3, London, Springer—Verlag, 2006. .

[121] Doherty J E. Protocols for choosing low vision devices[M]. Washington, DC, National Institute on Disability and Rehabilitation Research, 1993.

[122] Kerscher G, Hansson K. Consortium—Developing the next generation of digital talking books (DTB): Proceedings of the CSUN conference, 1998. http://www. dinf. org/csun_98_065. htm.

[123] Walker B N, Jeffery J. Using virtual environments to prototype auditory naviga-

tion displays[J]. Assist Technol，2005(17)：72—81. .

[124] Roentgen U R，Gelderblom G J，Soede M，et al. Inventory of Electronic Mobility Aids for Persons with Visual Impairments：A Literature Review[J]. Journal of Visual Impairment & Blindness，2008，102(11)：702—723.

[125] Baldwin D. Wayfinding Technology：A Road Map to the Future[J]. Journal of Visual Impairment & Blindness，2003，97(10)：612—620.

[126] Martin F N，Clark J G. Introduction to audiology[M]. Ed 11，Upper Saddle River，NJ：Pearson Education，2012.

[127] Lieberman P. Intonation，perception，and language.[J]. Language，1968，44(4).

[128] 顾军，段吉茸. 助听器相关标准的概况[J]. 中国听力语言康复科学杂志，2010(01)：25—27.

[129] Olsen，Wayne O. Average Speech Levels and Spectra in Various Speaking/Listening Conditions[J]. American Journal of Audiology，1998，7(02)：21—25.

[130] Loizou P C. Mimicking the human ear[J]. Signal Processing Magazine IEEE，1998，15(05)：101—130.

[131] Shallop J K，Mecklenberg D J. Technical aspects of cochlear implants. Handbook of hearing aid amplification，vol. 1. [M]. Sandlin RE Boston，Little，Brown，1988.

[132] 蔡林海. 居家养老基础知识与照料护理技术实用指南[M]. 上海科技教育出版社，2013.

[133] 冈岛重孝 中田まゅみ主编 周英华译. 家庭护理——中老年健康指南[M]. 吉林科学技术出版社，2000.

[134] 陶裕仿，徐娟燕. 居家无障碍家具的系统分析和设计[J]. 常州工学院学报，2019，32(04)：21—25.

[135] Elsahar Yasmin，Hu Sijung，Bouazza-Marouf Kaddour，Kerr David，Mansor Annysa. Augmentative and Alternative Communication (AAC) Advances：A Review of Configurations for Individuals with a Speech Disability. [J]. Sensors (Basel，Switzerland)，2019，19(8).

[136] Joel A. DeLisa 等编 励建安等译. DeLisa 物理医学与康复医学理论与实践[M]. 人民卫生出版社，2013.

[137] 周莉莉，乔春，荆文华. 防压辅具在压疮预防中的应用[J]. 辽宁中医药大学学报，2011，13(03)：164—166.

[138] Rory A Cooper，Hisaichi Ohnabe，Douglas A. Hobson. An Introduction to Rehabilitation Engineering[M]. Taylor and Francis；CRC Press：2006—12—26.

[139] Trakoli Anna. Assistive Technologies：Principles &amp；Practice，5th Edition [J]. Occupational Medicine，2022，72(2).

[140] 王珏. 康复工程基础—辅助技术[M]. 西安交通大学出版社，2007.

［141］燕铁斌. 物理治疗学［M］. 人民卫生出版社，2013.

［142］迟戈，马艳彬，李非，李竹，梁文. 直流电疗法的临床应用［M］. 中国医疗器械信息，2010，10：42—44.

［143］程海凭. 医用治疗设备—原理与结构导论［M］. 上海交通大学出版社，2012.

［144］蔡华安，文体端，段晓明. 实用康复疗法技术学［M］. 科学技术文献出版社，2013.

［145］殷秀珍. 康复医学诊疗常规［M］. 北京：中国医药科技出版社出版社，2012.

［146］吴建刚，栾振涛. 医用理疗设备原理构造和维修［M］. 中国医药科技出版社，2010.

［147］喻洪流. 康复器械临床应用指南［M］. 人民卫生出版社，2020.

［148］陈卓铭. 语言治疗学［M］. 人民卫生出版社，2018，156—180.

［149］Mou Zhiwei，Chen Zhuoming，Yang Jing，Xu Li. Acoustic properties of vowel production in Mandarin－speaking patients with post－stroke dysarthria.［J］. Scientific reports，2018，8（1）.

［150］林珍萍，陈卓铭，李钰嫦，李娜，刘志美，谢娴，李丹. 功能性构音障碍和构音障碍伴语言发育迟缓儿童辅音错误模式的研究［J］. 康复学报，2019，29（06）：10—15. .

［151］［1］陈玉美，陈卓铭，梁俊杰，范建中. 共同注意力训练对孤独症谱系障碍儿童共同注意能力疗效的观察［J］. 中国康复医学杂志，2019，34（10）：1228—1230. .

［152］陈卓铭. 计算机辅助康复的应用［J］. 康复学报，2019，29（04）：4—6.

［153］江剑民，李小晶，朱海霞，沈慧玲，侯池，陈卓铭，杜志宏. 辅音—元音交互作用下功能性构音障碍儿童辅音错误分析［J］. 中国医学创新，2019，16（18）：10—14.

［154］赵琳芳，黄伟新. 构音评估与训练系统在早期干预中的运用［J］. 现代特殊教育，2013（02）：48—50.

［155］夏娣文，翟浩瀚，程薇萍，邹碧花，陈晓燕. 计算机语言障碍诊疗系统对脑卒中构音障碍的治疗作用［J］. 中国康复，2009，24（01）：21—22.

［156］林珍萍，陈卓铭，李钰嫦，李娜，刘志美，谢娴，李丹. 功能性构音障碍和构音障碍伴语言发育迟缓儿童辅音错误模式的研究［J］. 康复学报，2019，29（06）：10—15.

［157］张孙鑫，何永生. 计算机辅助认知康复训练治疗创伤性脑损伤后认知功能障碍的研究进展［J］. 中华神经医学杂志，2019（01）：98—101.

［158］陈玉美，陈卓铭，严嘉健，王红，欧阳辉，邓雯. 器具辅助口部运动训练对孤独症儿童言语康复的疗效［J］. 广东医学，2017，38（04）：574—576＋580.

［159］蔡隆学，陈卓铭，黄伟新. 语言交流中现代辅助沟通技术的临床应用效果：3例报告［J］. 中国康复医学杂志，2015，30（11）：1173—1175.

［160］Yu Q，Yang W，Liu Y，Wang H，Chen Z，Yan J. Changes in the corpus callosum during the recovery of aphasia：A case report［J］. Medicine（Baltimore），2018 Jun；97（24）：e11155. .

［161］赵光标，欧阳凤珊，陈卓铭. 辅助沟通训练仪的设计及应用［J］. 康复学报，2015，25（02）：14—16.

[162] 周钰,陈卓铭,关汉添,欧阳超平. 精准璟云平台认知训练治疗认知障碍合并失语症病例报告[J]. 康复学报,2019,29(04):54—60.

[163] [1]林楚莹,陈卓铭,黄伟新,何朝丹,伍丽梅. 智能型辅助沟通认知训练系统的设计原理及应用[J]. 中国康复,2014,29(05):337—340.

[164] Zhang, Junxia, Na Yin and Juan Ge, Study on Human Slip and Fall Gaits Based on 3D Gait Analysis System[J]. J. Multim. 9 (2014):356—362. .

[165] Y. Wahab. Labview-based Gait Analysis System for Rehabilitation Monitoring[J]. Procedia Computer Science,2014.

[166] S. Minto, D. Zanotto, E. M. Boggs, G. Rosati and S. K. Agrawal, Validation of a Footwear-Based Gait Analysis System With Action-Related Feedback[J]. in IEEE Transactions on Neural Systems and Rehabilitation Engineering, vol. 24, no. 9, pp. 971—980, Sept. 2016.

[167] Y. Wahab, N. A. Bakar, M. Z. Zainol, A. F. M. Anuar, H. Fazmir, M. Mazalan. Labview-based Gait Analysis System for Rehabilitation Monitoring[J]. Procedia Computer Science,2014.

[168] 汤澄清,史力民,黄愿. Footscan 步态分析系统在足迹检验中的应用初探[J]. 刑事技术,2008(04):18—20.

[169] 郭永亮,冯重睿,张新斐. BTS 三维运动捕捉系统在步态分析中的信度[J]. 中国组织工程研究,2018,22(23):3665—3669.

[170] 张朕. Codamotion 三维动作捕捉系统在步态分析中的应用[J]. 科技资讯,2017,15(26):197—198.

[171] 张今瑜,王岚,张立勋. 基于多传感器的实时步态检测研究[J]. 哈尔滨工程大学学报,2007(02):218—221.

[172] Ippei Kitade, Hidetaka Arishima, Ken-ichiro Kikuta. Kinetic and kinematic gait analysis in a spastic hemiplegic patient after selective tibial neurotomy:a case report[J]. Neurology Asia 2015,04:395 - 399.

[173] 陈龙伟,李树伟,王珏,石磊. 脑瘫患儿步态时空和运动学参数的可靠性分析[J]. 中国运动医学杂志,2012,31(04):303—307.

[174] 康延琳. 基于三维步态分析的卒中患者肌痉挛性偏瘫步态康复研究[D]. 南京体育学院,2019. .

[175] 李娜,崔志琴,左国坤,施长城,张树涛,徐佳琳,刘鸣. 基于末端牵引式康复机器人的定量化上肢运动功能评估研究[J]. 北京生物医学工程,2018,37(06):581—588+617.

[176] Krebs HI, Hogan N, Aisen ML, Volpe BT. Robot-aided neurorehabilitation[J]. IEEE Trans Rehabil Eng. 1998 Mar;6(1):75—87. .

[177] 良成编. 脑功能评估[M]. 军事医学科学出版社,2012.06.

[178] 孙忠人著. 神经定位诊断学[M]. 中国中医药出版社,2011.06.

[179] 李焕章 韩仲义等. 诊断学基础第 2 版[M]. 人民卫生出版社,1986.06.

[180] 朱镛连,张皓,何静杰. 神经康复学第 2 版[M]. 人民军医出版社,2010.08.

[181] 李雪斌,李雪萍. 康复医学第 2 版[M]. 江苏科学技术出版社,2018.07.

[182] 陈卓铭. 言语治疗[M]. 北京:电子工业出版社,2019.

[183] Zhiwei Mou,Wen Teng,Hui Ouyang,Yumei Chen,Yingping Liu,Chenyin Jiang, Jiawei Zhang,Zhuoming Chen. Quantitative analysis of vowel production in cerebral palsy children with dysarthria[J]. Journal of Clinical Neuroscience, 2019,66.

[184] 杜志宏,陈卓铭,王红. 痉挛型构音障碍脑瘫患儿不同发音方法的辅音发音特点研究[J]. 广东医学,2009,30(05):677—679.

[185] 陈卓铭. 计算机辅助语言障碍评定的现状与展望[J]. 中华物理医学与康复杂志, 2005(02):62—64.

[186] 周萍,陈卓铭,邱秋江. 儿童认知功能障碍的评测现状[J]. 广东医学,2009,30(05):674—676.

[187] 赵琳芳,黄伟新. 构音评估与训练系统在早期干预中的运用[J]. 现代特殊教育, 2013(02):48—50.

[188] 高妍. 璟云平台在儿童福利机构中的运用[J]. 社会福利,2016(7):54—55.

[189] 王红,陈卓铭,林玉萍,龚金生,李冰肖. 语言障碍诊治仪 ZM2·1 对失语症患者语言功能评定的效度和灵敏度[J]. 暨南大学学报:自然科学与医学版,2005,26(4):552—555.

[190] 周萍,陈卓铭. 儿童认知评测系统信度的检测[J]. 实用中西医结合临床,2017,17(05):134—135.

[191] 陈卓铭,李巧薇,唐桂华,杜志宏,金花,王红,黄舜韶. 语言障碍诊治系统 ZM2.1 诊断亚项的正常范围研究[J]. 中华物理医学与康复杂志,2006,28(3):194—196.

[192] 李涛,陈卓铭,尹义臣,万桂芳,李巧薇. 计算机测定失语症语速的相关分析[J]. 中国康复,2003,18(6):341—343.

[193] 李仕萍,凌卫新,陈卓铭,蒋耀宇,钟金钢,黄伟新. 语言障碍诊断系统的设计及实现[J]. 计算机工程与应用,2004,40(30):191—193.

[194] 陈卓铭,唐桂华,莫雷,金花,李巧薇,翁萍璇. 语言障碍诊治仪 ZM2.1 的复测信度分析[J]. 中国临床康复,2004,8(16):3025—3027.

[195] 陈艳,陈卓铭,傅耀高. 失语症语言理解障碍的测评及其机制探讨[J]. 医学临床研究,2006,23(12):1885—1888.

[196] 陈玉美,陈卓铭,林珍萍,严嘉健,李金萍,欧阳超平. 孤独症谱系障碍与语言发育迟缓儿童的共同注意力比较[J]. 中国康复,2016,31(6):405—407.

[197] 李巧薇,陈卓铭,黄舜韶. 计算机在辅助认知障碍诊断和康复中的应用[J]. 中国康复理论与实践,2002,8(3):147—148.

[198] ISO 辅具分类:http://www.eastin.eu/zh-tw/searches/Products/Index[S].

[199] Robert B. Robotic exoskeletons:a review of recent progress[J]. Industrial Robot:An International Journal,2015,01:5—10.

［200］职业辅助骨骼（OCCUPATIONAL EXOSKELETONS）.加州公司 suitX 官网. https://www.suitx.com/.

［201］助力外骨骼.傲鲨智能公司官网：https://www.ulsrobotics.com.

［202］腰部助力外骨骼.北京铁甲钢拳公司官网：http://www.exoskeletonrobot.cn.

［203］王凯,何国霞,朱韫钰,胡永善.休闲娱乐康复——一种独特的康复治疗方法 ［C］//.继往开来　与时俱进——2003 年康复医学发展论坛暨庆祝中国康复医学会成立 20 周年学术大会论文集.［出版者不详］,2003：252—253.

［204］刘延柱.残奥赛场上的特殊轮椅［J］.力学与实践,2012,34（05）：88—89.

［205］张玉明,吴青聪,陈柏,吴洪涛,刘焕瑞.下肢软质康复外骨骼机器人的模糊神经网络阻抗控制［J］.机器人,2020,42（04）：477—484＋493.

［206］张蔚然,鲁守银,吴林彦,张兴杨,赵慧如.基于模糊补偿的主从式上肢外骨骼康复机器人训练控制方法［J］.机器人,2019,41（01）：104—111.

［207］张飞,喻洪流,王露露,孟巧玲,李素姣,倪伟.康复机器人的分类探讨［J］.中华物理医学与康复杂志,2017,39（08）：633—636.

［208］王金超,雷毅,喻洪流,易金花,方又方,孟巧玲.一种新型智能交互式上肢康复机器人研究［J］.中国康复医学杂志,2016,31（12）：1371—1374.

［209］王战斌,陈思婧,杨青,帅梅,张冀聪.下肢外骨骼机器人临床康复应用进展［J］.中国康复医学杂志,2021,36（06）：761—765.

［210］易金花,张颖,简卓,喻洪流.基于嵌入式计算机的上肢康复机器人虚拟现实训练系统研究［J］.中华物理医学与康复杂志,2014,36（08）：641—644.

［211］游国鹏著.运动康复干预研究［M］.中国商务出版社.2018.

［212］杨启志,曹电锋,赵金海.上肢康复机器人研究现状的分析［J］.机器人,2013,35（05）：630—640.

［213］易金花,张颖,官龙,顾余辉,喻洪流.脑卒中患者上肢康复训练系统研究进展［J］.中国康复,2013,28（04）：249—251.

［214］Shotaro Okajima, Fady S. Alnajjar, Álvaro Costa, Guillermo Asin‐Prieto, Jose L. Pons, Juan C. Moreno, Yasuhisa Hasegawa & Shingo Shimoda (2019) Theoretical approach for designing the rehabilitation robot controller［J］. Advanced Robotics, 33:14, 674—686.

［215］Chen SH, Lien WM, Wang WW, Lee GD, Hsu LC, Lee KW, Lin SY, Lin CH, Fu LC, Lai JS, Luh JJ, Chen WS. Assistive Control System for Upper Limb Rehabilitation Robot［J］. IEEE Trans Neural Syst Rehabil Eng. 2016 Nov;24(11):1199‐1209..

［216］Xu G, Song A, Huijun Li. Control System Design for an Upper‐Limb Rehabilitation Robot［J］. Advanced Robotics, 2011：12—25.

［217］Frisoli, A, Massimo B, Chiara C, et al. Robotic Assisted Rehabilitation in Virtual Reality with the L‐EXOS［J］. Studies in Health Technology and Informatics, 2009，02：40‐54.

［218］Maciejasz P，Eschweiler J，Gerlach－Hahn K，Jansen－Troy A，Leonhardt S. A survey on robotic devices for upper limb rehabilitation［J］. J Neuroeng Rehabil. 2014 Jan 9；11；3. .

［219］Nef T，Mihelj M，Riener R. ARMin：a robot for patient－cooperative arm therapy［J］. Med Biol Eng Comput. 2007 Sep；45（9）；887—900. .

［220］Yan Q Y. Intelligent mobile walking－aids：perception，control and safety［J］. Advanced Robotics，2020，01：2—18.

［221］Maria M. Martins，Cristina P. Santos，Anselmo Frizera－Neto，and Ramón Ceres. 2012. Assistive mobility devices focusing on Smart Walkers：Classification and review［J］. Robotics and Autonomous Systems（April，2012），548－562.

［222］夏伟. 无刷直流电机控制技术研究［J］. 黑龙江科学，2021，12（10）；84—85.

［223］G. Grisetti，C. Stachniss and W. Burgard. Improved Techniques for Grid Mapping With Rao－Blackwellized Particle Filters［J］. in IEEE Transactions on Robotics，vol. 23，no. 1，pp. 34—46，Feb. 2007.

［224］胡春旭，熊枭，任慰，何顶新. 基于嵌入式系统的室内移动机器人定位与导航［J］. 华中科技大学学报（自然科学版），2013，41（S1）；254－257＋266.

［225］ickenbach J. The World Report on Disability［J］. Disability & Society，2011，05；655—658.

［226］S. Ishii，S. Tanaka and F. Hiramatsu，Meal assistance robot for severely handicapped people［J］. Proceedings of 1995 IEEE International Conference on Robotics and Automation，1995，pp. 1308—1313 vol. 2.

［227］X. Zhang，X. Wang，B. Wang，T. Sugi and M. Nakamura. Real－time control strategy for EMG－drive meal assistance robot—my spoon［J］. 2008 International Conference on Control，Automation and Systems，2008，pp. 800—803.

［228］Soyama R，Ishii S，Fukase A. 8 Selectable Operating Interfaces of the Meal－Assistance Device "My Spoon"［J］. In：Advances in Rehabilitation Robotics. Berlin Heidelberg：IEEE，2004；155—163.

［229］Tanigawa S，Nishihara H，Kaneda S，et al. Detecting mastication by using microwave doppler sensor［J］. In：Proceedings of the 1st international conference on PErvasive Technologies Related to Assistive Environments. London：ACM，2008；88.

［230］Song W K，Kim J. Novel assistive robot for self－feeding［J］. Korea：INTECH Open Access Publisher，2012.

［231］Grace，Robert. Obi feeds more than the imagination［J］. Plastics Engineering，2016，10；19—22.

［232］Dang Q V，Nielsen I，Steger－Jensen K. Multi－objective genetic algorithm for real－world mobile robot scheduling problem［J］. IFIP Advances in Information & Communication Technology，2013，397；519—525.

[233] Estes R I ,Ishee J H . Introduction of an Emerging Technology Device Through PowerPoint Training[J]. Journal of Human Values，2007.

[234] Liisa B S. The Development of Assistive Robots for the Elderly[J]. Future Business Opportunities in the European Market. Finland：Metropolia University of Applied Sciences，2019,03：375—369.

[235] Tapomayukh B, Gilwoo L, Hanjun S, Siddhartha S, Srinivasa. Towards Robotic Feeding：Role of Haptics in Fork－Based Food Manipulation[J]. IEEE ROBOTICS AND AUTOMATION LETTERS, 2019, 02：1485—1492.

[236] Guo M，Shi P，Yu H. Development a feeding assistive robot for eating assist [C]. In： Intelligent Robot Systems（ACIRS），2017 2nd Asia－Pacific Conference on. New York：IEEE, 2017：299—304.

[237] Tejima N. Evaluation of rehabilitation robots for eating[C]. In：IEEE International Workshop on Robot and Human Communication. New York：IEEE，1996：119—120.

[238] 张祥，喻洪流，雷毅，石萍. 国内外饮食护理机器人的发展状况研究[J]. 中国康复医学杂志，2015，06：627—630.

[239] Ansari Y，Mariangela M，Egidio F，et al. Towards the Development of a Soft Manipulator as an Assistive Robot for Personal Care of Elderly People[J]. International Journal of Advanced Robotic Systems，2017，17—30.

[240] Bezerra K，José M，Vítor C，et al. Bath－Ambience—A Mechatronic System for Assisting the Caregivers of Bedridden People[J]. Sensors，2017，1156—1170.

[241] Chih H K，Chen T L，Jain A，et al. Towards an Assistive Robot That Autonomously Performs Bed Baths for Patient Hygiene[C]. In：2010 IEEE/RSJ International Conference on Intelligent Robots and Systems. Taipei：IEEE，2010. 319－334.

[242] Dometios A C，Xanthi S，Papageorgiou，et al. Real－Time End－Effector Motion Behavior Planning Approach Using on－Line Point－Cloud Data towards a User Adaptive Assistive Bath Robot[C]. In：2017 IEEE/RSJ International Conference on Intelligent Robots and Systems（IROS）. Vancouver，BC：IEEE，2017. 5031—5046.

[243] Dometios，Athanasios C，Xanthi S，Papageorgiou，et al. Towards ICT－Supported Bath Robots：Control Architecture Description and Localized Perception of User for Robot Motion Planning[C]. In：2016 24th Mediterranean Conference on Control and Automation（MED）. Athens，Greece：IEEE，2016. 713—728.

[244] Erickson Z，Henry M，Vamsee G，et al. Multidimensional Capacitive Sensing for Robot－Assisted Dressing and Bathing[J]. In：2019 IEEE 16th International Conference on Rehabilitation Robotics（ICORR）. Canada：IEEE，2019.

224—231.

[245] Fu，Y，He Z M，Chen D SH. Safety and Waterproof Design of Multi – Functional Assisted Bath Robot[M]. In：Intelligent Robotics and Applications. Lecture Notes in Computer Science. Cham：Springer International Publishing，2019. 11744：649—659.

[246] Manti M，Pratesi A，Falotico E，et al. Soft Assistive Robot for Personal Care of Elderly People[C]. In：2016 6th IEEE International Conference on Biomedical Robotics and Biomechatronics (BioRob). Singapore：IEEE，2016. 833 – 838.

[247] Papageorgiou, Xanthi S., Georgia C，et al. Human—Centered Service Robotic Systems for Assisted Living[C]. In：Advances in Service and Industrial Robotics. Mechanisms and Machine Science. Cham：Springer International Publishing，2019. 67：132 – 140.

[248] Robillard, Julie M，Katarzyna K. Realizing the Potential of Robotics for Aged Care Through Co – Creation[J]. Journal of Alzheimer's Disease，2020,02：461—466.

[249] Vartholomeos, Panagiotis, Nikos K，et al. Design of Motion – Tracking Device for Intuitive and Safe Human – Robot Physical Interaction[C]. In：2016 International Conference on Telecommunications and Multimedia (TEMU). Greece：IEEE，2016,03：113—126.

[250] Werner, Christian. Improving Gesture – Based Interaction between an Assistive Bathing Robot and Older Adults via User Training on the Gestural Commands [J]. Archives of Gerontology and Geriatrics，2020，02：113—125.

[251] Werner, Christian，Athanasios C，et al. Evaluating the Task Effectiveness and User Satisfaction with Different Operation Modes of an Assistive Bathing Robot in Older Adults[J]. Assistive Technology，2020：1 – 10.

[252] Zlatintsi A，Dometios A C，Kardaris N，et al. I – Support：A Robotic Platform of an Assstive Bathing Robot for the Elderly Population[J]. Robotics and Autonomous Sysems，2020，02：126—141.

[253] Zlatntsi A，Rodomagoulakis I，Koutras P，et al. Multimodal Signal Processing and Lrning Aspects of Human – Robot Interaction for an Assistive Bathing Robot[J]. In：2018 IEEE International Conference on Acoustics，Speech and Signal Processing (ICASSP). Calgary：IEEE，2018，3171 – 3185.

[254] Carlos VB. Geriatric urinary incontinence – special concerns on the frail elderly [J]. Alhasso A Urinary incontinence,2012.

[255] 何学斌，罗敏雄. PP/PET 混合 S 型结构吸音棉的制备与吸音性能研究[J]. 广州化工,2013,12：128—129.

[256] 潘腊木，周文敏，罗永才. 活性炭除臭装置的设计[J]. 建筑热能通风空调，1983,01：35—40.

[257] 侯爱群,陆海颖,吴红燕等.中枢性大小便失禁的护理对策[J].中国城乡企业卫生,2017,11:107—209.

[258] 陈立典.康复医学概论[M].人民卫生出版社,2018.

[259] 西尔伯沙茨.数据库系统概念[M].机械工业出版社,2012.

[260] 王婧婷,王园园,袁长蓉.远程康复在健康管理中的应用现状[J].解放军护理杂志,2013:21—23.

[261] 王阳秾,李鸿艳,冯琼.远程康复在脑卒中康复中的应用进展[J].中国康复医学杂志,2019,10:1241—1244.

[262] 王静静,马睿,屈云.脑卒中下肢远程康复技术研究进展[J].中国医疗器械杂志,2019,03:188—191.

[263] 徐小云,颜国正,丁国清.微电子机械系统(MEMS)及其应用的研究[J].测控技术,2002,08:1—5.

[264] 秦晓燕.大数据及其智能处理技术在物联网产业中的应用[J].现代信息科技,2019:173—175.

[265] 苏俊武,廉京雷,王栋.大数据分析对提高医学教学质量的影响作用[J].中国医药,2018,04:618—620..

[266] 宋利,罗莹.虚拟现实技术及其广泛应用[J].科学(上海),2018,01:10—13.

[267] 莫海燕,刘静,曹慧.虚拟现实技术在康复医学中的应用与发展[J].医疗卫生装备,2014,11:100—102,140.

[268] 李远利,方艺芬,曾惠莹.多自由度可穿戴上肢助力康复训练肌肉服[J].工业设计,2017,05:76—77.

[269] 周深.基于Web的康复设备监控系统设计与实现[J].上海理工大学,2020.

[270] 朱沪生.集成康复设备的医疗网络平台[J].上海理工大学,2016.

[271] 李娇.上肢康复机器人评估与训练系统的研究[D].上海理工大学.2020.

[272] 王金超,雷毅,喻洪流.一种新型智能交互式上肢康复机器人研究[J].中国康复医学杂志,2016,12:1371—1374.

[273] 孟巧玲,汪晓铭,郑金钰,喻洪流.基于上肢康复机器人的人机交互软件系统设计与实现[J].中华物理医学与康复杂志,2019,05:388—391.

[274] 吴刘海,喻洪流.一种康复设备网络监控平台的设计[J].电子科技,2016,12:44—47.

[275] 卢秉恒,李涤尘.增材制造(3D打印)技术发展[J].机械制造与自动化,2013,04:1—4.

[276] Leong K F. 3D Printing and Additive Manufacturing [M]. World Scientific,2015.

[277] 杜宇雷,孙菲菲,原光,等.3D打印材料的发展现状[J].徐州工程学院学报(自然科学版),2014,01:20—24.

[278] Jee H J, Sachs E. A visual simulation technique for 3D printing[J]. Advances in Engineering Software,2000,02:97—206.

[279] 王运赣，王宣. 3D 打印技术[M]. 华中科技大学出版社，2014.

[280] 王广春. 增材制造技术及应用实例[M]. 机械工业出版社，2014.

[281] Michalski M H, Ross J S. The shape of things to come: 3D printing in medicine [J]. Journal of the American Medical Association, 2014:2213—2214.

[282] Mao X, Hou S, Amp B N, et al. Recent advances in 3D printing of biomaterials [J]. Journal of Biological Engineering, 2015, 01:4.

[283] Hockaday L A, Kang K H, Colangelo N W, et al. Rapid 3D printing of anatomically accurate and mechanically heterogeneous aortic valve hydrogel scaffolds [J]. Biofabrication, 2012, 03:035005.

[284] Compton B G, Lewis J A. 3D Printing: 3D - Printing of Lightweight Cellular Composites (Adv. Mater. 34/2014) [J]. Advanced Materials, 2014: 6043—6043.

[285] Ratto R, Ree R. Materializing information: 3D printing and social change[J]. First Monday, 2012,07.

[286] Hong S, Sycks D, Chan H F, et al. 3D Printing of Highly Stretchable and Tough Hydrogels into Complex, Cellularized Structures[J]. Advanced Materials, 2015:4035.

[287] Juma C. The 3D Printing Revolution[J]. New African, 2015.

[288] Aoki H, Mitani J, Kanamori Y, et al. AR based Ornament Design System for 3D Printing[J]. Journal of Computational Design & Engineering, 2014,01:47—54.

[289] Ladd C, So J H, Muth J, et al. 3D printing of free standing liquid metal microstructures[J]. Advanced Materials, 2013:5081.

[290] Tack P, Victor J, Gemmel P, et al. 3D - printing techniques in a medical setting: a systematic literature review[J]. Biomedical Engineering Online, 2016, 01:115.

[291] 王蕾. 3D 打印材料光敏树脂的改性研究[D]. 武汉纺织大学，2015.

[292] 金泽枫,金杨福,周密,等. 基于 FDM 聚乳酸 3D 打印材料的工艺性能研究[J]. 塑料工业，2016, 02:67—70.

[293] 管吉, 杨树欣, 管叶,等. 3D 打印技术在医疗领域的研究进展[J]. 中国医疗设备，2014, 04:71—72.

[294] 孙柏林. 试析"3D 打印技术"的优点与局限[J]. 自动化技术与应用，2013, 06:1—6.

[295] 庞骄阳，赵岩，肖宇龙，等. 3D 打印技术在脊柱外科的应用[J]. 中国组织工程研究，2016, 04:577—582.

[296] 唐通鸣，张政，邓佳文，等. 基于 FDM 的 3D 打印技术研究现状与发展趋势[J]. 化工新型材料，2015,06:228—230.

[297] 李小丽，马剑雄，李萍，等. 3D 打印技术及应用趋势[J]. 自动化仪表，2014, 01:

1—5.

[298] 贺超良,汤朝晖,田华雨,等. 3D打印技术制备生物医用高分子材料的研究进展[J]. 高分子学报,2013,06:722—732.

[299] 黄卫东. 材料3D打印技术的研究进展[J]. 新型工业化,2016,03:53—70.

[300] 姜杰,朱莉娅,杨建飞,等. 3D打印技术在医学领域的应用与展望[J]. 机械设计与制造工程,2014,11:5—9.

[301] 刘铭,张坤,樊振中. 3D打印技术在航空制造领域的应用进展[J]. 装备制造技术,2013,12:232—235.

[302] 胡堃,李路海,余均武,等. 3D打印技术在骨科个性化治疗中的应用[J]. 高分子通报,2015,09:61—70.

[303] 李瑾. 矫形鞋垫在康复领域中的应用[J]. 今日健康,2015,11:370—370.

[304] 张燕,王铭玥,王婕,等. 基于Xception—LSTM的下肢运动能力评价方法[J]. 中国康复理论与实践,2020,06:643—647.

[305] Lee M, Siewiorek D P, Smailagic A, et al. Interactive hybrid approach to combine machine and human intelligence for personalized rehabilitation assessment[C]// ACM CHIL '20:ACM Conference on Health, Inference, and Learning. ACM, 2020.

[306] Chao H, He Y, J Zhang, et al. GaitSet:Regarding Gait as a Set for Cross-View Gait Recognition[J]. Proceedings of the AAAI Conference on Artificial Intelligence,2019:8126—8133.

[307] 郑国贤,张磊,张华希. 机器人室内环境自主探索与地图构建方法. 控制工程[J],2020,10:743—1750.

[308] 江国来. 共融移动服务机器人导航与交互关键技术研究[D]. 中国科学院大学(中国科学院深圳先进技术研究院),2019.

[309] 张杰. 基于多传感器信息融合的服务机器人室内自主导航研究[D]. 重庆邮电大学,2020.

[310] S. Khan, D. Wollherr, and M. Buss, "Modeling Laser Intensities For Simultaneous Localization and Mapping"[J],in IEEE Robotics and Automation Letters,2016,1:692—699.

[311] Liu F, Yu H, Wei W, et al. I-feed:A robotic platform of an assistive feeding robot for the disabled elderly population[J]. Technology and health care:official journal of the European Society for Engineering and Medicine,2020,02:1—5.

[312] Hu B, Yu Q, Yu H. Global Vision Localization of Indoor Service Robot Based on Improved Iterative Extended Kalman Particle Filter Algorithm[J]. Journal of Sensors,2021:1—11.

[313] Xie Q, Meng Q, Zeng Q, et al. An innovative equivalent kinematic model of the human upper limb to improve the trajectory planning of exoskeleton rehabili-

tation robots[J]. Mechanical Sciences, 2021, 01:661—67.

[314] 孙曼晖，杨绍武，易晓东，等. 基于 GIS 和 SLAM 的机器人大范围环境自主导航[J]. 仪器仪表学报，2017,03：586—592.

[315] 许留凯，张克勤，徐兆红，等. 基于表面肌电信号能量核相图的卷积神经网络人体手势识别算法[J]. 生物医学工程学杂志，2021.

[316] 成旭，张定国. 基于多源信息的下肢运动意图识别[J]. 机械设计与研究，2020，06：54—58.

[317] Li X, Xiao Y, He C, et al. A Gait Simulation and Evaluation System for Hip Disarticulation Prostheses[J]. IEEE Transactions on Automation Science and Engineering, 2021, 02：448—457.

[318] Hodges J E, Cordova J L, Graves W H, et al. An expert system for the recommendation of visual aids[J]. Journal of Intelligent and Robotic Systems, 1991, 02:99—107.

[319] aría Ósk Kristmundsdóttir. REPS: A Rehabilitation Expert System for Post-stroke Patients[C]. 10th Conference on Artificial Intelligence in Medicine, AIME 2005 Aberdeen, UK, 2005;94—98.

[320] Kuflik, Tsvi, Schreuer, et al. Effectiveness of a Clinical Decision Support System for Pointing Device Prescription[J]. American Journal of Occupational Therapy Official Publication of the American Occupational Therapy Association, 2015.

[321] 喻洪流. 假肢学[M]. 人民卫生出版社,2021.

[322] Grazi L, Trigili E, Proface G, Giovacchin F, Crea S, Vitoello N. Design and experimental evaluation of a semi-passive upper-limb exoskeleton for workers with motorized tuning of assistance[J]. IEEE Transaction on Neural Systems and Rehabilitation Egineering,2020;1—1.

[323] Yves V, Daniel T, Dan D. Wheelchair Propulsion Biomechanics Implications for Wheelchair Sports[J]. Sports Med,2001：339—367.